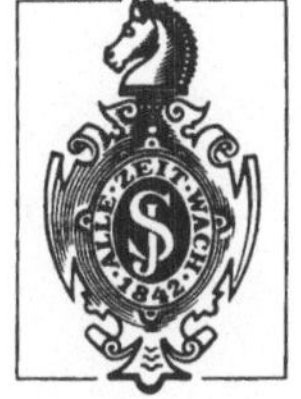

Rudolf Virchow
Die krankhaften Geschwülste

Erster Band

Reprint

Springer-Verlag Berlin Heidelberg GmbH 1978

ISBN 978-3-642-49092-7   ISBN 978-3-642-66491-5 (eBook)
DOI 10.1007/978-3-642-66491-5

Softcover reprint of the hardcover 1st edition 1978

Reprografischer Nachdruck: Druckerei Erwin Lokay, Reinheim/Odw.
Einband: Großbuchbinderei W. Osswald & Co., Neustadt/Weinstr.

2123/3014-54321

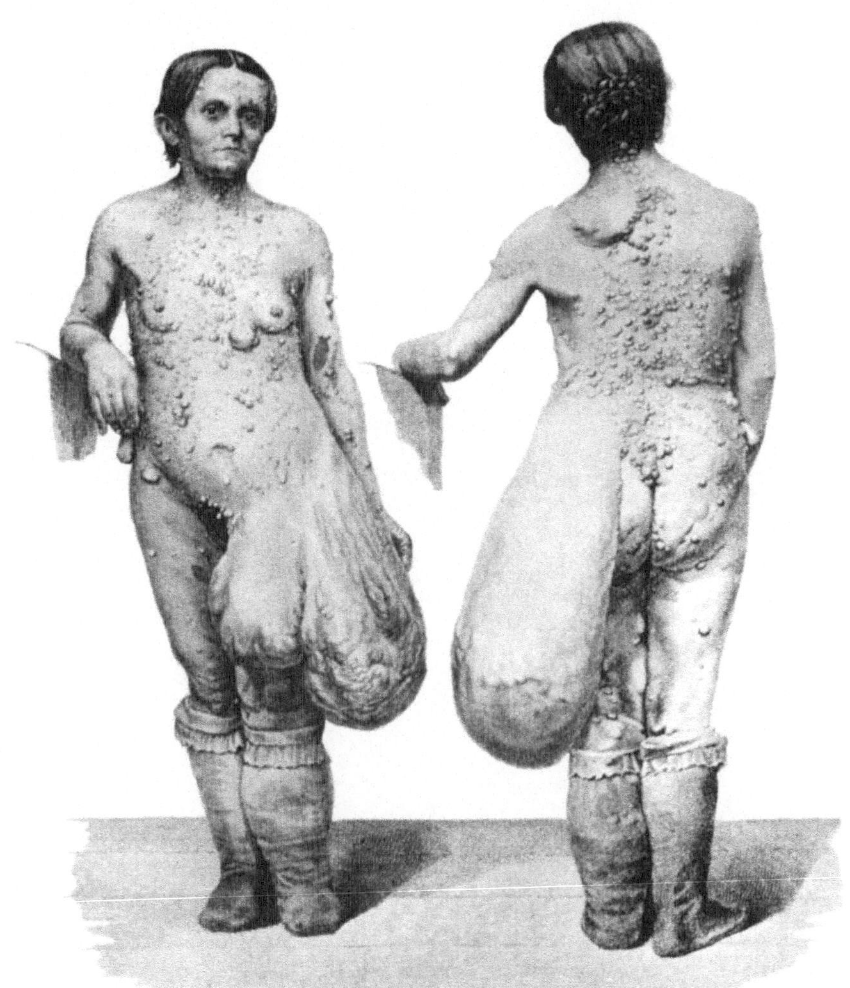

gest. v. C E Weber Berlin

Die

KRANKHAFTEN GESCHWÜLSTE.

Dreissig Vorlesungen,

gehalten

während des Wintersemesters 1862—1863 an der Universität zu Berlin

von

RUDOLF VIRCHOW,

ord. öff. Professor der pathologischen Anatomie, der allgemeinen Pathologie und Therapie, Director des pathologischen Institutes, dirigirendem Arzte an der Charité und Mitgliede der wissenschaftlichen Deputation für das Medicinalwesen.

Erster Band.

Mit 107 Holzschnitten und einem Titelkupfer.

1968
Springer-Verlag Berlin Heidelberg GmbH

Vorwort.

Als das letzte Wintersemester beginnen sollte, waren die Aussichten
für mich, irgend eine grössere wissenschaftliche Arbeit bis zur Ver-
öffentlichung durchführen zu können, sehr gering. Das politische Amt,
welches mir durch das Vertrauen der Wähler übertragen war, erforderte mindestens eine solche Hingabe, dass ich nicht daran denken
durfte, neben der Erfüllung meiner gewöhnlichen amtlichen Verpflich-
tungen noch eine neue literarische Aufgabe, welche besondere Vor-
bereitungen und Mussestunden erforderte, übernehmen zu können.
Unter diesen Umständen reifte der Entschluss, in ähnlicher Weise,
wie es früher bei der Cellularpathologie geschehen war, eine Reihe
von Vorlesungen nach stenographischer Aufzeichnung zu publiciren.

Ich wählte dazu ein öffentliches Colleg über Geschwülste, welches
ich schon wiederholt gelesen und für welches ich zahlreiche Präparate
seit Jahren gesammelt hatte. Bei dieser Wahl leitete mich insbesondere die Erwägung, dass einerseits unsere Literatur eingehender Dar-
stellungen über die auf dem Felde der Onkologie vorliegenden Erfahrungen in wirklich empfindlicher Weise entbehrt und auch die fremde
Literatur diese Lücke nicht ganz zu decken vermag, dass aber andererseits die Richtung meiner Untersuchungen seit fast zwei Jahrzehn-
ten und ein grosses Material mich in die Lage versetzt haben, alle
Hauptformen der Geschwülste durch eigene Untersuchung und Beobachtung genauer kennen zu lernen, und über die fremden Erfahrungen
ein unabhängigeres Urtheil zu gewinnen.

Es gelang mir, die Aufgabe, welche ich mir zunächst gestellt
hatte, in dreissig, während der Monate November bis März gehaltenen
Vorlesungen zu lösen. Das den einzelnen Vorlesungen vorgesetzte
Datum wird denen, welche sich dafür interessiren, zeigen, dass ich
auch an solchen Tagen, an welchen wichtige Verhandlungen des Hau-
ses der Abgeordneten stattfanden, meiner Pflicht als Lehrer nachge-
kommen bin. Zur Beruhigung meiner Freunde kann ich hinzusetzen,
dass die stille und so oft unbemerkte Arbeit des Gelehrten einen

grösseren Aufwand an Kraft und Anstrengung erfordert, als die ihrer
Natur nach geräuschvollere und daher meist dankbarere Thätigkeit
des Politikers, welche mir wenigstens häufig wie eine Erholung erschienen ist.

Bei der Redaction der stenographischen Aufzeichnungen habe ich
von vornherein die Form der Rede, welche ich in der ersten Ausgabe
der Cellularpathologie beibehalten hatte, gemildert und dafür durch
sofortige Aufnahme der wichtigsten Citate, sowie durch den Hinweis
auf die einschlagenden Präparate der Sammlung des pathologischen
Instituts der Darstellung einen strengeren Charakter gegeben. Es
schien mir das nothwendig zu sein, weil der dogmatische Habitus,
welcher dem Universitäts-Vortrage mehr oder weniger anhaftet, gerade
in einem Gebiete, welches so sehr über die Erfahrung des Einzelnen
hinausgreift, ganz und gar verwerflich ist.

Durch diese Bearbeitung hat der ursprüngliche Text, namentlich
in einzelnen Vorlesungen (z. B. der 13ten, 15ten und 16ten) zahlreiche Aenderungen und besonders Erweiterungen erfahren. Dies war
schon deshalb nothwendig, weil weder alle Präparate, welche in den
Vorlesungen vorgezeigt wurden, in bildlicher Darstellung wiedergege-
ben, noch alle Zeichnungen, durch welche der Vortrag erläutert wurde,
im Text wiederholt werden konnten. Hier musste nothwendig eine
sparsame Auswahl getroffen werden, und dabei schien es mir wegen
der überwiegend praktischen Bedeutung der Arbeit wichtiger, makroskopische Bilder zu geben, als die histologischen Eigenthümlichkeiten
durch Zeichnungen zu erläutern. Zum Theil glaubte ich dem Bedürfniss mikroskopischer Anschauung durch Hinweisung auf die entsprechenden Theile der Cellularpathologie zu genügen; andererseits liegen
gerade für diese Seite zahlreiche und im Ganzen leicht zugängliche
Arbeiten von Zeitgenossen vor. Ohnehin hat die Zahl der beigefügten
Holzschnitte ein Maass erreicht, welches nicht wohl überschritten werden konnte, wenn der Preis des Buches nicht zu hoch werden sollte.
Um so mehr Sorgfalt ist auf die Abbildungen verwendet worden. Sowohl die Original-Zeichnungen, als auch die Holzschnitte und Kupfer-
stiche sind unter meiner steten Aufsicht ausgeführt worden, die
ersteren fast sämmtlich durch Herrn Dworzaczeck, die anderen theils
durch die Herren Link, A. und Fr. Müller hier, theils in den xylo-
graphischen Anstalten von Brockhaus in Leipzig, Bürckner in Dresden und Mezger in Braunschweig. Ich glaube dadurch gerade für

das praktische Verständniss eine wesentliche Erleichterung herbeigeführt zu haben.

Meine Auffassung der Geschwülste weicht in vielen Stücken von der hergebrachten ab. Sie beruht zunächst auf den Grundsätzen, welche ich in der Cellularpathologie des Näheren entwickelt habe, und sie verstösst in Hauptpunkten gegen uralte humoralpathologische Ueberlieferungen. Aber ich gebe mich der Hoffnung hin, dass sowohl in der Pathogenie und Aetiologie, als auch in der Prognose die von mir vertretene Richtung eine fruchtbare sein werde, und dass der Versuch einer neuen Ordnung des onkologischen Wissens nicht bloss für die unmittelbare Anwendung nützliche Anhaltspunkte gewähren, sondern auch einen starken Anstoss zu neuen und geregelten Beobachtungen geben werde.

Dem Bestreben Vieler, gerade in diesem Gebiete Praxis und Theorie als unvereinbar hinzustellen, setze ich den Versuch entgegen, beide in die innigste Verbindung zu bringen, indem ich den genetischen Standpunkt als den entscheidenden festhalte. Für die Entwickelungsgeschichte der Geschwülste meine ich, wenn auch keinesweges einen Abschluss, so doch einen ganz sicheren Boden gewonnen zu haben, auf welchem jede neue Beobachtung sofort sicher angelegt werden kann. Für die Aetiologie habe ich mich bemüht, statt verzweifelnder Ausrufe über die Unmöglichkeit eines wirklichen Verständnisses, in möglich grösster Vollständigkeit die sicher ermittelten Thatsachen zusammenzutragen und den Hergang nach der Analogie anderer, genau bekannter und ergründeter pathologischer Processe zu betrachten. Die Prognose habe ich ausschliesslich nach empirischen Ergebnissen geschildert und die theoretische Deutung, welche ich denselben gebe, in einer für Jedermann leicht erkennbaren Weise von der nackten Erfahrung gesondert.

So, denke ich, wird sich die praktische Benutzung des gegebenen Stoffes leicht ergeben, und wenn ich im Allgemeinen darauf verzichtet habe, eingehende Besprechungen über die Behandlung der einzelnen Geschwulstarten hinzuzufügen, so habe ich doch die nöthigen Hinweise an den zweifelhaften Stellen nicht verabsäumt. Weiter zu gehen, verbot die Rücksicht auf die Ausdehnung des Werkes, welches keinen specifisch chirurgischen Charakter erhalten sollte oder durfte, welches vielmehr allen Zweigen unserer grossen Wissenschaft zu dienen bestimmt ist. Denn gerade das betrachte ich als einen Vorzug meiner Darstellung, dass sie sich über die Grenzen der Specialität erheben darf, und dass sie, indem sie sowohl innere, wie äussere Organe, eigentlich chirurgische und medicinische, wie ophthalmologische, dermatologische, gynäkologische Gegenstände in ihr Bereich zieht, allgemeine Gesichtspunkte gewinnt und scheinbar auseinanderliegende Fragen einer gleichmässigen Behandlung unterzieht.

Ich übe damit das schöne Vorrecht der pathologischen Anatomie und der allgemeinen Pathologie (pathologischen Physiologie), welches ihr allmählich von den mehr specialistischen Disciplinen eingeräumt wird. Aber ich übe es mit aller Anerkennung vor diesen Disciplinen, deren Anspruch, in ihren Gebieten entscheidende Urtheile zu fällen, ich in keiner Weise angreife. Es liegt auf der Hand, dass meine Darstellung vom Standpunkte jeder einzelnen Disciplin aus unvollständig erscheinen muss, da es nicht möglich ist, alle Einzelerfahrungen aus so vielen Gebieten zu sammeln und zu verwerthen. Erst durch die vereinte Arbeit Vieler kann es geschehen, dass die Casuistik, welche nirgends eine solche Bedeutung und einen solchen Umfang hat, wie gerade hier, allmählich zusammengezogen und richtig verwendet wird. Ich selbst habe mich bemüht, alle wichtigeren Beobachtungen an den Originalquellen zu prüfen und zusammenzufassen; aber ich bin mir doch auch bewusst, dass Lücken genug geblieben sind, welche dem Auge des Specialisten nicht entgehen werden.

Trotz dieser Mängel wage ich zu hoffen, dass auch strenge Kritiker mir das Zeugniss nicht versagen werden, dass ich eine ehrliche Arbeit vorlege, in welcher das Streben nach Wahrheit, nach Unbefangenheit und nach Gerechtigkeit vorwaltet. Wo ich mich für befugt hielt, mein persönliches Recht zu betonen, da habe ich es ohne Ueberhebung zu thun versucht, und wenn ich dabei das Recht eines Anderen verletzt haben sollte, so kann ich wenigstens versichern, dass es unabsichtlich geschehen ist. Jedenfalls habe ich das Recht der Erfahrung über alles andere Recht gestellt, und die Ueberzeugung, dass die Beobachtung auf richtig gestellte Fragen jedesmal eine Antwort ergeben muss, hat mich doch niemals verführt, die Antwort vor der Beobachtung zu versuchen. Möchten recht viele die Richtigkeit meiner Angaben an der Hand der Erfahrung prüfen! Dann wird sicherlich für beglaubigtes und geordnetes Wissen ein neues Gebiet erobert sein.

Berlin, am 26. September 1863.

Rudolf Virchow.

Übersicht der Abbildungen.

Erste Vorlesung.

8. November 1862.

——

Begriffsbestimmung und Eintheilung der Geschwülste.

Verschiedene Anwendungsweise des Ausdruckes „Geschwulst". Die entzündlichen Anschwellungen, die Pseudoplasmen, die cystischen Geschwülste. Der genetische Grundgedanke einer wissenschaftlichen Systematik. Classification. Das anatomische und das physiologische Princip. Gutartigkeit und Bösartigkeit: Lupus, Cancer. Gestalt und Consistenz als Eintheilungsgrund: Carcinom, Tuberkel, Polyp, Fungus, Blumenkohlgewächs, Perlgeschwulst; — Hygrom, Meliceris, Colloid, Atherom, Skirrhus, Steatom. Aehnlichkeit mit Körpertheilen: Pancreas - und Brustdrüsenartiges Sarkom. Vergleichung mit Geweben.

————

Das Gebiet der pathologischen Dinge, welche man mit dem Namen der Geschwülste belegt, ist keinesweges ein streng wissenschaftlich abgegrenztes*). Im Gegentheil, es ist vollständig unmöglich, wenn man die verschiedenen Dinge, welche in den verschiedenen Zweigen der Medicin als Geschwülste bezeichnet werden, zusammennimmt, zu sagen, was eigentlich ihr gemeinsames Charakteristicum ist, wodurch sie sich von anderen Dingen unterscheiden. Dieselben Schwierigkeiten, die wir in unserer Sprache haben, indem wir den Ausdruck „Geschwulst" anwenden, finden sich auch in anderen Cultur-Sprachen wieder, wo man in der Regel den lateinischen Ausdruck Tumor oder eine Ableitung davon gebraucht. Das Wort Geschwulst, Tumor, hat ursprünglich einen

———

*) Vergl. mein Archiv für path. Anatomie und Physiol. und für klin. Medicin. 1847. Bd. I., S. 223, sowie mein Handbuch der speciellen Pathologie und Therapie. Erlangen, 1854. Bd. I., S. 334 folg., wo überhaupt die Grundlagen der allgemeinen Anschauung für dieses Gebiet entwickelt sind.

eben so allgemeinen Sinn, wie das griechische Wort ὄγκος (lat. uncus), und noch im heutigen Sprachgebrauch ist es keinesweges beschränkt auf diejenigen Dinge, welche man meint, wenn man von „Geschwülsten" im engeren Sinne spricht. Die Entzündungsgeschwulst, der Tumor inflammatorius, den doch noch alle Welt zulässt*), wird gegenwärtig fast allgemein von dem Gebiet der Geschwülste ausgeschlossen. Nur Küss**) hat ihn unter dem Namen des Phlogoms wieder in seine Stelle zu setzen gesucht.

Früherhin war es freilich anders, und einzelne Erinnerungen an den alten Gebrauch haben sich noch erhalten, denn das Gebiet der Geschwülste hat sich im Laufe der Zeiten bald erweitert, bald verengert, je nachdem das augenblickliche Bedürfniss es mit sich brachte. Es ist dabei namentlich bestimmend gewesen das Bedürfniss der Chirurgen, weil begreiflicher Weise gerade äussere Dinge es sind, nach denen man zunächst diese Bezeichnung wählt. Es würde Niemanden einfallen, einen Hydrothorax oder überhaupt eine Affection, welche die ganze Pleura betrifft und wobei in ihren Sack eine Flüssigkeit ergossen wird, eine Geschwulst zu nennen, während man doch an der Tunica vaginalis des Hodens dasselbe eine Geschwulst nennt, nehmlich die Hydrocele. So bestimmt also rein die Oertlichkeit, dass man das eine Geschwulst nennt, das andere nicht. Auch in einzelnen anderen Fällen hat sich eine Tradition aus derjenigen Zeit, wo man noch nicht die Geschwülste in unserer Weise abgrenzte, erhalten, indem man die Gesammtvergrösserung einzelner bestimmter Organe Tumor nennt. So spricht man noch heut zu Tage viel von Milztumoren, wobei man doch nichts anderes im Sinne hat, als eine das ganze Organ betreffende Vergrösserung, die man an anderen Organen als Hypertrophie oder genauer Hyperplasie bezeichnen würde. Milztumor bedeutet also nicht eine Geschwulst in der Milz, sondern eine geschwollene Milz. Einen einfach vergrösserten Hoden pflegt man nicht einen Hodentumor zu nennen; wenn man von einem Hodentumor spricht, so meint man, das in dem Hoden etwas von dem Hoden verschiedenes vorhanden ist, was in der Regel nur einen Theil des Organes einnimmt, gelegentlich auch wohl die ganze

---

*) Hier und da hat man, und gewiss nicht ohne Nutzen, zwischen der einfachen Anschwellung (Intumescentia) und der Geschwulst (Tumor) im engeren Sinne zu unterscheiden angefangen.

**) E. Küss de la vascularité et de l'inflammation. Strasb. 1846. p. 49.

Substanz ersetzen kann, aber doch auf alle Fälle etwas anderes ist als Hodensubstanz. So verschieden äussert sich der Sprachgebrauch.

Wollte man auch Jemand auf das Blut pressen, dass er sagen sollte, was Geschwülste eigentlich seien, so glaube ich nicht, dass man irgend einen lebenden Menschen finden würde, der in der Lage wäre, dies sagen zu können. Es ist sehr wichtig, von vorn herein festzustellen, dass Geschwülste nicht eine ihrer Natur und ihrem Wesen nach abgegrenzte Gruppe von Dingen sind, sondern dass man sie abgrenzt einfach nach dem praktischen Bedürfniss, nach der durch die jeweilige Lage der angewendeten Wissenschaft gebotenen Zweckmässigkeit. Es liegt daher sehr wesentlich in der Hand des Einzelnen, ob er ein gewisses Ding als Geschwulst anerkennen oder es aus diesem Gebiete hinaus werfen will. Der Sprachgebrauch allein, die Tradition ist nicht entscheidend. Wenn man nur bis in den Anfang des vorigen Jahrhunderts zurückgeht, so wird man finden, dass damals der Begriff der Geschwülste sich sehr weit über das Maass dessen hinausdehnte, was man jetzt darunter versteht, dass insbesondere eine grosse Masse von entzündlichen Anschwellungen in diese Gruppe hineingerechnet wurden, z. B. der Carbunkel, der Anthrax, der Furunkel, das Oedem*), — eine Reihe von Dingen, die man heut zu Tage nicht abzuhandeln pflegt in der Reihe dieser Bildungen. Wir werden später sehen, dass ein innerer Grund für die Scheidung der Geschwülste von den entzündlichen Anschwellungen in der That nicht vorliegt. Unzweifelhaft könnte man einen Abscess, der eine gewisse Grösse erreicht hat, eben so gut einen Tumor nennen, wie man einen Krebs so benennt. Allein man hat es für bequemer erachtet, den Abscess auszuscheiden, weil bei ihm in der Regel diagnostische Schwierigkeiten von Erheblichkeit nicht bestehen und das praktische Bedürfniss es nur erfordert, dass man diejenigen Dinge in der Kategorie der Geschwülste zusammenfasst, bei denen die Gefahr diagnostischer Irrthümer nahe liegt. So nimmt man am Hoden die Hydrocele mit in die Reihe der Geschwülste auf, weil sich sehr

---

*) Bei Hippocrates bedeutet Oedema eigentlich jede Art von Anschwellung oder Geschwulst, und erst die Späteren unterschieden von demselben die Phlegmonen und Skirrhen. Galen. in lib. Hippocr. de iis quae in medicatrina fiunt Comm. lib. 3., sect. 30.

häufig die Frage aufwirft: Ist es eine Hydrocele? oder ist es eine
Geschwulst des eigentlichen Hodens (Sarcocele)? oder eine Combination von beiden? Deshalb erschien es zweckmässig, die Hydrocele neben der Sarcocele abzuhandeln, während kein solches
Bedürfniss vorlag, den Hydrothorax abzuhandeln neben einem
wirklichen Gewächs der Pleura, z. B. einem Sarkom.

Nach diesem diagnostischen Bedürfniss hat sich in den verschiedenen Zeiten die Eintheilung gerichtet. In dem Maasse,
als man über die eigentlich entzündlichen Anschwellungen klarer
geworden ist, als man näher liegende Kriterien gewonnen hat,
sie zu unterscheiden, hat man sie aus der Reihe der Geschwülste
hinausgeworfen, während früher, wo die Diagnose auf schwächeren
Füssen stand, es zweckmässig war, sie mit in diese Gruppe hin-
einzunehmen*).

Weil nun eben nach diesem rein äusserlichen Bedürfniss die
Zahl der Dinge, welche in diesem Capitel zusammenstehen sollen,
aneinander gereiht werden, so ist es begreiflicherweise auch
nicht zulässig, dass man den Ausdruck der Geschwülste, der
Tumoren, durch einen andern Ausdruck, der schon einen ganz
bestimmten genetischen Gesichtspunkt enthält, ersetzt. Wenn man
z. B. statt „Geschwülste“, wie dies in der neueren Zeit sehr
vielfach geschehen ist, sagen wollte „Pseudoplasmen“, so trifft
diese Bezeichnung auf eine ganze Reihe von Geschwülsten nicht
zu. Eine Hydrocele ist an sich kein Pseudoplasma, denn es
handelt sich dabei zunächst nicht um einen Bildungsvorgang,
sondern um anomale Absonderung, wodurch Flüssigkeit angehäuft
wird, um einen mehr secretorischen Vorgang. — Das gilt
nicht blos für die Hydrocele, sondern für eine ganze Reihe von
anderen Dingen, welche Niemand Bedenken trägt in die Kategorie
der Geschwülste zu setzen, und welche auch diejenigen, die von
Pseudoplasmen sprechen, ganz einfach dahin rechnen, namentlich
von vielen cystischen Bildungen. Eine solche Verwirrung ist unzulässig. Vielmehr, wenn wir diese verschiedenen pathologischen
Erzeugnisse mit einander vergleichen, so lässt sich eine sehr
durchgreifende Scheidung machen, indem man diejenigen Bildun-

---

*) Im gegebenen einzelnen Falle verschieben sich die Grenzen jedoch
fortwährend in ganz natürlicher Weise. Man vergleiche nur solche Arbeiten,
welche die Geschwülste einer bestimmten Region behandeln z. B. Schuster,
Ueber Thoraxgeschwülste. Erlangen, 1851.

gen, welche wirklich durch einen anomalen plastischen Vorgang erzeugt werden, in eine besondere Gruppe zusammenfasst und sie von den übrigen durch einen grossen Strich trennt. Diese Gruppe kann man als Pseudoplasmen bezeichnen. Da handelt es sich in der That um Bildungsvorgänge, durch welche gewissermassen falsche Gewebe, Telae spuriae erzeugt werden. In dem Rest, welcher übrig bleibt, nachdem man diese Produkte anomaler Plastik abgelöst hat, kann der plastische Vorgang höchstens als ein secundärer und accidenteller erscheinen, und das Hauptgewicht für die Anschauung muss nothwendig auf denjenigen Vorgang fallen, durch welchen die Geschwulst eigentlich entsteht, z. B. auf die Secretion. Es versteht sich daher von selbst, dass der Grundgedanke eines jeden Systems der Geschwülste, man mag ihr Gebiet nun so weit stecken oder so sehr beschränken, wie man will, der genetische sein muss. Wie entsteht die Geschwulst? Das ist die erste und wichtigste Frage.

Leider hat man daran wenig gedacht. In der Regel ist man von dem Gesichtspunkt ausgegangen, dass die ganze Masse der Geschwülste wirklich eine in sich zusammengehörige Reihe von Bildungen darstelle. Dem entsprechend hat man natürlich auch ihre Classification einfach in der Weise angelegt, dass man dieses gesammte Gebiet sofort in Unterabtheilungen und die Unterabtheilungen wieder in kleinere Gruppen zerlegte. Dabei hatte man immer nur die Wahl zwischen zwei Principien, dem anatomischen und dem physiologischen. Entweder nehmlich konnte man die anatomischen Eigenschaften, die äusseren und inneren Merkmale des Gebildes in den Vordergrund stellen und danach den Versuch der Classification machen, oder man konnte gleichsam die lebendigen Eigenschaften des Gebildes, die Relation desselben zu dem übrigen Körper, die Wechselwirkungen, welche zwischen der Geschwulst und dem Individuum bestehen, in den Vordergrund schieben.

In früheren Zeiten hat man sich im Allgemeinen, entsprechend dem unbefangeneren Standpunkt der älteren Aerzte, mehr an das Anatomische gehalten, freilich nicht an das Fein-anatomische, sondern an die grobe Erscheinung. Man war um so mehr in der Lage dazu, als man die entzündlichen Geschwülste mit in dieses Gebiet hineinzog, und als bei diesen kein Zweifel darüber sein kann, dass derselbe Vorgang unter Umständen eine sehr schlimme, unter anderen Umständen eine relativ gute Wendung nehmen kann, dass also die Richtung, in welcher der Process sich entwickelt, das eine Mal gleichsam zum Verderben führen muss, das andere Mal keine, wie man zu sagen pflegt, „Neigung" zeigt, einen verderblichen Charakter anzunehmen, dass es, um gleich die entscheidenden Worte zu gebrauchen, Entzündungen giebt, welche, ohne in sich selbst ursprünglich verschieden zu sein, doch bald einen gutartigen, bald einen bösartigen Verlauf nehmen: Inflammatio benigna und Inflammatio maligna. Die Alten waren an die Vorstellung gewöhnt, dass unter Umständen derselbe Process bald diese, bald jene Richtung nehmen könne.

Späterhin dagegen hat man um der praktischen Bequemlichkeit willen es für nützlich erachtet, diese „Neigungen" der Geschwülste, diese Tendenz auf das Gutartige oder auf das Bösartige in den Vordergrund zu stellen und die Geschwülste überhaupt danach einzutheilen. Es ist dies ein an sich sehr natürliches Bestreben, denn der praktische Arzt wird jedesmal, sobald er eine Geschwulst erblickt, sofort daran denken, welche Bedeutung sie für den Kranken haben kann und haben muss, und in welcher Weise sein eigenes praktisches Verfahren danach bestimmt werden wird. Indess, so natürlich dies ist, so ist damit noch nicht entschieden, ob es auch das zweckmässigste ist, mit dieser Frage zu beginnen, ob man also gleich von vorn herein seine Eintheilung der Geschwülste so machen muss, dass sofort mit dem Namen der Geschwulst auch die Beantwortung jener Frage gegeben ist.

Es ist dies eine Streitfrage, welche bis auf den heutigen Tag nicht ausgetragen ist, und über welche gelegentlich jedes Jahr, bald in Schriften, bald in akademischen Discussionen die mannichfaltigsten Ansichten vorgetragen werden. Wissenschaftlich aufgefasst kann über die Beantwortung dieser Frage, glaube ich, kein Zweifel sein. Da unzweifelhaft die Geschwülste mindestens Naturprodukte sind, so haben sie zunächst, wie jede Erscheinung dieser Welt, das Recht und den Anspruch, objectiv beurtheilt zu werden nach ihrem Wesen, nach ihren Eigenschaften; die Bedeutung, welche sie für andere Erscheinungen, also insbesondere für andere Theile des Körpers oder den ganzen Körper haben, muss für die Untersuchung ein zweiter, ein secundärer Punkt sein. Es verhält sich in der Pathologie ebenso, wie in den anderen Naturreichen. Es lässt sich keinen Augenblick bezweifeln, dass es sehr wichtig ist, in der Botanik die Nutzpflanzen und die Giftpflanzen genau zu kennen; aber es würde eine sehr schlimme wissenschaftliche Methode sein, wenn man fordern wollte, es solle sich die Forschung des Botanikers zunächst darauf wenden, festzustellen, welche Pflanzen nützliche und welche schädliche seien, und danach solle die Classification des botanischen Systems gemacht werden. Wir wissen ja, dass in derselben Klasse, in demselben Genus von Pflanzen beiderlei vorkommt, Nutzpflanzen und Giftpflanzen; ja wir wissen, dass an derselben Pflanze ein Theil giftig, der andere nahrhaft ist, dass wir also im höchsten Grade in das Ungewisse gerathen würden, welchen Theil oder welche Species wir für die Classification als bestimmend ansehen sollten. Gewiss hatte es einen gewissen praktischen Werth, eine grössere Gruppe von fressenden Bildungen Lupus zu nennen. Das waren die Wölfe, die fressenden Raubthiere der Pathologie. Den Alten kam es hinterher sehr wenig darauf an, ob das, was sie unter dem Namen Lupus oder dem Namen Cancer zusammenfassten, gerade wissenschaftlich zusammengehörte. Ja es ist gar nicht so lange her, da war Cancer einmal ein Krebs, ein Carcinom; dann gab es wieder einen Cancer, das ist unser heutiger Schanker, das syphilitische Geschwür, welches mit dem Carcinom nicht das Leiseste gemein hat; dann hatte man wieder den Cancer aquaticus, den Wasserkrebs, den wir heut zu Tage Noma nennen, eine gangränöse Entzündungsform. Auf den ersten Blick mag es sehr nützlich erscheinen, diese verschiedenen Dinge unter dem Namen Cancer zusammen zu fassen; dann weiss man gleich: es frisst, und wer das noch besonders hervorheben will, der sagt, es sei ein Esthiomenos. Aber ob damit etwas Wesentliches gewonnen ist für die Anschauung oder gar für die Behandlung des Falles oder endlich für die Richtung, in welcher etwa die weitere Untersuchung zu leiten ist, das darf doch wohl nach aller Erfahrung bezweifelt werden.

Die wirkliche Wissenschaft in diesen Dingen hat erst von dem Augenblick an begonnen, wo man die Dinge auseinander gelöst hat, ohne irgend eine Rücksicht auf ihre fressenden oder räuberischen Eigenschaften. Gewiss hat man damit ebenso recht gethan, wie man in der Zoologie Recht hat, dass man nicht alle

Raubthiere in eine Gruppe zusammenthut, sondern dass man diejenigen Raubthiere, welche zu den Säugethieren gehören, zu den Säugethieren, die, welche zu den Vögeln gehören, zu den Vögeln, und die, welche zu den Fischen gehören, zu den Fischen stellt, und dass man sie auch nicht innerhalb dieser Klassen zu besonderen Abtheilungen zusammenfasst, sondern sie da unterbringt, wo sie ihrer Organisation, ihrem Wesen nach hingehören. Aehnlich verhält es sich auch mit den Menschen. Wenn man sagt: das ist ein räuberischer Stamm, das eine räuberische Nation, so mag das auf den ersten Blick und im Grossen eine sehr treffende Bezeichnung sein; aber wenn man annehmen wollte, dass alle Individuen dieses Stammes oder dieser Nation sich eines gleichen Grades von räuberischen Eigenschaften zu erfreuen hätten, so würde das unzweifelhaft falsch sein. So verhält es sich auch mit den Geschwülsten.

Während ich also vollständig anerkenne, dass man von jeder einzelnen Geschwulstart wissen muss, welche Eigenschaften sie besitzt in Beziehung auf andere Theile des Körpers und auf den Gesammtkörper, welche Einwirkungen sie darauf ausüben kann, und ob diese Einwirkungen in einem hohen oder in einem geringen Maasse nachtheilige sind, so läugne ich doch, dass man davon ein wissenschaftliches Eintheilungsprincip herleiten könne und dass es nützlich sei, diesen Gesichtspunkt obenan zu stellen. Vielmehr halte ich es für ganz unmöglich, irgend einen befriedigenden Gesichtspunkt der Classification aufzufinden, der nicht in der inneren Natur der Geschwülste selbst begründet ist, der nur von ihren äusseren Beziehungen, nicht von ihrer inneren Einrichtung und ihrer Entstehung ausgeht. Da wir nun aber unglücklicher Weise weder durch die Chemie noch durch die Physiologie Anhaltspunkte haben, welche über diese inneren Verhältnisse und die Entstehungsgeschichte vollständigen Aufschluss geben, da wir wesentlich auf die Anatomie angewiesen sind, so liegt es nahe, dass man sich gegenwärtig zunächst auf den anatomisch-genetischen Standpunkt stellt und von diesem aus die Eintheilung versucht. Wenn man sich übrigens erinnert, dass dieser Standpunkt in allen übrigen Naturwissenschaften sich als nützlich erwiesen hat, dass die gesammte Zoologie und Botanik auf dieser Basis allmählich in die moderne Form übergeführt worden sind, so wird man sich im Voraus trösten lassen, wenn man nicht sofort durch die ersten Anfänge des Classificirens in die eigentliche Praxis geführt wird.

Früherhin, man kann sagen, bis in den Anfang dieses Jahrhunderts, hat man sich bei der Untersuchung der anatomischen Eigenschaften, des Baues und der Structur der Geschwülste in der Regel an sehr wenige Merkmale gehalten. Entweder legte man einen überwiegenden Werth auf das Aussehen und die äussere Gestalt, in welcher sich das Ding darstellte, oder man nahm wesentliche Rücksicht auf die Consistenz oder den Grad von Resistenz, den die Geschwulst beim Fingerdruck darbot.

Das Aussehen war bestimmend für die Wahl des Namens Carcinom. Namentlich an der weiblichen Brust sieht man diese Geschwulst nicht selten als einen harten Körper, um welchen herum die Blutgefässe Ausstrahlungen bilden, wie die Füsse eines Krebses*). Aber manche nicht carcinomatöse Geschwulst hat dieselbe Zeichnung und man würde sich arg täuschen, wenn man alle gleich gezeichneten Formen identificiren wollte. Was die äussere Gestalt anbetrifft, so sprach man z. B. von einem Knoten, Tuberculum, oder von einem Polypen, oder von einem Fungus. Das waren drei Verschiedenheiten, welche beurtheilt wurden allein nach der äusseren Gestalt. Wenn das Ding sich einfach rundlich über die Oberfläche erhob, dann sagte man Tuberculum, ein Knötchen**). Gerade so wie man in der Osteologie ein Tuberculum majus und minus und verschiedene Tubercula anonyma und innominata hat, so sollte in der Pathologie Tuberkel zunächst nichts anderes bedeuten, als irgend einen Knoten. Schon die Alten waren sich bewusst, dass diese Form kein eigentlicher Eintheilungsgrund sein könne; im Gegentheil, sie waren überzeugt, dass es verschiedene Arten von Tuberkeln gäbe, und dass erst die inneren Eigenschaften darüber entscheiden müssten, zu welcher Art von Tuber-

---

*) In mamillis saepe vidimus tumorem forma ac figura cancro animali exquisite consimilem. Nam quemadmodum in isto pedes ex utraque parte sunt corporis, ita in hoc morbo venae distenduntur, ac figuram omnino similem cancro repraesentant. Galen. de art. curat. ad Glaucon. lib. 2., cap. 10. Vergl. Actuarius lib. 2. περὶ διαγν. παθ. cap. 35., der noch die Schwierigkeit der Entfernung hinzufügt.

**) Griechisch Phyma. Potissimum eos tumores hoc nomine vocant, qui extra corporis superficiem extuberant: verum ob nominis alterius inopiam interdum et latos pauloque naturalibus partibus elatiores hoc nomine appellant. Galen. in libr. 6. Hippocr. de morb. vulg. comm. 1. sect. 13.

keln das gerade vorliegende Ding gehörte. Sie sprachen einmal von einem Tuberculum scirrhosum, das war nach unserer heutigen Bezeichnung ein Krebs; ein anderes Mal von einem Tuberculum scrophulosum, das war wenigstens zuweilen der heut zu Tage sogenannte specifische Tuberkel.

Ebenso verhält es sich mit dem Polypen. So nannte man ursprünglich die Geschwülste der Nasenhöhlen, welche sich in Form grösserer Zapfen, wo möglich gestielt, über die Oberfläche erheben. Die Anforderung, dass sie viele Füsse haben sollten, hat man frühzeitig fahren lassen und sich an die Vergleichung mit den bekannten Thieren*) gehalten, von denen manche fest sitzen, gerade wie die pathologischen Polypen. — Wenn das Ding endlich über einer dünneren Basis eine umgestülpte, schwamm- oder pilzähnliche Anschwellung bildete, so nannte man es Fungus.

Aber wie es eben in der Welt geht, obwohl dies äusserliche Bezeichnungen waren und man sich durch die Beobachtung leicht hätte überzeugen können, dass dasselbe Ding einmal als Tuberkel, das andere Mal als Polyp, das dritte Mal als Fungus vorkommen kann, ja, obwohl nicht selten an der Hautoberfläche dieselbe Geschwulstart in diesen drei verschiedenen Formen sich gleichzeitig darstellt, zuweilen ganz dicht neben einander, so ist es doch dahin gekommen, dass man wirklich eine durchgreifende Scheidung gemacht hat und dass wir Special-Abhandlungen nicht blos über Tuberkel, sondern auch über Polypen und über Fungen bekommen haben, gleichsam als ob das vollständig auseinander liegende Dinge wären. Dem gegenüber müssen wir vor Allem feststellen, dass die äussere Form keineswegs immer nothwendig mit dem inneren Wesen zusammenhängt**).

Es giebt freilich gewisse Geschwülste, welche regelmässig in einer bestimmten Form vorkommen, und für diese wird es sich allerdings empfehlen, eine entsprechende Bezeichnung zu wählen. Ein Theil desjenigen, was man heut zu Tage in der Pathologie Tuberkel nennt, kommt wirklich immer in der Form von Knötchen vor; daher hat sich ganz natürlicher Weise allmählich aus dem

---

*) Polypus tumor est praeter naturam in naribus oboriens, ex marini polypodis similitudine nomen sortitus, tum quod illius carnem repraesentet, tum quod suo complexu quemadmodum ille captantes ulciscitur, nares ipsorum comprehendens. Aeg. lib. 6. cap. 25.

**) Cellularpathologie 3. Aufl. S. 432.

Collectivbegriff „Tuberkel“ der Begriff des specifischen Tuberkels abgesondert, und wir verstehen jetzt unter diesem Worte eine ganz besondere Art von Knoten, nur eine der früher unter diesem Namen zusammengefassten Bildungen.

Dagegen hat man in der neueren Zeit eine besondere Geschwulstform unter dem Namen des Blumenkohlgewächses (Tumor cauliflorus) beschrieben, weil die Oberfläche derselben eine grosse Aehnlichkeit mit der Oberfläche einer Blumenkohlblüthe hat. Diese Bezeichnung ist an sich ganz zutreffend; aber wenn man glauben wollte, es wäre das Blumenkohlgewächs eine in sich vollständig abgeschlossene Art, die als selbständige neben den anderen Geschwulstarten aufgefasst werden müsste, so täuscht man sich; es ist blos eine der Erscheinungsformen, in der gelegentlich die Warze oder das Cancroid auftreten können, welche ein anderes Mal in vollkommen flacher Gestalt erscheinen. Es ist also die Blumenkohlgeschwulst eine Unter - Abtheilung der Warze oder des Cancroids, und für diese Unter - Abtheilungen kann man den Namen ganz zweckmässig beibehalten.

Hinwiederum haben wir rein von der äusseren Form und Erscheinung her eine Geschwulstart, wo die einzelnen Theile in der Gestalt von Perlen erscheinen, Perlgeschwulst genannt. Es ist dies eine bezeichnende und glückliche Ausdrucksweise, die in der That einer besonderen Art von Geschwulst beigelegt werden kann und dieselbe von anderen Arten sehr leicht unterscheidet.

Aus diesen Beispielen ist ersichtlich, dass man sowohl für Arten als für Unter-Arten der Geschwülste solche von der äusseren Form hergenommene Ausdrücke anzuwenden berechtigt ist. Aber damit darf man sich nicht genügen lassen; immer muss man erst untersuchen, in wie weit die äussere Form aus dem inneren Wesen resultirt, wie es bei der Perlgeschwulst, bei dem Tuberkel der Fall ist, oder in wie weit sie blos durch accidentelle Verhältnisse der Localität bestimmt wird, wie es bei Schwämmen, bei Blumenkohlgewächsen der Fall zu sein pflegt*).

Aehnlich verhält es sich mit den Namen, die von der Consistenz hergenommen sind**). Eine grosse Menge von Ausdrücken, die wir noch heut zu Tage anwenden, basiren ursprünglich auf

---

*) In dieselbe Kategorie gehören die Bezeichnungen des Ganglion, Molluscum, Condyloma, Cheloid u. s. w.
**) Cellularpathologie, 3. Aufl. S. 430.

der Vergleichung, die man zwischen Geschwülsten und anderen bekannten Objecten anstellte; ja es sind diese Bezeichnungen noch bis in die neuere Zeit hinein vermehrt worden. Man sprach schon lange von einer Wassergeschwulst, einem Hygroma, weil der Inhalt eine vollkommen wässrige Beschaffenheit hat. Es versteht sich von selbst, dass er kein reines Wasser ist, indess ist er eben so dünnflüssig wie Wasser. Weiterhin sprach man von einer Honiggeschwulst, Meliceris, weil der Inhalt dieselbe dickliche, leicht fadenziehende Beschaffenheit, wie wir sie am Honig kennen, vielleicht auch die Färbung des Honigs hat. In der neueren Zeit hat man eine Geschwulstform aufgestellt, wo der Inhalt eine grosse Aehnlichkeit darbietet mit der gallertartigen Beschaffenheit, welche gewöhnlicher Tischlerleim (Colla) zeigt, wenn er aus dem flüssigen in den festen Zustand übergeht; in dieser Zeit erstarrt bekanntlich der Leim zu einer Gallerte, die anfänglich noch hin und her bewegt werden kann und beim Anstossen leicht zittert; davon hat man gewisse Geschwülste, die eine ähnliche Beschaffenheit des Inhalts darbieten, Colloidgeschwülste genannt. So stammt der Name des Atheroms von dem breiigen, grützartigen Inhalt mancher Geschwülste, der in der That daran erinnert, wie wenn man gewöhnliche Hafer- oder Gerstengrütze etwas dick eingekocht sieht, wo einzelne noch zusammenhaltende Körner in der gleichmässig gewordenen Grundmasse eingelagert sind.

Die Bezeichnungen des Hygroms, der Meliceris, des Colloids, des Atheroms kann man noch heut zu Tage anwenden und man wendet sie an; aber man hat sich doch allmählich klar gemacht, wie der Inhalt eigentlich zu Stande kommt, wie er zusammengesetzt ist, wie er gebildet wird, wie das Ganze entsteht, und wir können nicht mehr jede beliebige Geschwulst, welche einen breiigen Inhalt hat, Atherom nennen, weil einmal $\alpha\vartheta\acute{\epsilon}\rho\eta$ Grütze bedeutet. Es giebt Krebs- und Cancroidformen, wo in einem gewissen Stadium der Entwickelung der Inhalt atheromatös wird, vollständig breiartig sich darstellt; aber es würde sehr falsch sein, wenn wir diese Form des Krebses (Cancer pultaceus) zum Atherom rechnen wollten. Im Gegentheil, wir haben gegenwärtig eine gewisse, in sich abgeschlossene Art von Geschwülsten, auf welche dieser Name beschränkt wird; und es mögen noch so viele andere Geschwülste vorkommen, die gelegentlich auch einen breiigen Inhalt bekommen, wir sondern sie von dem Atherom ab.

Dieses allmähliche Trennen scheinbar gleichartiger, aber ihrer Entstehung und Bedeutung nach ganz verschiedenartiger Dinge ist allerdings eine Operation von oft sehr grosser Schwierigkeit, die deshalb in der Geschichte der Medicin sich über sehr lange Perioden erstreckt und die noch jetzt in vielen Stücken fortgeht. Denn wenn wir die moderne Form des Colloids ins Auge fassen, so ist darin der Process der Scheidung noch nicht vollendet, es wird noch immer daran gearbeitet, in wie viele Gruppen diese scheinbar einfache Geschwulstart zertheilt werden muss und wo die einzelnen, durch die Zertheilung gewonnenen Objecte hinge- than werden sollen. Erst von dem Augenblicke an, wo wir einen colloiden Krebs, ein colloides Enchondrom und eine colloide Binde- gewebsgeschwulst haben, wo „colloid" zum Adjectiv geworden ist, beginnt die wirkliche, auch praktisch brauchbare Erkenntniss. So lange wir weiter nichts wissen, als dass die Geschwulst eine gallertartige Beschaffenheit hat und deshalb Colloid genannt wer- den muss, so lange können wir praktisch damit nichts anfangen, so lange wissen wir nicht, welche Bedeutung das Ding für den Kranken haben kann. Es genügen solche äusseren Aehnlichkeiten, welche man von der Vergleichung der Consistenz mit anderen be- kannten Objecten hergenommen hat, in keiner Weise. Ob das Ding sehr hart ist und man es deshalb in früheren Zeiten einen Skirrhus genannt haben würde, oder ob es weniger hart ist und deshalb ein Steatom*) heissen könnte, das entscheidet nicht mehr über die Wesenheit der Geschwulst. Was die Alten ein Steatom im Uterus nannten, ist etwas ganz Anderes, als was sie am Nerven ein Steatom hiessen, und unter dem Begriffe der Skirrhen hat man zu verschiedenen Zeiten so verschiedenartige Dinge zusammen geworfen, z. B. einfache Indurationen und wirk- liche Krebse, dass es einer der wichtigsten Fortschritte gewesen ist, als man sich daran gewöhnte, den Namen Skirrh zu beschrän- ken auf eine bestimmte Form des Krebses. Früher war Skirrh etwas besonderes und Colloid etwas besonderes; heut zu Tage haben wir einen skirrhösen Krebs und einen colloiden Krebs.

---

*) Ursprünglich bedeutet Steatoma offenbar eine mit Fett gefüllte Balg- geschwulst, denn es steht immer parallel mit Atherom und Meliceris (vgl. Galen. de tum. praet. nat. cap. 5. Meth. medendi lib. 14. cap. 12.). Später hat man darunter gerade gewisse Formen der Vollgeschwülste verstanden z. B. Fibrome der Haut, Osteosarkome, Neurome, kurz feste Geschwülste mit „speckiger" Consistenz.

Mit vollem Rechte daher ist man später einen grossen Schritt weiter gegangen, als man sich der Ueberzeugung nicht mehr verschliessen konnte, dass gewisse Geschwülste **Uebereinstimmungen darbieten mit gewissen Theilen des Körpers.** Indem man diese Geschwülste auch mit Namen belegte, welche den analogen Theilen des Körpers entsprachen, so gewann man dadurch zuerst den Eingang in eine verständigere Auffassung und Bezeichnung. Als man erfuhr, dass es eine Form von Geschwülsten gebe, die aus Fettgewebe bestehen, und als man diese Fettgeschwülste nannte, da hatte man eine unmittelbare Beziehung zwischen dem normalen Fettgewebe und der pathologisch neugebildeten Fettgeschwulst. Als man sich überzeugte, dass der Körper an seiner Oberfläche mit einer hornigen Lage von Epidermis überzogen ist, was man früher nicht wusste, da verstand es sich von selbst, dass die hornigen Auswüchse auf der Haut angesehen wurden als „Wiederholungen“ oder „Nachahmungen“ der Epidermis und als etwas aus ihr Hervorgegangenes. So kam man Schritt für Schritt weiter, und schon am Ende des vorigen Jahrhunderts hat ein in der Anatomie wohlerfahrener Chirurg, Abernethy hervorgehoben, dass es Geschwülste gebe, welche zusammengesetzteren Theilen des Körpers ähnlich seien. Er sprach, freilich ohne die völlige Identität des Gewebes zu behaupten, von einem pancreasartigen, von einem brustdrüsenartigen Sarkom *) und näherte auf diese Weise auch die zusammengesetzteren Geschwulstformen den zusammengesetzteren Theilen des Körpers.

Alle diese Untersuchungen aber führten zu keinem endgültigen und bleibenden Resultat, weil die Basis fehlte, auf der überhaupt derartige Untersuchungen nur geführt werden können, nehmlich die Kenntniss der menschlichen Gewebe und ihrer Entwickelung (Histologie und Embryologie). Erst als Bichat die allgemeine Anatomie begründete, wurde es möglich, die Vergleichung auf einzelne Gewebe zu beziehen. Aber die Gewebe von Bichat**) genügten noch nicht für die Begründung einer eigentlichen Gewebslehre, da sie sich zumeist auf äusserliche Eigenschaften begründeten; sie genügten ebenso wenig, wie die Embryologie von Haller und John Hunter die hinreichende Einsicht in die Histo-

---

*) Joh. Abernethy, Medicinisch-chirurgische Beobachtungen. Deutsch von J. F. Meckel. Halle. 1809. S. 24, 31.
**) Cellularpathologie. S. 27.

genie gewährte. Erst nachdem aus der Schule von Döllinger eine Reihe bahnbrechender Untersuchungen über die Entwickelungsgeschichte hervorgegangen war und sodann durch Schwann und Johannes Müller die feineren Bestandtheile sowohl der Gewebe als der Geschwülste Gegenstand der wissenschaftlichen Untersuchung wurden, erst von da an hat sich, obwohl lange nicht mit der Schnelligkeit, wie man ursprünglich gehofft und erwartet hatte, die Kenntniss der Geschwülste so weit festgestellt, dass man gegenwärtig, nahezu wenigstens, eine Classification auf anatomisch-genetischer Grundlage aufstellen kann. Ich sage nahezu, denn noch heut zu Tage giebt es einzelne Gebiete, innerhalb deren eine weitergehende Scheidung nothwendig sein wird, und wo die Parallele zwischen der Geschwulstbildung und den normalen Gewebszuständen erst durch genauere Erfahrungen bis in das Einzelne festgesetzt werden kann.

Zweite Vorlesung.

15. November 1862.

———

Homologie und Heterologie der Geschwülste.

Histologische Bezeichnung der Geschwülste. Sarkom. Accidentelle Neubildungen und Bildungen sui generis. Parasitismus: Auffassung der Geschwülste als entozoischer Wesen. Acephalocysten. Homöoplasie und Heteroplasie. Euplastische und kakoplastische Stoffe. Beziehung auf das Gefässsystem: Geschwülste mit peripherischer und centraler Circulation. Chemische Untersuchung: specifische Stoffe fermentartige Substanzen. Mikroskopische Untersuchung: specifische Elemente. Die Geschwülste als Theile des Körpers. Genauere Bestimmung von Homologie und Heterologie. Praktischer Werth dieser Unterscheidung.

———

Ich hatte das letzte Mal zu zeigen versucht, dass jede geordnete Kenntniss der Geschwülste*) zunächst beruhen muss auf einer genauen anatomisch-genetischen Grundlage, ähnlich wie es in den anderen Zweigen der organischen Naturwissenschaften der Fall ist. Ich hatte ferner angeführt, dass diese Erkenntniss sich Bahn gebrochen hat seit der Zeit, wo die allgemeine Anatomie und Embryologie begründet und die Gewebelehre wenigstens in ihren Anfängen aufgestellt worden ist. Bis zu jener Zeit hin begnügte man sich, wenn man Vergleichungen der Substanz der Geschwülste mit irgend welchen Theilen des Körpers anstellte, gewöhnlich mit den allerrohesten und gröbsten Vergleichungen; man begnügte sich

———

*) Es ist hier besonders zu bemerken, dass sich die Betrachtungen dieser Vorlesung, sowie die der drei folgenden wesentlich auf die neoplastischen Arten (Pseudoplasmen) beziehen und daher nicht die ganze Frage erschöpfen; die sechste Vorlesung wird dies ergänzen.

vielfach damit, nur die ganz harten Geschwülste und die ganz
oder nahezu flüssigen weiter einzutheilen, während man ziemlich
alles, was dazwischen lag, die ganze Gruppe der weicheren Bildungen in der Regel mit dem nichtssagenden und seit jener Zeit
noch immer in Misscredit stehenden Namen der Sarkome oder
Fleischgeschwülste bezeichnete, wodurch nur gesagt sein sollte,
dass sie mit dem, was man Fleisch zu nennen beliebt, irgend eine
Aehnlichkeit hätten. Wenn man aber Alles, was im Körper weich
ist, Fleisch nennt, so ist dies ein grosses Gebiet der Vergleichung,
und so ist auch die Reihe der Sarkome eine ungebührlich grosse
geworden.

Als nun die einzelnen Gewebe, so weit sie sich ohne feinere
Untersuchung der Elementartheile abgrenzen liessen, auseinander-
gelegt wurden, da hatte das auf die Auffassung der Geschwülste
einen wesentlichen, und für eine grosse Gruppe derselben einen
völlig bestimmenden Einfluss. Von Bichat selbst sind uns nur
sehr kurze allgemein-pathologisch-anatomische Bemerkungen erhalten, allein schon darin sind die Grundlagen für jene Anschauung gelegt, die nachher fast ein halbes Jahrhundert hindurch
fortbestanden hat, und die meines Wissens zuerst von Dupuytren*)
schärfer formulirt worden ist, wonach man die Geschwülste in
zwei grössere Gruppen zerlegte: solche, welche mehr bekannten
Körperbestandtheilen analog seien, und solche, welche eine besondere, von der Natur und Zusammensetzung der normalen Körper-
bestandtheile abweichende Beschaffenheit darzubieten schienen. Die
ersteren brachte man gewöhnlich in eine Gruppe mit anderen Neubildungen zusammen, die in der französischen Terminologie meistens als accidentelle Neubildungen bezeichnet worden sind.
Die anderen bezeichnete man als Bildungen sui generis, und
man kam auf den Gedanken von Harvey**) zurück, dass sie ganz
nach Art parasitischer Gebilde, wie man sie besonders im Pflanzen-

---

*) Bulletin de l'Ecole de Médecine de Paris. An 13 (1805). No. II.
p. 15—17.
　**) Guilelm. Harvey Exercitationes de generatione animalium. Am-
stel. 1651. p. 113. Nachdem er das selbständige Leben des Ovulum besprochen hat, fährt er fort: Ad hunc pariter modum vivunt fungi arborum
et plantae supercrescentes. Quinetiam experimur saepius in corporibus nostris
cancros, sarcoses, melicerides aliosque id genus tumores, quasi propria
anima vegetativa nutriri et crescere, dum interea genuinae partes ex-
tenuantur et marcescunt.

reich kennt, an dem Körper sich entwickelten, ein eigenes Leben führten und unabhängig von dem Körper lebten, an welchem sie zehrten.

Die Betrachtung von der parasitischen Natur mancher
Geschwülste hat mehrfach auf die Vermuthung geführt, dass das
eigene Leben derselben mehr bedeute, als man es von dem Standpunkte derjenigen aus zugestehen wollte, welche die Geschwülste
doch noch als Theile des Körpers betrachteten. Manche gingen
so weit, dass sie in der That glaubten, in den Geschwülsten
Wesen eigener Art, nach Art etwa der Entozoen, zu erkennen,
ja es hat mehrere, ganz erfahrene Gelehrte gegeben, welche die
Geschwülste geradezu für Entozoen und namentlich für Hydatiden
erklärten, die später sich füllten und an Stelle der Flüssigkeit
das entwickelten, was als Körper der Geschwulst erschiene.
So ist noch in unserem Jahrhundert von ein Paar englischen
Aerzten, Adams*) und Baron**) (und in manchen Stücken
haben sich französische Beobachter ihnen angeschlossen), eine
ganze Reihe von Geschwulstarten in die Reihe der entozoischen Bildungen hineingerechnet worden. Man begreift, wie solche
Vorstellungen Raum gewinnen konnten, wenn man sich erinnert,
dass zu damaliger Zeit eine ganze Reihe von Bildungen, welche
man früher als Balggeschwülste betrachtet hatte, als wirkliche
Entozoën erkannt wurden. Als man die Entozoa cystica, die
Blasenwürmer, unterscheiden lernte von den Tumores cystici, den
Blasen- und Balggeschwülsten, da war es natürlich, dass man
eine Zeit lang sehr unsicher wurde, wo denn eigentlich die Grenze
zwischen beiden läge. Es gab eine bestimmte Kategorie (Cysti-
cerken, Echinococcen, Coenuren), von denen man erkannt hatte,
dass es wirklich belebte Thiere seien, obwohl einzelne weder einen
Kopf noch eine specielle Organisation erkennen liessen; letztere
fasste man unter dem Namen der Acephalocysten zusammen.
Nun konnte die Vorstellung entstehen, dass andere Cysten und
Säcke, deren Wesen man noch nicht ermittelt hatte, auch solche
Acephalocysten seien, die für sich lebten und als Parasiten im

---

*) Adams. On the cancerous breast. London.
**) In seinem späteren Werk (Delineations of the origin and progress
of various changes of structure which occur in man and some of the inferior animals. Lond. 1828. p. 15.) hat Baron allerdings einen mehr unbefangenen Standpunkt eingenommen, indem er die Frage von der Thier-
natur der Hydatiden, aus welchen er Tuberkeln und andere Geschwülste
ableitet, dahingestellt sein liess.

Körper existirten, und es konnte sich Jemand sehr leicht vorstellen, dass im Innern einer solchen Blase durch eine fortschreitende Organisation Fleisch sich bilde, und dass selbst manche festeren Geschwülste, deren Natur sehr schwer zu begreifen war, durch und durch entozoïsche Bildungen seien*).

Allen diesen Betrachtungen liegt der an sich ganz richtige Gesichtspunkt des Parasitismus**) zu Grunde, der nicht blos aus der Erfahrung, unmittelbar, sondern auch theoretisch sehr wohl zu demonstriren ist und auf den ich speciell zurückkommen werde. Aber es war ein Missverständniss, sofort bis auf besondere Thierspecies zurückzugehen, um die doch immer nur relative Selbständigkeit der Geschwülste zu erklären, und man überzeugte sich davon auch bald, als man etwas genauer in die Kenntniss des inneren Baues derselben eindrang. Jedenfalls waren darin alle Beobachter einig, dass es eine grosse Reihe von Geschwülsten gäbe, welche sui generis seien, mit den Körpertheilen nicht übereinstimmten, sondern höchstens eine gewisse Aehnlichkeit mit ihnen hätten. Wie weit dies Gebiet auszudehnen wäre, darüber waren die verschiedenen Beobachter sehr zweifelhaft. Während noch Laennec eine gewisse Zahl von Geschwülsten mit dem Namen der encephaloiden bezeichnete, weil sie ein Aussehen wie Gehirnsubstanz hatten, aus einem ähnlichen Grunde Maunoir die Medullarsarkome als Anhäufungen von ausgetretener Nervenmasse betrachtete, ja noch viel später Ehrenberg die Identität der mikroskopischen Elemente beider darzuthun bemüht war, so war doch die grosse Mehrzahl der Untersucher der Ansicht, dass diese Aehnlichkeit nur eine äusserliche sei und nicht in einer Art von Reproduction wirklicher Nervenmasse beruhe. Man blieb daher schliesslich dabei stehen, dass in einer beträchtlichen Reihe von Geschwulstbildungen durchaus fremde, eigenartige Erzeugnisse vorlägen.

Man bemühte sich dann innerhalb dieser zwei Gruppen (der accidentellen Neubildung und der sui generis Bildung) Unterabtheilungen festzustellen, je nachdem die einzelnen Formen sich durch besondere Charaktere unterscheiden liessen.

---

*) Diese Vorstellung hat historisch einen besonderen Werth, weil darauf die so oft besprochene Theorie Hodgkin's von der cystischen Natur der verschiedenartigsten Geschwülste, z. B. auch des Krebses beruht, und weil selbst die Theorie Rokitansky's von der Cyste und den Maschenwerken ohne diese Vorgänger vielleicht nicht enstanden wäre.

**) Cellularpathologie. 3. Aufl. S. 427.

In dieser Art der Untersuchung sind es besonders die unmittelbaren Schüler von Bichat und seine nächsten Nachfolger gewesen, welche das Gebiet unserer Kenntnisse erheblich erweiterten, unter ihnen insbesondere Dupuytren, Laennec, Cruveilhier, und einer der verdienstvollsten, Lobstein, der Strassburger Kliniker und pathologische Anatom, der, durch die Lage seiner Lehranstalt gleichsam in die Mitte zwischen Frankreich und Deutschland gestellt, auch am meisten die Vermittelung zwischen uns und unsern westlichen Nachbarn übernommen hat. Er hat zugleich das Verdienst, die beiden Reihen scharf bezeichnet und dadurch für die Anschauung zugänglicher gemacht zu haben, indem er die erstere mit dem Namen der Homoeoplasie belegte, insofern hier den Körpertheilen gleiche oder ähnliche Bildungen erzeugt würden, und die andere mit dem Namen der Heteroplasie, insofern hier von dem Körper abweichende, eigenthümliche Produkte entstünden.

Während auf diese Weise eine Art von Einigung über die Eintheilung erzielt wurde, so schloss man sich, in Beziehung auf die Bildung selbst, auf die Entstehung der Geschwülste, im Allgemeinen denjenigen Anschauungen an, welche schon in den älteren Zeiten der Medicin herrschend gewesen waren, und welche namentlich durch die englischen Physiologen seit Hewson eine allgemeinere Verbreitung gefunden hatten, nämlich dass der Ernährungssaft, die plastische Lymphe, an gewissen Orten aus den Gefässen austrete, und aus ihr die neuen Bildungen entstünden. — Lobstein ging einen Schritt weiter. Er meinte, man müsse in Beziehung auf den Bildungsstoff zweierlei Arten unterscheiden: eine, welche die Grundlage der homoeoplastischen Gebilde würde, und welche sich von vorn herein durch bessere Beschaffenheit auszeichne, die er deshalb euplastische nannte, und eine andere, welche von vorn herein eine schlechtere Beschaffenheit besitze, und die er deshalb als die kakoplastische bezeichnete*). Damit führte diese Lehre natürlich in das Gebiet der Humoralpathologie hinein, denn wenn man zuletzt auf das Blut und die Bildungssäfte zurückkam, so war man im Wesentlichen auf dem alten humoralpathologischen Gebiet, und die Entstehung und besondere Natur der Geschwülste

---

*) J. F. Lobstein. Traité d'anat. patholog. Paris. 1829. Tom. I. p. 365. 473.

wurde wieder abhängig von der Natur der Säfte, welche aus dem
Blut heraus geliefert wurden und welche in ihm mehr oder weniger praeformirt enthalten sein mussten. Diese humoralpathologische Auffassung hat Lobstein freilich sehr beschränkt, indem
er die Lehre von der Bildungskraft, wie sie von Blumenbach
ausgebildet war, mit hinein nahm, indess kann man nicht leugnen,
dass dies nur ein philosophischer Beisatz war, während doch die
Grundlage der ganzen Auffassung humoralpathologisch blieb.

Dieser Richtung, wonach man einen Theil der Geschwülste
den Körpergeweben annäherte und den anderen davon schied, ist
man zunächst auch in Deutschland gefolgt. Diejenigen, welche
am meisten die französische Doctrin aufnahmen, wie Heusinger*), noch jetzt Professor in Marburg, und Joh. Fr. Meckel**),
haben diese Scheidung als selbstverständlich angenommen und
ihre nächste und wesentliche Aufgabe darin gesucht, die Beweise
für die Uebereinstimmung der homoeoplastischen Bildungen mit
den normalen Geweben so sicher als möglich zu stellen; es gelang ihnen nicht, tiefer in das Wesen der Heteroplasie einzudringen.
Nur ein einziger Beobachter, so viel ich weiss, leugnete diese
Differenz. Fleischmann***) erklärte geradezu, die Tumoren
„seien nur Kopien normaler organischer Theile eben desselben
Leibes, in welchem sie hervorgehen und bestehen.“ Namentlich
machte er den Versuch, gewisse Schleimhautpolypen als Nachbil-
dungen der Lymphdrüsen darzustellen. Allein Meckel wies den
Versuch herbe zurück, und seine Autorität entschied.

Während in dieser Art gewissermassen die Schule von
Bichat sich bei uns ausbreitete, so kam eine etwas andere Auffassung in diese Angelegenheit durch die englischen Beobachter
hinein, seitdem John Hunter durch die Entwickelungsgeschichte
des Hühnchens, die er auf die pathologischen Neubildungen an-
wandte†), insbesondere den Gesichtspunkt von der Bedeutung

---

*) Carl Fr. Heusinger. System der Histologie. Eisenach. 1822.
I. S. 88.
**) Joh. Fr. Meckel. Handbuch der pathol. Anatomie. Leipzig. 1818.
II. 2. S. 115.
***) Gottfr. Fleischmann. Leichenöffnungen. Erlangen. 1815. S. 111.
†) John Hunter. A Treatise on the blood, inflammation and gun-
shot wounds. Lond. 1812. Vol. I. p. 162. Vol. II. p. 56. 63. Ever.
Home Some observations on the loose cartilages found in joints. Transact.
of the society for the improvement of medical and chirurgical knowledge.
Lond. 1793. p. 230.

der Gefässe in den Vordergrund geschoben hatte. Man muss sich hier zunächst erinnern, dass man seit Haller die Bildung des Gefässsystems, wenn nicht als das Erste, so doch als das Wichtigste bei der Embryonalbildung annahm. Das Punctum saliens, die erste Anlage des Herzens und der Gefässe war für die älteren Embryologen der Anfang der Organisation; ja man dachte sich die ganze weitere Entwickelung wesentlich dadurch bedingt, dass in das Blastem hinein Gefässe entstünden, welche überall und immerfort die Pioniere der Organisation seien. Nur wo Gefässe seien, könne eine Organisation eintreten, und das Material dazu liefere entweder coagulirtes Blut oder ergossene „plastische Lymphe"*). Das ist eine gleichfalls auf humoralpathologischem Grunde ruhende, aber nach anderer Richtung hin entwickelte Doctrin.

Diese Auffassung führte an die genauere Betrachtung über die Vertheilung der Gefässe und über den Reichthum an Gefässen in der einzelnen Geschwulst. Sie griff namentlich bei den Chirurgen Platz, bei denen ja die Frage nach dem Gefässreichthum einer Geschwulst und nach der Verbindung ihrer Gefässe mit dem Mutterboden an sich eine grössere Bedeutung hat wegen des operativen Eingreifens. Man glaubte, dass sich hier wesentliche Unterschiede machen lassen, theils in Beziehung auf die Gefässe selbst, theils auf ihren Zusammenhang mit dem Mutterboden. Was die Vertheilung anlangt, so wurde namentlich in unserer deutschen systematischen Chirurgie, wie sich das am allerbesten in den Lehren des früheren Directors der Charité, Kluge**), zeigte, unterschieden, indem man einen Theil der Geschwülste als solche mit peripherischem Lebensheerd, d. h. mit peripherischer Circulation, und andere mit centralem Lebensheerd oder centraler Circulation aufstellte. Bei den ersteren sollte das Gefässsystem aussen um die Geschwulst herum in einer Art häutiger Ausbreitung liegen, und die Gefässe nach innen eine Masse absondern, die mehr oder weniger organisirt, mehr oder weniger beweglich, vielleicht ganz flüssig war. Das war die Klasse der sogenannten Sack- oder Balggeschwülste, wobei man soweit

---

*) Abernethy a. a O. S. 7. 74.
**) Dieselben sind niedergelegt in der Dissertation von C. A. F. Hasse (De fungo medullari. Berlin. 1824.) und in einem Auszuge aus derselben von Betschler (Rust's Magazin. Bd. XVI. Heft 2. S. 191. 211.)

ging, dass man nicht blos die Hygrome, Atherome und Meliceris in diese Kategorie rechnete, sondern auch gewisse Steatome und Lipome, bei denen man in der Geschwulst wenig oder gar keine Gefässe fand, während aussen ein reichliches Gefässnetz und eine dickere, membranöse Hülle erschien. Anders dagegen betrachtete man die soliden oder Vollgeschwülste, bei denen die Gefässe im Innern der Geschwulst selbst vorhanden seien, sich dort verbreiteten und eine reichliche Circulation unterhielten, wie in Skirrhen, Polypen, Warzen, am meisten aber in dem viel discutirten Blutschwamm (Fungus haematodes) der Fall sei. Diese Geschwülste wüchsen von innen nach aussen und stürben von der Peripherie zuerst ab, weil die von der Mitte kommende Lebensströmung hier am schwächsten sei.

Allein zugleich dachte man sich, dass diese Gefässe keinesweges von Anfang an, und häufig auch späterhin nicht, in einer permanenten Verbindung und offener Communication stünden mit den Gefässen des Körpers überhaupt, sondern dass in ähnlicher Weise, wie beim Hühnchen die Area vasculosa sich selbständig aus dem früher vorhandenen Stoff bildet, so auch die Gefässe der Geschwulst aus dem Bildungsmaterial, aus dem ausgeschwitzten organischen Stoff als etwas Selbständiges entstünden*), und sich also gleichsam ein Herz und eine Circulation auf eigene Faust in der Geschwulst entwickelten, die dann später in irgend eine Verbindung mit der alten Circulation treten könnte. Das so entstandene Gefässsystem sei dann so „zwischen die Endingungen des Blutgefässsystems der befallenen Gebilde eingeschoben, wie das Pfortadersystem zwischen die Enden der Abdominalarterien und die Vena cava inferior." Ich hebe dies hervor, weil, wie nachher anzuführen ist, von einigen der ausgezeichnetsten Untersucher der neueren Zeit, in manchen Richtungen wenigstens ganz ähnliche Vorstellungen unterhalten worden sind und wir gegenwärtig noch nicht sagen können, dass sie vollständig überwunden sind.

Man begreift, dass von dieser Auffassung aus die innere Zusammensetzung der Geschwülste, so weit sie sich nicht auf die Gefässe bezog, ein Gegenstand von secundärer Bedeutung wurde und dass man das Hauptgewicht gerade darauf legte, zu unter-

---

*) F. J. F. Meyen. Untersuchungen über die Natur parasitischer Geschwülste im menschlichen Körper, insbesondere über den Mark- und Blutschwamm. Berlin. 1828. S. 37.

suchen: wie verhält sich das Gefässsystem? Trotzdem war man überzeugt, dass, im Grossen wenigstens, die Klasse der Geschwülste mit einem inneren, selbständigen Gefässsystem auch die mehr abweichenden, die mehr parasitischen oder bösartigen enthalte, während die anderen im Allgemeinen die Klasse der gutartigen oder unschuldigen Geschwülste bildeten. Demnach entspricht auch in dieser Aufstellung, wie in der vorher angeführten, die eine Reihe mehr den dem Körper verwandten, den Körpertheilen näher stehenden, die andere den dem Körper ferner stehenden oder ganz und gar durch eigene selbständige Natur ausgezeichneten Geschwülsten.

Erwägt man, dass schon seit längerer Zeit der grössere Theil derjenigen Geschwülste, die der letzteren Gruppe angehören, als der Ausdruck einer tiefen Veränderung des Körpers überhaupt und insbesondere einer weitgreifenden Veränderung des Blutes, einer Kakochymie, einer besonderen Dyscrasie betrachtet worden war, so kann man sich leicht vorstellen, dass weiter und weiter die Ueberzeugung auch durch diese Untersuchungen sich befestigte, dass wir hier etwas ganz Ungewöhnliches, ja eine Leistung der Krankheit hätten, welche dem physiologischen Leben diametral entgegengesetzt sei. Als nun, in den dreissiger Jahren insbesondere, man sich immer mehr bemühte, durch Anwendung des Mikroskops und der chemischen Hülfsmittel die Kenntniss der Geschwülste zu erweitern, da erwartete alle Welt, es werde gelingen, sowohl auf chemischem Wege besondere Stoffe, z. B. einen besonderen Krebsstoff, so ein Carcinomatin, oder irgend eine andere ähnliche Substanz zu isoliren, als auch durch die mikroskopische Untersuchung ganz besondere morphologische Bildungen zu ermitteln, welche zugleich als diagnostische Merkmale dienen könnten.

Die chemische Untersuchung war schon vielfach, namentlich in Paris und auch in Strassburg versucht worden. Man hatte alle möglichen Geschwülste chemisch, man kann wohl sagen, maltraitirt; aber, obwohl sehr berühmte Chemiker, wie Thénard, Vauquelin, Lassaigne, sich an die Aufgabe gemacht hatten, so muss man doch sagen, dass das Resultat ihrer Bestrebungen ein ungleich geringeres war, als es selbst nach dem damaligen Standpunkt erwartet werden konnte. Man verstand noch nicht, die Fragen richtig zu stellen. Jedenfalls fand man nichts, was als specifischer Stoff, als eigenthümliche Geschwulstsubstanz hätte bezeichnet werden können; man kam zuletzt darauf hinaus, dass, je schlimmer die Geschwulst, um so mehr eiweissartige Bestandtheile darin enthalten seien, während gerade besondere Stoffe vielmehr in den homoeoplastischen Geschwülsten sich fanden, aus denen man Leim, besondere Fette der verschiedensten Art, sowohl flüssige, als krystallinische u. s. w. gewinnen konnte. Die gutartigen gaben mehr Ausbeute als die bösartigen, begreiflicher Weise, weil man da auf bekanntere Gewebsformen stiess, die man nach ihrer Zusammensetzung schon besser kannte.

Nur so wird man es begreiflich finden, dass selbst ein Mann wie Rokitansky*) auf die Vorstellung kommen konnte, dass die kakoplastische Substanz eigentlich im Eiweis zu suchen sei und dass gerade im „erkrankten" Albumen die Urquelle der schlimmsten Localbildungen beruhe, welche im Körper vorkommen. Hat doch selbst Joh. Müller sehr viel gekocht und extrahirt an den Geschwülsten, indess auch seine Erfolge kamen über das Gebiet des Leims und Eiweisses nicht viel hinaus.

Seitdem hat man eigentlich aufgehört, die Geschwülste chemisch viel zu untersuchen, und in der That giebt es auch noch heut zu Tage nur wenig Anhaltspunkte, aus denen man schliessen könnte, dass etwa ganz absonderliche Geschwulstalkaloide entdeckt und so in den Geschwülsten die wesentlichen Bestandtheile ermittelt werden könnten. Vielmehr gehen alle unsere Vorstellungen dahin, dass diejenigen Substanzen, welche die Hauptwirksamkeit besitzen, Stoffe von keiner fixen Beschaffenheit sind, sondern sich auf dem Wege der Umsetzung finden, dass sie auf diesem Wege gewisse Stadien haben, in welchen sie eine verschiedene Wirksamkeit ausüben können, ähnlich allerlei Fermentsubstanzen. Auch bei diesen begnügen wir uns ja vor der Hand, die Qualität der Substanz zu bezeichnen, nicht so sehr nach ihrer chemischen Constitution, sondern nach ihrer speciellen Wirksamkeit, so dass wir die verschiedenen Fermente vielmehr nach den Körpern, auf welche zu wirken sie im Stande sind, unterscheiden, als nach ihrer atomistischen Zusammensetzung. Ich will damit in keiner Weise davon abschrecken, sich auf den Weg der chemischen Untersuchung

---

*) Carl Rokitansky. Handbuch der allgemeinen patholog. Anatomie. Wien. 1846. S. 530.

der Geschwülste zu begeben; im Gegentheil, es wird gewiss sehr nützlich sein, wenn das vielfach und mit gründlichen Kenntnissen geschieht; nur möchte ich glauben, dass das Forschen nach specifischen Stoffen, welche als fixe und permanente Bestandtheile der Geschwulst vermuthet werden könnten, ebenso erfolglos sein dürfte, wie wenn man die Eier darauf untersuchen wollte, ob die Bestandtheile des erwachsenen Menschen etwa in ihnen schon enthalten sind. Wenn man erwägt, dass der menschliche Körper nicht blos während des Wachsthums, sondern auch in den fortwährenden Veränderungen des Alters immer neue Veränderungen seiner Theile zeigt, dass im Ei etwas ganz anderes enthalten ist als im Fötus, und im Fötus wieder etwas anderes als im Greis, so muss man sich auch bei den Geschwülsten daran erinnern, dass sie nicht während ihrer ganzen Lebensdauer immer denselben Stoff enthalten können, sondern dass die Stoffe in den verschiedenen Perioden der Entwickelung und Rückbildung der Geschwülste ganz verschieden sein werden, und dass sie kurż nach ihrer Erzeugung eine gewisse Wirksamkeit haben können, die sie verlieren, wenn sie über diese Zeit hinauskommen.

In Bezug auf die morphologischen Bestandtheile verlangte alle Welt zu sehen, wie die Dinge beschaffen seien, die eine so schlimme Einwirkung auf den Körper ausübten, und man erwartete von den Mikroskopikern nichts zuverlässiger, als dass sie specifische Krebszellen, specifische Sarkomzellen, specifische Tuberkelzellen aufweisen sollten. Bekanntlich, wenn man etwas recht kategorisch verlangt, giebt es auch Leute, die sich auf die Bahn begeben, den Auftrag auszurichten, und so haben die Mikroskopiker der vergangenen Zeit mit dem besten Willen sich diesem allgemeinen Drange gefügt. Es ist dann in der That dahin gekommen, dass man nicht blos specifische Elemente beschrieben hat, sondern auch wieder durch diese specifischen Elemente die heteroplastischen Geschwülste von den homoeoplastischen zu unterscheiden sich bemühte.

Zu Ehren der Mikroskopiker muss ich bemerken, dass sie nicht so schlimm waren, als man ihnen nachgesagt hat. Manche Dinge sind beim ärztlichen Publikum in den Geruch der Specifität gekommen, welche von den Untersuchern keineswegs als solche bezeichnet worden sind. So war es eine Zeit lang Mode zu glau-

ben, dass die geschwänzten Körper besondere specifische Elemente
der Krebsgeschwülste seien, obwohl, wie ich glaube, man vergeblich nach irgend einem Mikrographen suchen wird, der ursprünglich diese Behauptung aufgestellt hat. Es war vielmehr ein Dogma,
das sich in der Masse der Aerzte gebildet hat, und von dort
aus wieder in die Wissenschaft zurückgeströmt ist; nachdem es
sich aber einmal consensu omnium festgesetzt hatte, so ist es
sehr schwierig gewesen, es aus der Wissenschaft wieder heraus
zu schaffen. Da die Krebse der Zoologen Schwänze haben, so,
scheint es, hat man geglaubt, müssten auch die Krebse der Pathologen durch derartige Anhänge ausgezeichnet sein.

Am vollständigsten und schnellsten hat sich die Lehre von
den specifischen Elementen in Frankreich ausgebreitet, und zwar
zunächst auf Grundlage der Anschauungen unserer deutschen
naturhistorischen Schule, insbesondere durch die Vermittelung von
Lebert*), einem Schüler Schönleins. Von dem Standpunkt
dieser Schule aus war allerdings eine solche Auffassung ganz
correct. So gut, wie man an den einzelnen Pflanzen und Thieren
besondere Eigenschaften ihres Baues wahrnahm, so setzte man
voraus, dass auch jede eigene Geschwulstart etwas ganz Besonderes repräsentire, und dass sie, als ein Naturobject, neben jedem
anderen analogen Naturobjecte ebenso unabhängig stehe, wie eine
Pflanze neben einer andern Pflanze. Das ist begreiflich, wenn
man sich in den Gedanken des Parasitismus hineinlebt, wenn man
die Geschwulst als etwas vom Körper Getrenntes und nur äusserlich mit ihm Zusammenhängendes ansieht, was auch neben dem
Körper seine Geltung hat, und als ein neues Object der Schöpfung
zu betrachten ist.

Noch heut zu Tage hält die Pariser Schule in vielen ihrer
Mitglieder sehr fest an dieser Lehre von den specifischen Elementen, die auch in England manche Anhänger gefunden hat. In
Deutschland hat sie von Anfang an wenig Vertretung gehabt und
gegenwärtig ist sie wohl ganz und gar verlassen. Ich selbst habe
mich von der ersten Zeit meiner Wirksamkeit an bemüht, diesem
Irrthum auf das Entschiedenste entgegen zu arbeiten**), und ich

---

*) Lebert. Physiologie pathologique. Paris. 1845. T. II. p. 254.
**) Archiv f. pathol. Anat. u. Physiol. u f. klin. Medicin. 1847. I. S, 104.

glaube, dass wir gegenwärtig in der Lage sind, überall zeigen zu können, dass eigentlich specifische Geschwulst-Elemente, welche gar keine Analogie hätten mit etwas, was sonst am Körper vorkommt, überhaupt gar nicht existiren. Man muss nur immer festhalten, dass die Geschwulst, sie mag so parasitisch sein wie sie will, doch immer ein Bestandtheil des Körpers ist, der unmittelbar aus dem Körper hervorgeht und sich nicht etwa aus einem beliebigen Saft an irgend einer Stelle des Körpers unabhängig durch eigene Kräfte der Substanz entwickelt. Die Annahme einer solchen Entstehung de novo war zulässig in einer Zeit, wo man glaubte, dass auch die Entozoën sich in dem Körper aus irgend einem Safte oder aus irgend einer Unreinigkeit selbständig bildeten durch Generatio aequivoca, als man noch gar keine Vorstellung hatte, wie ein Cysticercus mitten in den Leib hineinkommen und da sich entwickeln und wachsen könnte. Für die damaligen Aerzte blieb allerdings kein anderer Gedanke übrig, als dass aus thierischem Stoffe, sei es aus den Geweben selbst, sei es aus der Saburra des Darmes oder anderen Cruditäten, Entozoën entstanden. Heut zu Tage, wo es bekannt ist, dass die Entozoën immer von aussen in den Körper hineingelangen, wenn auch oft auf wunderbarem, so doch immer auf natürlichem Wege, fällt diese Art der Analogie vollständig aus. Insbesondere aber, seitdem wir wissen, dass in freien Exsudaten keine neuen Elemente entstehen, dass vielmehr die Elemente auch im Körper von Vater und Mutter her legitim gebildet werden*) (oder ich will lieber sagen, von Vater oder Mutter her, denn es giebt ja hier eine Parthenogenesis), so müssen wir den Gedanken vollständig aufgeben, dass eine Geschwulst als unabhängiges Ding im Körper entstehen könne. Sie ist ein Theil des Körpers; sie hängt nicht blos mit ihm zusammen, sondern sie geht auch aus ihm hervor und ist seinen Gesetzen unterworfen. Die Gesetze des Körpers beherrschen auch die Geschwulst. Daher ist diese kein Naturobject, was man neben den Körperbestandtheilen betrachten kann, sondern man hat sie innerhalb der einmal gegebenen Grenze des Körpers aufzufassen.

Von diesem Gesichtspunkte aus wird man logisch kein Be-

---

*) Cellularpathologie. S. 22.

dürfniss haben, specifische Elemente zu finden, sondern man wird sich sagen, dass die Zahl der Möglichkeiten für die Bildung im Körper überhaupt eine beschränkte sein muss. So wenig wie Jemand glauben wird, dass der menschliche Körper Kirschkerne oder Pflaumensteine in sich erzeugt, oder dass irgend ein pflanzliches Gebilde aus einer besonderen Abweichung des thierischen Körpers hervorgeht, so bestimmt man voraussetzen muss, dass, was der Mensch producirt, immer etwas menschliches sein wird, und was das Thier producirt, immer etwas thierisches, so wird man auch nicht die Ueberzeugung hegen können, dass ein Ding sui generis aus dem menschlichen Körper hervorgehen solle, was generisch von den Theilen dieses Körpers verschieden sei. Es kann ein Haar an einem Orte entstehen und wachsen, wo wir gar nicht erwarten, dass Haare vorkommen. Aber Niemand wird erwarten und sich vorstellen, dass im menschlichen Körper eine Feder wachsen könne. Nun giebt es Geschwülste mit Haaren im Menschen, und gelegentlich findet man, wenn man eine Gans zerlegt, in ihr eine Geschwulst mit Federn. Das ist begreiflich; das liegt innerhalb des Typus des Individuums. Aber wenn einmal ein Mensch eine Geschwulst mit Federn erzeugte, oder eine Gans eine Geschwulst mit Haaren, so würde dies eine Art von Sui-generis-production sein, weil das Product abweichen würde von dem, was in dem Individuum einmal typisch niedergelegt ist. Der Typus, der überhaupt maassgebend ist für die Entwickelung und Bildung im Körper, ist auch maassgebend für die Entwickelung und Bildung der Geschwülste. Einen anderen, einen neuen, unabhängigen Typus giebt es nirgend.

Was sich auf diese Weise logisch feststellen lässt, das ergiebt sich auch empirisch durch die unmittelbare Untersuchung der Geschwülste selbst. Demnach leugne ich, dass eine Heterologie in dem Sinne existirt, wie er seit Bichat festgehalten worden ist, wie er gewissermaassen schon vor ihm in den Köpfen der Leute steckte, dass nehmlich die Geschwulst nach einem ganz neuen Plane, nach einem ganz neuen Gesetz in dem Körper sich bilde und existire. Vielmehr finde ich, das jede Art der Geschwulstbildung, sie mag sein, wie sie will, im Wesentlichen übereinstimmt mit bekannten typischen Bildungen des Körpers, und dass der wesentlichste Unterschied der verschiedenen Geschwülste unter sich darin beruht, dass Gewebe des Körpers, die an sich normal sind, bald in Form von Geschwülsten entstehen inmitten von Stellen, welche dieses Gewebe im Normalzustande enthalten, bald dagegen an Stellen, welche dieses Gewebe normal nicht enthalten. Das erste nenne ich Homologie, das zweite Heterologie*).

Wenn also ein normales Gewebe an einem Ort entsteht, wo vorher schon ein ähnliches vorhanden war, wo also das neue mit dem alten übereinstimmt, der Typus der neuen Bildung dem Typus des alten Gewebes entspricht, so ist das homolog; wenn dagegen der Typus des neuen mit dem des alten nicht übereinstimmt, wenn der Typus des neuen eine Abweichung zeigt von dem früheren, ursprünglichen und normalen Typus des Ortes, so ist das Heterologie. Aber auch diese hat eine Analogie im Körper, nur in einem andern Theile. In dem Fall, den ich vorher erwähnte, dass ein Haar z. B. am Magen oder in der Harnblase entstünde, besteht Heterologie. Wenn Epidermis am Gehirn sich bildet, so ist das Heterologie. Dabei kann das Haar, es kann die Epidermis eben so beschaffen sein, wie irgend ein Haar an seinem normalen Orte an der Oberfläche des Körpers oder wie irgend eine Epidermislage an der wirklichen Cutis es ist. Trotzdem ist dies die äusserste Heterologie.

Es kann also meiner Ansicht nach eine Unterscheidung der Geschwülste nach den Geweben nicht in der Weise gemacht werden, dass Geschwülste, die gewisse Gewebe enthalten, in die homoeoplastische, und Geschwülste, welche gewisse andere Gewebe enthalten, in die heteroplastische Reihe geworfen werden; im Gegentheil, dieselbe Geschwulstart kann unter Umständen homolog, unter anderen heterolog sein. Dieselbe Geschwulst kann einmal an einem Orte vorkommen, wo sie nichts weiter darstellt, als eine massenhafte Entwickelung des diesem Orte normal zukommenden Gewebes, ein anderes Mal an einer Stelle, wo dieses Gewebe gar nicht hingehört und wo es auf eine ganz abnorme, krankhafte Weise erzeugt ist. Um einen bestimmten Fall zu wählen, so kann Knorpel eine Geschwulst bilden. Die Knorpelgeschwulst ist homolog, nicht indem sie aus Knorpel be-

---

*) Cellularpathologie. S. 60, 412.

steht, sondern nur, wenn sie aus Knorpel hervorgeht, wenn an der Stelle vorher schon Knorpel vorhanden war. So kann aus einem Rippenknorpel eine sehr umfangreiche Knorpelgeschwulst entstehen; das ist eine Homologie. Aber es kann auch eine Knorpelgeschwulst entstehen im Hoden, wo absolut gar kein Knorpel hingehört, wo gar keiner sein soll, wo die Bildung der natürlichen Einrichtung des Organs zuwider ist. Da ist dieselbe Bildung eine Heterologie.

Das sind, wie ich glaube, ganz natürliche und aus der Erfahrung abgeleitete Begriffe. Man kann dieser Bezeichnung nicht den Einwand machen, dass sie irgend wie erkünstelt sei. Mag immerhin in meinem Sinne Homologie und Heterologie etwas anderes sein als im Sinne der Früheren, so weiss ich es doch nicht anders auszudrücken. Die Sprache hat gewisse Grenzen, über die man nicht hinaus kann, und wenn mir zum Vorwurf gemacht worden ist, dass ich diese Worte in einem ungebräuchlichen Sinne anwende, so ist dies in Betreff der Termini wohl richtig, aber nicht in Bezug auf das wirkliche Verständniss der Sache. Denn nur in dem von mir bezeichneten Sinne haben diese Ausdrücke einen thatsächlichen Inhalt.

Eine solche Trennung hat aber auch einen praktischen Werth, insofern die homologen Geschwülste im Allgemeinen alle in die Klasse der Hyperplasien, der blossen Wucherungen des normalen Gewebes hineingehören, und daher das Praejudiz der Gutartigkeit an sich tragen. Es entspricht also allerdings diese Gruppe im Grossen dem, was man unter dem Namen der gutartigen Geschwülste bezeichnet hat. Andrerseits entspricht auch im Grossen der Begriff der Bösartigkeit der heterologen Gruppe; nur nicht so, dass diese Geschwülste alle in gleicher Weise bösartig seien, sondern so, dass man innerhalb dieser Gruppe eine Scala der Bösartigkeit, der Schädlichkeit aufstellen muss, und dass auf den untersten Stufen derselben Geschwülste stehen, die nur in dem allerunerheblichsten Maasse bösartig sind, so dass man sie allenfalls mit in die Reihe der gutartigen hinüber rechnen könnte. Hat man aber einmal eine Scheidung, wo man weiss, dass auf der einen Seite überwiegend solche Geschwülste stehen, von denen man keine ungewöhnlich schädliche Einwirkung auf den Körper zu besorgen hat, während

die andere Seite von vorn herein einen gewissen Verdacht der
Gefährlichkeit erregt, so hat man damit die erste Grundlage gewonnen für eine praktische Beurtheilung der Geschwülste, und
insofern hat diese Art der anatomischen Scheidung, welche ja
zugleich dem genetischen Moment volle Rechnung trägt, auch
eine physiologische Bedeutung und einen unmittelbar praktischen Werth.

Dritte Vorlesung.

22. November 1862.

———

Allgemeine Physiologie der Geschwülste.

Meinungsverschiedenheit der Beobachter über Heterologie. Die Gegner der Specificität der Geschwulstelemente. Vergleichung mit entzündlichen Bildungen. Ursachen der Geschwülste:
örtliche Veranlassung, Prädisposition, Dyskrasie. Constitutionalismus. Humoralpathologische
Lehre. Multiplicität: Exostosen, Krebse, Warzen, Lipome. Die Dyskrasie als deuteropathisches Phänomen. Verbreitung durch Lymph- und Blutgefässe. Der Mutterknoten als Infectionsheerd. Die Geschwulst als Secretionsorgan. Die Tochterknoten. Latente Erkrankungen. Recidive und Generalisation. Heerdweises Wachsthum durch Bildung accessorischer
Knötchen: Infection der Nachbarschaft. Zellen als Träger der Infection: Dissemination.

———

Ich hatte das letzte Mal die Betrachtung über Homologie und
Heterologie bis zu dem Punkte vorgeführt, wo ich meine eigene
Ansicht entwickeln konnte, welche dahin geht, dass Homologie
bedeuten muss, dass die Neubildung nach dem Typus des Ortes,
oder, genauer gesagt, des Muttergewebes (Matrix), aus welchem
sie hervorwächst, gebildet wird, dass dagegen Heterologie den Fall
bezeichnet, wo das neue Gewächs von dem Typus dieses Muttergewebes, aus dem es hervorgeht, abweicht. Ich glaube, dass mit
dieser Auffassung die grossen Schwierigkeiten ausgeglichen werden,
an denen früher alle Versuche, die Heterologie der schlimmeren
Geschwülste morphologisch irgendwie nachzuweisen, gescheitert sind.

Mehrere unserer besten Beobachter waren längst zu dem Resultat gekommen, dass an sich in der Einrichtung, in dem Bau,
in den Elementen der Geschwülste nichts von dem Typus des Körpers absolut Abweichendes, also kurz gesagt, nichts Heterologes
liege. Niemand hat dies so scharf ausgesprochen, als schon vor

länger als 20 Jahren Joh. Müller*), der auf das allerpräciseste
erklärte, dass überhaupt in der Structur dieser Neubildungen nichts
Heterologes liege, dass insbesondere die Formelemente auch der
krebshaften Geschwülste entweder normalen Formelementen des
Körpers analog seien, oder, wie er sich ausdrückt, embryonischen
Formationen entsprechen, also jenen Gewebstheilen, die in der
Entwickelung begriffen sind, dass aber neben diesen, den alten
oder den embryonischen analogen Elementen überhaupt nichts
Heterologes vorkomme.

Wenn ein solcher Satz schon damals, als man eben erst angefangen hatte, die genauere mikroskopische Analyse der Geschwülste zu machen, mit einer solchen Schärfe aufgestellt werden
konnte, so hätte man glauben sollen, dass die Fragen über Homologie und Heterologie in einer früheren Zeit zur Lösung kommen würden. Trotzdem haben wir gerade nach Müller die Periode gehabt, wo die Lehre von den specifischen Elementen mit
der grössten Energie verfochten wurde und sich am schnellsten
ausgebreitet hat. Diejenigen, welche von specifischen Bildungen
nichts wissen wollten, kamen deshalb in eine etwas üble Lage,
weil, obwohl sie im Wesentlichen daran fest hielten, dass vom
anatomischen Standpunkt aus eine Scheidung gemacht und die
einzelnen Geschwülste bestimmt werden müssten, sie doch nicht
recht ermitteln konnten, woran man denn das Kriterium suchen
sollte, dafür, ob gewisse Geschwülste in die eine oder die andere Gruppe gehörten. Müller sagt ganz einfach, man müsse
die einzelnen Geschwülste darauf studiren, man müsse Thatsachen
sammeln, nach denen man die Gutartigkeit oder Bösartigkeit jeder
besonderen Form bestimme. Er liess sich überhaupt gar nicht
darauf ein, allgemeine Kriterien zu suchen, aus denen man im
Voraus bestimmen könne, ob eine Geschwulst in die eine oder
andere Reihe gehöre, noch sprach er über den Grund, warum sie
bösartig wäre; sondern er meinte, man müsse Merkmale sammeln,
um durch die Erfahrung für jede einzelne Geschwulstform, wie für
jede einzelne Giftpflanze, festzustellen, ob sie bösartig sei. Trotzdem
theilte er die Geschwülste ein in krebshafte und nicht krebshafte,

---

*) Johannes Müller. Ueber den feineren Bau und die Formen der
krankhaften Geschwülste. Berlin 1838. S. 8.

in solche, die ihrer Natur nach bösartig, und solche, die es nicht seien.

Auf der andern Seite ist es leicht zu begreifen, wie radicale Köpfe, wenn sie einmal zu der Ueberzeugung gekommen sind, dass eine Geschwulst nichts an sich Heterologes enthält, sehr bald dahin gelangen, die ganze Bildung ohne Weiteres mit anderen krankhaften Vorgängen zusammen zu werfen. Macht man sich nun klar, dass in all diesen Fällen, wo eine productive Thätigkeit des Organismus vorliegt, wo der Körper oft in kurzen Zeiträumen erhebliche Massen von neuem Gewebe und zwar offenbar durch eine gesteigerte formative Thätigkeit erzeugt, irgend ein besonderer Anreiz zu einer solchen Thätigkeit, ein Irritament vorhanden sein muss, dass der Process also ein irritativer ist, so wird man leicht weiter schliessen, dass die ganze Erscheinungsreihe anderen irritativen Vorgängen angereiht werden müsse.

Allerdings ist in der neuesten Zeit Niemand so weit gegangen, als John Burns*), der den Markschwamm als spongoide Entzündung beschrieb, ja als noch vor etwa 40 Jahren die physiologische Schule in Frankreich, namentlich Broussais**) selbst, welcher die Geschwulstbildung geradezu als eine Form der chronisch-entzündlichen Processe betrachtete und die eigentlichen Geschwulstnamen lieber ganz streichen wollte, indem z. B. Skirrh nicht zu unterscheiden sei von einer entzündlichen Induration, demnach kein Grund vorliege, ein besonderes Capitel für Skirrh zu machen. Ungefähr eben dahin kam Carl Wenzel***), welcher Skirrh und Induration ganz und gar identificirte und das Carcinom als die Entzündung in indurirten Theilen ansah. Wenn man aber auch nicht so weit gehen darf, jede Art von Geschwülsten geradezu für ein Product der Entzündung zu nehmen, so liegt es doch nahe, dass man sie an die entzündliche Neubildung annähert, weil in der That in entzündlichen Fällen irgend ein Reiz, eine äussere oder innere Einwirkung die Veranlassung für formative Processe wird, welche oft so massenhafte Neubildungen erzeugen, dass wir sie, wenn sie nicht gerade aus bekannten Ent-

---

*) John Burns. Dissertation on inflammation. Glasg. 1800.

**) Broussais. Histoire des phlegmasies chroniques. Ed. 4me. Paris. 1826. T. I. p. 24—32.

***) Carl Wenzel. Ueber die Induration und das Geschwür in indurirten Theilen. Mainz. 1815. S. 75. 96.

zündungsproducten beständen, ohne Weiteres in die eigentliche
Geschwulstreihe hineinrechnen würden. Bei gewissen Geschwülsten
aber, und das ist schon seit Galen*) anerkannt, ist der entzündliche Ursprung unzweifelhaft, nur erscheint das Product so begrenzt
und selbständig, dass es sich als etwas von dem Anfangsprocess
ganz Geschiedenes darstellt. Die Grenze zwischen diesen wirklich
entzündlichen Geschwülsten und den übrigen ist überhaupt nicht
scharf zu ziehen, eben weil ein Irritationszustand**) allen neoplastischen und nicht wenigen exsudativen und secretorischen Geschwülsten zu Grunde liegt.

Diese Richtung der Untersuchung führt schliesslich immer zu
der Betrachtung der Aetiologie und Genese der Geschwülste,
und hier bieten sich, je nach den besonderen Neigungen, die etwa
die eine oder die andere Schule verfolgt, sehr verschiedene Möglichkeiten der Erklärung dar, die wir um so mehr einer Besprechung unterziehen müssen, als die allgemeine Eintheilung und
Auffassung der Geschwülste sehr wesentlich dadurch mit bestimmt
werden kann.

Im Allgemeinen sind bei dieser Betrachtung dreierlei Momente
zu berücksichtigen. Erstlich die örtliche Veranlassung,
Causa occasionalis, welche die Entstehung einer Geschwulst an
einer bestimmten Stelle bedingt; denn da bekanntlich das Gesetz
der Causalität in der ganzen lebenden Natur gilt***), so wird man
zugestehen müssen, dass ein bestimmter Grund vorhanden sein
muss, warum an einem bestimmten Theil eine Geschwulst entsteht.
Daran schliesst sich unmittelbar die zweite Frage, die nach der
begünstigenden Einrichtung· der Stelle, an welcher die Einwirkung
statt gefunden hat, nach der Causa praedisponens, oder technisch
gesprochen, der Praedisposition des Theiles, vermöge welcher
er gerade zu dieser Art der Erkrankung disponirt ist. Drittens
endlich die allgemeine Veranlassung, welche man sich denken
kann und welche Viele sich denken als beruhend in einer beson-

---

*) Wenigstens von den Nasenpolypen sagt Galen (de tumoribus praeter
naturam. cap. 17.), sie entständen entweder aus Entzündung, oder aus einem
Knoten (Phyma), oder aus irgend einem Keimstoff (Blastema).

**) Phil. v. Walther. Ueber Verhärtung, Skirrhus, harten u. weichen
Krebs, Medullarsarkom, Blutschwamm, Telangiectasie u. Aneurysma per ana-
stomosin. Gräfe u. v. Walther Journ. der Chir. und Augenheilk. 1823.
Bd. V. S. 206.

***) Virchow. Vier Reden über Leben u. Kranksein. Berlin. 1862 S. 13.

deren Substanz oder in einer besonderen Veränderung von Substanzen, welche sich in den thierischen Flüssigkeiten befinden, also in der Regel eine Veränderung, die man sich ausgehend denkt vom Blute und die man schliesslich zurückführt auf eine Dyskrasie. Dies sind die drei Dinge, welche bei der Frage von der Entstehung der Geschwülste und dem Werth der einzelnen hauptsächlich discutirt worden sind: veranlassende örtliche Ursache, Praedisposition und Dyskrasie.

Für Manche fallen nun allerdings je zwei dieser Momente zusammen. Für eine gewisse Zahl von Aerzten ist Praedisposition und Dyskrasie identisch, und es würde nach ihnen nur einer besonderen Dyskrasie oder, wie Chelius sagt, einer Diathesis occulta bedürfen, um auf eine bestimmte Veranlassung an einer bestimmten Stelle eine Geschwulst hervorzurufen. Nach Anderen wieder bedarf es keiner besonderen veranlassenden Ursache, um bei bestehender Dyskrasie eine bestimmte Stelle zur Erkrankung zu bringen, sondern nur der Praedisposition. Man sagt: Tritt im Blut eine besondere Veränderung ein und findet sich im Körper ein praedisponirter Ort, so wird das kranke Blut auf den praedisponirten Ort (Locus minoris resistentiae) wirken und die Erkrankung hervorrufen. Die locale Praedisposition würde dann zugleich die Veranlassung sein, warum am bestimmten Orte die Störung hervorträte. Je mehr man sich aber einen Process dyskrasisch denkt, je mehr man ihn abhängen lässt von allgemeinen Veränderungen der Blutmasse, um so mehr wird er natürlich die Vermuthung eines gefährlichen oder bösartigen an sich tragen, während in demselben Maasse, als er mehr abhängig ist von Praedispositionen einzelner Theile oder von örtlichen veranlassenden Ursachen, er auch als ein an sich beschränkter und örtlicher, als ein wenigstens relativ unschuldiger und gutartiger aufgefasst werden kann. Indess muss man dann auch über die allgemeine oder örtliche Natur des Processes völlig im Reinen sein.

Der Ausdruck „constitutionell", welcher hier sehr viel gebraucht wird, ist in der Regel ein unklarer. Constitutionell kann sich beziehen auf eine dauernde humorale Veränderung, wobei das Blut als der anhaltende Träger bestimmter Eigenschaften gedacht wird; es kann aber eben so gut gedacht werden als eine an einer gewissen Zahl von Körpergeweben sich erhaltende Besonderheit und Eigenthümlichkeit, welche gerade diese Gewebe

zu besonderen Veränderungen praedisponirt und so die Möglichkeit mit sich bringt, dass gleichzeitig oder hinter einander an verschiedenen Punkten des Körpers analoge Störungen auftreten.
Dass man diese zwei Dinge nicht genau unterscheidet, und dass
man theoretisch sowohl diejenigen Zustände, die man sich als
dyskrasische denkt, und diejenigen, die man auf Veränderungen
einer gewissen grösseren Reihe von einzelnen Körpergeweben
zurückführt, zusammenwirft in den Begriff des „Constitutionellen“,
ist für die Auffassung sehr schädlich geworden. Denn danach ist
häufig promiscue eine ganze Gruppe in die eine oder in die andere
Kategorie geworfen worden. Gerade in der neueren Zeit, in den
Discussionen der letzten fünf Jahre, ist es sehr auffällig hervorgetreten, wie schwer es für eine Reihe von Pathologen wird, sich
hier einen unbefangenen Standpunkt zu wahren.

Denke man sich, wir sähen eine Reihe von gleichartigen
Geschwülsten im Körper, sei es gleichzeitig, sei es in einer kür-
zeren Zeitfrist hinter einander, entstehen. Die grosse Zahl dieser
Geschwülste, die an verschiedenen Stellen des Körpers auftreten,
macht den Eindruck, dass es sich um eine constitutionelle Störung
handelt. Diese schliesst aber für gewisse Pathologen unmittelbar
den Begriff der humoralen Grundlage ein; folglich sagen sie: weil
an verschiedenen Stellen des Körpers in einer relativ kurzen Zeit
gleichartige Geschwülste auftreten, so ist mit Nothwendigkeit auf
eine ursprüngliche Veränderung des Blutes zu schliessen. Dieser
Schluss erweist sich aber immer als ein sehr bedenklicher, sobald
diese verschiedenen Bildungen, sie mögen noch so zahlreich sein,
in Geweben oder Theilen auftreten, die zu einem und demselben System gehören*). Wenn dagegen in sehr differenten Theilen analoge Bildungen sich zeigen, so kann allerdings
nicht mehr das System als solches, nicht mehr die besondere
örtliche Praedisposition angeschuldigt werden; denn es handelt
sich allerdings wahrscheinlicher um eine allgemeine Ursache, die
wir uns am leichtesten im Blut denken. Nehmen wir den Fall,
dass Jemand an fast allen Knochen des Skelets Geschwülste gleicher Art bekäme, so werden wir deshalb nicht berechtigt sein zu
schliessen, dass dieser Process auf eine specifische Veränderung

---

*) Mein Archiv Bd. XIV. S. 44. James Paget, Lectures on surgical
pathology. Lond. 1853 Vol. II. p. 15.

des Blutes bezogen werden muss; es kann ja sein, dass an allen
diesen Knochen sich irgend eine bestimmte Veränderung von früher
her schon erhalten hat, die zu einer gewissen späteren Zeit zur
Aeusserung kommt und die Geschwülste erzeugt. Es giebt Fälle,
wo an fast allen grossen Knochen des Skelets sich Knochenaus-
wüchse bilden: multiple Exostosen. Die blosse Multiplicität derselben setzt nicht voraus, dass es sich um eine Dyskrasie handelt;
es kommt vielmehr zuweilen darauf an, ob die Exostosen sich
nicht daraus erklären lassen, dass sie alle auf gleichmässige Weise
aus einem Rückstand von Störungen hervorgegangen sind, die in
einer früheren Zeit des Lebens die ganze Knochenbildung betroffen haben. Dasselbe aber, was für Exostosen gilt, dasselbe
gilt für multiple Krebseruptionen, wenn sie nur in Knochen vorkommen, wo möglicherweise an 20 verschiedenen Stellen des
Körpers Krebse auftreten, aber nur in Knochen und nicht in einem
anderen Theile.

An der äusseren Oberfläche des Körpers finden sich ganz
analoge Vorgänge. Manchmal entstehen an vielen Stellen der
Haut Warzen. Sollen wir nun gleich schliessen, dass es eine
warzige Dyskrasie giebt, wobei etwa Verrucin im Blute enthalten
ist und alle die Dinge hervorbringt? Andermal bilden sich an vielen Stellen des Körpers Fettgeschwülste, Lipome, im Unterhautgewebe, ja es kann eine sogenannte Lipomatosis universalis sich
herausstellen. Sollen wir nun schliessen, dass in diesen Fällen
gerade eine lipomatöse Dyskrasie da war? Wenn man so vorwärts geht, so kommt man zuletzt zu reinen Absurditäten.

Denn wenn wir diesen Fall festhalten, so ist das Fett, welches im Lipom ist, chemisch gar nicht verschieden von dem Fett,
welches im benachbarten Fettgewebe sich findet; es ist dieselbe
Art von Fett. Wäre nun in der That sehr viel Fett in der Blutmasse, wäre eine Lipämie vorhanden und würde dieses Fett in
die Theile abgesetzt und machte es die Anschwellungen, so liegt es
doch nahe, zu vermuthen, dass die Anschwellung auch alles Fettgewebe betreffen würde, dass es eine allgemeine Fettsucht geben
wird, und wir können uns vorstellen, dass auf diese Weise Polysarcie entsteht. Aber dass auch eine besondere Dyskrasie bestehen muss, wenn nur an einer bestimmten Stelle des Fettgewebes, oder allenfalls an fünf und mehr verschiedenen Stellen
Fettgeschwülste vorkommen, das kann doch nicht einfach einer

vermehrten Quantität von Fett im Blute zugeschrieben werden. Ja, wenn wir sehen, dass bei einem Menschen, der im Allgemeinen abmagert und bei dem das Fett im Fettgewebe an Masse abnimmt, trotzdem ein Lipom sich bildet, welches sich immer mehr mit Fett füllt, so können wir nicht sagen, es sei die Folge einer allgemeinen Dyskrasie, sondern wir werden sagen, dass ein locales Moment vorhanden sein muss. Geschieht aber an vielen Stellen des Fettgewebes etwas Aehnliches, so liegt es näher anzunehmen, dass die Ursache imFettgewebe·liegt, als in dem Fett, welches im Blut vorhanden ist. Wäre dies der Fall, so geriethe jeder von uns nach einer reichlichen Mahlzeit in die Gefahr, Lipome zu bekommen. Wenn man viel Butterbrod isst, so könnte sich eine lipomatöse Dyskrasie herausstellen, und jeder Säugling wäre dieser Gefahr ausgesetzt, weil er regelmässig mit jeder Mahlzeit reichlich Fett zu sich nimmt und gleichsam in einer chronischen Lipämie sich befindet.

Also aus dem blossen Umstand, dass eine Multiplicität von Geschwülsten, eine grössere Zahl von Eruptionsstellen an verschiedenen Theilen des Körpers besteht, können wir um so weniger mit Bestimmtheit schliessen, dass eine dyskrasische Grundlage vorhanden ist, als sich durch die Beobachtung erweist, dass in der übergrossen Anzahl solcher Fällen ein bestimmtes System oder Gewebe der Ausgangspunkt dieser Veränderungen ist. Man wird zugestehen, dass es dabei an sich gleichgültig ist, ob die Eruptionsstellen weit von einander entfernt sind oder nahe beieinander liegen. Denn wenn Jemand an jedem Finger einer Hand eine Geschwulst bekömmt, wie es bei Knorpelgeschwülsten nicht selten geschieht, so sind doch diese Knochen von einander eben so sehr getrennt, sowohl was die Circulation, als was andere Gewebsverhältnisse angeht, wie wenn die eine Geschwulst an der Phalanx, die zweite am Vorderarm, die dritte an der Clavicula sässe. Ob die Knochen ein wenig näher oder entfernter von einander liegen, muss an sich gleichgültig sein; aber wenn es immer wieder Knochen sind, dann werde ich den Fall zunächst darauf prüfen müssen, was in den Knochen gewesen sein kann, das die besondere Ursache abgegeben hat. Wenn man also gerade in der neueren Zeit öfters Fälle mitgetheilt hat, wo scheinbar ohne irgend eine besondere Veranlassung in den verschiedensten Theilen des Körpers Geschwülste gleicher Art entstanden sind, — in den verschiedensten Abtheilungen, nicht Organen, — so hat man Unrecht gehabt, wenn man sofort diese Fälle angeführt hat als einen Beweis für die dyskrasische Natur derselben.

Ich für meinen Theil trage nicht das mindeste Bedenken, die Nothwendigkeit zuzugestehen, bei dem jetzigen Stande unserer Kenntnisse für manche Geschwulstbildungen eine Veranlassung durch das Blut, also eine dyskrasische Grundlage herzuleiten. Ich weiss wenigstens nicht, wie man sonst eine gewisse Zahl von Erkrankungen, z. B. die syphilitischen, viele krebsigen, erklären sollte. Allein diese Erkrankungen sind unter sich verschieden aufzufassen. Zuweilen, wie bei den leukämischen Tumoren, bei den Strumen im engeren Sinne des Wortes, besteht kaum ein Zweifel darüber, dass die Dyskrasie in Beziehung auf die Geschwülste ein Früheres ist. In einer wahrscheinlich sehr viel beträchtlicheren Zahl von Fällen dagegen muss die Veränderung des Blutes, die Dyskrasie, welche die Eruption neuer Geschwülste bedingt, offenbar betrachtet werden als ein deuteropathisches Phaenomen, nicht hervorgegangen aus irgend einer „spontanen" Umwandlung, die im Blute stattgefunden und auf einem wunderbaren Wege in dem Blute specifische chemische Stoffe erzeugt hat, sondern vielmehr hervorgegangen aus der Absorption, aus der Aufnahme von Stoffen aus einer schon bestehenden Geschwulst, aus einem Geschwulstheerde, der aber seinerseits nicht wieder abgeleitet zu werden braucht vom Blut.

Besteht an einer bestimmten Stelle des Körpers ein pathologischer Tumor, welcher energisch wächst, welcher also aus dem Blute eine Reihe von Stoffen anzieht, die er in sich umsetzt, so versteht es sich ganz von selbst, dass auch aus dem Tumor wieder grössere Quantitäten von Stoffen in die allgemeine Circulation zurückkehren können. Diese Rückfuhr erfolgt bekanntermaassen durch Lymphgefässe oder durch Venen.

Geht die Rückfuhr durch Lymphgefässe, — und wir wissen nach den Untersuchungen von Schröder van der Kolk*), dass selbst im Krebs zahlreiche Lymphgefässe vorkommen, — so haben wir wenigstens an den meisten Punkten des

---

*) A. F. H. de Lespinasse. Specimen anat. path. de vasis novis pseudomembranarum tam arteriosis et venosis quam lymphaticis. Daventr. 1842. p. 41. — F. R. Westhoff. Mikroskopische onderzoekingen over de ontaarding van aderen en zenuwen in kanker. Utrecht. 1860. Bl. 53.

Körpers die Einrichtung, dass die Lymphgefässe sich zunächst auflösen in Lymphdrüsen, innerhalb der Lymphdrüsen aufhören, als besondere, selbständige Gefässe zu existiren, und nachher aus der Drüse sich wieder sammeln, um als wirkliche Kanäle fortzugehen*). Dass nun in der That ein materieller Transport aus der Geschwulst stattfindet, das sehen wir in der allerevidentesten Weise daran, dass in einer Reihe von Fällen gerade diejenige Lymphdrüse, welche zunächst die aus der Geschwulst kommenden Lymphgefässe aufnimmt, auch der nächste Sitz der neuen Erkrankung wird. Es wäre vollständig absurd, wenn wir uns vorstellen wollten, die Erkrankung der Lymphdrüse wäre die Folge einer allgemeinen Dyskrasie. Es hat z. B. eine Frau einen Tumor mammae, welcher vielleicht Monate lang für sich besteht; dann, in dem Maasse, als er anfängt stärker zu wuchern, bemerkt sie, dass die Axillardrüsen schwellen. Nach einer gewissen Zeit steigt die Schwellung. Erst sind es diejenigen Drüsen, welche der Brust zunächst liegen; dann kommt die nächste Reihe, und wenn die Person etwa stirbt, so finden wir, dass die Erkrankung sich gradatim in der Kette der Lymphdrüsen nach innen fortsetzt. Oder wenn Jemand eine Geschwulst am Magen hat, so ist sie zuweilen, wenn die Bildung noch nicht sehr weit vorgerückt ist, beschränkt auf die Wand des Magens. Ist sie aber schon etwas weiter vorgerückt, so werden fast jedesmal epigastrische Lymphdrüsen afficirt; und je rapider das Wachsthum ist, um so mehr können wir verfolgen, wie eine epigastrische Drüse nach der andern erkrankt, wie die Drüsen des Mediastinum posticum in die Erkrankung eintreten, wie endlich die Jugulardrüsen, die an der Mündung des Ductus thoracicus liegen, ergriffen werden. Genug, es ist dasselbe, wie wir es bei dem Transport von Flüssigkeiten in entzündlichen Processen finden: erst kommt die krankhafte Flüssigkeit zur ersten Drüse, dann erkrankt diese, dann kommt sie zu einer zweiten, diese erkrankt, und so geht es weiter. Hier bleibt in der That keine andere Vermuthung übrig, als dass irgend eine materielle Substanz von dem Orte der ersten Erkrankung in die Lymphgefässe aufgenommen wird und nun, indem sie zu der nächsten Lymphdrüse gebracht wird, durch eine wirkliche Metastasis, in dieser die neue

---

*) Cellularpathologie. S. 163, 173.

Erkrankung hervorbringt, und so fort*). Endlich wird natürlich der Fall eintreten, dass solche Drüsen afficirt sind, aus denen Lymphgefässe hervorgehen, welche nicht wieder durch Lymphdrüsen passiren, sondern welche ihre Lymphe in die gemeinschaftliche Bahn der Circulation ergiessen. So wird endlich der schädliche Stoff in die gesammte Circulation gerathen, und dann muss nothwendigerweise die Dyskrasie eintreten.

An den Venen ist es allerdings sehr viel schwieriger, eine ähnliche Beweisführung zu liefern, weil wir an ihnen keine solche Einrichtungen haben, wie die Lymphdrüsen sind, die uns gleichsam als Reagentien auf die dyskrasische Substanz dienen.

Wir wissen, dass Venen aus den Geschwülsten hervortreten. Wir wissen ferner, dass nicht ganz selten Geschwulstmasse bis in die Venen hineinwächst**), so dass sie unmittelbar mit dem strömenden Blute in Contact kommt, dass die Geschwulstmasse in Form von Excrescenzen in das Lumen des Gefässes hängt und die unmittelbarsten Beziehungen zum Blute eintreten, gerade solche Beziehungen, wie sie in der Placenta zwischen den Zotten des Kindes und dem Blute der Mutter bestehen, wo der Stoffaustausch bekanntlich ein sehr rapider ist. Es ist an sich sehr wahrscheinlich, dass unter solchen Verhältnissen Geschwulstbestandtheile in die Circulation gerathen, und zwar können es sowohl einfach flüssige sein, als auch unter Umständen Partikeln von Geweben, vielleicht Zellen. Dass auf diesem Wege ähnliche Affectionen entfernterer Theile, ähnliche Metastasen sich bilden, wie wir sie in der Lymphcirculation ganz unmittelbar vor uns sehen, das wird wenigstens in einem hohen Maasse wahrscheinlich gemacht durch solche Fälle, wo längere Zeit hindurch eine Ge-

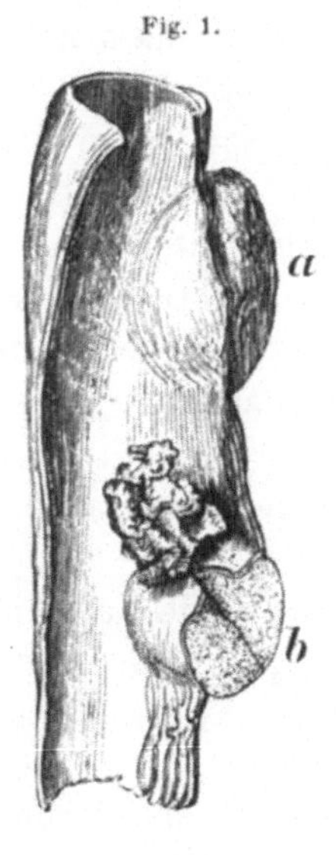

Fig. 1. Penetrirender Krebs der Vena cava inferior, von den Lumbaldrüsen ausgehend. *a.* eine krebsig geschwollene Lymphdrüse, mit der Venenwand verwachsen und dieselbe nach innen drängend. *b.* eine ähnliche durchgeschnitten; von da aus ein zackiger Auswuchs in die Vene hereinhängend.

*) O. Baring. Ueber d. Markschwamm der Hoden. Gött. 1833 S. 165.
**) Vgl. mein Archiv I. S. 112. Gesammelte Abhandlungen zur wissen-

schwulst an einem bestimmten Orte besteht, und dann dasjenige Organ erkrankt, welches in der Richtung der Circulation am nächsten folgt, wie es am häufigsten an der Leber vorkommt.

Ihre Einrichtung steht ja in Beziehung auf die venöse Circulation der Einrichtung der Lymphdrüsen verhältnissmässig am nächsten. Ist irgend wo an einem Organe der Bauchhöhle, dessen Venen sich in die Pfortader ergiessen, eine bösartige Geschwulstbildung vorhanden, so wird, wenn von da aus schädliche Substanz in das Blut gelangt, die Leber dasjenige Organ sein, welches von diesen schädlichen Theilen zunächst berührt wird, mit ihnen in unmittelbare Berührung kommt. In der That ist sie das Organ, welches bei allen malignen Erkrankungen, die ursprünglich innerhalb des Pfortadergebietes vorkommen, deuteropathisch am ersten erkrankt, während sie keine grosse Neigung zur Erkrankung zeigt bei denjenigen Affectionen, welche ursprünglich ausserhalb des Pfortadergebietes bestehen. Ja, die Disposition der Leber zu diesen Erkrankungen ist so gross, dass noch heut zu Tage sehr häufig bei Autopsien die ursprüngliche Quelle der Erkrankung übersehen wird, und dass man sowohl in der Klinik als auf dem Leichentisch manchen Fall für einen Fall von blossem Leberkrebs nimmt, wo sich bei genauerer Untersuchung herausstellt, dass die Leber nur secundär afficirt, der Leberkrebs nur ein deuteropathisches Phaenomen ist, welches parallel steht der Lymphdrüsenerkrankung, wie sie in so vielen anderen Fällen vorkommt.

Solche Erfahrungen sprechen in einem hohen Maasse dafür, dass die erste Geschwulst ein Infectionsheerd ist[*]), ein Heerd, von welchem aus bestimmte schädliche Stoffe verbreitet werden, um nach anderen Orten hinzugelangen. Ja, diese Schlussfolgerung ist so natürlich und nothwendig, dass selbst solche Autoren, welche schon der ersten „Ablagerung“ der Geschwulstsubstanz irgend eine, aus dem Blute mitgebrachte Besonderheit zuschreiben, wie Scarpa[**]), annehmen, es entwickele sich in der abgelagerten Substanz, die sich Anfangs in einem gewissen

---

schaftl. Medicin. Frankfurt. 1856. S. 551. P. Sick. Beiträge zur Lehre vom Venenkrebs. Tübing. 1862. Hüllmann. Monographia de carcinomate renum. Diss. inaug. Hal. 1847.

[*]) Mein Handbuch der spec. Pathologie u. Therapie. I. S. 340.

[**]) Antonio Scarpa. Sullo scirro e sul cancro. Pavia. 1825. p. 15 – 17.

Zustande der Ruhe befände, nachher das „Gift" durch eine örtliche Elaboration und wirke in diesem Zustande auf den Körper. Aber der Beweis dieser ursprünglichen Besonderheit fehlt. Man hat allerdings bei der Discussion dieser Fragen sich sehr häufig auf eine Thatsache berufen, die als besonders beweiskräftig betrachtet wurde für die ursprünglich constitutionelle oder dyskrasische Natur. Man sagte nehmlich: es kommt sehr häufig vor, dass eine bösartige Geschwulst an irgend einer Stelle durch Operation entfernt wird, und zwar vielleicht dauerhaft entfernt wird. Aber dann entsteht die Gefahr, dass sich an einem anderen Theile des Körpers, vielleicht an einem inneren Organe, eine neue Geschwulst ähnlicher Art bildet*). Daraus hat man geschlossen, dass doch die eigentliche Ursache fortbestehen müsse im Körper, wenngleich der Heerd, den man unmittelbar vor sich sah, entfernt ist; und man hat weiterhin gefolgert, dass man eigentlich unrecht handle, die erste Geschwulst zu entfernen, die vielleicht an einem äusseren, wenig Gefahr drohenden Orte sich fand, und so das Blut gleichsam zu zwingen, ein anderes Organ zu wählen, an welchem es seine bösen Lüste kühlen könne und welches nun das Receptionsorgan für die bösen Säfte werden müsse**).

Einer der geistreichsten modernen Pathologen, John Simon†), hat auf solche Betrachtungen eine an sich sehr anziehende Doctrin von der Bedeutung dieser Geschwülste gegründet. Er betrachtet die Krebsgeschwulst als eine Drüse, als ein neugebildetes Secretionsorgan, welches dazu bestimmt sei, oder welches wenigstens das Resultat habe, aus dem Körper, oder genauer gesagt, aus den circulirenden Säften die schädlichen Stoffe anzuziehen und so das Blut zu depuriren. Aehnlich wie etwa die Nieren den Harnstoff, diese an sich so schädliche Substanz, aus dem Blute anziehen und durch diese Anziehung das Blut vom Harnstoff befreien, so, meinte Simon, würde die Geschwulst gewisse schädliche Stoffe, die im Blute enthalten sind, an sich ziehen, dieselben sich gleichsam incorporiren, aber dadurch auch zugleich das Blut reinigen und an-

---

*) Quibuscunque occulti cancri fiunt, eos non curare melius est; curati enim citius moriuntur; si vero non curentur, multum tempus perdurant. Hippocrates. Aphor. sect. 6, 38.

**) Omnium autorum sententia, quod scilicet cancer in aliqua parte avulsus, in altera progressu temporis suboriatur. Pet. de Marchettis. Observ. med. chirurg., obs. 29.

†) J. Simon. General pathology. Lond. 1850. p. 152.

dere Organe schützen vor der Einwirkung dieser schädlichen Substanzen. Würde nun eine solche Geschwulst endlich gar aufbrechen und ulceriren, also wirklich absondern, dann würde gewissermaassen ein offenes Secretionsorgan geschaffen, durch welches die schädlichen Substanzen aus dem Körper entleert und die Dyskrasie wenigstens zeitweise beseitigt werde. Von diesem Gesichtspunkt aus würde begreiflicherweise die Exstirpation einer „eliminativen" Geschwulst eben so schädlich sein, wie etwa die Exstirpation einer Niere. Das unglückliche Individuum, welches das für seinen Zustand gerade geeignete Eliminationsorgan verlöre, müsste in die grösste Gefahr gerathen, da die relativ physiologischen Zustände, welche sich mühsam hergestellt hatten, gewaltsam perturbirt würden.

So viel nun sowohl in den vorhandenen allgemein physiologischen Thatsachen, als in manchen pathologischen Erfahrungen für eine solche Doctrin spricht, so ist doch schon in der Argumentation ein sehr grosser Zweifel gegeben. Die Gefahr, welche durch die Exstirpation der Geschwulst eintritt, besteht nicht in der steigenden Infection der Blutmasse, nicht in einem mit der auf Nephrotomie folgenden Urämie vergleichbaren Zustande, sondern in der Reproduction der Geschwulst, also in einem Ereignisse, welches nach Nephrotomie in der Wiedererzeugung der Nieren bestehen würde. Indess davon kann man absehen. Wenn man aber weiter sagt: sobald ich eine Geschwulst exstirpire, dann entstehen in der Nähe oder an entfernten Punkten andere ähnliche Geschwülste, so setzt man voraus, dass diese anderen nach der Exstirpation entstehen. Das ist der Punkt, der in dieser Theorie eine Petitio principii enthält. Wir wissen gegenwärtig, dass zur Zeit der Exstirpation von Geschwülsten sehr häufig andere Theile schon erkrankt, aber noch keineswegs so sehr verändert sind, dass sie für die gröbere chirurgische Betrachtung ein erkennbares Object darstellen.

Diese schon bestehenden, aber noch latenten Erkrankungen finden sich manchmal in der unmittelbaren Umgebung einer Geschwulst. Der Chirurg glaubt, er operire im gesunden Gewebe, er schneide die Geschwulst ganz und gar heraus, aber wenn man die Sache genauer ansieht, so findet man, was übrigens die besseren Chirurgen seit länger als hundert Jahren wussten, dass das stehengebliebene Gewebe schon erkrankt ist. Bis wie weit diese Erkrankung der Nachbarschaft zuweilen in das scheinbar gesunde Gewebe reichen kann, wie sie sich namentlich in die benachbarten Muskeln, Nerven u. s. w. hinein fortsetzt, das hat namentlich S c h r ö d e r v a n d e r K o l k*), mit besonderem Hinweis auf die operative Bedeutung dieser Thatsache, in vortrefflicher Weise dargethan.

Oder es wird vielleicht in loco die Geschwulst vollständig exstirpirt; die nächsten Lymphdrüsen werden befühlt, man erkennt noch nichts Besonderes an ihnen, sie erscheinen nicht erheblich vergrössert, höchstens vielleicht ein wenig angeschwollen, wie bei allen Reizungszuständen. Man lässt sie drinnen, und nach kurzer Zeit fangen sie an zu wachsen und bilden eine selbständige Geschwulst; ja sie können einen grösseren Umfang erreichen als die ursprünglichen Geschwülste. Ich habe den Fall (wiederholt) erlebt, dass man Jemand den Penis amputirte wegen eines sogenannten Carcinoma penis, das den Umfang eines mässigen Apfels hatte, zu einer Zeit, wo noch gar keine weiteren Veränderungen an einem anderen Theile zu existiren schienen. Nach einiger Zeit kam der Mann wieder in das Hospital wegen einer Inguinalgeschwulst, welche die Grösse eines Kindeskopfes hatte. Als sie aufgebrochen war, gab sie ein Geschwür von jauchiger Beschaffenheit und enormem Umfang. Niemand wird daraus den Schluss machen, dass die Dyskrasie, welche am Penis ihren Eruptionsort verloren hatte, sich nun gerade die Inguinaldrüsen gewählt hatte. Im Gegentheil, wir können nicht anders schliessen, als dass zu der Zeit, wo der Penis abgeschnitten wurde, die Inguinaldrüsen schon erkrankt waren, und dass sie, wenn der Penis nicht abgeschnitten worden wäre, gewachsen wären, wie jetzt, wo der Penis entfernt war.

So verhält es sich nicht selten auch mit inneren Organen. Wenn man Personen, die scheinbar blos eine äussere Geschwulst haben, secirt, so ist es gar nichts Ungewöhnliches, an mehreren inneren Organen, deren Erkrankung man bei Lebzeiten des Kranken gar nicht vermuthet hatte, Geschwülste zu finden. Man trifft Geschwülste in den Lungen, Geschwülste in den Nieren, Geschwülste in der Leber, von denen man keine Ahnung hatte, weil sie keine

---

*) S c h r ö d e r v a n d e r K o l k. Over de vorming en verspreiding van kankercellen in den omtrek van kanker en het gewigt hiervan bij het doen eener operatie. Nederl. Lancet. 1853—1854. Bl. 129.

Protuberanzen bildeten, die Function des Organes nicht sichtlich beeinträchtigten, für die also keine Symptome existirten. Das beobachten wir Alles, während die ursprünglichen Geschwülste bestehen. Wenn ich nun den Fall habe, dass eine Person, der eine äussere Geschwulst exstirpirt wird, einige Zeit nach der Exstirpation stirbt, und ich finde auch in den inneren Organen Geschwülste, so kann ich nicht einfach annehmen, dass die Geschwülste sich erst nach und wegen der Exstirpation gebildet haben. Ich selbst habe es erlebt, dass einer Person die Brust abgeschnitten wurde, und sie nachher eine spontane Fractur des Oberschenkels erlitt, weil sich da eine ähnliche Geschwulst befand, welche sich erst nach der Exstirpation gebildet haben sollte. Ein solcher Fall würde ganz beweisend sein, wenn nicht dieselben Geschwülste, dieselben spontanen Fracturen bei Personen vorkämen, an denen nichts exstirpirt worden ist. In allen diesen Fällen ist es viel natürlicher, viel begreiflicher, mehr entsprechend dem, was wir sonst in physiologisch-anatomischen Dingen wissen, anzunehmen, dass zur Zeit, wo die Exstirpation gemacht wurde, schon das Secundärgebilde existirte, aber in kleiner Form, und dass es einer gewissen Zeit bedurft hat, um so zu wachsen, dass es eine erkennbare Störung, ein Symptom hervorbringen konnte.

Daher betrachte ich weder die sogenannten Recidive, das heisst, das Wiederhervorwachsen von Geschwulstmassen an dem Orte der Operationsstelle, noch das Auftreten von ähnlichen Geschwülsten in entfernten Organen, das, was man in der neueren Zeit gewöhnlich die Generalisation genannt hat, als Ereignisse, welche unabhängig von der ersten Geschwulst, als das Resultat der Einwirkung einer Dyskrasie auf diese Theile zu betrachten wären. Gerade bei den localen Recidiven sehen wir auf das allerbestimmteste, wie sie zu Stande kommen durch eine Erkrankung, welche sich von dem Orte der ersten Bildung schrittweise in die Nachbarschaft fortsetzt und welche auch ohne irgend einen operativen Eingriff in gleicher Weise fortschreitet. Es ist dies ein Vorgang, den man genau kennen muss, wenn man überhaupt das Wachsthum der meisten Geschwülste begreifen will.

Gewöhnlich stellt man sich vor, dass, wenn in irgend einem Theil eine Geschwulst sich bildet, dieselbe von sich aus wachse. Manche denken sich, dass immer wieder neue Exsudate abgelagert und daraus neue Geschwülste gebildet werden. Andere nehmen an, dass die Geschwulst immer neue Bestandtheile in sich aufnimmt und so durch Intussusception weiter wächst. Das ist an sich gleichgültig; denn darin stimmt die Mehrzahl überein, dass sie sich denkt, die Geschwulst wachse, indem sie sich von sich aus vergrössere, und in dem Maasse, als sie sich vergrössert, würden die Nachbartheile verschoben und durch den Druck der Geschwulst zur Atrophie, zum Schwinden gebracht. Sitzt eine Geschwulst unmittelbar an einer Oberfläche, so weiss man freilich, dass sie in der Regel nicht nach allen Seiten gleichmässig wächst, sondern dass hauptsächlich die im Organ liegende Partie immer mehr zunimmt. Aber auch hier stellt man sich vor, dass das Wachsthum von innen nach aussen gehe. Das ist im Allgemeinen unrichtig. Höchstens für einzelne gutartige, mehr unschuldige Formen trifft eine solche Vorstellung zu, aber sie wird um

Fig. 2.

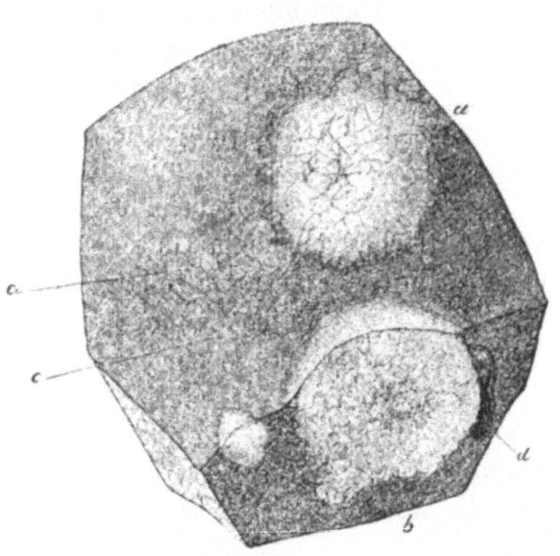

so mehr unrichtig, je entschiedener die Malignität der Neubildung ist. Im letzteren Falle nehmlich kann man sich bestimmt überzeugen, dass nicht die alte Geschwulst, nicht das zu einer ge-

---

Fig. 2. Secundäre multiple Kankroidknoten der Leber sowohl von der Oberfläche, als von der Schnittfläche aus gesehen. Bei *c, c* ganz kleine frische Heerde. Die grösseren Knoten *a, b* aus zahlreichen kleineren Knötchen zusammengesetzt; *d.* eine durchschnittene Vene.

wissen Zeit bestehende Ding in sich oder von sich aus wächst, sondern dass sich immer wieder n e u e a c c e s s o r i s c h e H e e r d e i n d e r N a c h b a r s c h a f t bilden, durch deren Anschluss die Geschwulst wächst, und dass also der grosse Knoten, den man zuletzt hat, e i n e S u m m e, e i n M u l t i p l u m v o n k l e i n e n H e e r d e n*) ist, die sich miteinander vereinigen, miteinander zusammenfliessen und so schliesslich einen scheinbar einfachen Körper repräsentiren.

Das Wachsthum also erfolgt so, dass der zuerst bestehende kleine Knoten oder, wie ich ihn nennen will, der M u t t e r k n o t e n**) nur bis zu einer gewissen Grösse wächst; nachher hört er auf zu wachsen. Inzwischen bilden sich aber in seiner Umgebung neue Knoten, gleichsam eine Zone von neuen H e e r d e n. Diese neuen Heerde können endlich so gross werden, dass sie einander

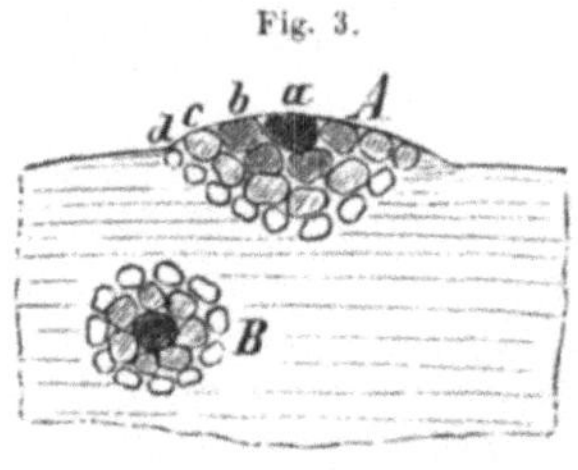

berühren und sowohl unter einander, als mit der Hauptmasse zusammentreten. Dann bildet sich wieder eine neue Zone, und zwar liegen, wie ich besonders bemerken will, die accessorischen Knötchen nicht etwa immer im unmittelbarsten Zusammenhange mit den alten, sondern nicht selten befindet sich eine gewisse Distanz dazwischen, welche von altem Gewebe eingenommen ist.

Dieses h e e r d w e i s e W a c h s t h u m zeigt ganz bestimmt, dass von dem Mutterknoten aus eine bestimmende Anregung auf die Nachbartheile ausgeht, wodurch diese zu einer analogen Erkrankung veranlasst werden, wodurch in den Nachbartheilen ein ähnlicher Process hervorgerufen wird, wie der Process war, durch den die erste Bildung geschah. Denn die Beobachtung ergiebt unmittelbar, dass die accessorischen Knoten aus einer Wucherung

---

Fig. 3. Schematische Darstellung des Geschwulstwachsthums. *A*. Ein an der Oberfläche eines Organs gelegener Knoten: *a*. der älteste Theil (Mutterknoten), *b*. die nächst alte Schicht der Secundärknötchen, *c*. die vorletzte, *d*. die jüngste Schicht. *B*. Ein ähnlicher Collektivknoten im Innern eines Organs mit circulären Zonen accessorischer Knötchen.

*) Cellularpathologie. S. 425.

**) Dieser Ausdruck, welcher längst beim russischen Landvolk für den ersten Milzbrand-Knoten im Gebrauche war (vgl. mein Handbuch der spec. Path. u. Therap. II. Zoonosen. S 399.), passt auch für die Geschwülste in ausgezeichneter Weise und verdient allgemein in die Terminologie aufgenommen zu werden.

der Gewebselemente der Umgebung, und nicht, wie man noch vor
Kurzem annahm, aus Exsudat oder ausgeschwitztem Blastem hervorgehen. Diese Anregung, die inmitten fester Gewebe erfolgt,
kann nicht wohl anders gedacht werden, als durch die Vermittelung
von Flüssigkeiten, von Säften, — von Säften, die in dem
Mutterknoten erzeugt worden sind, die von da aus auf dem Wege
der Imbibition in die Nachbarschaft eindringen und in dieser
die neuen Störungen erregen*).

Es verhält sich damit ganz ähnlich wie mit der Propagation
mancher Entzündungsprocesse. Man sehe sich ein Erysipelas an:
der Process kriecht hier von Ort zu Ort, eine Stelle erkrankt
nach der andern, und wir können nicht umhin anzunehmen, dass
die Erkrankung der späteren Stelle eine Folge der Erkrankung
der früheren Stelle ist, dass die später erkrankte Stelle von der
ersteren zu einer ähnlichen Erkrankung bestimmt wurde. Oder,
es bildet sich an der Oberfläche des Körpers eine Eiterpustel mit
etwas scharfem Secret, das Secret fliesst in die Nachbarschaft hinüber und es entstehen dort ähnliche Pusteln. Erinnere man sich
nur an manche syphilitische Affectionen, z. B. die breiten Condylome (Plaques muqueuses), wo sich von Ort zu Ort die Störung
fortpflanzt. Auch in vielen Fällen von Geschwulstbildung lässt
sich nicht wohl ein anderer Modus der Verbreitung denken als
der, dass ein schädlicher Saft, ein Succus oder Humor in dem
Theil erzeugt wird, der in die Nachbarschaft eindringt, in dieser
als neuer Anreiz zu analoger Bildung dient, und so den neuen
Heerd hervorruft. Wie will man anders jene scheusslichen Formen von Skirrh erklären, wo die Haut in immer grösserer Ausdehnung, zuweilen in über Quadratfuss grossen Flächen, im Umfange eines zuerst ganz beschränkten Heerdes erkrankt (Cancer
en cuirasse)?

Meiner Ansicht nach ist gerade das Studium der localen
Vergrösserung der Knoten einer der entschiedensten Beweise für
die infectiöse Natur der Stoffe, welche in der Geschwulstsubstanz
entstehen; und die Bildung dieser neuen Heerde, oder, was man

---

*) Zum erstenmal habe ich diese, meiner Ansicht nach überaus wichtige,
Doctrin an der Geschichte des Enchondroms entwickelt, wo ich zugleich
darthat, dass die Imbibition der inficirenden Säfte durch die Anastomosen
der Bindegewebselemente erfolgte und die neuen Geschwulstheerde von letzteren ausgingen. (Mein Archiv. 1853. Bd. V. S. 245.).

kurzweg das Wachsthum der Geschwulst genannt hat, das ist für
mich genau dasselbe, wie die Erkrankung der Lymphdrüsen und
entfernter Organe im Laufe der Generalisation. In allen drei
Fällen haben wir eine Ansteckung, eine Art von Contagion,
wo ein Ansteckungstoff, eine infectiöse Substanz, ein „Miasma"*)
von dem Orte der ersten Bildung aus sich verbreitet, theils auf
dem Wege der directen Imbibition, der einfachen Endosmose in
die Nachbarschaft, theils auf dem Wege der Lymphströmung zu
den nächsten Lymphdrüsen**), theils auf dem Wege der Blutcir-
culation durch die Venen.

Ob dabei nur Saft aufgenommen wird, das ist eine Frage,
die sehr viel schwieriger zu beantworten ist, und ich läugne nicht,
dass die Möglichkeit vorliegt, ja, in manchen Fällen eine gewisse
Wahrscheinlichkeit besteht, dass nicht blos Säfte, sondern auch
morphologische Bestandtheile, namentlich Zellen, mit in Bewegung
gesetzt werden und gleichsam als Inoculationsmittel dienen.

Zunächst nehmlich ist es nicht ungewöhnlich, die Lymphgefässe selbst mit Geschwulstmasse, zuweilen auf sehr lange

Fig. 4.

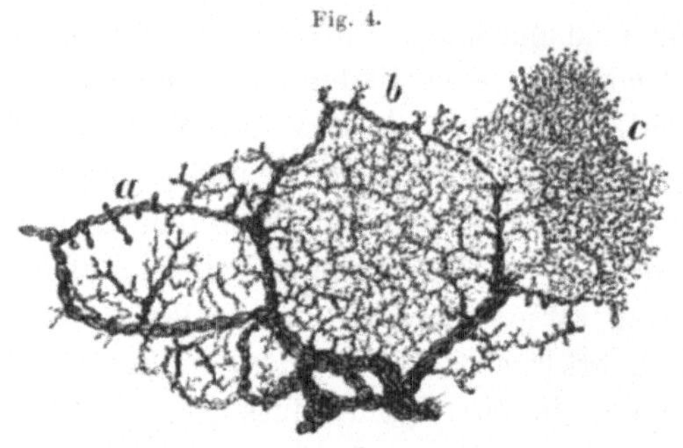

Strecken, erfüllt zu finden. Das kommt nicht bloss bei Krebs und
Kankroid, sondern auch bei anderen Geschwülsten, z. B. Enchondrom vor. Die Geschwulst sendet auf diese Weise innerhalb der

---

Fig. 4. Krebs der Lymphgefässe an der Lungenoberfläche. *a.* ein
Lungenläppchen mit vollständiger Infiltration des grossen Randgefässes und
mit beginnender Füllung der kleineren Centralnetze. *b.* ein grösseres Lungenläppchen mit fast vollständiger Füllung des ganzen Lymphgefässnetzes.
c. vollständige Füllung und zunehmende Erweiterung des Netzes. Natürliche
Grösse.

*) Handbuch der spec. Path. u. Therap. I. S. 275, 277. Gesammelte
Abhandlungen S. 53. μιαίνω = inficio, ich verunreinige.

**) Cellularpathologie. S. 203 ff.

Lymphgefässe gleichsam Aeste und Zweige aus, wie ein Baum, und es kommt vor, dass die Aeste endlich die Wand der Lymphgefässe sprengen, das umgebende Gewebe durchbrechen und frei zu Tage treten. Einer der ausgezeichnetsten Fälle dieser Art, die ich sah*), betraf ein breiiges Kankroid des Uterus, wo die Lymphgefässe des Bauchfells und, von den erkrankten Bronchialdrüsen aus, auch die Lymphgefässe der Lungen weithin mit Kankroidzapfen gefüllt waren und wo sowohl frei in die Bauchhöhle, als in die Bronchien wurmförmige Massen ausgetreten waren, welche ganz aus Geschwulstzellen bestanden. Es giebt also zwei Möglichkeiten, wie zellige Elemente durch die Lymphgefässe verbreitet werden können: eine, indem sich von den Enden der in die Lymphkanäle hineingewachsenen Zapfen Zellen ablösen, die mit dem Lymphstrom fortgeführt werden; eine zweite, indem die Zapfen durchbrechen und sich frei in die Höhlen und Kanäle des Körpers entleeren. Aber ich kann mich nicht überzeugen, dass der eine oder der andere dieser Wege für die Bildung der Metastasen der regelmässige wäre; in der Mehrzahl der Fälle sind die Lymphgefässe zwischen Geschwulst und Lymphdrüsen offen und nur mit Flüssigkeit gefüllt.

Nicht selten findet man aber auch, wie ich schon sagte, in den Venen hineinwachsende Geschwulstmassen, die sehr brüchig sind und von denen sehr leicht Ablösungen geschehen können. Manche Beobachter haben behauptet, in dem Blute selbst solche Zellen gesehen zu haben**). Ich will das nicht absolut bestreiten, denn es ist immer sehr misslich, etwas, was Jemand positiv gesehen haben will, mit Bestimmtheit zu bestreiten; indessen giebt es eine Menge von Fehlerquellen***). Es kommt vor, dass man grössere zellige Elemente im Blut findet; diese brauchen aber nicht gerade Geschwulstelemente zu sein. In Leichen löst sich Epithel von der Oberfläche der Gefässe ab und geräth in das Blut. Wahrscheinlich gerathen auch von der Milz

---

*) V i r c h o w. Trois observations de tumeurs épithéliales généralisées. Gaz. méd. de Paris. 1855. p. 212—213.

**) A n d r a l. Hématologie pathol. 1843. p. 179. H e l l e r. Archiv für Mikroskopie u. Chemie. 1846. Hft. 1. W e r n h e r. Zeitschr. für rat. Medicin. Neue Folge. 1854. Bd. V. S. 109. R o k i t a n s k y. Allg. path. Anat. 1846. S. 553.

***) V i r c h o w. Medic. Zeitung d. Vereins f. Heilk. in Preussen. 1846. No. 35. S. 165. Gesammelte Abhandl. S. 163.

aus grössere Elemente ins Blut, welche für Geschwulstzellen an-
gesehen werden können. Hierin muss man sehr vorsichtig sein.
Aber ich selbst habe unzweifelhafte Fälle gesehen, wo ganze
Geschwulstfragmente in schon mit blossem Auge zu erkennender
Grösse aus Venenkrebsen losgelöst und in die Lungenarterien ge-
langt waren. Auch in der Lymphe des Ductus thoracicus sind
Elemente beobachtet worden, welche wenigstens den krebsigen
im höchsten Maasse ähnlich waren*).

Das macht es mir allerdings sehr wahrscheinlich, dass unter
Umständen ein Transport morphologischer Partikel stattfinden
kann. Ja, es giebt einen Fall, wo eine derartige Verbreitung
sehr viel wahrscheinlicher ist als die durch blosse Säfte; das ist
die Verbreitung, wie sie namentlich in grösseren serösen Höhlen
vorkommt, wo von einem bestimmten Organ aus die Erkrankung

Fig. 5.

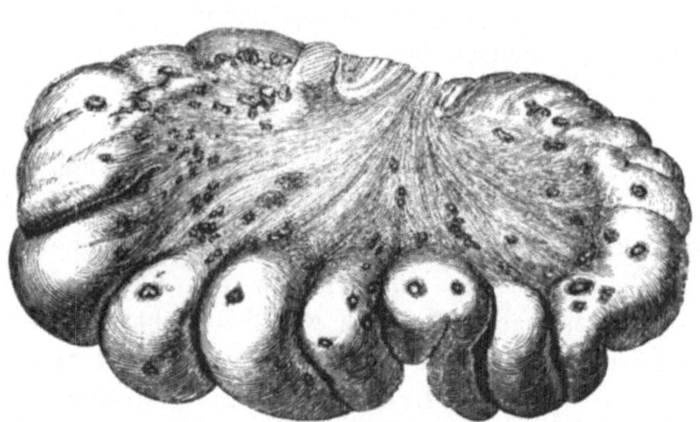

sich fortpflanzt. Besteht z. B. ursprünglich ein Magenkrebs, der
bis auf die Serosa reicht, so sieht man nicht selten eine multiple
Krebseruption über das Peritonaeum auftreten, aber nicht gleichmässig, sondern oft an sehr entfernten Punkten, und zwar gerade
an solchen, welche geeignet sind, Stoffe, die auf den glatten Oberflächen der Bauchwand heruntergleiten, aufzufangen, z. B. in der
Gegend der Ligamenta vesicae lateralia, in der Excavatio recto-

---

Fig. 5. Disseminirter Krebs des Peritonaeum nach primärem Krebs
des Magens. Um die kleineren Knötchen Pigmenthöfe.

*) A. Buez. Du cancer et de sa curabilité. Paris. 1860. p. 59. Pl. III. Fig. 1.

vesicalis, recto-uterina oder utero-vesicalis. An diesen Orten bilden sich neue kleine Geschwulstinseln, Tochterknoten, gerade wie wenn ein Seminium*) ausgestreut wäre, welches hier und dahin gefallen wäre und gekeimt hätte. Ich kann diese Erscheinung nicht besser vergleichen, als wenn an einem Bergabhang hier und da ein Baum oder ein Strauch sich findet, von denen man annehmen muss, dass sie auf bestimmte Weise durch Samen dahin verpflanzt sind, und dass etwa durch Herunterfallen von oben her auf jedem Vorsprung einzelne Samenkörner sich festgesetzt und Wurzel getrieben haben.

Das sind keine absoluten Beweise, aber sie bestimmen mich, über die Art der Verbreitung selbst ein limitirtes Urtheil abzugeben, in der Weise, dass ich die Möglichkeit nicht bestreite, dass Gewebstheile abgelöst und fortgeführt werden und dass von ihnen die neue Erkrankung ausgeht**). Ich halte es aber für unwahrscheinlich, dass diese Möglichkeit häufig verwirklicht wird oder dass eine Verbreitung durch versetzte Gewebstheile die Regel ist. Gerade in ausgezeichneten Fällen von Venen- oder Lymphgefässkrebs finden sich oft gar keine oder sehr wenige und kleine metastatische Knoten, während umgekehrt bei sehr ausgesprochener Multiplicität der Metastasen solche Affectionen ganz und gar fehlen können. Man sollte sich daher sehr hüten, hier aus einzelnen Fällen allgemeine Regeln abzuleiten. Wahrscheinlich kommen beide Arten der Contagion vor, aber ich halte die rein humorale doch für die wichtigere. Da die zelligen Elemente innerhalb der Geschwulst selbst als diejenigen betrachtet werden müssen, welche die schädlichen Säfte produciren, so werden sie freilich auch Träger sein können, welche diese Säfte fortführen an entferntere Punkte. Das kann man durch die Beobachtung sicher feststellen, dass nicht etwa ein solches ausgestreutes Zellen-Seminium aus sich selbst die neuen Geschwülste hervorbringt, dass nicht etwa die neuen Knoten aus den versetzten Zellen selbst hervorwachsen, sondern dass an Ort und Stelle wieder die vorhandenen Gewebe erkranken***) und aus ihnen erst durch örtliche Wucherung die

---

*) Cellularpathologie. S. 205.
**) Gesammelte Abhandlungen. S 53.
***) Cellularpathologie. S. 205.

sogenannten Metastasen, die Tochterknoten erzeugt werden. Es handelt sich also immer um eine Infection, die von dem abgelösten Theil auf das locale Gewebe ausgeübt wird, und selbst die Dissemination durch Geschwulstelemente führt uns auf die Nothwendigkeit, diese Elemente nur als Träger und Erzeuger eines Ansteckungsstoffes zu betrachten, der seinerseits nicht an die Elemente gebunden ist.

Vierte Vorlesung.

22. November 1862.

——

Aetiologie der neoplastischen Geschwülste.

Dyskrasie und Kachexie. Neuropathologische Ansichten. Oertliche Disposition der Gewebe. Erblichkeit: congenitale Geschwülste, Prädisposition (Schwäche). Voraufgegangene Störungen: Narben, angeborne Missbildungen, Entzündungen. Lage, Einrichtung und Function der Organe. Mechanische Verletzungen. Retention der Hoden. Prädilectionsstellen und Immunitäten. Verschiedenartige Disposition für Primär- und Secundärgeschwülste (Metastasen). Constitutionelle Diathese. Oertliche Ursachen und homologe Geschwulstbildung bei specifischer Dyskrasie.

———

Die Merkmale, welche man, wie gesagt, für die Heterologie einer Geschwulst anzuführen pflegt, sind folgende:

1) die locale Progression, das Wachsthum durch Bildung neuer accessorischer Heerde im Umfange des Mutterknotens, das, was man, wenn die Geschwulst ulcerös wird, das Fressen nennt, und worauf seit dem Mittelalter der Name Cancer besonders hinweist. Denn Cancer im mittelalterlichen Sinne bedeutet das Fressen des geschwürig gewordenen, nicht das des geschlossenen Tumors.

2) die Recidivirung in loco nach der Exstirpation,

3) die Erkrankung der Lymphdrüsen,

4) die Bildung der metastatischen Heerde in entfernten Organen, die Generalisation.

Alle diese Eigenschaften, haben wir gesehen, erklären sich viel natürlicher durch eine secundäre Infection, als durch eine ursprüngliche Dyskrasie. Denn was das Recidiviren nach einer

Operation betrifft, so begreift sich dieses leicht aus der Erfahrung, dass sehr häufig die Exstirpation nicht rein geschieht*). Wenn ich eine Geschwulst ausschneide und nun in der Voraussetzung lebe, ich habe die ganze Geschwulst erwischt, während eine Zone von Erkranktem bestehen bleibt, die noch sehr wenig vorgeschritten sein mag, die aber, wenn ich die Wundränder an einander füge und eine Vernarbung erziele, zu den Seiten der Narbe sitzt, so ergiebt sich ja von selbst, dass von dieser Stelle aus auch die Bildung einer neuen Geschwulst mit grosser Leichtigkeit vor sich gehen kann und vor sich gehen wird. Das ist, wie schon erwähnt (S. 46), nicht eine blosse Argumentation, sondern ein directes Resultat der Beobachtung, was man mit grosser Leichtigkeit prüfen kann, wenn man jedesmal die Schnittränder des exstirpirten Theils sorgfältig untersucht.

Ist nun aber die Verbreitung aller dieser neuen Erkrankungen, die Bildung der Tochterknoten viel natürlicher zu erklären durch eine secundäre Infection als durch eine primäre Dyskrasie, dann steht es auch misslich um die primäre Dyskrasie als Erklärungsgrund für die erste Geschwulst. Denn mit der Erklärung der Tochterknoten fallen eigentlich alle diejenigen Gründe weg, die uns bestimmen könnten, für die erste Geschwulst eine Dyskrasie zu statuiren. Man beruft sich allerdings häufig noch auf eine andere Erscheinung, die aber ganz und gar missverstanden ist: auf die Kachexie, auf das üble Aussehen der Kranken, auf den Verfall ihrer Ernährung, auf die Verminderung der rothen Blutkörperchen (Anämie, Oligämie), auf die Störungen der Digestion und wer weiss was sonst noch alles. Das kommt alles vor, das ist gar kein Zweifel; aber es ist eben so unzweifelhaft, dass es Fälle der ausgemacht bösartigsten Geschwulstbildung giebt, wo von allen diesen Dingen nichts zu sehen ist. Prüfen wir die Fälle, in denen die Kachexie besteht, so ergiebt sich wieder, dass ein grosser Theil davon eben in Folge des localen Geschwulstverlaufes eintritt, der mitunter mit grossem Stoffverbrauch, mit beträchtlichen Blutungen, mit starken Säfteverlusten, mit fauligen Zuständen verbunden ist, die auf den Körper zurückwirken. Wenn eine Person eine maligne Geschwulst am Uterus bekommt, so ist

---

*) John Pearson. Pract. obs. on cancerous complaints. Lond. 1793. pag. 32.

sie zu der Zeit, wo die Geschwulst sich einstellt, in der Regel nicht kachektisch; und daher ist man erst in neuerer Zeit, wo man angefangen hat, locale Untersuchungen mit grösserer Sorgfalt und Häufigkeit anzustellen, auf die frühesten Entwickelungszustände der Uteringeschwülste gekommen. Bildet sich nun aber später eine Verschwärung, welche weiter und weiter frisst und mit starken Blutungen und Absonderungen verbunden ist, dann sehen wir jene kachektischen Zustände sich ausbilden, — Zustände, die bei vielen anderen ulcerösen Processen in gleicher Weise bestehen und in keiner Weise etwas specifisch krebsiges haben.

In einzelnen Fällen hat man sich freilich darauf berufen, dass solche Personen ein ganz besonderes (gelbliches oder erdfahles) Colorit bekommen. Das lässt sich nicht läugnen. Aber man würde grosse Schwierigkeiten haben, wenn man auf Grund dieses Merkmals Krebse diagnosticiren wollte. Es finden sich in der Regel bei solchen Fällen, wo die Digestionsorgane, namentlich der Magen, vielleicht die Leber mit afficirt sind, ausser den allgemeinen und örtlichen Ernährungs-Störungen, die man leicht begreift, zumal wenn man an die so häufige Mitleidenschaft der epigastrischen und mesenterialen Lymphdrüsen denkt, allerlei Farbenveränderungen*). Aber das sind mehr accidentelle Erscheinungen, die keineswegs unmittelbar aus der Dyskrasie hervorgehen**). Wenn man gelegentlich ein ganz florides Individuum sieht, das mit den reinsten Farben ausgestattet ist und doch seine maligne Geschwulst hat, da wird man von der Untrüglichkeit dieses Merkmals auf die Dauer kurirt.

Es würde indess sehr gewagt sein, wenn man nach diesen Praemissen die Behauptung aufstellen wollte, der Zustand der Säftemasse sei ganz gleichgültig für die Entstehung von Geschwülsten, sie seien immer·nur zu erklären aus örtlichen Veränderungen. Das will ich in keiner Weise sagen. Dass durch eine allgemeine Störung der Ernährung in dem Körper gewisse Dispositionen geschaffen werden, dass gewisse Organe durch

---

*) Auf einen besonderen Fall der Kachexie komme ich noch in der sechsten Vorlesung zurück.

**) Phil. v. Walther behauptete, es gebe nicht nur eine eigenthümliche Krebsphysiognomie, sondern diese sei bei den verschiedenen Krebsen z. B. bei dem Magen-, Fruchthalter-, Mastdarm-, Gesichtskrebs überall eine andere (Gräfe u. Walther Journal V. S. 218.). Wäre dies richtig, so würde es natürlich erst recht für die deuteropathische Bedeutung dieses Zeichens sprechen.

solche allgemeine Störungen mehr zu Erkrankungen disponirt werden, das ist eine allgemein bekannte Erfahrung; und dass unter Umständen irgend eine voraufgegangene Krankheit, welche in dem Körper eine Veränderung der Ernährung überhaupt, eine Veränderung der Blutmischung oder eine Veränderung einzelner Theile hervorgebracht hat, die Bedeutung einer praedisponirenden haben könne, das halte ich für durchaus zulässig. Aber es ist ein grosser Unterschied, ob man diese Zustände von Dyskrasie und Ernährungstörung nur als praedisponirende betrachtet, oder ob man sie geradezu als die Causa essentialis, als den eigentlichen Grund hinstellt. Die praktische Auffassung stellt sich danach wesentlich verschieden.

Gegenüber den humoralpathologischen Doctrinen hat man eigentlich neuropathologische in Beziehung auf die Geschwülste nie mit grosser Consequenz durchgeführt. Freilich hat es einzelne enthusiastische Neuropathologen gegeben, welche geglaubt haben, gerade in den Beziehungen des Nervenapparates den nächsten Grund für irgend welche Geschwulstbildung zu finden. Insbesondere ist es nicht schwer, wenn man sich mit der Specialliteratur der Geschwülste beschäftigt, zahlreiche Autoritäten für die Ansicht zu ermitteln, dass deprimirende moralische Einflüsse, wie Sorgen und Kummer, dass unmittelbare Verletzungen der Nerven oder schwere fieberhafte Störungen Veranlassung zu Geschwulstbildungen gegeben hätten. Am meisten ist diese Art von Ursachen beim Magenkrebs angeführt worden*), aber die Gründe dafür sind sehr schwach, und gewiss hat Barras**) nicht Unrecht, wenn er meint, dass viele der sogenannten nervösen Vorläufer schon Symptome des Magenkrebses selbst seien. Andererseits ergiebt die Statistik, dass sowohl Krebs überhaupt, als Magenkrebs insbesondere bei Wohlhabenden häufiger ist, als bei Armen***), und man könnte daraus ableiten, dass die mehr nervösen Schichten der Bevölkerung mehr ausgesetzt sind. Aber diese Deutung ist an sich sehr bedenklich; ganz unzutreffend wird sie, wenn man

---

*) Réné Prus. Neue Untersuch. über die Natur und die Behandlung des Magenkrebses. Aus dem Franz. von Balling. Würzburg. 1829. S. 64.
**) Barras. Précis analytique sur le cancer de l'estomac. Paris. 1842. pag. 14.
***) Walter Hayle Walshe. The nature and treatment of cancer. Lond. 1846. p. 159. Marc d'Espine dans l'Écho médical. Neuch. 1858. T. II. p. 322.

nicht blos den Krebs, sondern auch andere Geschwülste mit in
Betracht zieht. Auf alle Fälle könnte die Einwirkung der Nerven nicht weiter gehen, als dass dadurch eine Schwächung des
Körpers gesetzt würde, welche eine ähnliche Bedeutung haben
könnte, wie die nutritiven Störungen, nehmlich eine praedisponirende *).

Unter den neueren Beobachtern ist es nur ein einziger gewesen, der eine mehr plausible Theorie für die neuropathologische
Auffassung aufgestellt hat; das war der kürzlich verstorbene
Schröder van der Kolk. Schon vor einer Reihe von Jahren
war bei Versuchen, die unter seiner Leitung über die Regenera-
tion von Knochen nach Fracturen angestellt wurden **), der Fall
vorgekommen, dass bei einem Kaninchen, welchem nach Durch-
schneidung der Schenkelnerven das Bein gebrochen war, statt
eines regelmässigen Callus sich jederseits aus der Markhöhle der
Tibia eine weiche Geschwulst hervorbildete, von der Schröder
meinte, es wäre Fungus medullaris. Ich habe das Praeparat
selbst in Utrecht gesehen, weil es mich in hohem Grade inter-
essirte; allein ich habe nichts daran wahrnehmen können, was
mich bestimmt hätte, die Veränderung für Krebs zu halten. Ganz
ähnliche Veränderungen kann man bei Kaninchen leicht hervorbringen, wenn man ihnen den Unterkiefer in der Mitte bricht.
An dieser Stelle kommen natürlich erhebliche Nervenverletzungen
nicht vor, da die Nerven von beiden Seiten herantreten; bricht
man in der Mitte durch, so kann eben nicht viel von ihnen
verletzt werden. Aber die gebrochenen Knochen verschieben
sich fortwährend an einander; wenn das Kaninchen die Kiefer
bewegt, so reiben sich die Bruchstücke gegen einander, es
entsteht ein dauernder Reiz und es bildet sich eine Art von
Tumoren. Aber das sind entzündliche Tumoren, welche nichts
weiter enthalten, als in gewissen Richtungen Bindgewebszüge, in
welche auch wohl Knochen eingeht, und zwischen ihnen Eiter
und Granulationen, aber nichts weniger als Krebse, am wenigsten Krebse, deren Bösartigkeit festgestellt wäre. Ja, wenn
man Geschwülste erzeugt hätte, die nachher Metastasen ge-

---

*) Cellularpathologie. S. 292. Handbuch der spec. Path. u. Therapie.
I. S. 276.
**) Janus Wittop Koning. De vi nervorum in ossium regeneratione.
Diss. inaug. Trajecti ad Rh. 1834. p. 60.

macht hätten, dann wollte ich mich allenfalls fügen; indess so kann ich nicht umhin, zu sagen, dass nach meiner Ueberzeugung der Fall missverstanden worden ist, und dass damit die Nothwendigkeit wegfällt, ihn zu deuten. Schröder*) meinte, da in seinem Falle sich ein Krebs gebildet habe, so liesse sich das nicht anders denken, als dass, weil der Nerveneinfluss fehlte, in dem regenerativen Processe an der Bruchstelle die regulatorische Kraft fehlte, die er dem Nervensystem zuschrieb, so dass die neuen Gewebselemente auf eigene Faust wie parasitische Existenzen sich entwickelten, sich nicht nach dem typischen Gesetz des Körpers zu Callus formirten, sondern als Zellen weiter wucherten und so eine Art von verlornen Söhnen darstellten, welche das Resultat eben nicht zu Stande brächten, für welches sie ursprünglich angelegt waren. Aber es war dies ein einziger Versuch, und dieser ist meiner Ueberzeugung nach nicht beweisend. Im Gegentheil, wir haben eine so grosse Zahl von Experimenten, wo, nachdem die Nerven durchschnitten waren, bei allen möglichen Arten von Thieren an den Extremitäten alle möglichen Insultationen, auch Fracturen hervorgebracht sind, dass sicherlich einmal ein Krebs entstanden sein müsste, wenn gerade der aufgehobene Nerveneinfluss das entscheidende Moment wäre.

Wenn man demnach weder im Blute noch im Nervenapparat den gesuchten Ursprung der Geschwülste überhaupt auffinden kann, so kommt man ganz natürlich auf die Gewebe selbst, aus welchen die Geschwülste durch continuirliche Wucherung hervorgehen. In dieser Beziehung ist vor Allem eine sehr wichtige Thatsache zu erwähnen, welche für die Geschichte der Geschwülste eine überaus grosse Bedeutung hat, nehmlich die örtliche Disposition zu Geschwülsten. Hier steht obenan die hereditäre Uebertragung, eine Erfahrung, welche für die verschiedensten Geschwulstformen, theils durch genaue Geschlechtsregister für einzelne Familien, theils durch grössere statistische Zusammenstellungen sicher gestellt ist, so dass man sie als unzweifelhaft betrachten kann. Innerhalb dieser Zahl giebt es aber wieder verschiedene Kategorien.

---

*) Aanteekeningen van de Sectie-Vergadering van het Prov. Utrecht. Genootschap. 29. Junij 1847.

Die erbliche Anlage äussert sich zuweilen sehr frühzeitig, so dass die Neubildung sich schon bei der Geburt vorfindet, also im engeren Sinne congenital ist. Das gilt namentlich von einer Reihe kleinerer Geschwulstformen, die man unter dem Namen der Naevi bezeichnet. In manchen Familien sind Naevi erblich, so dass an bestimmten Gegenden des Körpers ähnliche kleine Geschwulstbildungen vorkommen*). Diese Naevi sind in der Regel keine bösartigen Bildungen, aber sie sind zuweilen mehrfach oder vielfach an demselben Individuum. In wie weit sie in inneren Organen vorkommen, ist natürlich schwer auszumachen; an der Oberfläche des Körpers sind sie nicht nur häufig, sondern auch sehr mannichfaltig, wie schon die Bezeichnungen (Naevus verrucosus, pilosus, pigmentosus, vasculosus, lipomatodes) lehren. Ihnen zunächst stehen die erblichen Epidermoidalgeschwülste und Fibrome, lauter Geschwülste, die an ganz bestimmte Gewebe geknüpft sind und keinen Verdacht dyskrasischer Grundlage gewähren. Fast nur die Syphilis lässt in einzelnen ihrer congenitalen Formen einen solchen zu.

Die andere, viel wichtigere Reihe von erblichen Geschwülsten enthält solche Fälle, wo die Krankheit zwar erbt, aber erst nach der Geburt oder in einer späteren Periode des Lebens zur Erscheinung und zur Entwickelung kommt**), wo dreissig und mehr Jahre vergehen können, ehe die Erkrankung ausbricht. Dahin gehören die erblichen Geschwulstbildungen der Brustdrüse und des Uterus, der Haut und des Magens, der Lymphdrüsen und der Lungen. Von allen diesen ist es ja bekannt, dass sie in gewissen Familien sich vielfach wiederholen. Tuberculose und Scrophulose, Aussatz, Melanose, Krebs und Kankroid geben Beispiele dazu ab. Hier besteht unzweifelhaft nur eine Praedisposition. Das, was erbt, ist die Praedisposition, nicht die Krankheit; denn wenn die Krankheit selbst erbte, dann müsste früher schon etwas davon nachweisbar sein. Aber wir sehen, dass erst nach einer gewissen Lebensdauer, oft in bestimmten Perioden, z. B. bei Frauen mit den Abschnitten des Sexuallebens, mit dem Eintreten der Menstruation oder des Puerperiums oder den klimakterischen Jahren, sich die Erkrankung

---

*) A pisis Pisones, ciceribus Cicerones, lentibus Lentulos appellatos esse.
**) Gesammelte Abhandlungen. S. 51.

einstellt. In diesen Fällen müssen wir nothwendig schliessen, dass die Gewebe, welche einen bestimmten Theil des Körpers zusammensetzen, nicht ganz glücklich gebildet sind, dass sie in der Weise eingerichtet sind, dass sie bei gewissen äusseren Einwirkungen, bei gewissen Störungen, die sie erfahren, nicht wieder in vollkommen ordnungsmässiger Weise ihre Störungen ausgleichen, ihren Zustand reguliren können. Eine solche Unvollkommenheit hat man öfters als Schwäche bezeichnet und damit sofort auf das physiologische Gebiet verwiesen. Unzweifelhaft muss es aber einen anatomischen oder, wie man gewöhnlich sagt, einen organischen Grund dafür geben, und dieser kann nur in dem feineren Bau der Theile gesucht werden*). In der Regel handelt es sich dabei um bestimmte Organe, wie die Lungen, die Haut, die Schleimhäute gewisser Gegenden, oder um bestimmte Systeme, wie das Skelet, das Urogenitalsystem, das Gefässsystem. Bei den Hausthieren liegen die am besten beobachteten Thatsachen darüber vor, z. B. bei der Perlsucht (Franzosenkrankheit) und der Melanose, welche später genauer besprochen werden wird. Hier mag es genügen, auf die besondere Erkrankungs-Neigung (Praedisposition, Vulnerabilität) der weissen Thiere hinzuweisen**).

Eine solche Unvollkommenheit kann aber auch erworben sein. Manche schwerere Krankheiten, insbesondere solche mit Nutritionsstörungen, wirken in hohem Maasse praedisponirend. Das lehrt vor Allem die Geschichte der Tuberculose. Aber selbst ohne besondere Krankheiten bringt ein höheres Lebensalter im natürlichen Ablauf der Dinge eine immer steigende Summirung der Störungen, welche die Gewebe in eine steigende Praedisposition versetzen. Die grosse Praevalenz der Kankroide in der zweiten Hälfte des Lebens ist bekannt genug und wir werden sie später noch zu besprechen haben.

Damit stimmen andere Erfahrungen sehr gut überein, zuerst die, dass an Stellen, welche vorher der Sitz einer wirk-

---

*) Weitläufiger habe ich diesen Gegenstand erörtert bei Gelegenheit einer Abhandlung über die Verschiedenheit von Phthise und Tuberkulose (Würzburger Verh. 1852. Bd. III. S. 101), sowie in meinem Handbuche der spec. Path. u. Therapie. I. S. 341.

**) Kreutzer. Grundriss der gesammten Veterinärmedizin. Erlangen. 1853. S. 27. Erdt. Der Albinismus der Thiere. Pommersche landwirthsch. Monatsschr. 1861. S. 250. 273.

lichen Krankheit des Individuums gewesen sind, späterhin Geschwulst - Entwickelungen eintreten. So steht es fest, dass Narben unter gewissen Verhältnissen der bestimmte Ausgangspunkt von Geschwulstbildung (Cheloid, Gummigewächs) sind. Eine Narbe aber besteht aus einem Gewebe, welches in der Regel unvollkommen gebildet ist, denn gewöhnlich entspricht die Narbe in ihrer Textur nicht vollständig der typischen Einrichtung des Theils, sie giebt nicht in aller Vollständigkeit die Bildung wieder, welche eigentlich an Ort und Stelle sein sollte. Das ist also ein ganz bestimmter Fall, wo die Unvollkommenheit des vorhandenen Gewebes den Grund zu der Geschwulstbildung abgiebt.

Sodann haben wir einen bestimmten Fall in den Naevi, in diesen congenitalen Missbildungen, die als solche offenbar eine Abweichung von der typischen Einrichtung des Theiles anzeigen. Naevi können in der späteren Zeit des Lebens der Sitz einer weiter gehenden Geschwulstbildung werden und dann gewöhnlich in einer sehr malignen Art. Ebenso verhält es sich mit anderen Warzen, sowie mit allen den Geweben und Organen, welche ihre volle Ausbildung und Entwickelung erst in einer späteren Zeit des Lebens erlangen. Dahin gehören die Gelenkenden der Knochen, die Milchdrüse, der Uterus, der Eierstock und die Hoden.

Ferner wissen wir, dass an Schleimhäuten am häufigsten die Geschwülste gerade an solchen Stellen vorkommen, welche vorher der Sitz einfach entzündlicher Erkrankungen waren, die ausreichten, um nach und nach die natürliche Structur der Theile zu verändern. Aus der einfach entzündlichen Hyperplasie des chronischen Katarrhs geht die Bildung von Polypen hervor und die Polypen können später wieder der Sitz krebsiger oder kankroider Entwickelung werden. Beim Magenkrebs finden sich im Umfange der Geschwüre chronisch-katarrhalische Veränderungen, die erst nach und nach in die besondere Bildung des Krebses übergehen. Exostosen, Warzen, Elephantiasis, Scropheln geben zahlreiche Belege des unmittelbar entzündlichen Ursprunges, und von den Tuberkeln ist es bekannt, wie gern sie in chronisch - entzündeten Schleim- und serösen Häuten, ja in Pseudomembranen und Indurationen entstehen.

Endlich kann man in diese Reihe noch diejenigen Fälle hineinziehen, wo eine bestimmte Region des Körpers durch ihre besondere Lage oder Einrichtung oder Function häufigen Insulten oder Störungen ausgesetzt ist, wo gerade auf diesen Theil öfter schädliche Einwirkungen stattfinden, als auf andere Theile. Ein solcher Theil wird natürlich zu Erkrankungen überhaupt mehr disponirt sein. Dahin gehören vor allen die so häufigen Erkrankungen des Magens, der Sexualorgane, der Knochen und der Haut. Dahin gehört ferner die überaus grosse Disposition der Ränder der verschiedenen Orificien des Körpers *). Wenn wir die malignen Bildungen zusammennehmen, so findet sich, dass eine überwiegend grosse Zahl gerade an den Rändern der Orificien vorkommt, und zwar wieder in der Reihenfolge, dass diejenigen Orificien, welche am meisten Insultationen ausgesetzt sind, auch am häufigsten erkranken, und je gröbere Einwirkungen stattfinden, je rauhere Insulte erfolgen, um so leichter die Erkrankung eintritt. So sind unter allen Orificien diejenigen des Digestionsapparates, wo die verschiedenen engen Stellen sich immer wieder als neue Orificien darstellen, auch diejenigen, welche am häufigsten ergriffen werden; und dies ist ganz begreiflich, weil die gröberen, mechanisch viel mehr angreifenden, auch durch ihre chemische und thermische Beschaffenheit häufig viel mehr einwirkenden Substanzen, welche durch sie hindurchgehen, viel stärker verletzend auf die Theile wirken, als es an anderen Orificien vorkommt, wo, wie in den Respirationswegen, nur Luft, oder wie an anderen Orten, nur Flüssigkeiten passiren. Wenn wir diese Fälle ins Auge fassen und die nicht kleine Zahl an sich sehr gut beobachteter Fälle hinzunehmen, wo die erste Entstehung einer Geschwulst ganz unzweifelhaft hervorgerufen wird durch einen bestimmten, grob mechanischen Insult,**) wo durch eine ganz entschieden nachweisbare Verletzung sehr schwerer Art, z. B. einen Schlag oder Stoss, an einem Orte die ersten Grundlagen zur Geschwulstbildung gelegt werden, dann ist es in der That überaus schwer, sich der Anschauung zu verschliessen, dass in den besonderen örtlichen Zuständen der Gewebe ein Haupt-

---

*) Handbuch der spec. Path. u. Ther. I. S. 344.
**) Ebendas. I. S 338.

moment für die Entstehung der Geschwülste gelegen ist. Wir werden später wiederholt darauf zurückkommen müssen.

Ich kann schliesslich noch ein besonders charakteristisches Beispiel anschliessen, das für mich immer als ein sehr augenfälliges erschienen ist, nemlich die Häufigkeit der Geschwulstbildung, welche retinirte Hoden*) zeigen. Wenn der Hoden nicht vollständig bis ins Scrotum herabsteigt, wenn er also unterwegs irgendwo liegen bleibt, was an sehr verschiedenen Stellen geschehen kann, bald innerhalb der Bauchhöhle, bald im Canalis inguinalis oder in besonderen Aussackungen desselben, so tritt jedesmal eine gewisse Störung in seiner Entwickelung ein. Gewiss ist es aber sehr bezeichnend, dass gerade diejenigen Fälle, wo die Hoden zwischen den Bauchwandungen liegen bleiben, in ganz vorwiegender Häufigkeit zu malignen Geschwulstbildungen (Sarkomen, Krebsen, Kystomen u. s. w.) Veranlassung geben, viel häufiger als die Fälle, wo der Hode in der Bauchhöhle retinirt wurde, und sehr viel häufiger, als wo der Hode aus dem Leistenkanal hervortrat. Wo die Hoden aber innerhalb der sehnigen Ausbreitungen, die in der Inguinalgegend liegen, zurückgehalten werden, da sind sie vielfachen Tractionen und Frictionen ausgesetzt, und, da sie zugleich in solchen Fällen nicht vollkommen zur Ausbildung zu kommen pflegen, so ergiebt sich, dass durch die Zurückhaltung die Prädisposition in einer doppelten Richtung begünstigt wird.

Wenn man in dieser Art die Geschichte der einzelnen Geschwulstformen mustert, so findet man überaus häufig Specialitäten, welche einem ein Bild geben, wie gerade an diesem oder jenem Orte durch besondere örtliche Bedingungen Praedispositionen geschaffen werden. Ich denke, das Mitgetheilte wird im Grossen genügen, um darzuthun, dass es nicht ohne Grund ist, wenn man auf die örtliche Beschaffenheit der Theile einen überwiegend hohen Werth legt. Ich will aber nochmals besonders hinzusetzen, dass es sich von selbst versteht, dass, wenn ein einzelner Theil in Zustände gerathen ist, wo seine regulatorischen Fähigkeiten abgenommen haben, diese Wirkung um so stärker hervortreten muss, wenn zugleich der allgemeine Zustand des Körpers ein

---

*) E. Godard. Recherches sur les monorchides et les cryptorchides chez l'homme. Paris. 1856. pag. 25. Études sur les mon. et les crypt. Paris. 1857. p. 96.

ungünstiger ist, wenn namentlich das Blut eine schlechte Mischung zeigt, wenn die Ernährung im Ganzen miserabel ist, wenn vielleicht noch allerlei psychische oder andere nervöse Affecte hinzukommen, welche auf die Circulation, auf die Digestion u. s. w. einwirken. Solche Umstände werden natürlich Verstärkungsmomente abgeben, aber die locale Praedisposition wird uns doch in der Regel als das Wesentliche erscheinen müssen, was für die Natur des aus dem Gewebe hervorspriessenden Gebildes in hohem Maasse entscheidend sein und die Richtung der Entwickelung um so mehr bestimmen wird, als sich — und das ist noch ein Hauptgrund für eine mehr localisirende Doctrin — zeigt, dass gewisse Organe zu gewissen Erkrankungen überwiegend disponirt sind.

Nicht jede Art von Geschwulst kann in gleicher Weise in allen Organen zur Ausbildung kommen; bei jeder Geschwulstart wissen wir vielmehr, dass es besondere Praedilectionsstellen für sie giebt, Stellen, die keinesweges etwa durch besondere physiologische Functionen sich unterscheiden, sondern die in der Regel durch ihre anatomische Einrichtung, ihre Lagerung oder Form etwas Besonderes darbieten und bei denen dann der Typus der Bildung des Organs selbst in einem gewissen Maasse bestimmend wirkt auf die Natur dessen, was aus ihm hervorgehen wird. Wenn wir die einzelnen Geschwülste im Detail durchgehen, werde ich das noch genauer hervorzuheben haben. Man wird sich dann überzeugen, dass in gewissen Organen gewisse Geschwülste fast niemals gesehen werden, während in denselben Organen andere Geschwülste, die wieder in anderen Organen fast nie vorkommen, ungemein häufig sind. Man denke nur an die Schilddrüse, den Eierstock, die permanenten Knorpel u. s. w. Der Praedilection steht also eine gewisse Immunität gegenüber. Wie wollen wir das anders erklären, als dass im Bau, in den Geweben dieses oder jenes Organs ein besonderer Bestimmungsgrund für die Art der Entwickelung liegt, die nachher folgt? Schon der normale anatomische Bau ist ein gewisses Praedispositionsmoment für die besondere Häufigkeit und Richtung, in welcher Geschwulstbildungen an den einzelnen Theilen des Körpers eintreten.

Dass diese Betrachtungen sich vorzugsweise auf die ersten Eruptionsstellen, auf die von mir früher als Mutterknoten bezeichneten Primärgeschwülste beziehen, versteht sich von selbst. Denn die Natur der Secundärgeschwülste ist mehr oder weniger abhängig von der Natur der Primärgeschwulst. Indess ganz ohne Bedeutung ist doch auch hier die locale Einrichtung des Theils nicht. So sind die Nieren diejenigen Organe, welche nach den Lungen und der Leber am häufigsten der Sitz metastatischer Eruptionen werden. Leukämische Tumoren und Tuberkel, weisse und schwarze Sarkome, Kankroide und Krebse treten gerade hier mit besonderer Vorliebe auf. Und doch sind die Nieren dem Zustrom infectiöser Massen nicht mehr ausgesetzt, als andere Drüsen, als z. B. die weibliche Brust. Wer aber sieht Krebs- oder Sarkom-Metastasen in diesem letzteren Organe? Und doch, wenn gerade die weibliche Brust für die Krebsdyskrasie, für die Diathesis occulta so empfindlich sein soll, wie man so häufig annimmt, warum sollte sie es nur für die primäre und nicht für die secundäre Dyskrasie oder Diathese sein? Oder nehmen wir den Hoden, warum wird er so häufig der Sitz secundärer Tuberkulose und so ausnahmsweise der Sitz secundärer Carcinose? Offenbar lässt sich diese Verschiedenheit durch locale Dispositon leichter erklären, als durch allgemeine Dyskrasie oder Diathese.

Dass die älteren Beobachter auf dieses eigenthümliche Verhältniss nicht aufmerksam geworden sind, erklärt sich aus dem Umstande, dass sie so wenig Autopsien veranstalteten. Aber auch die neueren Geschwulstforscher, welchen doch eine reichere pathologisch-anatomische Erfahrung zur Seite stand, hatten es übersehen. Und doch kann man fast so weit gehen, zu sagen, dass fast alle diejenigen Organe, welche eine grosse Neigung zu protopathischer Geschwulstbildung zeigen, eine sehr geringe Neigung zu metastatischer darbieten, und umgekehrt. Die häufigsten Metastasen finden sich in den Lungen, der Leber, den Nieren, den serösen Häuten, und gerade diese Theile werden ungemein selten von Primärgeschwülsten befallen. Die äussere Haut und die Schleimhäute, das Auge, die Nase, die Sexualdrüsen sind der gewöhnlichste Sitz der Primärgeschwülste und der durch directe Contagion der Nachbartheile entstehenden Tochterknoten, aber sehr selten der Sitz von Metastasen. Die Lymphdrüsen, das Gehirn, die Muskeln und die Knochen stehen in der Mitte zwischen beiden Gruppen, indem die

Lymphdrüsen ganz überwiegend zu secundären, die Knochen erheblich zu primären Geschwulstbildungen neigen, jene aber auch primäre, diese sehr oft secundäre Eruptionen darbieten.

Alles dieses zusammengenommen, führt mit grosser Wahrscheinlichkeit zu dem Schlusse, dass selbst bei den bösartigsten Geschwülsten die Mutterknoten nicht aus der Dyskrasie hervorgehen; zum mindesten müsste dies eine ganz andere Dyskrasie sein, als diejenige, welche die metastatischen Knoten hervorruft, und über deren Bestehen so ziemlich alle Beobachter übereinstimmen. Nur muss man die blosse Multiplicität nicht mit Metastase zusammenwerfen. Multiplicität in gleichartigen Geweben bedeutet nur eine grössere Ausdehnung der Disposition, und wenn sie sich über grosse Abschnitte des Körpers verbreitet, so kann man diese Disposition als eine constitutionelle Diathese*) bezeichnen, muss dieselbe aber im solidarpathologischen Sinne verstehen. So wird der erbliche Aussatz, die erbliche Melanose die grösste Multiplicität der Knoten mit sich bringen können, ohne dass wir desshalb das Blut oder das Nervensystem als die dauerhaften Träger der Diathese betrachten dürfen.

Selbst in den Fällen, wo eine specifische Dyskrasie nicht wohl zu bezweifeln ist, wie in der Syphilis, im Rotz, in der Leukämie, haben wir kein Recht, die einzelnen Eruptionen als einfache Folge der Dyskrasie, als sogenannte spontane Erscheinungen aufzufassen. Denn wir sehen bald dieses, bald jenes Organ leidend, obwohl der dyskrasische Zustand an sich derselbe ist. Gerade bei der Syphilis müssen wir auf die örtlichen Ursachen, seien es occasionelle, seien es praedisponirende, zurückgehen, und die „Zufälligkeit" der Localisation rechtfertigt sich, wie ich gezeigt habe**), durch die Zufälligkeit der Gelegenheiten (Stoss, Erkältung, Zerrung) und der Dispositionen (Vulnerabilität, Narbenzustand, vielleicht Hydrargyrose). Erst so gewinnen wir eine Einsicht darüber, warum bei bestehender Dyskrasie gerade dieses und nicht jenes Organ ergriffen wird.

Eine grosse Zahl von neoplastischen Geschwülsten bietet aber überhaupt niemals einen Grund zur Annahme einer besonderen

---

*) Mein Handbuch der spec. Path. u. Ther. I. S. 341.
**) Mein Archiv. 1858. XV. S. 256. 269. 290. 306.

Dyskrasie, sei sie primär, sei sie secundär, dar. Dahin gehören die meisten hyperplastischen Formen, wenngleich, wie die Syphilis und der Krebs lehren, keineswegs alle. Homologie der Gewebsbildung schliesst den dyskrasischen Charakter des Grundleidens nicht aus. Aber allerdings handelt es sich dabei in der Regel um ganz locale und daher gutartige Bildungen, für welche in den Zuständen und Verhältnissen des Erkrankungsortes der zureichende Grund gefunden werden muss.

Fünfte Vorlesung.

29. November 1862.

—

Pathogenie der neoplastischen Geschwülste.

Entwickelungsgeschichte: die Geschwulst als ein Werdendes. 1) Irritatives Stadium. Dyskrasische Reize (Schärfen): Syphilis, Tuberkulose, Krebs. Nichtspecifische Producte einer Dyskrasie. Transitorische Natur der Blutveränderung; Abhängigkeit von dem Productionsheerde. Aeussere Reize und ihre Bedeutung: statistische Belege. Vergleich mit der entzündlichen Reizung: homologe Geschwülste. Richtung der Entwickelung, bestimmt durch das Seminium und das Muttergewebe (Matrix). Inoculations-Versuche. 2) Granulations-Stadium. Die indifferenten Bildungs- (Primordial-) Zellen. Hervorgehen derselben aus dem Muttergewebe. Natur der Matrices. Continuirlicher Uebergang der Geschwulst in das Muttergewebe. 3) Differenzirungs-Stadium. Einfache Differenzirung: histioide Geschwülste. Mehrfache Differenzirung: organähnliche Geschwülste. Vielfache Differenzirung: Aberrationen oder teratoide Geschwülste. Diagnostische Bedeutung der Gesammtanordnung der Geschwulsttheile. 4) Florescenz-Stadium. Typische Entwickelungshöhe. Transitorische und permanente Bestandtheile. Verschiedene Lebensdauer der Elemente und der Geschwülste. Destructive Tendenz. 5) Regressives Stadium: Ausgänge.

Ich hatte das letzte Mal die Ursachen, aus welchen Geschwülste hervorgehen können, etwas näher zu bezeichnen gesucht, und zwar hielt ich dabei die eigentlichen Pseudoplasmen und unter ihnen die heteroplastischen Formen zunächst im Auge, insofern diese bei allen derartigen Betrachtungen begreiflicherweise im Vordergrund stehen. Ich muss daher noch besonders hervorheben, dass bei der Unsicherheit, die der Begriff „Geschwulst" an sich hat, das, was ich angeführt habe, nicht für alle und jede „Geschwulst" gelten kann, sondern dass es sich bei den Betrachtungen, die ich anstellte, allein um diejenige Klasse von Geschwülsten handelte, welche wesentlich durch eine Neubildung von Gewebsbestandtheilen hervorgebracht werden, keineswegs um solche Formen, welche etwa unmittelbar durch Anhäufung irgend welcher Flüssigkeiten oder Absonderungen an gewissen Stellen des Körpers entstehen können. Auch beziehen sich, im Grossen wenigstens, die Betrachtungen, die man gewöhnlich über Aetiologie der Geschwülste anstellt, zunächst nur auf die im engeren Sinne so zu nennenden Pseudoplasmen, die eigentlichen Aftergewächse, also auf diejenigen Geschwülste, die durch einen activen Wucherungsvorgang erzeugt werden. Mein Bestreben ging namentlich dahin, die Aufmerksamkeit auf die localen Bedingungen für die Erzeugung von Geschwülsten hinzulenken.

Das, was ich noch hinzuzufügen habe, um die Pathogenese der neoplastischen Geschwülste überhaupt zu erläutern, soll hauptsächlich dazu dienen, ein etwas klareres Bild von dem Gange, den die Geschwulst-Entwickelung überhaupt zu nehmen pflegt, zu liefern. Ich halte das um so mehr für nothwendig, weil noch gegenwärtig eine Art der Anschauung überaus gebräuchlich ist, welche meiner Ueberzeugung nach mit am meisten dazu beigetragen hat, die Lösung der Fragen über Geschwulstbildung zu erschweren, und die Untersucher von dem richtigen Gesichtspunkt abzukehren. Man hat allerdings theoretisch meistentheils anerkannt, dass es wichtig sei, die Entwickelungsgeschichte einer Geschwulst zu kennen, aber factisch ausgeübt hat man diese Untersuchung früher fast gar nicht; insbesondere hat man sich darum fast gar nicht gekümmert, wie denn die Geschwülste wirklich entstehen, wie dieselbe Geschwulst, je nach den Besonderheiten der Lokalität, je nach den besonderen Bedingungen, unter denen sie sich bildet, verschiedene Formen der Erscheinung annehmen, gleichsam Varietäten darbieten kann, — Varietäten, die zuweilen so bedeutend sind, dass ganz neue Arten von Geschwülsten sich uns darzustellen scheinen. Man hat ferner die möglichen Umwandlungen, welche im Innern der entstandenen Geschwulst stattfinden können, keineswegs so sorgfältig ins Auge gefasst, dass man die verschiedenen Richtungen, welche insbesondere die regressiven Processe nehmen, genau von einander unterschieden hat; und zum Theil daraus resultirt die Scheidung vieler Geschwulstarten, welche bei genauerer Untersuchung nur als verschiedene Entwickelungsstadien einer und derselben Geschwulst zu betrachten sind.

Man muss eine Geschwulst niemals betrachten als etwas, was in einem bestimmten Augenblick vollständig fertig sei und was nun mit constanten Merkmalen sich uns darbiete. Man konnte das so lange wohl für möglich erachten, als man sich die Geschwülste dachte als Ablagerungen, als blosse Depositionen von Stoffen, die im Blute enthalten seien und von demselben an einzelnen Punkten abgesetzt würden. Sobald man aber von dieser ursprünglichen Vorstellung abging, sobald man die Ueberzeugung gewann, dass an Ort und Stelle eine selbständige Bildung und Entwickelung geschehe, da war es natürlich auch nothwendig, dass man sich daran erinnerte, dass die Geschwulst eigentlich in jedem Augenblick etwas Werdendes ist und dass, selbst wenn sie endlich bis zur Akme ihrer Entwickelung gekommen ist, sie nicht auf dieser Akme, in dem einmal gewonnenen Zustande zu verharren pflegt, sondern dass auch über die Akme hinaus immer neue Veränderungen eintreten. Die Lebensgeschichte der Geschwulst zeigt einen fortwährenden Wechsel, der viel grösser ist als der Wechsel, den wir im gesammten Körper oder in einzelnen Organen desselben beobachten. Wir werden nachher noch darauf zurückkommen müssen, wie innerhalb der Geschwülste die einzelnen Theile sich wieder verschieden verhalten, eine verschiedene Lebensdauer, eine verschiedene Entwickelungsgeschichte haben; hier ist es zunächst wichtig, hervorzuheben, dass ohne Vorstellung von dem Immer-Neuwerden der Geschwulst wir kein Bild ihrer Entwickelung gewinnen können.

Schon früher habe ich erwähnt, dass die Geschwülste in ihrer Mehrzahl, — denn man kann hier diejenigen, welche wesentlich durch exsudative *Processe* bedingt werden, zum grossen Theil miteinschliessen, — hervorgehen aus activen Processen, welche in dem Körper Platz greifen, — Processen, welche entweder auf eine vermehrte Secretion oder Exsudation, oder auf eine wirkliche Formation hinausgehen, Processen also, welche auch nach unserer Vorstellung von den Bedingungen, durch welche derartige Thätigkeiten im Körper erweckt werden, wesentlich als irritative*) betrachtet werden müssen. Die Geschichte einer Geschwulst sollte daher meiner Ansicht nach beginnen mit der Feststellung dieses Irritationsstadiums, innerhalb welches die Gewebe

---

*) Mein Archiv. 1858. Bd. XIV. S. 39. Handbuch der spec. Path. und Therapie. 1854. I. S. 336.

gereizt werden, sei es zu vermehrter Exsudation oder Secretion oder Formation.

Nun kann begreiflicherweise der Reiz ein äusserer sein, von aussen her dem Körper zukommen; er kann auch ein innerer sein. Wiederum, wenn er ein innerer ist, so steht an sich nichts entgegen, dass er auch ein, wie man sagt, constitutioneller, oder um es noch mehr nach der herrschenden Doctrin auszudrücken, dass er ein dyskrasischer sei. Denn Dyskrasie kann hier nur heissen, dass im Blute eine Substanz enthalten sei, welche auf Theile des Körpers erregend, ihre Thätigkeit bestimmend einwirkt, und welche man eben dieser ihrer Eigenschaft wegen in früherer Zeit geradezu als eine scharfe Substanz oder als eine Schärfe (Materies acris, Acrimonia) zu bezeichnen pflegte.*) Freilich habe ich schon zu zeigen versucht, dass in der Geschichte der bösartigen Geschwülste es an sich viel naturgemässer ist, die specifische Dyskrasie als ein secundäres Phänomen aufzufassen, und dass, wenn man die grosse Mehrzahl der auf eine Dyskrasie etwa zu beziehenden Vorgänge als deuteropathische und die Dyskrasie selbst als eine Folge der Muttergeschwulst fasst, damit zugleich ein Hauptgrund weggenommen ist, weshalb man die erste Geschwulst als aus einer Dyskrasie hervorgegangen betrachtet. Es ist aber nothwendig, hier eine andere Erfahrung einzuschalten, welche für die Betrachtung gerade dieser Art von Erregungen von höchster Wichtigkeit ist.

Gewöhnlich setzt man voraus, dass eine specifische Dyskrasie, d. h. eine Veränderung des Blutes durch Aufnahme einer ganz besonderen Substanz, auch specifische, das heisst ganz besondere, nur dieser Dyskrasie eigenthümliche Producte hervorbringe, und so schliesst man wiederum aus specifischen Producten rückwärts auf das Bestehen einer specifischen Dyskrasie. Jene Voraussetzung ist aber, wie schon erwähnt, erfahrungsgemäss falsch, denn gerade in denjenigen Fällen, wo wir am meisten Grund haben, auf das Bestehen einer solchen allgemeinen Störung zu schliessen, sind ausserordentlich häufig die Producte nicht specifische; ja es können aus einer solchen Dyskrasie heraus neben einander sowohl specifische als nicht-specifische Producte entstehen.

---

*) Handbuch der spec. Path. u. Ther. I. S. 275.

Das am meisten charakteristische Beispiel, das wir dafür besitzen, bietet uns wohl die Geschichte der Syphilis, welche hier um so mehr in Betracht zu ziehen ist, als bekanntermassen im Laufe der Lues wirkliche Geschwülste entstehen, die unter Umständen überaus schwer zu unterscheiden sind von anderen Geschwülsten, daher nicht ganz selten Veranlassung zu falschen Diagnosen geben und auch leicht zu einem falschen praktischen Handeln führen können.

Wenn man die verschiedenen Geschwülste, welche im Laufe der Syphilis vorkommen können, unter einander vergleicht*), so erhellt es sehr einfach, dass sie sehr grosse Verschiedenheiten untereinander darbieten. Eine gewisse Zahl von ihnen ist einfach hyperplastischer Natur, d. h. es entstehen neue Gewebsmassen, welche mit dem Muttergewebe, aus welchem sie hervorgehen, vollkommen übereinstimmen. Eine syphilitische Exostose besteht aus Knochengewebe, welches keine besonderen Merkmale darbietet, wodurch wir es von anderem, pathologisch neu erzeugtem oder auch von altem Knochengewebe einfach unterscheiden könnten. Ein syphilitischer Hautknoten (Tuberkel) oder eine syphilitische Lymphdrüsengeschwulst (Bubo) kann in der inneren Zusammensetzung die grösste Uebereinstimmung darbieten mit einfach entzündlichen Haut- und Drüsengeschwülsten, so dass wir, wenn wir das Ding vor uns sehen und es auch mikroskopisch noch so genau untersuchen, eine charakteristische Differenz keineswegs in allen Fällen mit Sicherheit herausfinden können. An diesen verschiedenen Theilen erscheint das syphilitische Product oder die syphilitische Geschwulst als das Resultat einer einfachen Reizung, welche eben nur zur Bildung homologer Gewebe Veranlassung giebt.

Nun giebt es aber eine zweite Reihe von syphilitischen Geschwülsten, das sind die gummösen Formen, die in der That abweichen von dem Typus des Muttergewebes, aus welchem sie sich hervorbilden. Eine Gummigeschwulst der Dura mater wird Niemand für eine blosse Verdickung oder für eine blosse Hyperplasie der Dura erachten; eine Gummigeschwulst des Gehirns zeigt sich uns sofort als etwas von der Hirnsubstanz Verschiede-

---

*) Vgl. meine Abhandlung über die Natur der constitutionell-syphilitischen Affectionen. Archiv. 1858. Bd. XV. S. 320.

nes, als etwas Heterologes; eine Gummigeschwulst des Hodens ist verschieden von einer einfachen Induration desselben. Alles das sind heteroplastische Formen. Ich will hier nicht davon sprechen, was diese gummösen Formen für Gebilde sind. Es giebt einzelne Syphilidologen, welche glauben, dass sie wirkliche Tuberkel seien. Gesetzt, es wäre das richtig, obwohl ich es für falsch halte, so ist doch kein Zweifel, dass der Tuberkel ein heterologes Product ist.

Wenn daher aus einer gleichen Quelle homologe und heterologe Producte hervorgehen können, so ist es unzweifelhaft nicht zulässig, aus der Natur der einzelnen Producte einen Rückschluss zu machen auf die besondere Qualität der Dyskrasie. Denn wenn ich die syphilitische Exostose als Vergleichungspunkt nehme, so müsste ich eine Art von knöcherner Dyskrasie construiren, welche die Grundlage der Exostose wäre. Nehme ich die Bubonen als Grundlage meiner Betrachtung, welche der Hauptmasse nach aus lymphatischen Zellen sich aufbauen, dann müsste ich eine Art von lymphatischer, zelliger Dyskrasie annehmen. Nehme ich die Warzen, so finde ich Bindegewebsproductionen mit Epidermis, und nehme ich die gummösen Productionen, so bekomme ich wieder etwas, was ganz davon verschieden ist.

Das Beispiel von der Syphilis lehrt uns also, dass bei einem ganz ausgesprochen constitutionellen Grunde, bei einer vorausgesetzt specifischen Dyskrasie, der Charakter des einzelnen Productes, welches daraus entsteht, nicht einfach bestimmt wird durch den Charakter der Dyskrasie, sondern dass auch hier der Charakter des Ortes, in welchem es entsteht, einen ganz entscheidenden Einfluss ausübt, und dass erst bei einer gewissen Höhe (Energie) der specifischen Erregung an verschiedenen Orten gleichartige Producte sich bilden. Der Knochen producirt bei geringerer Reizung Knochen, das Bindegewebe erzeugt Bindegewebe, die Drüse bringt neue Drüsensubstanz hervor; jedes dieser Gewebe geräth in eine Thätigkeit, die seiner Natur entspricht; der Reiz, den es von der Dyskrasie aus empfängt, wirkt in jedem Theile nach der Art, wie der Theil an sich eingerichtet ist. Es bedarf einer gewissen Grösse, einer gewissen Energie der specifischen Substanz, um specifische Producte zu erzeugen. Erst dann sehen wir sowohl im Kno-

chen, wie in der Haut, wie in der Drüse, gummöse, also specifische Producte entstehen.

Ganz ähnlich verhält es sich auch mit anderen, sogenannten
Dyskrasien. Ich erinnere an die Tuberculose, bei der freilich die
Dyskrasie nicht unmittelbar nachweisbar ist, wo ihr Bestehen
aber wenigstens nach einer Art von Consensus omnium als selbstverständlich angenommen wird. Zwar schliesst man vielfach Tuberkeln im engeren Sinne des Wortes von der Betrachtung der
Geschwülste aus. Will man aber die heteroplastischen Geschwülste
im Ganzen betrachten, so kann man nicht umhin, die Tuberkeln
mit hineinzuziehen. Nun, in der Geschichte der Tuberculose ist
nichts häufiger, als dass wir bei einem Individuum, bei welchem
sich die Tuberculose in hohem Maasse findet, in dessen Familie
sie vielleicht seit einer Reihe von Generationen hereditär ist, neben den tuberculösen Processen einfache Reizungszustände finden,
wo es nicht zur Bildung von Tuberkeln kömmt, sondern wo eine
Neubildung von Geweben geschieht, welche homolog ist dem alten
Gewebe, wo der Vorgang höchstens einen entzündlichen Charakter
annimmt, wo daher neben den Tuberkeln Entzündungsproducte
erscheinen, oder neben Entzündungsproducten Tuberkel, wo aber
doch keineswegs Alles, was entsteht, einen besonderen, specifischen Charakter hat.

Ganz genau eben so verhalten sich die allerschlimmsten Formen, die Krebse*). Bei den Krebsen, die in einer grossen Zahl
disseminirt werden an gewissen Organen, z. B. bei den Krebsen
der serösen Häute, ist nichts häufiger, als dass an einzelnen Stellen wirkliche Krebsknoten sich bilden, an anderen Stellen Knoten,
in welchen wir bei einer sehr minutiösen mikroskopischen Untersuchung noch die Einrichtung von Krebsen, namentlich kleine, zellen-
gefüllte Alveolen, entdecken können, welche aber doch überwiegend
aus fibröser Masse bestehen; noch weiter kommen wir endlich an
solche Knoten, welche gar keine specifische Einrichtung mehr zeigen, sondern sich einfach als indurative darstellen. Trotzdem wird
Niemand läugnen können, dass diese indurativen Knoten aus einer
ähnlichen Reizung hervorgegangen sind, wie die specifischen Krebsknoten. Wir können uns den Unterschied nicht gut anders er-

---

*) Mein Archiv. XIV. S. 41. Handbuch der spec. Path. u Therapie.
I. S. 339.

klären, als dass in dem einen Falle die Reizung eine mehr energische gewesen ist, dass in dem anderen Falle sie eine geringere, weniger energische war; dass daher in diesem letzteren Falle der Reiz sich auch nicht in seiner Besonderheit geltend machen konnte, sondern dass erst bei einer gewissen Stärke der Einwirkung die besondere Richtung, welche durch die Natur der reizenden Substanz bestimmt wird, auch in dem örtlichen Process zur Geltung gelangt.

Aus solchen Erfahrungen schliesse ich, dass selbst in denjenigen Fällen, wo wirklich eine im Körper verbreitete Substanz, eine das Blut verunreinigende, specifische Materie vorhanden ist, welche die Fähigkeit hat, auf einzelne Theile eine irritirende, und durch die Irritation eine formative Wirkung auszuüben, die örtlichen Verhältnisse, die Grösse der Reizung, die Natur der Gewebe, welche von dem Reiz getroffen werden, entscheidend für den Gang sind, den nachher die Entwickelung nehmen wird. Weiter nehme ich an, dass die Dyskrasie als solche, ohne eine ganz besondere örtliche Veranlassung, überhaupt nicht zu einer Wirksamkeit gelangen wird. Ich füge endlich hinzu, dass, wenn es sich um die Frage handelt, ob überhaupt die Dyskrasie bei dem gegenwärtigen Zustande der Wissenschaft noch gedacht werden darf als eine permanente, als eine fortdauernde, die gelegentlich durch ganze Generationen hindurch sich erblich erhalten soll, ich in der That gar keine Thatsache anzuführen wüsste, welche dafür spräche. Ich halte die Lehre von den permanenten Dyskrasien, welche gerade in Beziehung auf den Krebs schon Scarpa*) zurückgewiesen hat, für eine vollkommen verwerfliche**). Das Blut mit dem ewigen Wechsel seiner Bestandtheile ist dazu ganz ungeeignet, indem Stoffe, die seiner Mischung fremd sind, auf irgend eine Weise im Laufe der Zeiten entfernt werden, sei es nach aussen durch die Colatorien der Secretionsorgane, sei es dadurch, dass irgend ein Gewebe diese Stoffe anzieht und in sich aufnimmt. Für mich kann daher eine dauerhaftere Dyskrasie, wie man sie hier voraussetzt, nur bestehen, wenn an irgend einem Punkte des Körpers ein Productionsheerd existirt, der fort

---

*) Scarpa. Sullo scirro e sul cancro. p 17.
**) Cellularpathologie. S. 125. Würzburger Verhandl. 1852. Bd. III. S. 102. Gesammelte Abhandl. S. 53.

und fort denselben Stoff wieder dem Blute zuführt, und auf diese
Weise eine anhaltende Verunreinigung desselben unterhält. Dann
ist aber eben die Dyskrasie abhängig von dem einzelnen
Ort und sie bildet ein Secundärphaenomen, welches
hervorgeht aus der ursprünglich localen Affection. Die Geschwulst verhält sich dabei wie ein Secretionsorgan, aber nicht
in dem Sinne von John Simon (S. 45.), dass sie aus dem
Blute heraus schädliche Stoffe absondert, sondern gerade umgekehrt so, dass sie in das Blut hinein schädliche Stoffe absondert.
Sie verhält sich nicht wie die Nieren, sondern wie die
Lymphdrüsen oder die Milz.

Gesetzt nun, es sei auf die eine oder andere Weise, wie ich es
früher auseinandersetzte, die locale Irritation zu Stande gekommen, so wird sie natürlich da am ausgiebigsten wirken, da das
grösste Resultat herbeiführen, wo zugleich die günstigsten örtlichen
Verhältnisse für die Reizung bestehen, oder wo die Reizung sich
am häufigsten wiederholt. Ist der Reiz gering, so wird es eben
auch nur die einfacheren Folgen der Reizung geben, wie wir sie
unter dem Namen Entzündung, chronische Entzündung, Hypertrophie, Hyperplasie, bezeichnen. Erst bei einer besonderen Gestaltung und Energie des Reizes wird es dahin kommen, dass
specifische Formen entstehen. Nun lehrt die Erfahrung, dass
gerade die bösartigsten Formen der Geschwülste ganz überwiegend
häufig an solchen Organen vorkommen, welche äusseren Reizen am meisten ausgesetzt sind, welche exponirte Oberflächen
besitzen, und dass gegenüber diesen alle andern Organe ganz und
gar in den Hintergrund treten.

Es ist das ein Gesichtspunkt, der sich, wenn man eine chirurgische Klinik durchgeht, allerdings nicht leicht ergiebt, weil in
einer Klinik oder einem Hospital die exceptionellen Fälle zusam-
menströmen. Das giebt kein Bild von der Gesammtheit der Vorgänge, die in einer Bevölkerung existiren, und für einen Kliniker
oder Hospitalarzt verwischt sich daher sehr leicht die Vorstellung
von der Frequenz der einzelnen Bildungen. Anders gestaltet sich
diese Frage, wenn man sie an der Statistik einer ganzen Bevölkerung prüft. Wir besitzen solche grosse Statistiken für die bösartigen Geschwülste gerade nicht in einem solchen Umfang, wie
es möglich wäre, wenn sich die Aerzte im Allgemeinen mehr damit beschäftigten, ihre Erfahrungen zu sammeln, und wenn sie

die Bedeutung der Statistik für die Pathogenie mehr in Betracht zögen. Indess kann ich einzelne Thatsachen mittheilen, die an verschiedenen Orten und zu verschiedenen Zeiten gesammelt sind und die im Grossen so sehr übereinstimmen, dass, wie ich glaube, die Hauptsache dadurch vollstängig erledigt wird.

Ein französischer Arzt, Tanchou*), hat aus den Civilregistern des Seine-Departements die Mortalitätstabellen für die Jahre 1830—40 zusammengestellt. Es handelt sich um die Leute, die an bösartigen oder krebsartigen Geschwülsten gestorben und als solche in den Registern aufgeführt waren. Die Zahl dieser Fälle ist 9118. Unter diesen beträgt die Zahl der am Uterus vorkommenden Geschwülste 2996, d. h. 32,8 pCt., also allein den dritten Theil der Gesammtsumme. Dann kommen unmittelbar die Affectionen des Magens, 2303 an der Zahl, d. h. 25,2 pCt., also ein Viertel. Für die anderen Organe bleibt nun nicht mehr viel übrig. Zunächst kommt die Milchdrüse mit 12,6, dann die Leber mit 6,9, der Mastdarm mit 2,4, die übrigen Därme mit 1,6 pCt. Erwägt man nun, dass die Leberaffectionen überwiegend als secundäre zu betrachten sind, und dass in der Regel primärer Mastdarm- oder Magenkrebs zugegen ist, wo in der Liste Leberkrebs steht, so ergiebt sich, dass die Krebse des Digestionskanals eine ganz überwiegende Summe darstellen, denn sie geben allein über 36 pCt. Nehmen wir dazu die 32 pCt. für den Uterus und die 12 pCt. für die Brust, so macht das zusammen über 80 pCt. der Gesammtzahl der tödtlichen Fälle aus.

Gegen diese Statistik von Tanchou hat man vielfach eingewendet, sie sei auf oberflächlichen Grundlagen errichtet worden. Das kann gewiss nicht von der Arbeit gesagt werden, welche Marc d'Espine**) für die Mortalität im Canton Genf in den Jahren 1838—55 zusammengestellt hat, und welche eine der besten ist, die in dieser Richtung existiren, weil die Genfer Mortalitäts-Statistik gerade unter der Leitung dieses Mannes eine der musterhaftesten geworden ist. Die Zahl der Todesfälle durch Krebs betrug 889.

---

*) J. Tanchou. Recherches sur le traitement médical des tumeurs du sein. Paris. 1844. p. 258.

**) Statistique mortuaire du canton de Genève pendant les années 1838 à 1855. Écho médical. 1858. T. II. p. 305—326.

Von einzelnen Organen waren erkrankt:

Magen	399 Mal	= 45 pCt.
Uterus	139 -	= 15 -
Leber u. a.	93 -	= 12 -
Milchdrüse	76	= 8,5 -
Dünn- und Dickdarm	30 -	= 3,3 -
Mastdarm	25 -	= 3 -

Es ist leicht ersichtlich, dass diese wenigen Organe die Hauptsumme, fast 87 pCt. repräsentiren.

Ich selbst*) habe die Mortalitäts-Statistik der Stadt Würzburg für die Jahre 1852—1855 auf einer, wie ich glaube, so exacten Basis festgestellt, wie sie bis dahin wenigstens noch nirgend erreicht sein möchte, da durch die sehr grosse Ausdehnung, in der auch die Autopsien der Privattodten veranstaltet worden sind, eine viel genauere Grundlage, als irgendwo sonst gewonnen ist. In Würzburg betrug während dieser Zeit die Mortalität an bösartigen Geschwülsten 5,3 pCt. der Gesammt-Mortalität, und die Scala der Häufigkeiten stellte sich so heraus: Es kamen unter 100 Todesfällen durch bösartige Geschwülste auf

Magen	34,9 pCt.	
Uterus, Scheide u. s. w.	18,5 -	**)
Dick- und Mastdarm	8,1 -	
Leber u. a.	7,5 -	
Gesicht und Lippen	4,9 -	
Milchdrüse	4,3 -	
in Summa	78,2 pCt.	

oder mit anderen Worten, es machten die bösartigen Erkrankungen des abdominalen Abschnittes des Digestionskanals etwas über die Hälfte (50,5 pCt.), die der weiblichen Genitalien ohne die Eierstöcke beinahe ein Viertel (22,8 pCt.) der Gesammtzahl aus, was etwas unter den Zahlen von Marc d'Espine (63,3 u. 23,5 pCt.) bleibt. Alles, was nachher kommt, sind sehr kleine Zahlen. Hierin ist natürlich das Leichen-Material einer chirurgischen Klinik und

---

*) Beiträge zur Statistik der Stadt Würzburg. Verhandlungen der Würzburger physikalisch-medicinischen Gesellschaft. 1859. Bd. X. S. 66.

**) Bei dieser Zahl ist in meiner Arbeit ein Versehen untergelaufen, indem die Frequenz der Uterinkrebse zu gering angegeben ist. Statt 21 sollten 33 stehen; dies giebt 18 pCt. und mit Hinzurechnung des Kankroids der äusseren Genitalien 18,5 pCt.

der Hospitäler mit versteckt, so dass die Zahl der malignen Fälle etwas grösser ausfällt, als sie sonst für die Bevölkerung an sich sein würde.

An diesen, in den einzelnen Positionen nicht ganz vollständig übereinstimmenden Zahlen, wo das eine Mal der Magen etwas höher steht, das andere Mal der Uterus, erkennt man doch leicht, dass an so ganz verschiedenen Orten Beobachter, welche ganz unabhängig von einander sind, im Grossen dasselbe Resultat gewinnen, nehmlich dass diejenigen Organe, welche eine weiche Oberfläche besitzen, die mit den fremden Theilen in Contact kommt, ungleich mehr Geschwülste hervorbringen, als diejenigen, welche im Innern der Höhlen abgeschlossen liegen, nur in geringem Maasse nach aussen hin Berührungen oder Communicationen haben, und directeren Einwirkungen seltner ausgesetzt sind. Vergleicht man weiterhin die einzelnen Abschnitte dieser Organe (S. 66.), dann sieht man noch mehr, dass gerade die Stellen am häufigsten befallen werden, welche vermöge ihrer Lage am meisten Insultationen und Reizungen, sei es durch äussere Körper, sei es durch Secretstoffe ausgesetzt sind*).

Ich weiss sehr wohl, dass eine solche Auffassung noch jetzt auf sehr viel Widerwillen stösst und dass ein grosser Theil unserer besten Chirurgen sich noch immer weigert, auf eine Betrachtung dieser Art einzugehen; ja dass es noch immer einzelne giebt, die eine Art von innerem Drang haben, die Sache unerklärlich zu machen, sie unseren Interpretationsregeln zu entziehen und auf irgend ein X zurückzuführen, dem man gar nicht beikommen kann und von dem man sich gefällt zu sagen, man werde ihm auch nie beikommen. Gewiss wird man ihm nie beikommen auf die Weise, wie es gewöhnlich geschieht. Wenn man aber die Fragen mehr praecisirt, wenn man die Fälle nach allen Richtungen hin zusammenstellt, dann müssen nothwendigerweise diese localen Irritamente am Ende einmal klar gelegt werden. Wir werden Gelegenheit haben, bei den einzelnen Formen noch speciellere Betrachtungen dieser Art anzustellen; besonders bei der Geschichte der Kankroide haben wir die mannigfaltigsten Anknüpfungen, z. B. bei dem Lippenkrebs, dem Schornsteinfegerkrebs, wo diese Fragen mehr Gegenstand allgemeiner Discussion

---

*) Mein Archiv. XIV. S. 45.

geworden sind, und wo, wie ich hoffe, nicht lange Zeit mehr vergehen wird, bis man wird festgestellt haben, wie die Sache vor sich geht.

Wenn ich also auch nicht angeben kann, in welcher speciellen Weise die Irritation stattfinden muss, durch welche gerade in einem gegebenen Fall eine Geschwulst hervorgerufen wird, während in einem anderen Falle vielleicht unter scheinbar ähnlichen Verhältnissen nur eine einfache Entzündung erregt wird, so habe ich doch eine ganze Reihe von Thatsachen mitgetheilt (S. 65.), welche lehren, dass in der anatomischen Zusammensetzung einzelner Theile gewisse bleibende Störungen existiren können, welche das Zustandekommen regulatorischer (oder, wie Philipp von Walther sagte, reactiver) Processe hindern und welche bei einem Reiz, welcher an einem anderen Orte nur eine einfache entzündliche Affection zu Stande gebracht haben würde, eine Reizung erzeugen, aus welcher die specifische Geschwulst hervorgeht.

Fassen wir die homologen Geschwülste ins Auge, so lässt sich sogar eine bestimmte Grenze gegen die entzündlichen Anschwellungen nicht aufstellen. Wir werden, namentlich wenn wir die Geschichte der elephantiastischen Geschwülste durchgehen, wenn wir die fibrösen, die epithelialen Gewächse betrachten, finden, dass man in der That in die grösste Verlegenheit kommt, zu entscheiden, wo man anfangen soll, eine Affection zu den Geschwülsten zu rechnen. Namentlich bei den hyperplastischen Geschwülsten, welche im Innern mancher Organe vorkommen, z. B. bei den fibromusculären, giebt es keine absolute Grenze, wo man sie trennen könnte von einfachen Hyperplasien dieser Organe. Es ist eben nur die Form, die Gestalt der Bildung, die uns berechtigt, sie in die Geschwulstreihe zu setzen. Den Vorgang selbst trägt Niemand Bedenken, als das Resultat einer chronischen Irritation, einer Entzündung allenfalls, zu bezeichnen; aber wenn ein Knoten daraus wird, dann bekommt jeder einen Schreck und fragt sich, ob derselbe auch noch so unbefangen betrachtet werden könne. Wenn ein Uterus sich in seinen Wandungen verdickt, dann sagt man: das ist eine chronische Metritis, eine Hypertrophie; aber wenn sich Knoten bilden, mögen sie auch eben so zusammengesetzt sein, wie die verdickte Wand, dann ist es ein Fibroid. Hier verschliesst man offenbar seine

Augen vor den am allerklarsten liegenden pathologischen Thatsachen.

Die Natur der Reizung ist verschieden, je nachdem eine besondere chemische Substanz, eine „Schärfe" einwirkt, wie wir sie bei den Infectionen des Körpers, bei den dyskrasischen Zuständen voraussetzen, oder je nachdem mehr mechanische Irritamente wirken. Die Richtung, in welcher in Folge dieser Reizung die Entwickelung der neuen Gewebe stattfindet, ist wiederum verschieden, einmal, je nachdem die Gewebe selbst verschieden sind, an welchen die Reizung stattfindet, zum andern, je nachdem die Substanz, welche einwirkt, eine ganz besondere chemische Einwirkung hat, vermöge welcher, ähnlich wie bei der Einwirkung des Samens auf das Ei, dem gereizten Gewebe ganz besondere Qualitäten beigebracht werden.

Es ist allerdings eine sehr eigenthümliche Sache, zu erklären, in welcher Weise der Samen und solche pathologische Seminien[*]) im Stande sind, die oft so complicirten Erscheinungen der späteren Entwickelung hervorzurufen; aber im Grunde sind es doch parallele Erscheinungen, und weil sie parallel sind, so berechtigen sie uns auch, einen gemeinschaftlichen oder gleichen Grund anzunehmen. Wir wissen, dass in manchen Familien gewisse Organe die erbliche Eigenschaft zeigen, an gewissen Orten geschwulstartige Producte hervorzubringen. Ich will nicht von den Familien sprechen, wo an gewissen Stellen die Epidermis in besondere hornartige Massen auswächst, den Familien der Stachelschweinmenschen, obwohl man sie mit Recht hier angereiht hat; aber wir finden z. B. entschieden erbliche Disposition zur Bildung von fibrösen Geschwülsten in der Haut, die sich von Geschlecht zu Geschlecht fortpflanzt. In der Geschichte der Tuberkulose zeigt sich die Erblichkeit auf die allerpraegnanteste Weise. Sie überträgt sich häufig vom Vater auf das Kind; sie kann also nicht gut anders als durch den Samen übertragen werden.

Ganz ebenso werden gewisse Eigenthümlichkeiten, welche eine Geschwulst durch die Oertlichkeit, aus der sie sich entwickelt, gewinnt, nachher übertragen auf neue Geschwülste, die an anderen Stellen des Körpers auftreten, welche nicht dieselbe ursprüngliche Richtung der Entwickelung besitzen. Es bildet sich

---

[*]) Mein Archiv. XIV. S. 40. Cellularpathologie. S. 205.

z. B. eine gefärbte Geschwulst, eine Melanose an einem Theil, der von Natur eine Fähigkeit zur Pigmentbildung hat, an der Chorioides des Auges oder an der äusseren Haut. Wenn nach Monaten oder vielleicht nach Jahren sogenannte Metastasen eintreten, dann werden auch die metastatischen Geschwülste gefärbt, schwarz oder braun. Oder es bekommt Jemand ursprünglich eine Geschwulst am Knochen, in welche der Knochen mit seinen Knochenmassen hineinwächst, so dass also eine zum Theil knöcherne Geschwulst sich bildet; wenn diese Geschwulst bösartig wird, und wenn sich an anderen Orten, ich will einmal sagen, in der Lunge neue Geschwülste entwickeln, so ossificiren sie gleichfalls, es entstehen möglicherweise grosse Knochengeschwülste in der Lunge.

In solchen Fällen wird man nicht umhin können, wie das schon seit langer Zeit anerkannt ist[*]), die besondere Natur der ersten Geschwulst abzuleiten von der Besonderheit des Gewebes, in welchem sie sich entwickelt[**]). Dass die Geschwulst in der Chorioides oculi pigmentirt wird, dass eine Geschwulst am Oberschenkel knöchern wird, das kann man sich doch wohl nicht anders vorstellen, als dass die immanente, angeborne Eigenthümlichkeit der Chorioides zur Pigmentbildung, des Femur zur Knochenbildung sich auch auf die Geschwulst überträgt, welche daraus hervorwächst. Aber wenn nachher eine melanotische Geschwulst sich entwickelt in einer Lymphdrüse oder im Gehirn, in der Leber oder im Eierstock, eine knöcherne Geschwulst in einer Lymphdrüse oder in der Lunge, dann werden wir nicht wohl anders können, als diese secundären Bildungen zu betrachten, wie eine zweite Generation, auf welche die Eigenthümlichkeiten der ersten durch ein gewisses Seminium übertragen sind, so wie der Vater seine Eigenthümlichkeiten durch den Samen auf die Eizelle und auf das Kind überträgt. Das, was befruchtet wird, was also in dieser pathologischen Erregung dem Ovulum gleichsteht, das wissen wir jetzt ganz genau, das ist ein bestimmtes Muttergewebe, eine Matrix[***]).

---

[*]) Kluge. Rust's Magazin. 1824. Bd. XVI. S. 213. Heusinger. System der Histologie. 1822. S. 97. Th. Hodgkin. Lectures on morbid anatomy of the serous and mucous membranes. London. 1836. I. p. 260.
[**]) Mein Archiv. 1847. I. S. 479. Gesammelte Abhandlungen. S. 49, 53.
[***]) Handbuch der spec. Pathologie u. Therapie. I. S. 333.

Früherhin, wo man sich vorstellte, dass alle Neubildung auf dem Wege der Exsudation beginne und dass sich erst aus den Exsudaten die neuen Gewebe gestalteten, da war man in nicht geringen Schwierigkeiten, die vielerlei Exsudationen nachzuweisen, die bei dieser Voraussetzung bestehen müssten, die aber gar nicht zu finden waren. Jetzt, wo wir wissen, dass jedes neue Gewächs aus einem bestehenden Gewebe durch Proliferation hervorgeht, jetzt bieten uns schon die verschiedenen Muttergewebe einen hinreichenden Grund für die Erklärung mannigfacher Differenzen der Tochtergewebe, und was dann noch unerklärt bleibt, das ist auf die Verschiedenartigkeit der Erregungen und der äusseren Bedingungen der weiteren Entwickelung zu beziehen. In allen diesen Stücken stehen die Matriculargewebe vollständig dem Ovulum parallel.

Man hat in der neueren Zeit die Versuche, welche früher wiederholt gemacht worden sind, Geschwülste durch Impfung, gleichsam durch Befruchtung zu übertragen, wenig fortgesetzt, da sie sich beim Menschen begreiflicherweise nicht gut vornehmen lassen*) und da die Thiere gerade in Bezug auf Geschwulstbildungen sehr viele Eigenthümlichkeiten darbieten, die daraus sich sehr leicht erklären, dass sie ihren besonderen Typus der Bildung haben. So wenig als der Same eines Thiergenus fruchtbar ist für ein anderes Genus, ebenso wenig würde man aus dem negativen Erfolg einer Inoculation von menschlichen Geschwulstsäften auf Thiere etwas Definitives schliessen können.

Indess sind die bisherigen Versuche keinesweges mit so vielen Cautelen gemacht worden, dass man sie als maassgebend betrachten könnte. Meist hat man sich darauf beschränkt, Injectionen von Geschwulstmassen, sei es von blossen Säften, sei es von zerriebenen Geschwulsttheilen, in das Blut von Thieren zu machen. Man hat in der Regel keine Resultate bekommen (Dupuytren, Valentin, J. Vogel, ich selbst). Der erste, welcher ganz bestimmte Resultate angegeben hat, war Hr. B. Langenbeck**);

---

*) Die älteren Angaben über zufällige Uebertragung des Krebses von einem Menschen auf einen anderen sind theils unsicher, theils unzulässig. Man sehe darüber die einsichtsvollen Bemerkungen von John Pearson (Practical observations on cancerous complaints with an account of some diseases which have been confounded with the cancer. Lond. 1793. p. 20).

**) Schmidt's Jahrbücher. Bd. XXV. S. 99. Ich habe selbst die Zeichnungen des Herrn Langenbeck von der mikroskopischen Zusammensetzung

er fand bei einem Hunde, dem er frischen Krebssaft aus einer Armgeschwulst vom Menschen in die Blutgefässe injicirt hatte, später mehrfache Lungengeschwülste. Auch die Herren Follin und Lebert*) sahen 14 Tage nach der Injection von Brustkrebssaft in die Jugularis eines Hundes in dem Herzen und der Leber desselben eine gewisse Zahl von scheinbar krebsigen Geschwülsten.

Die Versuche verdienen jedenfalls fortgesetzt zu werden und es wäre gewiss sehr wünschenswerth, wenn in grösserer Ausdehnung Inoculationen mit ganz frischen Stoffen vorgenommen würden. Ich für meinen Theil halte das für eine durchaus gerechtfertigte Richtung der Untersuchung. Bis jetzt liegt ausser der älteren Beobachtung von Peyrilhe nur ein scheinbar glückliches Ergebniss vor, welches Herr C. O. Weber**) erzielte. Er injicirte in die Schenkelvene eines Hundes Krebssaft aus einem Markschwamm des Oberkiefers und brachte zugleich eine reichliche Masse davon unter die Haut. Hier bildete sich in 16 Tagen eine faustgrosse Geschwulst von der Zusammensetzung eines Markschwamms. Freilich ist dies nur ein einzelner Fall, aber gewiss ein sehr bemerkenswerther, und jedenfalls scheint es mir schon jetzt zulässig, anzunehmen, dass die aus der Geschwulst hervorgehenden Säfte auf gewisse Gewebselemente wirken wie ein Seminium***).

Die histologische Entwickelung selbst in ihren einzelnen Stadien lässt sich gegenwärtig vollständig genau übersehen. Die Schwierigkeit liegt eben nur in der gleichsam ätiologischen Untersuchung; was das Anatomische anlangt, so ist das vollkommen klar. An jedem einzelnen Punkte, wo eine solche Reizung stattfindet, sehen wir, dass der Gang der Dinge zunächst in derselben Weise erfolgt, wie bei entzündlichen Reizungen. Eine freie Exsudation, eine Neubildung in freiem Cytoblastem, wie man sie bis jetzt allgemein angenommen hatte, findet nicht Statt; die Grundlage der Entwickelung sind die zelligen Elemente

---

der Lungenknoten gesehen. Sie haben mehr Aehnlichkeit mit spontanen Krebsformen, wie ich sie auch bei Hunden untersucht habe, als mit menschlichen Krebselementen.

*) Lebert. Traité pratique des maladies cancéreuses. Paris. 1851. p. 136.

**) C. O. Weber. Chirurgische Erfahrungen u. Untersuchungen. Berlin. 1859. S. 289.

***) Virchow. Die Einheitsbestrebungen in der wissenschaftl. Medicin. Berlin. 1849. S. 39. Gesammelte Abhandl. S. 46. Handbuch der spec. Path. u. Ther. I. S. 278. 339. Archiv. XIV. S. 40.

der Muttergewebe. Alle Versuche, die Histogenese der Geschwülste auf eine andere Grundlage zurückzuführen, sind vergeblich; selbst die neuere Theorie von Rokitansky*) beruht auf einem principiellen Missverständniss, wie die ältere von Hodgkin**).

Die Gewebe, welche der Sitz der Geschwulstbildung werden sollen, vergrössern sich, ihre Elemente nehmen mehr Material in sich auf, sie schwellen an. Gewöhnlich sehr bald beginnt dann eine Theilung der Kerne (Nucleation), es folgt eine Vermehrung der Zellen (Cellulation). Geht diese schnell vorwärts, erreicht sie einen hohen Grad und werden die Zellen in dem Maasse, als sie an Zahl zunehmen, an Umfang immer kleiner, so geräth das Gewebe in einen Zustand, den ich im Ganzen Granulationszustand genannt habe, weil er ganz ähnlich ist dem, welchen wir an

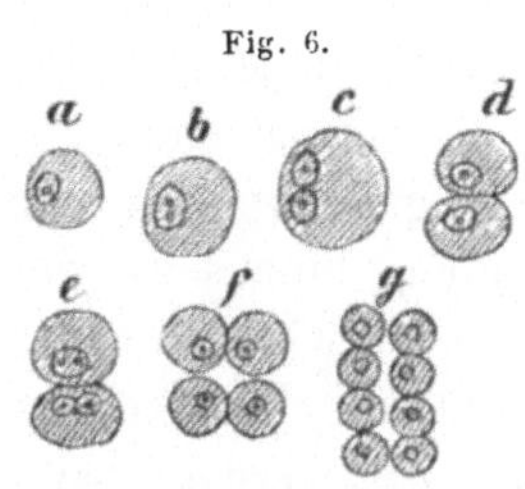

Wundflächen sehen, wo man seit alten Zeiten die jungen Gewebsmassen mit dem Namen der Wundgranulationen bezeichnet hat***). In diesem Zustand ist das Gewebe eigentlich indifferent; es ist vergleichbar den embryonalen Zuständen, welche in der ersten Zeit nach der Befruchtung im Ei eintreten, wo eine Masse von Zellen erzeugt wird, denen man es bekanntlich auch noch nicht ansehen kann, was aus ihnen im Einzelnen werden wird. Die Zellen, aus denen Gehirn werden wird, sehen eben so aus, wie die, aus denen Muskeln, und die, aus denen Bindegewebe werden wird, eben so wie die, aus denen Epithel werden wird. So ist es auch im Granulationszustande; es ist das ein indifferentes Stadium, wo in der Regel kleine, runde Zellen existiren, die

---

Fig. 6. Schema der Zellentheilung und Granulation. *a* einfache Kernzelle, *b* Theilung der Kernkörperchen in der vergrösserten Zelle, *c* weitere Vergrösserung der Zelle und Theilung des Kerns, *d* Theilung der Zelle selbst, *e* weitere Theilung der Kernkörperchen und Kerne in den neu entstandenen Zellen, *f* weitere Theilung der neu entstandenen Zellen selbst, *g* noch weitere Theilung, immer kleinere Elemente mit dem Charakter der Granulationszellen.

*) Rokitansky. Ueber die Entwickelung der Krebsgerüste mit Hinblick auf das Wesen u. die Entwickelung anderer Maschenwerke. Sitzungsberichte der math. naturw. Classe der k. Akademie der Wissensch. zu Wien. 1852. Bd. VII. S. 391.

**) Hodgkin. On the anatomical characters of some adventitious structures. Med.-chirurg. Transactions. 1829. Vol. XV.

***) Archiv. XIV. S. 62. Cellularpathologie. S. 379, 410.

einen Kern und im besten Falle einen Nucleolus besitzen und meist einen schwach körnigen Inhalt haben.

Diese Bildungszellen*) kennt man schon ziemlich lange; sie sind schon von Valentin und Müller, also seit beiläufig mehr als 20 Jahren beschrieben; aber man nahm früher immer an, dass sie vermöge einer Generatio aequivoca in den exsudirten Massen, in dem sogenannten Blastem entständen, dass sie also eine de novo vor sich gehende Bildung darstellten, welche an die alten Bildungen in keiner Weise anknüpfte. Allein man kann sich mit der grössten Bestimmtheit überzeugen, dass diese neuen Elemente aus den alten Elementen des Theiles hervorgehen; die alten Elemente sind ihre Matrices.

Nun ist freilich nicht jedes Element des Körpers, soweit wir bis jetzt wissen, im Stande, der Ausgangspunkt einer solchen Bildung zu werden, und insbesondere sind dazu alle diejenigen Elemente nicht im Stande oder wenig geeignet, welche zu einer specifischen Höhe der physiologischen Entwickelung gekommen sind, welche also über ein gewisses Niveau der Bildung hinaus zu vollendeten, eigentlich animalischen Formen sich entwickelt haben. Ein rothes Blutkörperchen hat keine Fähigkeit zur Proliferation; eine Ganglienzelle des Nervenapparats, soweit wir wissen, ebenso wenig. Drüsenzellen von ausgemachtem Drüsencharakter sind nicht mehr im Stande, eine differente Brut zu erzeugen und wenn die meisten früheren Schriftsteller seit Friedr. Hoffmann und Boerhaave den Krebs als eine Drüsenkrankheit bezeichnet haben, so muss man wenigstens festhalten, dass es nicht das eigentliche, specifische Drüsenparenchym ist, sondern das interstitielle Gewebe, welches die Geschwulstmasse gebiert. Fertige, vollständige Epidermiszellen haben keine genetische Bedeutung mehr. Ja, ich für meinen Theil muss sogar sagen, dass es mir nicht möglich gewesen ist, mich zu überzeugen, dass in einem Muskelprimitivbündel oder in einer Nervenfaser eine weitere Entwickelung von solcher Höhe stattfinden könne. Indess haben verschiedene neuere Beobachter die positive Behauptung aufgestellt, dass es vorkomme, und da ich gegen die Möglichkeit an sich nichts einwenden kann, so kann ich nur sagen, dass es mir bis jetzt nicht gelungen ist,

---

*) Handbuch der spec. Path. u. Therap. I. S. 331.

mich davon zu überzeugen, und ich möchte daher wenigstens leugnen, dass das ein irgendwie häufiger Vorgang wäre.

Nicht jedesmal schlägt die Neubildung diesen Umweg durch das Granulationsstadium ein; es kann die Theilung der Elemente auch sofort zu einer Bildung bestimmter, typischer Formen führen. Dies ist bei den directen Hyperplasien der Fall, wo die neuen Elemente von Anfang an den vollständigen Habitus der alten besitzen. Aber dies kommt bei der Geschwulstbildung um so weniger vor, je massenhafter und schneller die Entwickelung erfolgt; dann schiebt sich selbst bei einfachen Hyperplasien ein indifferentes Zwischenstadium ein. Wächst dagegen die Geschwulst langsam und allmälig, so kann sie ihren Höhepunkt erreichen, ohne jemals den Typus des Muttergewebes einzubüssen; sie kommt gleichsam per primam intentionem zu Stande*). Manche Gewebe, welche zur Granulationsbildung nicht geschickt sind, z. B. das glatte Muskelgewebe, das Drüsenepithel, liefern durch directe Theilung ihrer Elemente beträchtliche Geschwulstmassen, ohne dass dabei jemals „Bildungszellen“ vorkommen. Aber für die grosse Mehrzahl der Geschwülste lässt sich das Granulationsstadium nicht übersehen, und daher knüpfen wir unsere Betrachtungen zunächst an diesen gewöhnlicheren Fall.

Mit Zuversicht kann man hier sagen: es sind die mehr indifferenten Gewebe, welche am häufigsten der Ausgangspunkt solcher neuen Entwickelungen werden.

Wenn wir die Epithelialformationen ins Auge fassen, so sind es immer die jüngsten Schichten, welche noch keine specifische Entwickelung erreicht haben, namentlich die Elemente des Rete Malpighii, die in solche Wucherung gerathen und durch Theilung aus sich die neuen Elemente hervorbringen können. In der Bindegewebsgruppe sind es wiederum diejenigen Gewebe, welche am wenigsten eine charakteristische Höhe erreicht haben, insbesondere das gewöhnliche Bindegewebe, das Schleimgewebe und das rothe Mark der Knochen, während das Knorpelgewebe und das vollständige Knochengewebe eine verhältnissmässig viel geringere Neigung zeigen, und das Knorpelgewebe noch wieder eine viel geringere als das Knochengewebe, in sofern bekanntlich das Knorpelgewebe viel mehr ein Gewebe sui generis ist als das

---

*) Cellularpathologie. S. 61, 68.

Knochengewebe, welches sich an das gewöhnliche Bindegewebe
ziemlich unmittelbar anreiht. Selbst das Fettgewebe wuchert nicht
als solches, sondern es wird, wie das Knochen- und Knorpelgewebe, in der Regel erst in ein weiches, mehr schleimiges Gewebe transformirt, und genau genommen ist es erst dieses, welches proliferirt.   Unter den Geweben, welche eine mehr specifische Ausbildung erreicht haben, erkranken am häufigsten diejenigen, welche zum Gefässsystem gehören, sowohl die zum Blut-,
wie namentlich die zum Lymphgefässapparat zu rechnenden
Theile (Lymphdrüsen, Milz u. s. w.).

Unzweifelhaft ist aber das eigentliche Bindegewebe
der häufigste Ausgangspunkt der Geschwulstbildung.
Schon frühere Beobachter waren durch die grob-anatomische
Untersuchung zu diesem Resultat gekommen.   Schon vor länger
als einem Jahrhundert suchte Grashuis*) zu zeigen, dass Fungen
und Sarkome, Skirrhe und Carcinome, sowie andere fungöse Geschwülste, wie Ficus, Epulis ihren eigentlichen Sitz in der Membrana cellulosa haben und aus ihr hervorgehen.   Kluge**) erklärte ganz bestimmt, dass jeder Parasit aus dem Zellstoff (der
damalige Name für Zell- oder Bindegewebe) und den ihm
zunächst stehenden Häuten seinen Ursprung nehme, und dass der
Skirrh der Drüsen nicht aus der Substanz der Drüsen, sondern
immer aus dem die einzelnen Acini verknüpfenden Zellgewebe
hervorgehe.   Meine mikroskopischen Untersuchungen haben diesen
Satz endlich festgestellt, und zahlreiche neuere Beobachter haben
ihn bestätigt. —

Vor dem Stadium, wo die Matriculargewebe die indifferenten
Bildungszellen erzeugen, liegt also schon das Stadium der Irritation; das ist ein noch früheres.   Wenn wir die gewöhnlichste
und am häufigsten vorkommende Reihe der Entwickelungsvor-
gänge betrachten, wie sie am Bindegewebe geschieht, und wenn
wir den einfachsten Fall setzen, dass wir eine einzelne Spindelzelle vor uns haben, so sehen wir, dass sie an Grösse
zunimmt, dass ihr Kern sich vergrössert; dann theilt sich der
Kern und sehr bald theilt sich gewöhnlich auch die Zelle. Das-

---

*) Joann. Grashuis. Exercitatio med. chirurg. de scirrho et carcino-
mate, in qua etiam fungi et sarcomata pertractantur. Amstel. 1741. p. 67,
77, 96.
**) Rust's Magazin. 1824. Bd. XVI. S. 213.

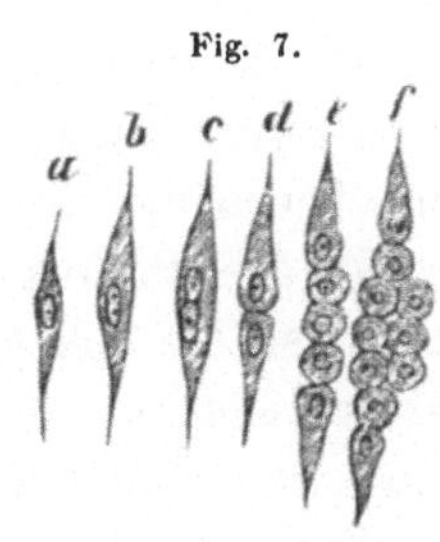

selbe wiederholt sich an den neuen Zellen und so geht es weiter; die Theilungen folgen sich schnell, und sehr bald sind Reihen fertig, in welchen hintereinander, wie Semmeln aneinander gesetzt, die kleinen Elemente liegen. Vor dem Stadium der Bildung dieser Bildungs-, oder wie man wohl auch gesagt hat, Primordialzellen ist also eine ganze Reihe von Entwickelungen vorhergegangen, und die Geschwulst fängt nicht da an, wo die Bildungszellen liegen, sondern da, wo die erste Veränderung im Muttergewebe erfolgt. Mag nun dasselbe irritirt sein durch mechanische oder chemische Einwirkung, mag es eine Praedisposition gehabt haben oder nicht, der Gang der Entwickelung ist ein übereinstimmender bis zu dem Stadium, wo die Granulationszellen (Bildungs- oder Primordialzellen) vorhanden sind.

Man ersieht schon daraus, dass eine eigentliche Grenze der Geschwulst gegen das Muttergewebe an sich nicht vorhanden ist; ursprünglich hängt die Geschwulst mit dem Muttergewebe vollständig und innig zusammen. Aber in dem Maasse, als neue Zellen aus der fortschreitenden Theilung und Wucherung der alten hervorgehen, in dem Maasse treten in der Consistenz des Theils, in dem Zustande der Gefässe, in der chemischen Beschaffenheit der Gewebe wesentliche Verschiedenheiten ein, und man wird dann immer einen gewissen Punkt finden, wo man sagen kann: hier ist schon Geschwulst, hier beginnt sie sichtlich. Das ist dann der Punkt, den die Chirurgen als die Grenze der Geschwulst bezeichnet haben. Wenn wir aber über diesen Punkt hinaus in das scheinbar gesunde Gewebe hineingehen und dieses untersuchen, dann findet sich hier die Reihe der jüngsten Bildungen, und das ist eben der Grund, warum nach Exstirpationen so häufig Recidive in loco erfolgen. Nur zu oft bleibt schon proliferirendes Gewebe zurück, welches man für normal hält, obwohl es das Seminium in sich hat und sogar in den Anfang der Entwickelung eingetreten ist.

Fig. 7. Schema der Bindegewebswucherung. *a.* einfache Spindelzelle des Bindegewebes, *b* einfache Vergrösserung derselben (Hypertrophie), *c.* Kerntheilung, *d.* Zellentheilung, *e.* weitergehende Theilung u. Bildung von runden Granulationszellen, *f.* weitergehende Theilung der letzteren.

**Bis zu der Zeit, wo die indifferenten Granulations-
zellen gebildet sind, ja selbst in dieser Zeit, kann man
es unmöglich den Elementen ansehen, was daraus werden wird.** Ein Krebs sieht in diesem Stadium ebenso aus wie
ein Tuberkel; eine syphilitische Gummigeschwulst des Periosts
wie eine spätere Exostose. Ich sage damit nicht, dass die Zellen
ganz und gar indifferent **sind**, aber sie erscheinen uns so; sie
haben keine Merkmale, an denen wir ihre Besonderheit erkennen
können; sie verhalten sich wie die embryonalen Zellen, von denen
wir ja auch annehmen müssen, dass in den einzelnen schon etwas
Besonderes enthalten ist, was ihre spätere Entwickelung bedingt,
an denen wir es aber nicht erkennen können.

Nach dieser Zeit beginnt die **Differenzirung**; von da aus
gestalten sich die einzelnen Gewebe verschieden, und zwar nicht
blos in der Art verschieden, dass in der einen Geschwulst dieses
Gewebe erzeugt wird und in der anderen jenes, sondern auch in
der Weise verschieden, dass in derselben Geschwulst die eine
Partie das eine, die andere Partie ein anderes Gewebe erzeugt.
Von dieser Differenzirung ab, wo die Geschwülste ihren besonderen Charakter annehmen, können wir zwei grössere Gruppen
von einander trennen.

Die eine Gruppe erzeugt überwiegend einfache Gewebe,
so dass die Geschwulst in allen ihren Theilen ziemlich gleichartig zusammengesetzt ist. So giebt es Geschwülste, welche

Fig. 8.

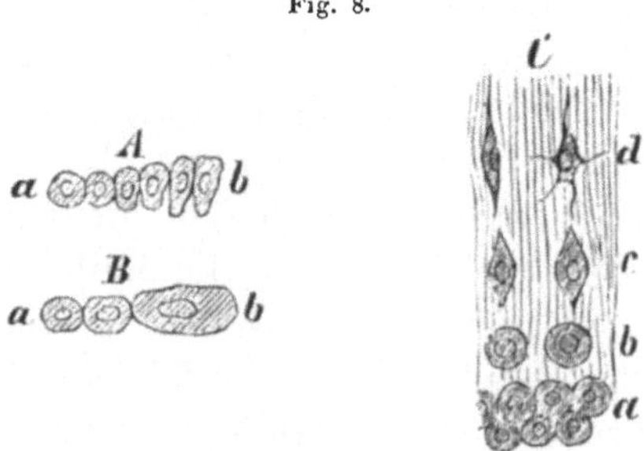

Fig. 8. Schematische Darstellung der Differenzirung von Granulations-
zellen zu specifischen Gewebszellen.
  A. Differenzirung von Granulationszellen *a* in Cylinderepithelzellen *b*;
  B. Dasselbe für Pflasterepithel;
  C. Differenzirung von Granulationsgewebe *a* zu Bindegewebe *d.* Bei
    b Ausscheidung von Intercellularsubstanz, bei *c* Umbildung der run-
    den Zellen in Spindelzellen.

lauter epitheliale Elemente hervorbringen. In diesem Falle wird aus einer einfachen kugeligen Bildungszelle allmählich eine deutliche Cylinder- oder Pflasterzelle. Wenn eine solche Fortentwickelung an allen Bildungszellen der Geschwulst erfolgt, so wird das Granulationsgewebe im Ganzen in eine epitheliale oder epidermoidale Formation übergehen. Oder, wenn die einzelnen Bildungszellen anfangen, sich nach einzelnen Richtungen weiter zu entwickeln, und wenn sie dabei zugleich eine gewisse Quantität von Intercellularsubstanz ausscheiden, so kann daraus ein Bindegewebsstück werden; so weit die Granulationsschicht reichte, so weit wird nachher Bindegewebe vorhanden sein. Das sind Geschwülste mit einem ganz einfachen Gewebscharakter, wo an allen Theilen so ziemlich dieselbe Zusammensetzung sich wiederfindet; vielleicht ist die eine Stelle etwas älter, die andere etwas jünger, die eine etwas dichter, die andere etwas loser, aber im Wesentlichen besteht die Geschwulst überall aus demselben Gewebe. Ich nenne*) sie gewebsartige, histioide Geschwülste.

In einer anderen Gruppe dagegen werden aus denselben Bildungselementen nach verschiedenen Richtungen hin verschiedene Dinge erzeugt; z. B. ein Theil der Zellen entwickelt sich zu Bindegewebe, ein zweiter zu Epithel. Dann kann nachher die Geschwulst aus Zügen von Bindegewebe und aus vielen in dieselben eingeschlossenen Heerden oder Alveolen mit Epithel zusammengesetzt sein. In das Bindegewebe hinein können sich Gefässe gestalten; es kann so nach und nach das Ganze einen complexen Bau bekommen, welcher nicht mehr der Bau eines Gewebes ist, sondern welcher dem Bau eines Organes entspricht. Ja diese pathologischen Organe, diese Geschwulst-Organe oder diese organähnliche Geschwülste erreichen zuweilen eine solche Grösse und innere Mannigfaltigkeit, dass sie die grösseste Aehnlichkeit darbieten mit gewissen physiologischen Organen, namentlich mit Drüsen, mit unseren gewöhnlichen physiologischen Drüsen.

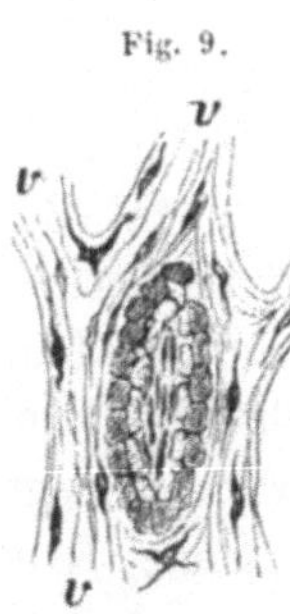

Fig. 9. Schema der organoiden Entwickelung: Ein Maschennetz von Bindegewebe, worin bei *v* ein Gefäss enthalten ist, umschliesst einen mit epithelialen Zellen gefüllten Raum.
     *) Cellularpathologie. S. 60.

Es ist das selbst in der äusseren Erscheinung so auffallend, dass schon die älteren Schriftsteller von dem drüsenartigen Bau mancher Geschwülste reden, und unzweifelhaft ist für eine sehr grosse Zahl von Geschwülsten die Drüsentextur das physiologische Paradigma. Handelt es sich hier also um pathologisch neugebildete Organe, so wird man daran leicht den weiteren Gedanken anknüpfen, den ich schon früher (S. 80.) erwähnte, dass diese Organe wirkliche pathologische Secretionsorgane seien.

Aber auf diese Möglichkeit beschränkt sich die Sache nicht, sondern es giebt Fälle, wo die innere Mannigfaltigkeit und Zusammenordnung von verschiedenen Geweben und organartigen Theilen so mannigfaltig wird, dass die Geschwulst mit einem System des Körpers Aehnlichkeit bekommt, dass sie z. B. eine Uebereinstimmung mit der äusseren Haut darbietet, nicht blos mit dem Bindegewebe derselben und mit ihrer Epidermis, sondern sie kann auch Drüsen besitzen, Schweiss- und Talgdrüsen, ja sogar Haare und allen sonstigen Zubehör der Haut. Eine solche Geschwulst ist nicht mehr ein blosses Organ, denn die Schweissdrüsen, die etwa da sind, sind Organe; sie ist ein völlig entwickeltes System. So wunderbar nun auch diese, ganzen, zusammengesetzten Systemen des Körpers entsprechenden Bildungen sind, die man deshalb als Naturspiele, Lusus naturae, als Verirrungen der Bildungskraft, als Aberrationen der plastischen Kraft bezeichnet hat, so sind sie doch nicht schwerer zu begreifen, als die einfach histioiden und organoiden Formen. Denn wenn überhaupt ein Stadium vorhanden ist, in welchem indifferente Elemente gegeben sind, die sich nach verschiedenen Richtungen hin entwickeln können, so ist es ebenso begreiflich, dass sie einmal sich in einer, und ein anderes Mal in zwei, wie dass sie ein drittes Mal in fünf und sechs Richtungen sich entwickeln. Das ist nicht wunderbar; das Wunder liegt vielmehr darin, dass ein indifferentes Ding, welches keine Kriterien an sich wahrnehmen lässt, aus denen man schliessen könnte, wozu es eigentlich bestimmt ist, nach so verschiedenen Richtungen hin sich entwickeln kann. Ich will diese Formen kurzweg teratoide nennen. —

In der neueren Zeit, wo man so viel nach specifischen Bestandtheilen gesucht hat, ist man häufig von der Vorstellung ausgegangen, dass das Wesen der einzelnen Geschwulst in den einzelnen Elementen gesucht werden müsse und dass jedes einzelne Element das Charakteristische in sich enthalten müsse. Das war ein Irrthum. Sehr häufig ist das Charakteristische eben nur in der besonderen Art der Gesammtanordnung, welche die Geschwulst hat, begründet, und wir sind nur im Stande, die Geschwülste von einander zu trennen, indem wir die Entstehung und Ordnung ihrer Theile zugleich ins Auge fassen. Es werden natürlich diejenigen Geschwülste, welche gleichartige Gewebe in sich enthalten, einander näher verwandt sein; wir werden sie einander anreihen müssen, aber sie zusammenzuwerfen, deshalb weil sie gleichartige Bestandtheile enthalten, das würde ein Irrthum sein. Bei der Beurtheilung einer Geschwulst haben wir jedesmal zunächst zu prüfen, wie sie sich in ihrer Gesammtheit darstellt. Wir haben zweitens die Frage aufzuwerfen, wie sie sich zu dem Muttergewebe verhält, aus welchem sie hervorging, inwieweit sie in ihrer späteren Entwickelung übereinstimmt mit dem Typus, welcher an dem Orte geltend war, aus dem sie hervorwuchs. Nach der Beantwortung dieser zwei Fragen bestimmt sich hauptsächlich der Werth, die Bezeichnung und das Urtheil über die Geschwulst.

Wenn die Geschwulst bis zur Bildung bestimmter, wohl charakterisirter Gewebe gekommen ist, dann ist sie da, wo eine Pflanze ist, wenn sie blüht. Es ist das Stadium florescentiae, wo die einzelnen Bestandtheile überall eine gewisse, typische Höhe, die Akme ihrer Vollendung erreicht haben. Bei jeder einzelnen Geschwulst haben wir daher auch zu untersuchen, wie weit in ihr die Entwickelung der einzelnen Elemente gehen kann, welche Entwickelungshöhe in ihr die Theile regelmässig erreichen. Oft bestimmt sich dadurch allein unser Urtheil über die Natur einer Geschwulst; denn wenn wir eine solche finden, welche in ihrer Entwickelung gar nicht weit über das Granulationsstadium hinausgeht, so schneiden wir damit für die Diagnose sofort alle diejenigen Geschwulstarten ab, welche eine weiter gehende Entwickelung besitzen.

Nun fragt es sich, wonach bestimmt man diese typische Entwickelungshöhe? Dafür haben wir zwei Merkmale. Das eine ist die Uebereinstimmung der Elemente mit bekannten, typischen, vollständig entwickelten Elementen des Körpers. Das ist aber oft ein nicht ganz entscheidendes und unsicheres Kriterium.

Viel sicherer ist, wenn wir aus dem weiteren Gange der Geschwulst den Nachweis führen können, dass die Elemente, wenn sie bis zu einer gewissen Höhe gekommen sind, sich nicht weiter entwickeln. Hier unterscheiden sich aber sowohl die einfachen (histioiden) Geschwülste, als die einzelnen Theile der zusammengesetzten Geschwülste dadurch, dass die eine Reihe e i n e n d u r c h - a u s t r a n s i t o r i s c h e n C h a r a k t e r hat, nur eine relativ k u r z e L e b e n s d a u e r besitzt, während die andere Reihe e i n e n b l e i b e n d e n , d a u e r h a f t e n C h a r a k t e r gewinnt und ihre P r o d u c t e d a h e r a u c h a l s p e r m a n e n t e B e s t a n d t h e i l e i n d i e Z u s a m m e n s e t z u n g d e s K ö r p e r s e i n g e f ü g t w e r d e n k ö n n e n. Diese Unterscheidung, deren allgemeine Bedeutung für die gesammte Organisation und deren besonderen Werth für die Geschichte der Geschwülste ich zuerst dargelegt habe*), hat gerade für die praktische Beurtheilung eine ganz durchgreifende Bedeutung. Je mehr eine Geschwulst an dauerhaften Elementen enthält, um so mehr kann sie auch ein permanenter Bestandtheil des Körpers werden; es kann Jemand möglicherweise sein ganzes Leben lang eine solche Geschwulst mit sich tragen. Je mehr aber eine Geschwulst reich ist an hinfälligen Elementen, welche nur eine beschränkte Lebensdauer haben, um so gewisser ist es, dass auch die Geschwulst als solche nicht ein permanenter Bestandtheil des Körpers bleiben wird, dass wenigstens nicht die alten Theile der Geschwulst dauern werden. Die Geschwulst im Grossen und Ganzen kann dauerhaft sein, insofern sie sich durch neue Heerde vergrössert, insofern sich neben dem ursprünglichen Knoten neue Anwüchse bilden. Die alte Geschwulst aber muss, wenn sie wesentlich aus transitorischen Elementen besteht, zu Grunde gehen, sie kann sich nicht erhalten; nur die neuen Anwüchse geben ihr den Anschein der Dauer.

Wenn wir einen Krebs nehmen, so enthält er regelmässig einen grossen Theil solcher transitorischen Bestandtheile. Daher ist es ganz und gar unmöglich, dass Jemand einen Krebs von einer bestimmten Grösse etwa sein ganzes Leben oder auch nur 10 Jahre lang trägt. Wenn er wirklich 10 Jahre lang einen Krebs hat, so wissen wir ganz bestimmt, dass die Krankheit während

---

*) Archiv. 1847. I. S. 195, 222. Handbuch der spec. Path. u. Therapie. I. S. 332.

dieser Zeit fortschreitet, dass sich neben dem alten Knoten neue
Knoten bilden. Die Geschwulst ist dann scheinbar permanent,
aber sie erhält sich nur durch Nachwuchs, nur durch neue Generationen, etwa wie ein Volk, welches allerdings dauerhaft sein
kann, aber in dem doch die einzelnen Individuen, die einzelnen
Bestandtheile wechseln, so dass das Ganze nur durch den Nachwuchs den Anschein des Dauerhaften erregt. Sobald wir die einzelnen Bestandtheile ins Auge fassen, so sind sie vergänglich, ja
oft ausserordentlich vergänglich.

Die verschiedenen, mit vergänglichen Bestandtheilen versehenen Geschwülste unterscheiden sich wiederum dadurch, dass
die Lebensdauer der Elemente in ihnen eine verschiedene ist*).
In manchen bestehen die Elemente nur eine ganz kurze Zeit und
gehen dann wieder zu Grunde, in anderen können dieselben sich
länger erhalten und eine gewisse Zeit lang den Eindruck der
Dauerhaftigkeit machen. So sterben die Elemente eines Tuberkels
frühzeitig ab. Ein Krebs zeigt schon eine längere Dauer der Elemente, so dass wir immer für einen gewissen Zeitabschnitt die
Geschwulst in einer Art von Unveränderlichkeit finden. Ein Kankroid dauert in der Regel noch länger; da sind die Elemente viel
mehr entwickelt, viel mehr charakteristisch, viel mehr dauerhaft.
Aber in allen dreien gehen sie endlich zu Grunde. Während also
die Geschwulst ursprünglich aus einer productiven Thätigkeit des
Organismus, aus einer wirklichen activen Wucherung hervorgegangen ist, so enthält sie doch, weil ihre Elemente keine Dauer
gewinnen, weil es hinfällige Bestandtheile sind, von vorn herein
die Tendenz der Destruction. Denn das, was neu erzeugt
wird, geht immer wieder zu Grunde, es hat keine Dauer, keinen
Bestand, keinen bleibenden Werth für den Körper.

Es muss daher im Innern einer solchen Geschwulst ein fort-
dauernder Zerfall, eine fortdauernde Auflösung, eine rückgängige
Metamorphose stattfinden. Alle Geschwülste, welche hinfällige
Elemente in grösserer Anzahl enthalten, bieten uns von der Zeit
ihrer Florescenz ab eine Reihe von passiven Rückbildungen,
von regressiven Metamorphosen, von verschiedenen, wie
man zu sagen pflegt, Ausgängen dar. Dahin gehören insbesondere die Fettmetamorphose, die Erweichung, die Eindickung,

---

*) Cellularpathologie. S. 422.

die Verkalkung. Bei den permanenten Geschwülsten können Ausgänge in gleicher Weise eintreten, aber es ist dieses nicht der regelmässige Fall; meist verharren sie auf einer gewissen Höhe oder wachsen weiter. Bei den mehr vergänglichen Geschwülsten dagegen bilden die rückgängigen Metamorphosen die Regel, und da sie bei den einzelnen Arten ausserordentlich variiren, so entsteht dadurch eine Menge von scheinbaren Varietäten. Gerade diese späten Stadien sind es gewesen, von denen die früheren Beobachter bei der Classification oft ausgegangen sind und auf welche hin sie ihre diagnostischen Unterscheidungen basirt haben. Den Tuberkel untersuchte man gewöhnlich, wenn er längst todt war, wenn seine Masse längst wieder in andere Zustände übergegangen war. Fand man eine ähnliche veränderte Masse im Krebs, dann nannte man sie auch Tuberkel; man sagte, es wäre ein Tuberkel im Krebs, während man sich doch hätte überzeugen sollen, dass es nur dieselbe Art der Rückbildung des Krebsgewebes war, wie sie am Gewebe des Tuberkels regelmässig vorkommt.

Ebenso hat man die verschiedenen Arten der Ulceration als wesentliche Kriterien genommen, um darnach die Geschwülste zu unterscheiden, wie das namentlich in der ältern Darstellung vom Krebs der Fall ist. Das geht nicht. Die Untersuchung muss sich auf die Zeit beziehen, in welcher frische Elemente vorhanden sind. Sind die Elemente einmal in Zerfall übergegangen, sind irgend welche Ausgänge an der Geschwulst bemerkbar, dann muss man sich im äussersten Maasse hüten, aus der Art dieser Ausgänge einen ganz bestimmten Schluss auf die Natur der Geschwulst zu machen. Man muss vielmehr an jeder Geschwulst, wenn man sie feiner diagnosticiren will, die Punkte aufsuchen, wo etwa noch unversehrte Reste des alten Gewebes existiren. Es sind dies manchmal nur sehr kleine Theile; es kann sein, dass eine Geschwulst so vollständig zerstört ist, dass man die grösste Mühe hat, an ihrem Umfange einen Punkt zu finden, der noch intact ist; aber dieser kleine Punkt giebt die eigentliche Entscheidung über die Bedeutung ab.

Das ist das, was wir jetzt Entwickelungsgeschichte oder überhaupt Geschichte der Geschwülste nennen und was ich zuerst, freilich auch unter manchen Irrthümern, für den Krebs*) und das

---

*) Archiv. 1847. I. S. 94.

Eierstocks-Colloid*), später mit besserem Verständniss für das En-chondrom**), das Cholesteatom***) und eine grosse Zahl anderer Geschwülste durchzuführen versucht habe. Wir verfolgen ihre Elemente von dem Zeitpunkt der ersten Irritation durch die Periode der indifferenten Granulation in die Richtungen, welche die weitere Entwickelung nehmen wird, bis dahin, wo sie ihre volle Ausbildung erreichen, und wiederum von da ab in die Ausgänge, welche ihr letztes Schicksal bestimmen.

Thut man das, so wird man wenigstens gesichert sein vor manchem falschen Wege, welchen die früheren Beobachter betreten haben und welchen noch heut zu Tage sehr viele Aerzte einschlagen. Aber man wird auch die Schwierigkeiten begreifen, die es macht, jede einzelne Art an den oft so verschiedenen Localitäten, an welchen sie vorkommt und welche ihre Erscheinung im Einzelnen modificiren, auf ihren besonderen Werth zurückzuführen.

---

*) Verhandl. der Gesellsch. für Geburtshülfe zu Berlin. 1848. Bd. III. S 197.
**) Archiv. 1853. V. S. 216.
***) Archiv. 1855. VIII. S. 371.

Sechste Vorlesung.

6. December 1862.

———

Grundlagen einer systematischen Ordnung der Geschwülste.

Ausschluss der blossen Intumescenzen, der unproductiven Cysten, der Blasenwürmer (Cysticercus,
Echinococcus, Coenurus). Parasitismus als allgemeine Eigenschaft aller wuchernden Geschwülste und als Folge der Autonomie ihrer Elementartheile, nicht als Folge einer eigenthümlichen Ernährungs-Einrichtung. Die Circulation in den Geschwülsten: Störung des
venösen Stroms in den alten Gefässen. Recrementitielle Stoffe der Geschwülste: schädliche
Einwirkung derselben. Syphilis, Krebs, Tuberculose, Rotz. Jodismus und Kropf. Locale
oder constitutionelle Natur der Geschwülste.
Genetische Grundlage einer Systematik der Geschwülste: 1) Entstehung aus Blutbestandtheilen:
Extravasations- und Exsudationsgeschwülste. 2) Entstehung aus Secretstoffen: Dilatations-
oder Retentionsgeschwülste. 3) Entstehung aus proliferirenden Geweben: Gewächse, Pseudoplasmen, Proliferations-Geschwülste. Unterabtheilungen derselben: histioide, organoide, teratoide Geschwülste. 4) Combinations-Geschwülste.
Weitere Zerlegung der Proliferations-Geschwülste in zwei parallele Reihen, je nach ihrer Homologie und Heterologie (Erhaltung oder Verlust des Eigengewebes des Theiles). Bösartigkeit
nur auf einen Theil der heterologen Formen beschränkt und abhängig von dem Reichthum
der Geschwulst an Säften und Gefässen.

———

Nach den Auseinandersetzungen, welche ich über die verschiedenen Versuche, die Geschwülste in ihrem Wesen zu erkennen,
gemacht habe, wird es jetzt an der Zeit sein, dass wir uns genauer orientiren, wie man sich denn eigentlich das ganze Gebiet
abzugrenzen und einzutheilen hat.

In ersterer Beziehung mache ich noch einmal auf das aufmerksam, was ich schon früher hervorgehoben habe, dass der
moderne Begriff des Tumors, der Geschwulst nicht vollständig
dem alten entspricht, insofern gegenwärtig eine Menge von entzündlichen, hypertrophischen und hyperplastischen Anschwellungen
ausgeschlossen werden, die man wohl Intumescenzen (in frü-

herer Zeit auch wohl Physkonien), aber mit Ausnahme einzelner Organe, wie der Milz, in der Regel nicht Tumoren nennt. Es wird vielmehr in der Regel vorausgesetzt, dass das, was man als Geschwulst bezeichnet, in einer gewissen Weise ausgelöst, abgegrenzt von den übrigen Geweben des Körpers sei, dass es sich in einer gewissen Besonderheit, in einer gewissen Abgeschlossenheit, man möchte fast sagen, Individualität darstelle.

Wir haben gleichfalls früher schon besprochen, zu welchen Schlussfolgerungen diese Vorstellung von der Abgeschlossenheit und Besonderheit der Geschwülste geführt hat; ich habe insbesondere hervorgehoben (S. 18, 22), wie zunächst gerade diejenigen Geschwülste, welche durch eine besondere Membran von dem übrigen Körper gleichsam getrennt sind, die sogenannten Balggeschwülste oder cystischen Geschwülste, die Aufmerksamkeit gefesselt haben. Dabei muss man sich aber sofort erinnern, dass das, was man heut zu Tage Cyste nennt, nicht vollständig dem alten Begriff der Balggeschwulst, des Tumor cysticus entspricht. Denn es giebt eine Reihe von Dingen, die man cystische oder cystoide nennt, von denen es aber Niemand einfällt, sie zu den Geschwülsten zu zählen. Wenn z. B. in dem Gehirn an einer Stelle, wo vorher ein grosses Blutextravasat war, sich nachher eine Höhle findet, welche eine Flüssigkeit enthält, und welche vielleicht in ihrem Umfange eine gewisse membranartige Schicht von Bindegewebe besitzt, so nennt man das wohl eine apoplektische Cyste, aber Niemand denkt daran, diese Cyste auch eine Geschwulst zu benamsen, und zwar deshalb, weil sie ganz einfach eine Lücke der früher vorhanden gewesenen Hirnsubstanz darstellt, ohne etwas Selbständiges an ihre Stelle gesetzt zu haben. Es ist eben so viel Hirnsubstanz untergegangen, als Höhlenraum vorhanden ist, und die Höhle erscheint daher nicht als etwas Positives, was sich neben dem Gehirn entwickelt hat, sondern als ein Defect, als ein Mangel, ein Verlust, welcher an Stelle von Gehirnsubstanz besteht. Nur diejenigen Cysten, Säcke und Höhlen werden also in die Geschwulstreihe hineingerechnet, welche den Eindruck erzeugen, dass sie als etwas relativ Unabhängiges neben den Theilen vorhanden sind, dass sie nicht einfach einen blossen Mangel, einen blossen Defect ausdrücken; es ist immer die Vorstellung dabei, dass etwas Productives in der Geschwulst gegeben ist.

Andererseits habe ich erwähnt, wie jene Vorstellung von der Individualität der Geschwülste zu der Meinung geführt hat, dass es sich hier um wirklich entozoische Bildungen handle, dass insbesondere die cystischen Tumoren Acephalocysten, wirkliche Blasenwürmer seien (S. 18). Ich habe keinen Grund, bei dem doch schon ziemlich ausgedehnten Gebiet, welches uns noch vorliegt, specieller auf die Geschichte der Blasenwürmer einzugehen, welche an sich mehr der allgemeinen Pathologie angehört. Ich will jedoch kurz erwähnen, dass die gewöhnlichen geschwulstartigen Säcke, welche durch Blasenwürmer bedingt werden, entweder dem Cysticercus (telae) cellulosae oder dem Echinococcus hominis angehören.

Wenn der Sack einen grösseren Umfang erreicht, so können wir immer schliessen, dass es ein Echinococcus ist, während, wenn er klein ist, wir als wahrscheinlich annehmen können, dass es ein Cysticercus sei. Die Grösse einer Cysticercusblase ist im besten Fall die einer Kirsche; häufig erreicht sie nur die Grösse eines starken Kirschkerns. Ihre Gestalt ist kugelig, ändert sich aber insofern, als in manchen Theilen das Wachsthum des Thieres durch den Widerstand der Gewebe nicht gleichmässig vor sich gehen kann. In der Pia mater cerebralis wird die Blase oft höckerig oder buchtig, indem die derberen Stränge des Bindegewebes sie einschnüren; in den Muskeln verlängert sie sich durch den Druck der umliegenden Faserbündel, so dass wir statt eines runden einen länglichen, dattelförmigen Körper antreffen. Die Echinococken dagegen werden viel grösser; man bemerkt sie meist erst zu einer Zeit, wo sie etwa die Grösse einer Wallnuss erreicht haben. Sie können faustgross werden und darüber.

Alle Blasenwurm-Geschwülste haben das Charakteristische, dass, wenn man sie aufschneidet, man immer eine doppelte Membran findet; eine äussere nehmlich, welche aus einem mehr oder weniger gefässreichen Bindegewebe besteht und aus der irritativen Thätigkeit des Organs hervorgeht, und eine innere, die eigentliche Thierblase, die sich innen dicht an den Organsack anschliesst. Oeffnet man die Gesammt-Cyste vorsichtig, so kann man, nachdem man den Organsack angeschnitten hat, die Thierblase noch unversehrt zu Tage treten sehen. Zugleich unterscheiden sich die beiden Blasen durch ihre feinere Zusammensetzung, indem die äussere eben ein gewöhnlicher bindegewebiger Sack ist, der mög-

licherweise auch wohl eine festere, knorpel- oder knochenartige
Beschaffenheit annehmen kann, während die innere Blase aus der
specifischen Substanz des Thieres besteht und entweder die mehr
weiche, zarte, gallertige Beschaffenheit des Cysticercus oder die
eigenthümlich derbe, elastische Beschaffenheit der Echinococcus-
blase zeigt.

Eine dritte Art von Blasenwürmern ist bis jetzt mit Sicherheit nicht darzuthun gewesen, und wir haben demnach für das,
was man früher noch neben den beiden erwähnten als Acephalocysten aufführte, kein weiteres Genus oder Species. Indess ist es
nicht ganz sicher, ob wirklich mit den zweien schon die Reihe der
Möglichkeiten erschöpft ist. Wenigstens habe ich einige Male an
den Hirnhäuten grosse blasige Bildungen gefunden, die sich in
sehr beträchtlichem Umfange in der Pia mater verzweigten, in alle
Vertiefungen Fortsätze und nach aussen scheinbar gestielte Ausstülpungen sendeten. Sie machten ihrem ganzen Bau nach den
Eindruck entozoischer Säcke und boten in ihrer Membran eine
grosse Uebereinstimmung mit dem Coenurus cerebralis dar*).
Freilich ist dieser beim Menschen noch nicht mit Sicherheit constatirt, während er bei Schafen und beim Rindvieh häufig genug
vorkommt, wo er die bekannte Drehkrankheit erzeugt. Indess
entscheidet dies nicht. Jedenfalls ist es nicht unmöglich, dass
diese Traubenhydatiden der Pia mater entozoische Gebilde
sind, und entweder dem Coenurus selbst oder einer ihm nahe
verwandten Species angehören.

Auf diese Arten**) beschränkt sich, was wir von wirklich
entozoischen Balggeschwülsten, wenn man so sagen will, beim
Menschen kennen. Trotzdem hat sich der Begriff des Parasitismus für eine grosse Zahl von anderen Geschwülsten immer
rege erhalten. In der That, wenn man sich erinnert, wie selbständig, wie unabhängig in ihrer ganzen Entwickelungsgeschichte
viele Geschwülste sich darstellen, wie sehr sie verschieden sind
von der Natur der Nachbargewebe, wie sie allen Einwirkungen
welche man auch therapeutisch auf sie stattfinden lässt, Widerstand leisten, so lässt sich nicht läugnen, dass sie in hohem
Maasse den Begriff der Autonomie erwecken, der zunächst zu

---

*) Archiv. 1860. XVIII. S. 528.
**) Die Trichinen-Cysten sind stets mikroskopisch.

dem Schlusse auf ihre parasitische Natur geführt hat*). Das gilt aber am meisten von den nicht cystischen Geschwülsten. Diese bieten in einem viel höheren Maasse als die cystischen, das Bild der Autonomie, der Unabhängigkeit von den Nachbartheilen und von dem übrigen Körper dar, und daher ist auch gerade auf sie in der neueren Zeit am meisten die Aufmerksamkeit gerichtet gewesen.

Nach der Anschauung, die man noch bis in die letzten Jahre von den krankhaften Vorgängen in den Geweben und Organen hatte, wo man die meisten dieser Vorgänge als nutritive betrachtete und wiederum die Nutrition als wesentlich abhängig erscheinen liess von den Gefässen und von der Circulation, war es natürlich, dass man sich auch immer zunächst die Frage stellte, ob denn nicht diese Geschwülste in ihrer Ernährung etwas so ganz Eigenthümliches darböten, dass sich eben daraus die Unabhängigkeit ihrer Ernährung begreifen liesse. Ich habe schon früher bemerkt (S. 23), dass man in dieser Beziehung sich bemüht hat, in den sogenannten Vollgeschwülsten ein selbständiges centrales Gefässsystem nachzuweisen, und dass man die Vorstellung hatte, dass sie in sich selbst, wie das bebrütete Ei, ein unabhängiges Gefässsystem nebst Blut erzeugten und sich so gleichsam ihren eigenen Ernährungsapparat bildeten.

Allerdings haben auch noch in der neueren Zeit manche die selbständige Entwickelung von Gefässen und von Blut innerhalb von Geschwülsten zugelassen**). Allein wenn man sorgfältige Injectionen macht, so kann man sich auf das Bestimmteste überzeugen, dass die Gefässe der Geschwülste mit den alten Gefässen der Nachbarschaft in ununterbrochener Verbindung stehen, dass sie als unabhängige, neben denselben entstehende Gebilde nicht vorhanden sind. Aber allerdings zeigen diese Injectionen eine eigenthümliche Schwierigkeit, die am meisten dazu beigetragen hat, die älteren Vorstellungen von dem besonderen Ernährungsverhältniss dieser Parasiten zu unterhalten. Es ist nehmlich verhältnissmässig am schwierigsten, die Gefässe von den Venen

---

*) Archiv. IV. S. 390. Handbuch der spec. Path. u. Ther. I. S. 334. Cellularpathologie. S. 427.

**) Rokitansky. Lehrbuch der path. Anat. Wien. 1855. Bd. I. S. 196. Bernh. Beck. Klinische Beiträge zur Histologie u. Therapie der Pseudoplasmen. Freiburg i. Br. 1857. S. 34.

aus zu füllen, während es ziemlich leicht gelingt, die kleineren, selbst die kleinsten Gefässe der Geschwulst zu füllen von den Arterien aus.

Derjenige, welcher diesen Punkt am meisten verfolgt hat, war der überaus verdiente Schröder van der Kolk*). Auf Grund seiner Injectionen glaubte er, die Geschwülste nach ihrer Gefässeinrichtung in zwei vollständig getrennte Gruppen zerlegen zu können. Die eine habe eine gewöhnliche Gefässeinrichtung, wo das Blut durch Arterien hineinkomme, in Capillaren übergehe und durch Venen zurückgeführt werde; diese betrachtete er mehr als hypertrophische Gebilde, die sich der gewöhnlichen Organisation des Körpers anschlössen. Eine andere Reihe dagegen hat nach seiner Ansicht die Einrichtung, dass das Blut durch Arterien einströmt und in Capillaren übergeht, aber dass diese sich wieder in Arterien sammeln, welche in die Arterien des Haupttheiles zurückkehren. Er verglich dieses Verhältniss mit dem der Pfortader, welche zwischen zwei venöse Netze eingeschoben ist: noch mehr würde man es der Einrichtung der sogenannten Wundernetze, Retia mirabilia, anreihen können, wie man sie bei manchen Thieren an verschiedenen Orten findet, und wie auch beim Menschen in den Malpighischen Körpern der Niere etwas Aehnliches vorkommt. Die Möglichkeit einer Circulation würde dabei bestehen, und es ist daher seine Anschauung nicht einfach widersinnig, wie manche Schriftsteller behauptet haben. Einzelne namentlich haben gemeint, Schröder habe den pursten Unsinn behauptet und ein Verhältniss aufgestellt, wobei überhaupt eine Circulation unmöglich sei. Sein Gedanke ist aber an sich correct, und Einrichtungen dieser Art giebt es unzweifelhaft in der thierischen Organisation; es fragt sich nur, ob sie hier bestehen. Der holländische Forscher stützte sich auf seine unmittelbaren Erfahrungen. Er besass eine Reihe von Geschwülsten, insbesondere Uterusfibroide und Krebse verschiedener Organe**), wo es ihm nicht gelungen war, von den Venen aus

---

*) Schröder van der Kolk. Observationes anatomico-pathologici et practici argumenti. Amstel. 1826. Fasc. I. p. 46. Aanteekeningen van de Sectie-Vergadering van de Prov. Utrecht. Genootschap. 1847. Bl. 27. Nederlandsch Lancet 1853—54. III. 3. Bl. 146. Not.
**) Eine genauere Beschreibung der einzelnen Fälle findet sich bei Westhoff l. c. p. 17—46.

Injectionsmasse hineinzubringen, wo aber von den Arterien aus ein entwickeltes Capillarnetz injicirt war. Eine ähnliche Beobachtung war schon von Bérard*) in einem Fall von Encephaloidgeschwulst am Halse gemacht worden.

Das Falsche ist nun eben in diesen Fällen die Erfahrung gewesen. Wenn man die Einrichtung mancher Geschwülste studirt, so ergiebt sich allerdings, dass gerade diejenigen Venen, welche die Arterien, von denen aus die Injection gelingt, begleiten und welche sonst mit ihnen immer zusammengehen, nicht mehr unmittelbar in die Geschwulst hineinführen, sondern dass die venösen Verbindungen nach ganz anderen Richtungen hin eröffnet sind; ja es zeigt sich nicht selten, dass gerade durch die Entwickelung der Geschwulst, und zwar um so mehr, je grösser dieselbe ist, die Hauptvenenstämme wesentliche Veränderungen erfahren. Man sieht schon äusserlich an vielen Geschwülsten, dass der Venenstrom in einem hohen Maasse durch die Geschwulst behindert wird, und das ist in so fern eine sehr bemerkenswerthe Erscheinung, als das Aussehen vieler Geschwülste dadurch in einem hohen Maasse charakteristisch wird, — so sehr charakteristisch, dass, wie früher (S. 9.) erwähnt, der Krebs davon seinen Namen erhalten hat und dass bei der chirurgischen Diagnose dieses Verhältniss als ein wichtiges Kriterium für die Bösartigkeit der Geschwülste benutzt worden ist. Man betrachtet eine Geschwulst, über welcher die Haut ungewöhnlich entwickelte venöse Netze zeigt, noch jetzt sehr oft als suspect, als möglicher Weise bösartig, und die Erfahrung lehrt in der That, dass gerade bei den bösartigen Formen die Oberflächen ganz ungewöhnlich breite und dichte Venenäste zeigen.

In der Regel sind die Venen, welche sich über und um eine solche Geschwulst verbreiten, dadurch ausgezeichnet, dass sie sehr platt sind, so dass, wenn man einen Durchschnitt durch sie macht, sie nicht ein rundes Lumen darbieten, sondern ein abgeplattetes. Sie sehen aus, wie Säbelscheiden, — ein Umstand, der beweist, dass sie unter einem starken Druck liegen. Diese Erscheinung ist nun allerdings an sich keine specifische, welche bestimmt zu erkennen gäbe, dass die Geschwulst malign ist, aber sie beweist in einem hohen Maasse, wie gross die Circulations-

---

*) Dict. de médicine. T. VI. p. 274.

störung im Umfange und häufig auch im Innern der Geschwulst ist. Der Grund dieser Störung kann ein verschiedener sein. Manchmal ist es wesentlich nur der **Druck**, den die Geschwulst durch ihr fortwährendes Wachsthum gegen die Wandungen der Gefässe ausübt, — ein Druck, dem die Arterien viel leichter Widerstand leisten, weil ihre Wandungen bekanntlich viel dicker und kräftiger sind, und weil der Seitendruck des Blutes, welches in ihnen strömt, ein viel höherer ist als der, welcher im Venensystem besteht.

Weiterhin geschieht es aber sehr häufig, dass gerade bei den schlimmeren Geschwülsten, wie ich schon ausgeführt habe (S. 53.), die Geschwulst in die Venen **hineinwächst**. An den Arterien kommt so etwas nicht vor, im Gegentheil erhalten sie sich zuweilen inmitten der grössten Zerstörungen ganz intact*). An den Venen dagegen entwickelt sich nicht selten Geschwulstmasse in der Wand selbst, und es bilden sich zunächst kleine Protuberanzen nach innen, flache Hügel (Fig. 1. a. S. 43.). Diese werden grösser und grösser, zugleich verengt sich in demselben Maasse die Gefässlichtung. Endlich kann es vorkommen, dass die Masse durchwächst und in das Innere so hineindringt, dass die Geschwulst in einem mehr oder weniger grossen Umfang das Lumen füllt. Manchmal wird das Gefäss ganz und gar verstopft. Dann kann natürlich durch diese Venen nichts zurückströmen, und es bleibt nichts übrig, als dass sich collaterale Bahnen eröffnen, durch welche die Circulation erfolgt. Macht man nun die Injection von einer solchen verschlossenen Vene aus, so wird nichts in die Geschwulst hineindringen, während, wenn man von einer anderen Seite her den Versuch wiederholt, man allerdings die Capillaren füllen kann. — Endlich ist eine dritte Möglichkeit vorhanden; das ist die, wo sich in den Venen **Thromben**, Gerinnungen des Blutes bilden, welche oft in sehr grosser Ausdehnung sich vorfinden und selbst sehr grosse Stämme vollständig verlegen.

Das ist die Erklärung, warum man von den Venen aus nicht in der Weise, die man nach dem normalen Gefässverlauf voraussetzt, Injectionsmasse in die Geschwülste hineinbringen kann.

---

*) Man sehe ein sehr bemerkenswerthes Beispiel in meinem Archiv. I. S. 277. Gesammelte Abhandlungen. S 384.

Auf irgend eine Weise aber gelingt es immer. Ich selbst habe Injectionsversuche dieser Art gerade bei den allerschlimmsten Geschwülsten gemacht*) und meine Erfahrungen stimmen mit den positiven Ergebnissen von Robin und Lebert**) und von Gerlach***) überein. In der blossen An- oder Abwesenheit von Venen liegt also kein Unterscheidungsmerkmal zwischen verschiedenen Geschwulstarten, und wenn man auf Grund der Erfahrungen von Schröder van der Kolk geschlossen hat, dass das beste Heilmittel die Unterbindung der Arterien sei, weil dadurch auf einmal die ganze Circulation aufgehoben würde, so ist das ein Irrthum, da gerade, je grösser eine Geschwulst wird, sie um so zahlreichere Anastomosen nach allen Seiten hin eröffnet und die Unterbindung eines Stammes oder einiger Stämme gar nicht genügt, die Blutzufuhr zu ihr überhaupt aufzuheben.

Trotzdem dass die Circulation innerhalb der Geschwülste in derselben Weise vor sich geht, wie in dem übrigen Körper, und dass die Gefässe der Geschwulst mit den Gefässen des übrigen Körpers continuirlich zusammenhängen, so halte ich doch den Gedanken von der parasitischen Natur für einen vollkommen begründeten; nicht deshalb, weil die Geschwulst an sich in ihrer Ernährung etwas ganz Eigenthümliches hätte, sondern deshalb, weil alle einzelnen Elemente, aus denen sie sich zusammensetzt, und welche bei grossen Geschwülsten eine kolossale Zahl erreichen, eine besondere Selbständigkeit besitzen. Freilich verhält sich jeder Geschwulsttheil dabei im Grossen nicht anders, als jeder einzelne Theil des Körpers überhaupt†). Jeder einzelne Theil des Körpers hat ja eine Art von parasitischer Existenz innerhalb der Gesammtheit. Aber in der Geschwulst tritt dieser Charakter in einem viel höheren, viel mehr auffallenden Maasse hervor, weil jeder wuchernde

---

*) Westhoff (l. c. p. 16.) erzählt, ich hätte an Schröder van der Kolk die Mittheilung gemacht, dass es mir bei Fungus medullaris der Leber nur gelungen sei, die Arterien mit Injectionsmasse zu füllen. Schröder selbst hat eine ähnliche Angabe (Nederl. Lancet 1853—54. Bl. 146). Ich erinnere mich nicht, auf welcher Mittheilung diese Angabe beruht; jedenfalls ist es mir gerade bei Leberkrebs gelungen, auch von den Venen aus die Geschwülste zu injiciren.

**) Lebert. Traité pratique des mal. canc. p. 39.

***) Jos. Gerlach. Der Zottenkrebs und das Osteoid. Mainz. 1852. S. 26.

†) Mein Archiv. 1852. Bd. IV. S. 390.

Theil eine viel grössere Fähigkeit besitzt, nutritive Stoffe an sich zu ziehen und in sich festzuhalten; und da die meisten gerade der bösartigen Geschwülste in einem besonderen Maasse wuchernde Eigenschaften haben, in einem fortwährenden Wachsthum sich befinden, so werden sie auch dieses attractive Verhältniss, wodurch eben Nutritionsmaterial in einem ungewöhnlich hohen Maasse in sie hineingenommen und in ihnen assimilirt wird, in viel stärkerer Weise zeigen als irgend ein gewöhnlicher Theil des Körpers. Daraus erklärt sich der sonderbare Umstand, dass viele Geschwülste sich auf das Beste erhalten, ja sogar üppig wuchern, während der ganze übrige Körper abmagert, dass sich selbst homologe Geschwülste, wie Lipome, nicht in dem Maasse zurückbilden, wie ihre Nachbargewebe, die doch durchaus gleichartig sind, schwinden, endlich dass Entziehungskuren erfahrungsgemäss einen so geringen Einfluss auf die meisten Geschwülste ausüben.

Parasitisch ist demnach an sich jede Art von wuchernder Geschwulst, und wenn eine Geschwulst überdies, wie wir in der letzten Vorlesung (S. 98) gezeigt haben, aus einer sehr grossen Zahl von Elementen besteht, welche eine blos transitorische Bedeutung im Körper haben und nach einiger Zeit wieder zu Grunde gehen, zerfallen, resorbirt oder durch Verschwärung nach aussen entfernt werden, dann wird natürlich auch damit immerfort ein Verlust für den Körper, eine Abzehrung (Consumptio) gegeben sein. Die Substanzen, welche dem Körper entzogen werden, werden nicht zu bleibenden Körperbestandtheilen umgeformt, sondern sie gehen verloren; sie werden in der Geschwulst allerdings zuerst assimilirt, aber nachher zerfallen sie wieder, es entsteht daraus Detritus, und dieser Detritus ist für die Zwecke des Körpers nicht mehr brauchbar. Im Gegentheil, man wird, im Allgemeinen wenigstens, zugeben müssen, dass dieser Detritus, dieses zersetzte Material, diese aus der Zerstörung der Elemente hervorgegangenen recrementitiellen Stoffe eine schädliche Einwirkung haben.

Wie weit diese Schädlichkeit geht, ist bis jetzt nicht genau ermittelt. Manche Beobachter haben auf Grund gewisser Erfahrungen geglaubt, dass gerade in diesen Stoffen eine infectiöse Substanz gegeben sei, welche, indem sie nachher wieder in die Circulation zurückkehre, die Säfte verunreinige und an verschiedenen Theilen des Körpers nachtheilige Einwirkungen hervorbringe.

Ja, einzelne sind so weit gegangen, dass sie diese Stoffe sogar als die contagiösen betrachtet haben, durch welche in dem übrigen Körper die Neigung zu metastatischen Geschwulstbildungen hervorgerufen werde. Diese Auffassung stützt sich auf Beobachtungen, die man bei verschiedenen Zuständen gemacht hat.

In syphilitischen Geschwülsten zerfallen nach einer gewissen Zeit die ältesten Theile und es bildet sich daraus ein eigenthümlicher Brei. Dieser ist unzweifelhaft resorptionsfähig, da er aus flüssigem Fett und anderen löslichen, wie es scheint, eiweissartigen Stoffen besteht; die unmittelbare Erfahrung lehrt auch, dass solche Geschwülste durch Resorption sich verkleinern und verschwinden können. Herr Michaelis*), ein Wiener Militairarzt, der sich sehr viel mit Syphilis beschäftigt hat, will durch directe Impfversuche nachgewiesen haben, dass, wenn man aus einem Bubo oder Schanker diesen Stoff herausnehme und ihn impfe, gerade er die Infection, die neue Erkrankung hervorrufe. Einen ganz ähnlichen Vorgang der Rückbildung, insbesondere der fettigen Metamorphose sieht man in krebsigen Geschwülsten, und Herr Busch**) in Bonn knüpft an die Mittheilung einiger Fälle, wo Krebse der Milchdrüse in diesem Stadium bei Frauen exstirpirt wurden und nachher secundäre Eruptionen an anderen Orten auftraten, die Betrachtung, ob nicht gerade in diesem Stadium die Geschwülste besonders gefährlich seien. Dittrich in Erlangen, der kürzlich verstorbene Kliniker und pathologische Anatom, hatte die sichere Ueberzeugung, dass der Anfang der Tuberculose in vielen Fällen davon abzuleiten sei, dass Detritus von verschiedenen Punkten aus in die Circulation zürückkehre, indem theils normale Körper-, und namentlich Blutbestandtheile, theils exsudative oder neugebildete Massen sich zurückbildeten und dadurch, dass ihr Detritus ins Blut käme, Tuberkeln hervorgerufen würden; er schloss das aus den zahlreichen Fällen, wo tief greifende regressive Metamorphosen stattfinden, insbesondere wo in den späteren Stadien chronischer Prozesse in dem Körper Stoffe liegen geblieben sind, welche sich weiter umsetzen, und wo schliesslich tuberculöse Er-

---

*) Zeitschrift der Gesellschaft der Aerzte zu Wien. 1856. S. 418. 1857. S. 791.

**) W. Busch. Chirurgische Beobachtungen, gesammelt in der k. chirurg. Universitäts-Klinik zu Berlin. 1854.

krankungen eintreten und die Personen phthisisch zu Grunde gehen*).

Diese Thatsachen sind sämmtlich basirt auf die gewiss richtige Beobachtung, dass auch die Rückbildung krankhafter Erzeugnisse, also ein scheinbar zur Heilung führender Vorgang, sich nicht selten mit schädlichen Zufällen verbindet. Ich gehe aber nicht so weit, dass ich behaupten möchte, die Rückbildungsstoffe seien die specifischen Infectionsstoffe, sondern es scheint mir, dass man unterscheiden muss zwischen der specifischen Infection (oder Contagion), welche nur analoge Erkrankungen hervorruft, und der allgemeinen Infection (Verunreinigung), welche allerlei allgemeine Störungen bedingt. In solchen Fällen, wo überhaupt eine sehr energische Infectionssubstanz vorhanden ist, mag sie sich freilich auch noch in einer späteren Zeit erhalten. Ich kann das allerdings, abgesehen von der schon erwähnten Syphilis, nur durch ein Beispiel erläutern. Es giebt eine Affection, welche eine Art von Geschwülsten bildet, die allerdings nicht sehr gross werden, die aber doch als gesonderte Dinge hervortreten; das ist die bei Pferden so häufige Rotz- und Wurmkrankheit. Hier besteht die specifische Bildung in kleinen Knoten, die den Tuberkeln sehr ähnlich sind. Die Affection überträgt sich sehr leicht und giebt zu einer der gefährlichsten Erkrankungen Veranlassung, die den Menschen treffen können. Gewöhnlich treten im Laufe derselben immer wieder neue Knoten gleicher Art an den verschiedensten Theilen des Körpers auf. Sicherlich besteht hier ein ausgemachtes Infectionsverhältniss. Nun, die Impfung haftet in sehr verschiedenen Zeiten, und ich selbst habe Rückimpfungen vom Menschen auf das Pferd mit vollständigem Erfolge zu Stande gebracht zu einer Zeit, wo die Knoten schon im Zerfall waren**). Aber ebenso unzweifelhaft ist es, dass die Impfung auch gelingt zu einer Zeit, wo die Knoten noch nicht im Zerfall sind, und mir scheint es daher viel natürlicher, dass man schliesst, dass die schädliche Substanz auch durch die Umsetzungen, welche in der Geschwulst entstehen, nicht vollständig getilgt, nicht zerstört wird.

---

*) Carl Martius. Die Combinationsverhältnisse des Krebses und der Tuberkulose. Erlangen. 1853. S. 25.

**) Virchow. Handbuch der speciellen Pathologie u. Therapie. Erlangen. 1855. Bd. II. S. 411. Note.

Indess will ich die Frage von der Schädlichkeit der recrementitiellen Stoffe keineswegs als eine solche ansehen, welche durch diese, immerhin noch sehr spärlichen Erfahrungen auch nur annähernd zur Lösung gebracht wäre. Aber das möchte ich behaupten, dass die Aufnahme grosser Quantitäten solcher Rückbildungsstoffe aus umfangreichen Geschwülsten nicht ohne Nachtheil für den Körper geschehe. In dieser Beziehung möchte ich namentlich auf einen Fall aufmerksam machen, der in der neuesten Zeit wieder zur Discussion gekommen ist, und der eine sehr grosse Bedeutung gerade für die praktische Medicin hat. Das ist eine Erfahrung, die man bei der Rückbildung grösserer Kropfknoten gemacht hat.

Kröpfe sind eigenthümliche hyperplastische Vergrösserungen der Schilddrüse, die zuweilen einen sehr grossen Umfang erreichen. Schon seit Coindet (1820) ist es bekannt, dass Jod einen sehr erheblichen Einfluss auf ihre Verkleinerung hat, und vielfache Erfahrung hat es bestätigt, dass es zuweilen gelingt, sei es durch inneren Gebrauch des Jods, sei es durch äussere Anwendung desselben, Kröpfe nicht bloss in relativ kurzer Zeit zu einer bedeutenden Verkleinerung, sondern sogar zu vollständigem Schwunde zu bringen. Unter solchen Verhältnissen hat man wiederholt sehr schwere Zufälle eintreten gesehen, die man gewöhnlich als eine Wirkung des Jods betrachtete und als eine Arzneikrankheit, als Jodismus bezeichnete*). Die allgemeine Aufmerksamkeit ist namentlich durch einen der verdienstvollsten Genfer Aerzte, den kürzlich verstorbenen Rilliet**), angeregt worden. Allein schon vorher hatte Herr Röser***), ein erfahrener würtembergischer Praktiker, diese Zufälle verfolgt, und er war auf den Gedanken gekommen, dass sie keineswegs dem Jod, sondern der Resorption der in der Struma vorhandenen Substanzen zuzuschreiben seien. In der That lässt sich nicht läugnen, dass fast alle Erfahrungen, welche man über diesen sogenannten Jodismus besitzt, sich auf Fälle beziehen, wo unter der Einwirkung des Jods schnelle Re-

---

*) Gerade bei Kropf sind solche Beobachtungen schon sehr früh gemacht z. B. von Suttinger und Schmidt (Rust's Magazin. 1824. Bd. XVI. S. 112, 430).

**) F. Rilliet. Mémoire sur l'iodisme constitutionnel. Paris. 1860.

***) Würtemberg. medic. Correspondenzblatt. 1844. S. 241. 1860. Nr. 33. Archiv f. physiol. Heilk. 1848. S. 74. 1859. S. 494.

sorption beträchtlicher Quantitäten von Kropfmasse stattfand. Eine solche Resorption setzt natürlich voraus, dass die Bestandtheile des Kropfs in einen löslichen Zustand gerathen. Zellen und feste Stoffe können ja nicht resorbirt werden; sie müssen aufgelöst werden, zerfallen und Detritus liefern. Dann erst werden die löslichen, recrementitiellen Stoffe, und zwar unter solchen Verhältnissen in grossen Mengen, in die Circulation gerathen. Wie nun andere recrementitielle Stoffe einen schädlichen Einfluss auf den Körper haben, so ist theoretisch nichts dagegen einzuwenden, dass auch diese eine nachtheilige Einwirkung ausüben. Die Erfahrung lehrt aber die merkwürdige Thatsache, dass während der Rückbildung der Strumen die grössten Störungen zu Stande kommen, dass insbesondere eine extreme Beschleunigung des Pulses, oft mit tiefer Depression der Nervencentren und gewöhnlich mit der grössten und schnellsten Abmagerung verbunden, kurz, eine Art von Abzehrung sich einstellt, welche den Veränderungen an der Struma nicht parallel geht, sondern ihnen folgt. Nimmt man nun hinzu, dass Herr Röser ganz ähnliche Zufälle auch ohne Jodgebrauch bei schneller Verkleinerung von Kröpfen hat eintreten sehen, so muss man wohl zugeben, dass die Resorption, und nicht das Jod, dabei von vorwiegender Bedeutung ist, und dass der Name der Kropfkachexie dem des Jodismus vorzuziehen ist.

Als die Beobachtungen von Rilliet, welche übrigens nur den Zweck hatten, auf die Gefahren des Jodgebrauches hinzuweisen, in der französischen Academie (1859) zur Discussion kamen, hat man von allen Seiten her seine Angaben fast mit Spott aufgenommen, allein es sind seit jener Zeit manche analoge Beobachtungen hinzugekommen*). Ich selbst habe wenigstens einen sehr überraschenden Fall gesehen, wo bei einem sehr grossen Kropfe nach einem ganz geringen Jodgebrauch acuter Marasmus bei grosser Pulsfrequenz und Neigung zu Schweissen eintrat, der Monate lang bis zum Tode anhielt, und ich bin daher allerdings, im Zusammenhalt mit den schon vorhandenen sonstigen Thatsachen, geneigt anzunehmen, dass selbst in Rückbildungsfällen durch die recrementitiellen Substanzen der Geschwülste eine er-

---

*) Lebert. Die Krankheiten der Schilddrüse und ihre Behandlung. Breslau. 1862. S. 229.

8*

hebliche Allgemeinstörung herbeigeführt werden kann. Ob die Kachexie, welche wir so häufig bei den schlimmeren Geschwülsten in ihren späteren Stadien, ja selbst bei ausgedehnter Drüsenscrophulose wahrnehmen, ob jene oft den ganzen Körper treffenden Störungen, welche mit mangelhafter Blutbildung, mit mangelhafter Ernährung der Muskeln und vieler innerer Organe zusammenzufallen pflegen, daraus hervorgehen, das ist wieder eine andere Frage, welche erst durch viel exactere Untersuchungen wird entschieden werden können, als wir sie bis jetzt über den Verlauf der Geschwülste besitzen.

Denn so viel die Chirurgen auch über die Bedeutung der Geschwülste discutiren, eine genauere klinische Beobachtung über den Gesammtverlauf, über den Constitutionalismus der Geschwülste besitzen wir bis jetzt noch nicht. Das alles ist erst zu machen, und erst von dem Augenblicke an, wo darüber bestimmtere Thatsachen vorliegen, wird man die angedeuteten Fragen mit Ueberzeugung entscheiden können. Auf alle Fälle ist aber der Gesichtspunkt festzuhalten, dass gerade diejenigen Geschwülste, welche sehr viel transitorische, hinfällige Elemente enthalten, wo also viel Substanz zurückgebildet wird, ungleich schädlicher zu sein pflegen und daher auch ungleich mehr den Eindruck des Parasitismus machen, als diejenigen, welche mehr bleibende Bestandtheile, mehr Dauergewebe enthalten, in welchen also auch regressive Vorgänge wenig stattfinden, welche sich vielmehr in ihren Ernährungsverhältnissen den gewöhnlichen Theilen des Körpers anschliessen.

Der Kliniker kann freilich, wenn er die constitutionellen Beziehungen der Geschwülste prüft, ausserordentlich weit gehen. Liest man z. B. die ihrer Zeit sehr hoch geschätzten Lehrsätze von Rust*) nach, so findet man, dass bei ihm alle möglichen Dinge constitutionell waren. Er hatte eine solche Antipathie gegen die locale Auffassung der Geschwülste, dass er auch die allerunschuldigsten Dinge in den Geruch des Constitutionalismus brachte. Für ihn war natürlich ein Krebs ein nothwendig constitutionelles Uebel; er sagte geradezu: wenn Jemand einen Krebs exstirpirt

---

*) Joh. Nep. Rust. Aufsätze und Abhandlungen aus dem Gebiete der Medicin, Chirurgie u. Staatsarzneikunde. Berlin. 1836. II. S. 445. (Ueber einige sogenannte örtliche Krankheitsformen, die keine örtlichen Krankheiten sind.)

zu haben glaubt und das Individuum lebt nach drei Jahren noch, dann war es kein Krebs, dann war die Diagnose falsch; es muss Jedermann innerhalb dreier Jahre an diesem Uebel zu Grunde gehen. Aber ebenso constitutionell war für ihn eine Balggeschwulst, ja eine Hydrocele, und eine Reihe von Warzen und Naevi. Das waren alles keine localen, es waren constitutionelle Uebel, wo man sich immer erst dreimal bekreuzigen musste, ehe man an eine Operation schritt, und wo man eher alles andere versuchen musste, um durch Veränderung des Ernährungszustandes des Körpers das Uebel zu modificiren.

Fasst man den Constitutionalismus in der Weise auf, dass man sagt, ein gewisser Localzustand hat gewisse Beziehungen zu dem übrigen Körper, dann ist allerdings nichts local, denn alles, was im Körper besteht, hat gewisse Beziehungen zu dem gesammten Körper. Eine vollständige Isolirung, so dass das Ding gleichsam wie auf einer Insel lebte, kommt überhaupt gar nicht vor. Von diesem Gesichtspunkte aus ist unzweifelhaft auch eine Hydrocele ein constitutionelles Uebel, denn die Flüssigkeiten, welche im Hydrocelesack sind, werden immer auf die eine oder andere Weise mit den Flüssigkeiten des übrigen Körpers in einem gewissen Wechselverhältniss stehen, und dieses Verhältniss kann sich nach den verschiedensten Richtungen hin wirksam machen. Aber das ist eine ganz andere Art von Constitutionalismus, wie derjenige, welchen man discutirt, wenn man parasitische Geschwülste im Auge hat. Eine Hydrocele einfach zusammenstellen mit Krebs, das heisst ungefähr so viel, wie wenn man einen Nagel in Vergleichung stellen will mit einer Niere. Der Nagel steht auch unzweifelhaft in einem bestimmten Verhältniss zum Körper, er ist auch nicht ein Ding, was einen blos localen Grund und eine blos locale Bedeutung hat, was blos bis zu der Gränze seines eigenen Bestandes hin bemerkbare Wirkungen hervorbringt. Trotzdem wäre es eine sonderbare Physiologie, wenn man die Beziehungen eines Nagels zum Körper ebenso veranschlagen wollte, wie die einer Niere, welche der Sitz eines enormen Stoffwechsels ist und zur Ernährung des ganzen Körpers in einem hochwichtigen und ganz besonderen Verhältniss steht.

Die parasitischen Beziehungen, welche eine Geschwulst hat, sind zunächst ihr eigen und nicht ein Ausfluss allgemeiner Zustände des Körpers.. Sie besitzt sie auf Grund der Autonomie, welche jedes zellige, jedes lebende Element im Körper hat, und welche mit um so grösserer Wirkung hervortreten muss, je zahlreichere und mit je grösserer Wirkungsfähigkeit versehene Elemente an einem Orte vereinigt sind. Die Natur und Thätigkeit dieser Elemente entscheidet zugleich über die Bedeutung der Geschwulst für den Gesammtorganismus, dessen Theil sie ist. Man kann daher sagen, dass eine jede aus einer Wucherung von Elementen hervorgegangene Geschwulst einen parasitischen Charakter in besonders hohem Grade besitzt. Damit ist aber nicht ausgedrückt, dass sie aus einer Dyskrasie hervorgeht, oder dass sie eine primär constitutionelle Bedeutung habe; sie kann trotzdem ein durchaus locales Uebel sein.

Ich lehne also, wenn es sich um eine Eintheilung der Geschwülste handelt, den Gesichtspunkt des Parasitismus eben so vollständig ab, als die immer von Neuem und noch vor wenigen Jahren mit so grosser Zuversicht von Billroth*) wiederholte Forderung, dass die klinische Anschauung das leitende Princip sein müsse. Man kann nur in der Weise den Grund zu einem Systeme der Oncologie legen, dass man, von der Genesis ausgehend, die anatomische Geschichte der Geschwülste so sicher als möglich darstellt. Erst an diese Geschichte lässt sich die klinische Beobachtung in einer zuverlässigen Weise anknüpfen und gewiss ist eine vollständige Physiologie der Geschwülste ohne die klinische Beobachtung unmöglich. Aber es ist unnütz, ja schädlich, das Spätere zum Früheren zu machen, und der Umstand, dass die reinen Anatomen, insbesondere die unerfahrenen Mikrographen viele falsche Behauptungen aufgestellt und viel Verwirrung angerichtet haben, kann die Thatsache nicht vergessen machen, dass die Praktiker, namentlich die Chirurgen aus der Verwirrung nie herausgekommen sind.

Der anatomisch-genetische Standpunkt bringt es mit sich, dass man zunächst diejenigen Geschwülste, welche durch wirklich formative Prozesse, durch Neubildungen hervorgehen, welche also durch ein eigentliches Wachsthum aus dem Körper sich bilden, von denjenigen trennt, welche nicht auf diese Weise ent-

---

*) Th. Billroth. Die Eintheilung, Diagnostik u. Prognostik der Geschwülste vom chirurgisch-klinischen Standpuncte. Deutsche Klinik. 1859. No. 40.

stehen. Diese letzteren entsprechen zu einem nicht unerheblichen
Theil dem, was man früher Balggeschwülste, Tumores
cystici genannt hat. Die anderen dagegen, die, welche durch
wirkliches Wachsthum hervorgehen, sind die eigentlichen
Pseudoplasmen, die Aftergebilde, oder, wie man noch
viel zweckmässiger sagen kann, die Gewächse. Denn hier ist
gerade der alte Ausdruck der Gewächse vollständig an seinem
Ort, und ich nehme ihn mit Bewusstsein und in dem Sinne wieder
auf, dass damit nicht blos das Hervorwachsen aus dem alten
Gewebe, sondern auch die Umwandlung dieses Gewebes, die Er-
setzung, die Substitution desselben durch neues, falsches Gewebe
bezeichnet werden soll. Lange Zeit war diese Auffassung verpönt,
da man nach der Exsudat-Theorie die Geschwulst neben dem
alten Gewebe entstehen und dieses nur durch Druck atrophiren
liess*). Nachdem ich die Exsudat-Theorie durch die Proliferations-
Theorie ersetzt habe und die Analogie der thierischen Wucherungsvorgänge mit den pflanzlichen sicher erkannt ist, kann auch die
Bezeichnung der krankhaften Gewächse in aller Form wieder
eingeführt werden.

Was nun die Gruppe der nicht aus Wachsthum hervorgehenden Geschwülste anlangt, die überwiegend einen cystischen Charakter an sich tragen, so können sie wiederum auf verschiedene
Weise entstehen. Entweder nehmlich handelt es sich bei ihrer
Entstehung um die Anhäufung von Stoffen, welche unmittelbar
aus dem Blute stammen, oder sie verdanken ihre Existenz
der Anhäufung solcher Stoffe, welche auf eine besondere
Weise secernirt worden sind, wo also irgend ein Secretionsorgan eine Specialwirkung auf die Zusammensetzung ausgeübt hat.

Diejenigen Stoffe, welche aus dem Blute kommen, sind im
Wesentlichen dreierlei Art: entweder Blut in Substanz, Extravasat; oder blos seröse Ausscheidung, wo überwiegend das
Wasser, die Salze und ein gewisser Theil der Albuminate des
Blutserums mit austritt, Transsudat; oder endlich, es ist mit
diesen Flüssigkeiten noch ein gewisses Quantum von Fibrin gemischt, das ich hier nach altem Gebrauche mit anführe, obwohl

---

*) Phil. v. Walther. System der Chirurgie. Berlin. 1833. S. 380.

meiner Ansicht*) nach das Fibrin aus den Geweben, nicht aus dem Blute stammt, Exsudat. Weiterhin kommen Fälle vor, wo sich diese Producte unter einander compliciren, so dass zugleich ein Extravasat und ein Exsudat unter der Form eines hämorrhagischen Exsudates erscheint, oder dass in sehr viel seröser Flüssigkeit eine kleine Quantität von fibrinösem Stoff vorhanden ist, seröses Exsudat. Das bedingt indess keine sehr grosse Verschiedenheit.

Diese Abtheilung hat in sich eine gewisse Verbindung, und sie unterscheidet sich ganz wesentlich von der anderen Abtheilung, wo Absonderungsstoffe, Stoffe, deren Natur von der Beschaffenheit der secernirenden Oberfläche oder des Secretionsorgans mit bestimmt wird, abgelagert werden. Die Secretstoffe sind wiederum insofern verschieden, als sie in manchen Fällen überwiegend flüssig sind, in anderen überwiegend organisirte Theile enthalten, und in einer dritten Reihe ein Gemisch von beiden darstellen.

Finden wir eine Cyste mit reinem Schleim, der doch ein Secretstoff ist, insofern er nicht im Blut praeexistirt, in grösserer Menge angehäuft, so haben wir ein pures Secret, worin weiter gar keine Formelemente vorzukommen brauchen. Das ist ein Beispiel für 'die reine Secretform. Treffen wir dagegen einen Sack, der mit Zellen gefüllt ist, welche von einer normal absondernden Oberfläche abgelöst wurden, z. B. mit secernirter Epidermis, so werden wir eine solche feste Epidermisgeschwulst in die zweite Reihe zählen. Wenn aber von irgend einer Drüse her Drüsenzellen sich ablösen und sich mischen mit einer wässrigen Substanz, welche vom Blute aus transsudirt, dann haben wir ein Beispiel für die dritte Reihe. Das ist bei Samencysten der Fall, wo sich die Zellen der Samenkanälchen oder die aus ihnen hervorgegangenen Samenfäden (Spermatozoiden) in einer transsudirten Flüssigkeit vorfinden.

Diese Cysten, wo wir entweder einfach amorphe, oder einfach geformte, oder gemischte Secrete antreffen, bilden eine besondere Abtheilung von Geschwülsten, welche dadurch entstehen, dass die Absonderungsstoffe, statt entfernt oder entleert zu wer-

---

*) Cellularpathologie. S. 154, 367. Spec. Pathol. u. Ther. Bd. I. S. 75. Gesammelte Abhandl. S. 135 – 137.

den, sich in Form eines Tumors anhäufen. Die Anhäufung muss begreiflicherweise immer geschehen in einem praeexistirenden Raum; in dem Maasse, als die Anhäufung der Secrete geschieht, wird es eine Dilatation, eine Ektasie des vorhandenen Raums geben. Man kann daher, nach unserer gewöhnlichen pathologisch-anatomischen Art zu sprechen, alle diese Geschwülste auch Ektasien nennen; es ist nur nicht die reine Ektasie, sondern Ektasie plus dem retinirten Secret, und wenn man das bezeichnen will, so sind es Dilatations- oder Retentionsgeschwülste.

Die Geschwülste der ersten Abtheilung, wo wir überwiegend Blutbestandtheile (Extravasate, Transsudate oder Exsudate) vorfinden, können möglicherweise in einem praeexistirenden Raum entstehen, aber sie brauchen es nicht nothwendigerweise, sondern sie können auch frei oder in einem neu entstandenen Raum vorkommen. Dieser Raum kann wiederum auf die allerverschiedenste Weise zu Stande kommen, entweder durch blos mechanische Einwirkung (Zerreissung, Bruch u. s. w.), oder durch organische Processe, die voraufgegangen sind, so dass die Entstehung dieser Geschwülste sich anschliesst an andere pathologische Processe, welche erst die Höhlen erzeugen, in welche hinein die Massen sich absetzen. Dies sind also nicht immer blosse Dilatationsgeschwülste, sondern manchmal wirkliche Neubildungen; das Charakteristische aber liegt nicht in der Neubildung, sondern wesentlich in dem Austreten der Blutbestandtheile, und man wird sie also als Extravasations- und Exsudationsgeschwülste unterscheiden können.

Auf diese Weise gewinnen wir (mit Ausschluss der Entozoen und blossen Intumescenzen) drei grössere Gruppen oder Abtheilungen, von welchen den bekannten pathologischen Processen am nächsten stehen die eben besprochenen Exsudations- und Extravasationsgeschwülste. Dann käme die Gruppe der Ektasien, der Dilatations- und Retentionsgeschwülste, und als dritte Gruppe die eigentlichen, aus Proliferationen hervorgehenden Pseudoplasmen oder Neoplasmen, die Gewächse im engsten Sinne des Wortes.

Von diesen letzteren haben wir überwiegend in den früheren Vorlesungen gehandelt. Ich habe da schon die Hauptgesichtspunkte aufgeführt, nach denen die Gewächse zunächst zu classificiren sind. Wir haben gesehen, dass in einer gewissen Zahl von Fällen sich eine solche Geschwulst aus einem einfachen Gewebe zusammensetzt und in ihrer Zusammensetzung irgend einem bekannten Gewebe des Körpers entspricht: die einfach histioide Geschwulst. In anderen und sehr zahlreichen Fällen zeigt die Geschwulst keine so einfache Zusammensetzung, sondern es gehen mehrere Gewebe in ihre Zusammensetzung ein; es tritt ein complicirterer Bau auf, oft mit einer bestimmten typischen Anordnung der Theile. Die Geschwulst gleicht dann einem bestimmten Organ des Körpers, sie hat einen vollständig organoiden Charakter. Eine dritte Gruppe ist noch complicirter; da treten verschiedene Organe zusammen und entsprechen in ihrer Zusammenfügung einem ganzen System des Körpers, wenn dasselbe auch nur sehr unvollständig das normale System reproducirt. Das ist die systematoide oder besser teratoide Geschwulst. Ja, ich kann gleich hinzufügen, dieses Systemartige kann unter Umständen so weit gehen, dass es uns den Eindruck macht, als hätten wir ein unvollständiges menschliches Individuum vor uns, und dass in einzelnen Fällen ernsthaft discutirt worden ist, ob nicht ein Foetus in Foetu vorliege, da scheinbar ein ganzer Körper in einer etwas rudimentären, aber doch nach verschiedenen Richtungen hin angelegten Form vorhanden ist.

In diese drei Hauptabtheilungen zerfallen die Proliferationsgeschwülste oder Pseudoplasmen. Nun kann man aber leider auch damit nicht die Classification beenden. Denn, wie schon Lobstein*) sehr richtig hervorgehoben hat, es giebt manche Geschwülste, in welchen mehrere Geschwulstformen mit einander sich combiniren: Combinationsgeschwülste**), Masses dissimilaires, Productions mixtes. Hier ist der Charakter in den verschiedenen Theilen ein verschiedener und es lässt sich nicht das Ganze auf eine einfache Formel reduciren. Diese Combinationsgeschwülste sind unter Umständen ausserordentlich schwierig zu entwirren, und zwar um so mehr, als die Combination nicht blos zwischen verschiedenen Formen der eigentlichen Pseudoplasmen, der im engeren Sinne so zu nennenden Gewächse stattfindet, sondern weil auch Combinationen mit den vorher genannten Kate-

---

*) Lobstein. Traité d'anat. pathol. 1829. T. I. p. 456, 479.
**) Virchow. Ueber Combinations- und Uebergangsfähigkeit krankhafter Geschwülste. Würzburger Verh. 1850. Bd. I. S. 134.

gorien, nehmlich mit Exsudations- und Extravasationsformen, mit Ektasien und zum Theil neugebildeten Säcken vorkommen.

Diese letztere Möglichkeit tritt in doppelter Weise hervor. Es kann sein, dass die Wand einer Balggeschwulst, eines Retentionssackes anfängt, der Sitz besonderer Processe zu werden. Manchmal liefert sie blos Transsudate: wenn es z. B. eine Geschwulst war, welche durch Anhäufung von Drüsensecret entstand, so kann sich von der Wand her zu dem Drüsensecret einfaches Transsudat aus dem Blute mischen. Andere Male aber entzündet sich die Wand; dann kommen Exsudate, unter Umständen hämorrhagische Ergüsse in einen Sack, der ursprünglich ein Retentionssack von Drüsensecret war. Unter anderen Verhältnissen aber gehen von der Wand Gewächse hervor, wirkliche Proliferationen; es entsteht also gleichsam ein Pseudoplasma aus der Wand einer Retentionscyste, und es kann vorkommen, dass dieses Pseudoplasma mit der Zeit die ganze Cyste füllt. Das ist dann die vollständigst denkbare Combination der beiden Formen — ein Fall, wie ihn Hodgkin bei seiner viel besprochenen Theorie von der cystischen Entstehung vieler Geschwülste vor Augen gehabt, aber weit über die zulässigen Gränzen hinaus als maassgebend hingestellt hat. — Umgekehrt kommt es wieder nicht ganz selten vor, dass, wenn an einem Secretionsorgan, an irgend einer Drüse eine Proliferation geschieht, gewöhnlich von dem interstitiellen Gewebe aus, und sich ein Pseudoplasma entwickelt, durch die mechanischen Wirkungen dieses Pseudoplasmas die Drüsenkanäle stellenweise gedrückt und verschoben werden, dass sie sich erweitern, Ektasien bilden, dass in den Ektasien sich entweder Drüsensecret oder exsudative oder hämorrhagische Massen anhäufen und so inmitten der Geschwulst die erweiterten Kanäle wie besondere cystische Bildungen sich darstellen.

Die beiden letzteren Reihen können unter Umständen sich sehr ähnlich werden. Ich meine die Reihe, wo zuerst eine Cyste besteht und von ihrer Wand das Gewächs hervorgeht, und die zweite Reihe, wo zuerst die Geschwulst vorhanden ist, von der Geschwulst die Dilatation bedingt wird und möglicher Weise späterhin in die gebildeten Cysten noch wieder Geschwulstmassen hineinwachsen. Vielleicht wird man sagen, es sei ganz gleichgültig, ob man das unterscheide, ob man darauf einen Werth lege, diese zwei Reihen von einander zu trennen. Aber das ist oft von dem allerhöchsten Werth, denn es kann sein, dass zwei scheinbar ganz ähnliche Formen vollkommen verschieden von einander sind. Wenn man z. B. die Geschichte des Cystosarkoms ins Auge fasst, so findet man bei den Untersuchern fortwährend eine Verwechselung dieser beiden Reihen, insofern in allen Geschwülsten dieser Art sich Exsudat und Gewächs vereinigt findet. Nun erweist sich aber die eine Reihe als sehr bösartig, während die andere von sehr unschuldiger, localer Bedeutung ist. Da wird man zugestehen müssen, dass es sehr wichtig ist, diese beiden Reihen von einander zu trennen, die eine, welche nur locale Affectionen hervorbringt, und die andere, welche mit zu den allerschädlichsten Dingen gehört, die überhaupt im Körper vorkommen können.

Es ist überaus wichtig, sich von vorn herein zu erinnern, dass bei einer Combinationsgeschwulst die zufälligen Möglichkeiten, welche eintreten, für den Beobachter im höchsten Maasse verwirrend werden können, und dass gerade da eine Einsicht in den genetischen Gang der Entstehung, in das eigentliche Wesen der Geschwulst viel mehr entscheidet, als die allervortrefflichste Kenntniss der besonderen Gestaltungen, welche etwa darin vorkommen. Manche, die mehr das Malerische der Geschwülste im Auge hatten, haben allerdings an den oft höchst wunderbaren Gestalten, die dabei beobachtet werden, ihre Beschreibung erschöpft. Damit ist nichts geleistet. Hier handelt es sich um die Genesis, und wenn man nicht herausbringen kann, was das Primäre, das Wesentliche ist, so bringt man auch die Bedeutung der Geschwulst nicht heraus, denn diese folgt allein aus der Kenntniss ihrer Entwickelung.

Wenn man auf diese Art ein Grundschema gewonnen hat für die Eintheilung der Geschwülste überhaupt, ein Schema, das wirklich auf genetischer Basis beruht, so muss man nicht die Vorstellung hegen, dass man nun ohne Weiteres jeder einzelnen Geschwulst, je nachdem man sie in die eine oder andere Gruppe gebracht hat, nachsagen kann, ob sie gut- oder bösartig sei. Im Gegentheil, man muss dann wiederum die einzelnen Geschwülste der Proliferationsreihe zerlegen, und diejenigen, welche homolog sind, von denjenigen scheiden, welche heterolog sind.

Aber man darf dann nicht, wie es noch Jul. Vogel*) und fast alle neueren französischen Mikrographen gethan haben, die alten Begriffe über Homologie und Heterologie festhalten, wonach Homologie als Wiederholung bekannter Körpertheile und Heterologie als Erzeugung eigenartiger, der Zusammensetzung des Körpers fremder Gebilde betrachtet und weiterhin Homologie == Gutartigkeit, Heterologie == Bösartigkeit gesetzt wird. Seitdem ich nachgewiesen habe**), dass auch das scheinbar fremdartigste Geschwulst-Erzeugniss, die Krebszelle, einer normalen Formation, der epithelialen, entspricht, war die alte Lehre nicht mehr haltbar.

Man wird sich erinnern, dass meine Auffassung von Homologie und Heterologie darauf hinausgeht, dass dasjenige homolog ist, was in dem Typus seiner Entwickelung dem Typus seines Muttergewebes, seiner Matrix, entspricht, und das heterolog, was von dem Typus der Matrix abweicht (S. 30.). Wenn ich also eine einfache histioide Geschwulst vor mir habe, in der nichts weiter als eine einzige Art von Gewebe vorhanden ist, so wird diese Geschwulst, wenn sie auch noch so sehr einem Gewebe des Körpers entspricht, doch heterolog sein, wenn sie an einem Orte vorkommt, wo dieses Gewebe nicht hingehört. Joh. Müller***), der die Heterologie läugnete, hat doch diesen Punkt in der Geschichte der bösartigen Geschwülste ganz genau bezeichnet, indem er als erstes Kriterium der Bösartigkeit den Verlust des Eigengewebes des Ortes aufstellte. Allerdings, wenn eine Geschwulst ein anderes Gewebe enthält, als dasjenige, aus welchem sie hervorwächst, dann ist sie heterolog, dann ist sie suspect. Die homologen Geschwülste, sie mögen noch so bedeutend sein durch ihre Lage, Grösse, Verbindung, Einwirkung, sind an sich doch unschuldige Productionen, die man im Grossen gutartig nennen kann. Sondern wir daher die heterologen Formen aus, so bekommen wir die sichere Reihe der gutartigen Formen, zu denen sich im Allgemeinen die Retentions- und Exsudationsformen hinzugesellen. Alles Uebrige sind suspecte Formen.

---

*) Jul. Vogel. Pathologische Anatomie des menschlichen Körpers. Leipzig. 1845. I. S. 171.
**) Mein Archiv. 1847. I. S. 104.
***) Joh. Müller. Ueber den feineren Bau u. s. w. S. 10.

Nicht jede heterologe Geschwulst ist bösartig; es giebt eine ganze Menge davon, die ohne alle Beschwerde ertragen werden, und die sich in ihren Wirkungen ganz an die gutartigen anreihen. Die Bösartigkeit geht durch eine gewisse Scala der heterologen Geschwülste hindurch von Art zu Art, und wir können nachweisen, wie sie namentlich nach zwei Richtungen immer stärker und stärker hervortritt. Zunächst unterscheidet sich die Heterologie selbst dem Grade nach. Die Gewebe der Bindesubstanz sind unter einander näher verwandt, als mit den Epithelialgeweben oder mit den specifisch-animalen Geweben *). Wenn also eine Knorpel- oder Knochengeschwulst im Bindegewebe, eine Schleimgeschwulst im Fettgewebe entsteht, so ist das lange nicht so heterolog, als wenn eine Epidermoidalgeschwulst im Bindegewebe oder eine Cylinderepithelgeschwulst in einer Lymphdrüse sich bildet. Heterolog ist auch eine Knorpelgeschwulst, die im Binde- oder im Knochengewebe hervorwächst, aber sie ist es nicht in dem Grade, wie eine Epithelial- oder eine Muskelgeschwulst es an derselben Stelle sein würde. Noch viel wichtiger aber ist das Verhältniss, in welchem die Geschwülste flüssige Stoffe erzeugen **), welche in Form eines Saftes ausgedrückt werden können. Das ist der viel besprochene Humor oder Succus der Geschwulst.

Dieser Parenchymsaft ist zuweilen an die Zellen, zuweilen an die Intercellularsubstanzen geknüpft und darnach in Form bald eines intracellularen, bald eines intercellularen Fluidums, als Zelleninhalt oder als Zwischenflüssigkeit, gleichsam als Serum vorhanden. Jedesmal, wo die Geschwulst vielen Saft enthält, tritt sie auch mit schlimmeren Eigenschaften auf und besitzt in höherem Maasse die Fähigkeit der Infection. Eine trockene Epidermoidalgeschwulst ist viel weniger gefährlich, als eine feuchte; ein weicher Krebs ist viel bedenklicher, als ein harter. Diese Infection ist wiederum verschieden, je nachdem manche Geschwülste nur die Nachbargewebe inficiren, mit denen sie in Berührung stehen, andere dagegen die Wirkung ihrer Producte über einen grossen Verbreitungsbezirk und auf entfernte Organe ent-

---

*) Cellularpathologie. S. 66.
**) Handbuch der spec. Pathol. u. Therapie. I. S. 340. Cellularpathologie. S. 203, 450.

falten. Zu einem erheblichen Theil ist diese Verschiedenheit der Infectionsfähigkeit offenbar abhängig von der Energie (Virulenz) der Parenchymsäfte, welche in dem Gewächs erzeugt werden; sehr bedeutend bestimmt aber auch die Gefässeinrichtung. Je ärmer eine Geschwulst an Gefässen ist, um so mehr wird sie nur die Nachbarschaft inficiren; je reicher sie aber an Blut- und Lymphgefässen ist, je mehr Blut und Lymphe hindurchströmt, je mehr das Blut in Berührung kommt mit den Parenchymsäften, um so leichter wird die Infection eine allgemeinere werden können.

Das ist eine Interpretation, die ich mache, aber sie entspricht der Erfahrung. In dem Maasse als die Geschwülste reicher an Gefässen werden und neben den Gefässen reiches flüssiges Material vorhanden ist, in dem Maasse wird auch ihre Contagiosität stärker. Jedes weiche, saftreiche Gewächs ist suspect, um so mehr, je mehr Gefässe es hat und je mehr Zellen es besitzt. Je mehr der Saft intercellular vorhanden ist und ein gefässhaltiges Stroma von Bindegewebe berührt, um so mehr treten die schlimmen Eigenschaften desselben in immer neuer Erregung zu fortschreitender Geschwulstbildung hervor.

Mehr habe ich über diese Fragen im Allgemeinen nicht zu sagen. Ich sollte freilich noch sprechen über die Natur dieser Säfte, indess weiss ich nichts Besonderes darüber beizubringen. Denn was die Chemiker darüber herausgebracht haben, das ist vollkommen werthlos. Hier ist das Feld für den Forschergeist eröffnet, und ich will hoffen, dass spätere Untersucher es mit Erfolg unternehmen, nach dieser Richtung hin ihre Schritte zu lenken. Auch eine genauere klinische Beobachtung wird noch sehr viele Fragen, die hier vorliegen und die vom höchsten Werthe sind für die Geschichte der Geschwülste und für die praktischen Maassregeln, die etwa gegen die Geschwülste anzuwenden sind, zur Erledigung bringen müssen. Aber dies setzt eine eben so umfassende, als eingehende Beobachtung voraus, wie sie in den Kliniken und Hospitälern nur selten angestellt worden ist, wie sie aber die bessere Methode der jüngeren Schule hoffentlich erreichen wird.

Siebente Vorlesung.

13. December 1862.

—

Die Blutgeschwülste (Hämatome).

Drei Hauptformen der Hämatome:

1. Die cystischen Formen. Mechanische Entstehung durch traumatische oder spontane Continuitätsstörungen. Kephalämatom: Bildung der Höhle, des Knochenringes, der Knochenschaale, Heilung. Othämathom: Beziehung zu Geisteskrankheiten, Bildung der Höhle, traumatische Entstehung, das Ohr der Pankratiasten, vorgängige Erkrankung der Knorpel, Heilung. Hämatom der Dura mater: apoplektische Bedeutung, Beziehung zu Geisteskrankheiten, Bildung der Höhle, Pachymeningitis chronica. Aneurysma dissecans: Aorta, kleinere Arterien. Muskel-Hämatom: Rectus abdominis; Hämophilie.

2. Die festen, nicht cystischen Formen. Hämatome der Herzklappen, des Gehirns, des Eierstocks, der Vulva.

3. Die polypöse Form. Polypöses Hämatom des Uterus (fibrinöser Polyp): Bildung, Beziehung zur Placentarstelle, Einfluss auf Metrorrhagien. Secundäre Hämatombildung im Innern anderer Geschwülste. Hämatoma patellare. Hämatocele. Hämatoma retro-uterinum: secundäre Natur der Blutung, partielle Peritonitis, Beziehung zur Menstruation und Ovulation, Annahme der extraperitonäalen Lage. Hämatocystides.

Mögliche Abschnürung venöser Gefässe. Extracranielle Blutcysten.

———

Wir wollen heute die Detailgeschichte derjenigen Geschwülste, welche wir in die erste Abtheilung, die der Extravasationsformen, gerechnet haben, die Geschichte der Hämatome, Blutbeulen oder Blutgeschwülste, vornehmen.

Hämatom ist eine Bezeichnung, die namentlich durch P. Frank in Gebrauch gekommen ist und die gegenwärtig eine ziemliche Verbreitung gefunden hat. Freilich kann man sagen, dass diese Bezeichnung für die allermannichfaltigsten Geschwülste, welche sich durch starken Blutgehalt auszeichnen, angewendet worden ist, z. B. für cavernöse Angiome, für telangiectatische Krebse und Sarkome, und noch heutigen Tages kommt dasjenige,

was man mit diesem Namen bezeichnet, nur in dem einen Punkte
überein, dass extravasirtes Blut, Blut, welches aus seinen Gefäss-
kanälen ausgetreten ist, sich in der Form einer Geschwulst anhäuft, also gewissermaassen ein Gewächs simulirt. In Beziehung
auf die einzelnen Formen, die man unterscheidet, stellt sich alsbald eine ziemlich grosse Verschiedenheit heraus, insofern nehmlich an manchen Orten das Blut, welches die geschwulstartige
Masse bildet, geronnen ist, während es an anderen flüssig bleibt;
und wiederum insofern, als es an einzelnen Stellen in besonderen
Höhlen oder Säcken liegt, also in Form einer Balggeschwulst
auftritt, in andern dagegen mehr in die Theile infiltrirt, also
gleichmässiger zwischen den Gewebsbestandtheilen verbreitet ist,
in noch anderen Fällen endlich freiliegt, so dass es von keiner
besonderen Haut oder Gewebsschicht bekleidet ist. Danach kann
sich derselbe Vorgang ausserordentlich verschieden darstellen.
Aber nicht immer handelt es sich um denselben Vorgang, und
es ist sehr nöthig, dass der Natur des Processes nach die verschiedenen Hämatome wohl von einander unterschieden werden.
So lange es sich um innere Theile handelt, wählt man die Bezeichnung in der Regel ungleich präciser; dagegen je mehr nach
aussen gelegen die Stellen sind, um so schwieriger wird es, sich
in dem einzelnen Falle zurechtzufinden, weil man da alle möglichen Dinge unter demselben Namen zusammenfasst.

Die einfachste und verhältnissmässig am besten ausgeprägte Art
der Hämatome und zwar gerade der mehr äusseren entsteht dadurch,
dass auf traumatischem Wege oder wenigstens auf mechanische Weise irgendwo innere Zerreissungen oder Continuitäts-
trennungen zu Stande kommen und diese Stellen Sitz der Blutung
werden. Es geschieht in der Regel, während sich die Continuitäts-
trennung bildet, auch zugleich eine Zerreissung von Gefässen; aus
diesen zerrissenen Gefässen tritt das Blut in grösseren oder kleineren Quantitäten zwischen die Bruchstücke des auseinanderwei-
chenden Gewebes und bildet hier die Geschwulst. Wenn man
sich ein recht prägnantes Beispiel dafür vorstellen will, so kann
man die gewöhnliche Knochenfractur nehmen. Wo ein Knochen auseinanderbricht, da wird eine gewisse Zahl von Gefässen
mit zerrissen; aus diesen entsteht eine Blutung und das Blut lagert sich zwischen die Bruchenden. Ist es sehr viel Blut, so
muss eine grosse Schwellung entstehen und man könnte es ein

Hämatom nennen; man nennt es jedoch nicht so, weil die Blutmassen meistens sehr in der Tiefe liegen und nicht deutlich abgegrenzte Beulen darstellen.   Denkt man sich aber etwas ganz
Aehnliches mehr oberflächlich, so dass eine mit Blut gefüllte
Lücke am Knochen mehr äusserlich sich bildet, dann wählt man
geradesweges den Namen des Hämatoms.

Die bekannteste unter diesen Formen und die am meisten
besprochene ist das von Nägele*) so genannte Kephalaematom, der Tumor cranii sanguineus, die Kopfblutgeschwulst, —
eine Form, welche am häufigsten unmittelbar nach der Geburt
bei Neugebornen vorkommt und welche darin besteht, dass

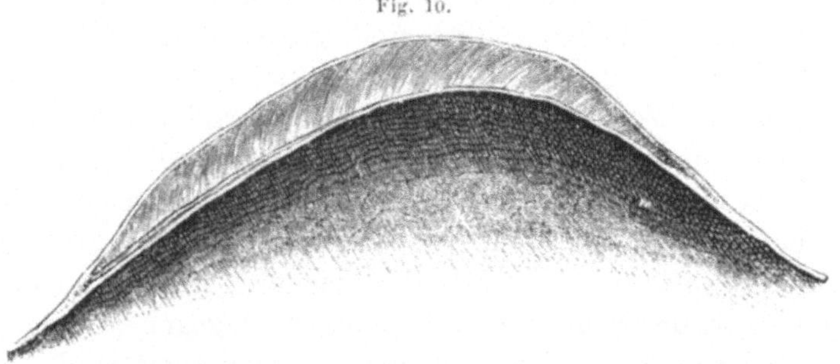

Fig. 10.

an der Oberfläche des Schädels, gewöhnlich an einem von Muskeln nicht bedeckten Theile desselben, am häufigsten am rechten Parietalbein**), eine flachrundliche Geschwulst sich erhebt,
die im Verlauf einiger Tage, gewöhnlich bis zum dritten Tage
zunimmt, bis sie sich als ein ziemlich starker, praller Höcker
über die Oberfläche erhebt. Das Blut, welches die Geschwulst bildet (denn es ist wesentlich Blut, welches die Masse, das Volumen
der Geschwulst ausmacht), liegt sehr regelmässig eingeschlossen
in eine Art von Cyste. Man muss von aussen her durch eine derbe

---

Fig. 10. Senkrechter Durchschnitt durch ein 6 Wochen altes Kephalämatom des Scheitelbeins (Präparat No. 131. der Sammlung des pathologischen Instituts zu Berlin). Man sieht zu unterst einen Theil der Schädelhöhle, darüber das Os parietale, welches, besonders nach links hin, zwei
durch spongiöse Substanz getrennte Rindenlagen erkennen lässt. Darüber
die Höhle des Hämatoms, durch das abgehobene Pericranium geschlossen.
An den Seiten die fortschreitende Anbildung neuer Knochenschichten (Knochenring).

*) C. Zeller. De cephalaematomate seu sanguineo cranii tumore recens
natorum commentatio. Heidelb. 1822.

**) Joh. Aug. Burchard. De tumore cranii recens natorum sanguineo
symbolae (Op. gratul.) Vratisl. 1837. p. 12.

Haut durchschneiden, um zu dem Blute zu kommen; ebenso ist nach innen die Höhle geschlossen. Die äussere Begrenzung ist das Pericranium, welches erhoben ist; die untere Begrenzung ist der regelmässig fortlaufende, jedoch oft von einer faserstoffigen Lage leicht bedeckter Knochen. Das Blut liegt also in einer Höhle zwischen Pericranium oder, wenn man will, Periost und Knochen.

Es unterscheidet sich diese Form von der gewöhnlichen Kopfgeschwulst (dem Caput succedaneum), wie sie während der Geburt bei Kindern so häufig entsteht, dadurch, dass bei letzterer in Folge des Druckes der Geburtswege zuerst seröse Flüssigkeit, späterhin auch etwas Extravasat in die Weichtheile des Schädels, und namentlich in das subcutane oder subaponeurotische Bindegewebe ergossen wird. Bei dem Kephalämatom liegt die Masse des Blutes wesentlich unter dem Pericranium. Es kann wohl sein, dass gleichzeitig auch noch eine ödematös-hämorrhagische Kopfgeschwulst über dem Pericranium sich findet; diese muss man aber unterscheiden von dem, was in der Tiefe ist. Will man sie gleichfalls Kephalämatom nennen, so muss man sie mit Bruns*) besonders bezeichnen (Kephalaematoma epicranii, Epicraniaematoma). Die eigentlichen Hämatome sind aber von viel erheblicherer Bedeutung und sie haben immer am meisten die Aufmerksamkeit der Aerzte auf sich gezogen, weil sie oft scheinbar ohne Veranlassung entstehen und sich meist sehr langsam zurückbilden, so dass sie Wochenlang wie eine selbständige Geschwulst fortbestehen.

Das Kephalämatom entsteht, indem das Pericranium sich von den Schädelknochen ablöst und aus den Gefässen, welche in grosser Zahl aus dem Pericranium in die noch jungen Knochen hinübertreten, und welche durch die Ablösung des Pericranium zerrissen werden, das Blut sich frei in die entstandene Lücke ergiesst. Die Ablösung geschieht während der Geburt selbst durch den Druck der mütterlichen Theile auf den Kindskopf; die Blutung folgt gewiss immer sofort, aber sie geht auch nach der Geburt fort und daher kommt es, dass die Geschwulst nicht selten erst einige Stunden oder Tage nach der Geburt bemerkt wird. Jedenfalls erreicht sie ihre grösste Höhe erst in den nächsten Tagen und sie erscheint dann als eine plattrundliche, sehr pralle

---

*) Bruns. Handbuch der praktischen Chirurgie. I. S. 391.

Beule von beträchtlichem Umfange.   Am häufigsten ist sie einfach; zuweilen findet sie sich symmetrisch auf beiden Scheitel-
beinen; manchmal ist sie mehrfach, indem auch andere Schädelknochen mitbetheiligt werden.

Besteht sie schon eine gewisse Zeit, so fühlt man rings am
Umfange der Geschwulst eine harte Erhebung, da, wo das abgelöste Pericranium sich an den Schädel ansetzt; dieser Rand wird
allmälig dicker und dicker, in der Art, dass, wenn man von oben

Fig. 11.

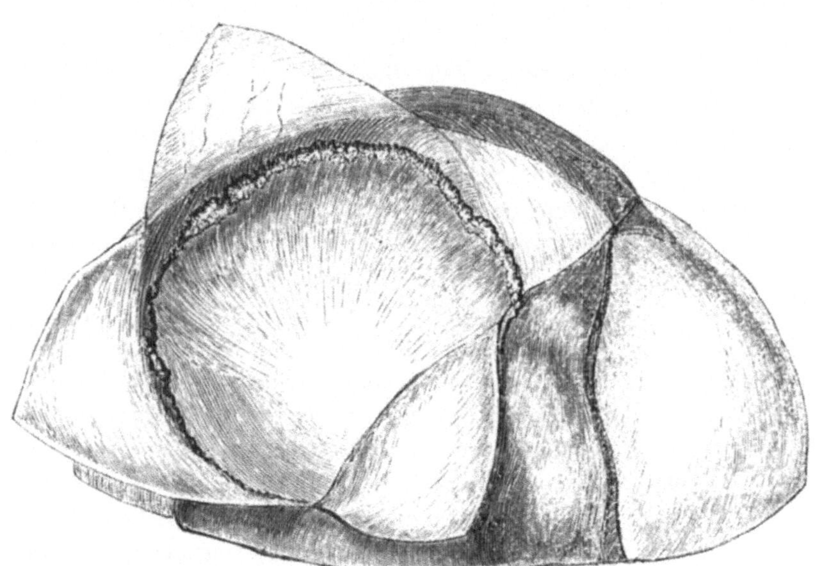

her die Theile betastet, man rings um die Geschwulst wie einen
harten Knochenring fühlt.   Bei noch längerem Bestande schiebt
sich diese knöcherne Substanz weiter und weiter vor und es bildet
sich allmälig eine Art von knöcherner Schale über die Blut-
blase.   Während diese Schalenbildung fortschreitet, verkleinert
sich in der Regel die Geschwulst, sie sinkt etwas zusammen

Fig. 11. Ein aufgeschnittenes Kephalämatom des rechten Os breg-
matis von einem 15 Tage alten Knaben, das am 6. Tage nach der Geburt
stärker hervorgetreten war, am 12ten aber einen Stillstand gemacht hatte.
(Präparat No. 1243.).   Ringsumher da, wo die zurückgeschlagenen Lappen
des Pericranium sich an die Knochen ansetzen, ist der stark hervortretende
Knochenring zu sehen.

und flacht sich ab. Die Ossificationen, welche man dann findet, sind gewöhnlich in Form von Blättern oder Schuppen an die innere Seite der äusseren Membran angesetzt; nach und nach

Fig. 12.

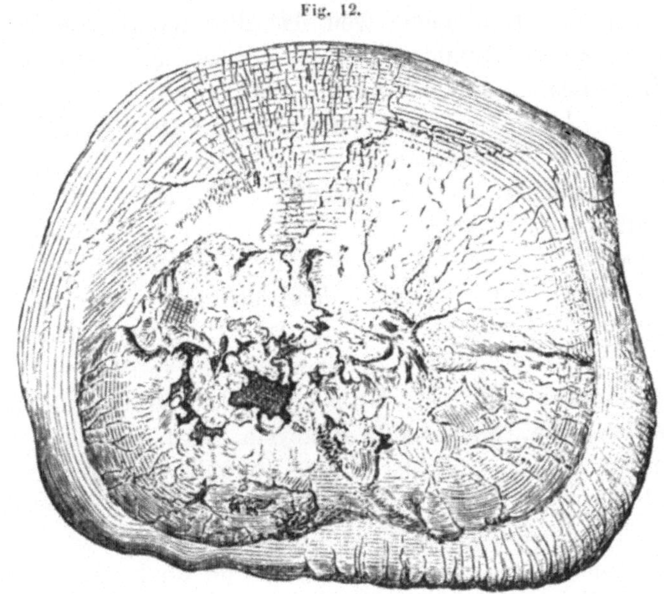

vergrössern und vermehren sie sich so, dass eine fast zusammenhängende Lage solcher Schüppchen sich vorfindet. Die Schale besteht dann gleichsam aus lauter Worm'schen Knöchelchen.

Diese Erscheinung hat vielfach das Erstaunen der Beobachter erregt, bis man sich in der neueren Zeit, wo die Entwickelungsgeschichte der Knochen überhaupt bekannter geworden ist, leicht überzeugt hat, wie die Bildung vor sich geht. Bekanntlich ist es das Pericranium, aus welchem die neuen Knochenschichten gebildet werden, welche sich beim Wachsthum des Schädels auf die alten Knochen absetzen. Meine Untersuchungen*) haben dargethan, dass es nicht ein Exsudat oder ein amorphes Blastem, sondern eine Proliferation der inneren Periostschichten ist, aus

---

Fig. 12. Obere Fläche des in Figur 10. auf dem Durchschnitt abgebildeten Hämatoms. Die äussere Knochenschale ist fast vollständig geschlossen; nur an einer Stelle ist noch eine ganz häutige Stelle und um dieselbe eine mehr unregelmässige, blätterige Ossification.

*) Mein Archiv. 1853. Bd. V. S. 438 ff.

welcher die neuen Knochenlagen hervorgehen. Wird nun das Pericranium durch Blut vom Knochen getrennt, so hört es nichts destoweniger nicht auf, neue Schichten von Knochensubstanz zu erzeugen, nur dass diese sich nicht unmittelbar auf den alten Knochen auflagern können, weil das Blut dazwischen ist. Nur am Rande, wo die Membran sich anschliesst, fügen sich auch die neuen Schichten unmittelbar an die alten an, und so entsteht der erste Ring. Indem die Ossification weiter fortschreitet, so bildet sich die blasige Knochenschale.

Das Ossificiren der wuchernden Periostlagen ist also eine ganz natürliche Erscheinung. Trotzdem überrascht die Eigenthümlichkeit der Geschwulst gerade in dém Stadium, wo der sogenannte Knochenring existirt. Man bekommt dann leicht den Eindruck, als habe der Schädel an der Stelle der Geschwulst ein Loch. Rings umher fühlt man einen harten, vorstehenden Rand; wenn man aber gegen die Mitte eindrückt, so kommt man auf die etwas weiche, fluctuirende Blutcyste, aber nicht bis auf die Knochenoberfläche. So entsteht das Gefühl, als ob ein ganzes Stück des Knochens fehlte und als ob man in den Schädel hineindrücken könnte.

Eine andere Besonderheit, welche die Kephalämatome darbieten, ist die, dass das Blut in ihnen ungewöhnlich lange flüssig bleibt; höchstens dass sich an den Wandungen ein geringer Fibrinbeschlag absetzt. Ich habe Gelegenheit gehabt, zu wiederholten Malen solches Blut zu untersuchen, nachdem es vier bis sechs Wochen in solchen Beulen gesteckt hatte*); jedesmal war es noch flüssig**) und zugleich noch mit ziemlich wohlerhaltenen Blutkörperchen versehen. Es ist das insofern ein sehr günstiges Verhältniss, weil dadurch die spätere Anfügung der äusseren Knochenlage an die alten Knochen möglich wird; denn wenn sich ein dickes Coagulum dazwischen legte, so würde es überhaupt nicht möglich sein, dass die beiden Knochenblätter wieder aneinander

---

*) Mein Archiv. 1847. Bd. I. S. 443. Bei Gelegenheit einer Diskussion über Kephalämatom in der Sitzung der geburtshülfl. Gesellschaft am 26. Februar 1861 wird mir im Protokoll die Angabe zugeschrieben, dass das Blut des Fötus sehr faserstoffreich sei (Verhandlungen der Ges. f. Geburtsh. in Berlin. 1862. XIV. S. 71). Dies ist ein Missverständniss; gerade das Umgekehrte ist der Fall.

**) Vgl. Höre. De tumore cranii recens natorum sanguineo et externo et interno. Diss. inaug. Berol. 1824. p. 22.

kämen. Aber so können, nachdem das Blut auf dem Wege einer langsamen Resorption entleert ist, die Höhlenwandungen sich aneinanderlegen und es kann die unmittelbare Application des äusseren Knochenblattes auf das alte Lager erfolgen. Eine künstliche Entleerung des Blutes ist in der Regel nicht nöthig, vielmehr oft schädlich, da die Blutung sich leicht erneuert. Geduld führt meist zu einem erwünschten Erfolge[*]), und selbst wenn dies langsamer geschieht, so ist doch der Anschluss der periostealen Knochenschichten in gleichen Zeiträumen vollständiger bei nicht eröffnetem Hämatom, als bei eröffnetem. Betschler[**]) hat dies durch vergleichende Beobachtung bei doppelseitigem, aber verschieden behandeltem Hämatom sicher nachgewiesen.

In sehr seltenen Fällen entstehen auch auf der inneren Seite zwischen Dura mater und Schädel Ablösungen und Blutaustretungen[***]). Unter diesen Verhältnissen kann es vorkommen, dass ein gewisser Theil des Schädeldaches seiner Blutzufuhr beraubt wird und das Stück abstirbt. Das ist aber ein überaus seltenes Ereigniss, und es kann daher als Regel angenommen werden, dass der Verlauf dieser Tumoren ein günstiger ist. —

Eine zweite Hämatomform, welche sich der eben besprochenen sehr nahe anschliesst und welche gerade in der letzten Zeit eine

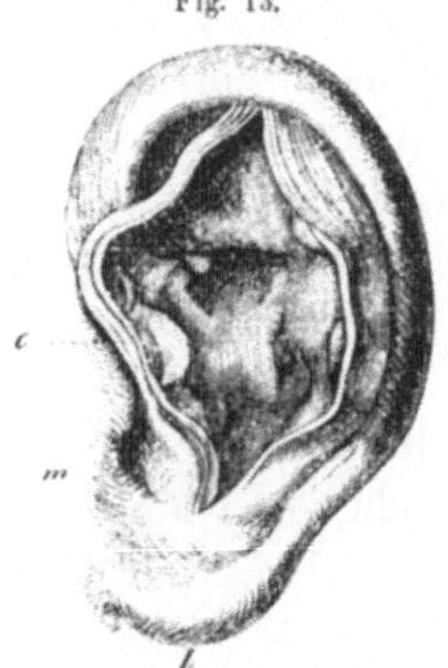

gewisse Berühmtheit erlangt hat, ist die Ohrblutgeschwulst, Haematoma auriculae, Othaematoma — eine Geschwulst, welche an dem äusseren Ohr sich in einer ganz ähnlichen Weise zeigt, wie das Kephalaematom am Schädel. Sie findet sich gewöhnlich an der inneren Seite der Ohrmuschel so, dass an der Stelle der Vertiefungen sich eine rundliche Ausfüllungsmasse hervordrängt, die meist ein deutliches Gefühl von Fluctuation giebt, und

Fig. 13. Ein von der inneren Fläche der Ohrmuschel aus durch einen senkrechten Schnitt eröffnetes Othämatom. Von einem Geisteskranken, traumatisch entstanden (Präparat No. 3. vom Jahre 1862). *l* das Ohrläppchen, ganz frei. *m* Meatus auditorius externus. *c* abgerissenes Knorpelstück, noch am Perichondrium festsitzend.

*) James Y. Simpson. Obstetric memoirs and contributions. Edinb. 1856. Vol. II. p. 463.
**) J. W. Betschler. Klin. Beiträge zur Gynäkol. Breslau. 1862. I. S. 120.
***) Höre. p. 58.

die, wenn man sie einschneidet, mit einem in der Regel flüssigen Blute erfüllt ist.

Die hauptsächlichsten Beobachtungen über das Vorkommen dieser Form, auf welche zuerst Bird*) in Siegburg die Aufmerksamkeit lenkte, sind lange Jahre hindurch bei Geisteskranken gemacht worden, und namentlich bei solchen Geisteskranken, welche sich in den späteren Stadien einer zum Blödsinn führenden Geisteskrankheit befanden, selten bei solchen, welche in einem hohen Maasse aufgeregt oder furibund waren. Am meisten fand man sie bei Leuten, die der sogenannten progressiven Paralyse verfallen waren, wo also neben der sinkenden Geistesthätigkeit auch zugleich lähmungsartige Erscheinungen an den musculösen Theilen des Körpers hervortraten. Begreiflicherweise hat man aus diesem häufigeren Vorkommen geschlossen, dass gerade der Zustand der Fatuität oder der progressiven Paralyse ein Zustand der Praedisposition für das Othaematom sei, und man fragte nur noch, wie bei dieser Praedisposition der Process wirklich zu Stande käme.

Hat man Gelegenheit, frische Fälle zu beobachten, so findet man nicht selten das Ohr geröthet, die Temperatur gesteigert, die Theile auch wohl schmerzhaft, jedenfalls, wie schon erwähnt, geschwollen, also eigentlich alle Cardinalsymptome eines entzündlichen Zustandes. Ja die Anschwellung hat oft eine so teigige Beschaffenheit, dass man die vorausgesetzte entzündliche Affection mit dem Namen des Erysipelas auriculae**) belegte. Man dachte sich, dass bei einem disponirten Individuum ein Erysipel entstände und unter der Hyperämie, die dabei stattfände, und bei der bestehenden Allgemeinveränderung des Körpers die Hämorrhagie erfolgte, welche eine Trennung des Perichondriums von dem Knorpel erzeugte. Denn die Natur dieser Blutcyste ist dieselbe, wie beim Kephalaematom, indem das Perichondrium vom Knorpel abgelöst ist. Nur darin liegt eine durchgreifende Verschiedenheit beider Formen, dass beim Othämatom gewöhnlich an gewissen Stellen des abgelösten Perichondriums

---

*) Journal der Chirurgie u. Augenheilkunde von Gräfe und Walther. 1833 Bd. XIX. S. 631.

**) Nach Alt (De haematomate auriculae. Diss. inaug. Halis. 1849. p. 8.) stammt dieser Name von Neumann, während nach Leubuscher (Mittheilungen über das sogenannte Erysipelas auriculae bei Irren. Allg. Zeitschrift f. Psychiatrie. Bd. III. S. 447.) der Name Hämatom von Weiss in Colditz vorgeschlagen ist.

Knorpelstücke haften, manchmal sogar grössere zusammenhängende Knorpelplatten.

Früherhin, wo man im Ganzen nur wenige Fälle dieser Art anatomisch genauer untersucht hatte, entstand die Vermuthung, dass diese Knorpelmassen neugebildet seien, und namentlich die Untersuchungen von Heinr. Meckel*) und Schrant**) schienen diese Anschauung in hohem Maasse zu bestätigen. Es würde dann allerdings eine noch grössere Analogie mit dem Kephalaematom herausgekommen sein, indem, wie dieses an seiner äussern Schale Knochen bildet, hier das Perichondrium Knorpel erzeugte. Die älteren Resultate, wie sie insbesondere Leubuscher zusammengefasst hat, gingen in der That darauf hinaus, dass bei einer besonderen Praedisposition des Körpers entzündliche Prozesse erysipelatöser Natur Platz griffen, in deren Folge sich ein hämorrhagischer Erguss und durch diesen eine Trennung des Perichondriums vom Knorpel bildete, und dass nachher an der abgelösten Haut allerlei Organisationsvorgänge stattfänden, die unter Umständen Knorpel und Knochen erzeugten.

Die neueren Untersuchungen haben dagegen mit Bestimmtheit dargethan, dass auch diese Form auf einer mechanischen, und zwar traumatischen Trennung der Theile beruht, und dass auf ähnliche Weise, wie das Kephalaematom mit dem mechanischen Durchtreiben des Kindskopfes durch die Geburtswege zusammenhängt, so das Othaematom mit gewaltsamen Einwirkungen auf die Ohrmuschel zusammenfällt. Einwirkungen dieser Art sind ja nicht selten; Schläge, Ohrfeigen, Zerrungen an den Ohren können sehr leicht vorkommen, und dass sie gerade bei paralytischen Blödsinnigen häufiger vorkommen als bei anderen, das scheint sich eben aus der Natur dieser Kranken und der Beschaffenheit ihrer Wärter zu erklären. Man hat dagegen auch immer nur einwenden können, dass, wenn das wahr wäre, sich doch dieselben Ohren gelegentlich auch bei anderen Leuten vorfinden müssten.

Nun, für diesen Punkt hat gerade in der neuesten Zeit einer unserer einsichtsvollsten Irrenärzte, Herr Gudden***) in Werneck sehr schöne Belege geliefert, indem er darauf aufmerksam ge-

---

*) Bei Leubuscher a. a. O.
**) Schrant. Prijsverhandeling over de goed- en kwaadaardige gezwellen. Amsterd. 1851. Bd. I. Bl. 187.
***) Allg. Zeitschr. f. Psychiatrie. 1860. Bd. XVIII. 2. S. 121.

macht hat, dass schon in der alten Sculptur die ausgedehntesten Belege für dieses Vorkommen sich finden. Er hat zuerst in der Glyptothek in München ein paar Herkulesköpfe mit derartigen Ohren aufgefunden und beim weiteren Nachforschen entdeckt, dass insbesondere Winkelmann auf diese eigenthümlichen Ohren weitläufiger aufmerksam gemacht hat. Nach diesem erprobten Alterthumskenner sind missgestaltete Ohren das typische Zeichen der alten Faust- und Ringkämpfer. Diese Faustkämpfer, die Pankratiasten, die ihre Hände mit ledernen Riemen umwanden und damit auf einander losgingen, bearbeiteten sich die Ohren so vollständig, dass beim Herkules, beim Pollux und verschiedenen anderen typischen Kämpferfiguren das verunstaltete Ohr ein regelmässiges plastisches Ornament geworden ist. Durch die Vergleichung der alten Schriftsteller hat sich ferner ergeben, dass auch manche andere historische Persönlichkeiten, z. B. Hektor, mit Ohren dargestellt wurden, welche durch Haematom verändert waren. Es ist das eine in den Sammlungen von Antiken so häufige Sache, dass sich überall die Beweise vorfinden.

Gudden schliesst aus diesen Erfahrungen und aus der anderen Thatsache, dass man künstlich durch gewaltsame Einwirkungen auch bei einer Leiche noch solche Ablösungen hervorbringen kann, dass das Phänomen überhaupt nur traumatischer Natur sei, und dass alles, was man über Praedisposition gesagt hat, ein Irrthum sei. Das scheint mir nun wieder etwas zu weit gegangen zu sein, denn wenn das der Fall wäre, so meine ich doch, dass die Verunstaltung häufiger gefunden werden müsste. So gewaltsame Einwirkungen, wie sie bei den alten Pankratiasten stattgefunden haben, werden gegenwärtig auf dem Continent freilich nicht häufig vorkommen; höchstens in England könnte man vielleicht Gelegenheit finden, diese Beobachtung bei Boxern zu ergänzen*). Wenn man aber die Knorpel untersucht, so zeigt sich in der That eine Reihe von Veränderungen, auch bei sehr frischen Othaematomen. Man findet nehmlich, wie schon

---

*) Nach der Angabe von Wilde (Praktische Bemerkungen über Ohrenheilkunde. Aus dem Englischen von E. v. Haselberg. 1855. S. 201.) würde dies freilich auch nicht der Fall sein, indess käme es auf genauere Verfolgung des Gegenstandes an. Denn Wilde selbst giebt die Abbildung einer Ohrmuschel, die wahrscheinlich einem früheren Hämatom angehört, unter der Bezeichnung einer Cyste (S. 200.).

Franz Fischer*) richtig bemerkt hat, gar nicht selten in dem Knorpel einzelne, schon bei schwachen Vergrösserungen erkennbare Erweichungsstellen, welche parallel der Oberfläche, aber unter derselben liegen, ähnliche, wie man sie auch in den Rippenknorpeln nicht selten antrifft, wo die hyaline Grundsubstanz einschmilzt, die Zellen zu Grunde gehen und eine mit einer visciden Flüssigkeit gefüllte Spalte entsteht. Dass nun solche Stellen zu späteren Trennungen in hohem Maasse disponiren müssen, liegt auf der Hand; und wenn unter bestimmten Verhältnissen durch allgemeinere Ernährungsstörungen**) oder durch frühere locale Einwirkungen auf die Knorpel derartige Erweichungsprozesse hervorgerufen werden, so können diese als praedisponirende Momente für die späteren Zertrümmungen auftreten. Denn die Knorpelstücke, welche dem Perichondrium ansitzen, sind nicht neugebildet, sondern ausgerissene Stücke. Der Knorpel bricht so auseinander, dass, wo die erwähnten Spaltbildungen sich finden, mit der innern Platte des Perichondriums Stücke des Knorpels mit abgerissen werden. Andere Male reisst der Knorpel wohl auch mitten durch.

Auch die Othämatome bilden sich zurück, indem das Blut allmälig zur Resorption gelangt oder durch eine Punction entleert wird und die Oberflächen sich wieder aneinanderlegen. Hier ist aber das Blut in der Regel nicht so vollständig flüssig, wie bei dem Kephalaematom, sondern es bilden sich gallertartige Coagula, welche sich an die Oberfläche innig anlegen, und, wie bei Knochenfracturen, einen zarten Ueberzug über die getrennten Theile bilden, welcher nachher als ein Verklebungsmittel für die getrennten Oberflächen dient. Die endliche Heilung erfolgt, abgesehen von den seltenen Fällen, wo eine Vereiterung eintritt, in der Regel in der Art, dass eine leichte reactive Entzündung sich bildet, dass die Weichtheile, das Perichondrium insbesondere, sich verdicken und in dem Maasse als sie sich wieder anlegen an die Knorpel, eine Retraction entsteht. Dadurch erlangt das Ohr eine

---

*) Allg. Zeitschr. f. Psychiatrie. 1848. Bd. V. Heft 1.
**) Die Bedeutung dieser Ernährungsstörungen ist in letzter Zeit namentlich von Laycock (Med. Times and Gaz. 1862 March. p. 289.) und Hutchinson (ibid. Dec. p. 603.) vertheidigt worden und letzterer bringt zugleich einen Fall von doppeltem Hämatom bei einer nicht geisteskranken Frau.

dauernde Deformität. Die Ohrmuschel zieht sich namentlich von oben nach unten und von aussen nach innen zusammen, wölbt sich dabei an gewissen Stellen stärker, faltet sich an anderen und bekommt so eine eigenthümliche, wie zusammengekrochene Beschaffenheit. Und gerade so haben die alten Bildhauer das Ohr der Pankratiasten dargestellt. —

In ganz ähnlicher Weise, wie in diesen zwei Formen die Hämatome sich als eigentliche Blutcysten darstellen, finden wir eine solche Bildung an der inneren Fläche der Dura mater wieder vor. Die Hämatome der Dura mater *) haben insofern ein gewisses Specialinteresse im Vergleich mit der letzterwähnten Form, als sie gleichfalls häufiger bei Geisteskranken und bei solchen Personen, welche nach längeren Gehirnleiden zu Grunde gehen, sich vorfinden. Meistentheils hat man für die Bezeichnung dieses Zustandes aber einen anderen Namen gewählt, entsprechend demjenigen, den man für Hämorrhagien in der Schädelhöhle überhaupt anzuwenden pflegt, nehmlich den der Apoplexie. Dieser Name hat eine gewisse Begründung, weil ein Theil dieser Personen wirklich auf apoplektische Weise, das heisst durch plötzliche, schlagartige Vernichtung der Hirnfunctionen zu Grunde geht, mindestens aber jeder neue Anfall mit Störungen der Bewegungen verbunden zu sein pflegt **). Zum Unterschiede von der eigentlichen Hirnapoplexie hat man diese als Apoplexia meningea oder intermeningea bezeichnet, indem man annahm, dass der Bluterguss zwischen die Hirnhäute erfolgte, und zwar zwischen die Dura mater und das supponirte Parietalblatt der Arachnoides. Es haben dagegen französische Beobachter, namentlich Baillarger, schon vor längerer Zeit darauf hingewiesen, dass das Blut, wenn man die allerersten Zeiten ins Auge fasse, entschieden auf der freien Oberfläche läge, und man hat seitdem vielfach angenommen, dass die Haut, welche das Blut nach innen, also in der Richtung gegen das Gehirn hin überzieht, eine aus dem Blute selbst neugebildete Schicht sei ***).

---

*) Virchow. Das Hämatom der Dura mater. Würzburger Verhandl. 1856. Band VII. S. 134.

**) Fréd. A. C. Weber. De l'hémorrhagie des méninges cérébrales. Thèse de Strasb. 1852. p. 25.

***) Schuberg. Das Hämatoma durae matris bei Erwachsenen. Mein Archiv. 1859. Bd XVI. S. 464. Bd. XX. S. 301. Lancereaux Des hé-

Untersucht man eine grössere Zahl von Hämatomfällen und vergleicht man sie mit anderen, wo noch keine ausgemachte Hämatombildung vorliegt, so kommt man unzweifelhaft zu der Ueberzeugung, dass es sich in der Regel um neugebildete Häute handelt, also um Pseudomembranen; dass aber keineswegs diese Pseudomembranen aus dem Blute selbst entstehen, welches extravasirt, etwa in der Art, dass erst das Extravasat, und aus diesem die Pseudomembran sich bilde. Es verhält sich vielmehr umgekehrt: erst ist die Pseudomembran da, und dann entsteht das Extravasat. Um das bestimmter zu übersehen, muss man diesen Zustand zusammenstellen mit Vorgängen, die, wenn man blos das Blut im Auge hat, damit gar keinen Zusammenhang zu haben scheinen, nehmlich mit der chronischen Entzündung der Dura mater überhaupt, der von mir so genannten Pachymeningitis chronica, einem Zustand, der bei manchen Geisteskrankheiten, die zur Dementia führen, sehr ausgeprägt vorhanden ist.

Die Pachymeningitis chronica tritt gewöhnlich in Anfällen auf, welche sich im Verlauf von Jahren öfters wiederholen, und wo jeder neue Anfall, jede Recrudescenz eine neue Schicht von Bindegewebe oder, anders ausgedrückt, eine neue Pseudomembran erzeugt. Diese Pseudomembranen entstehen an der inneren Oberfläche der harten Haut. Es bildet sich eine erste, dann eine zweite Pseudomembran, und so fort; ja in einigen Fällen von Blödsinn, der aus frühester Kindheit herstammte, habe ich bis zu 6 und 7 Strata übereinander gezählt. Diese Strata können entstehen unter sehr heftigen Hyperaemien, unter einer starken Wallung des Blutes; es können sich dabei kleinere oder grössere Extravasate schon im Anfange bilden (Pachymeningitis haemorrhagica), aber das sind nicht diejenigen Extravasate, welche die Haematome machen, sondern sie geben höchstens der sich bildenden Pseudomembran ein gewisses Quantum von Pigment. Erst nachdem die Pseudomembranen eine gewisse Stärke erreicht haben und insbesondere, nachdem sich in dieselben hinein Gefässe entwickelt haben, eine wirkliche Vascularisation derselben eingetreten ist, erfolgt die Blutung, und zwar so, dass das Blut

---

morrhagies méningées, considérées principalement dans leurs rapports avec les néomembranes de la dure-mère cranienne. Archiv. génér. 1862. Nov. p. 526.

entweder zwischen die Dura mater und die Pseudomembran, oder
auch wohl zwischen die Blätter der Pseudomembran austritt. Die
Vascularisation geschieht in der Art, dass aus der Dura mater
Gefässe sich in die Membran hineinbegeben, sich in dieser stern-
förmig ausbreiten und untereinander anastomosiren. Aus diesen
neugebildeten Gefässen erfolgt die Blutung. Wenn neue Conge-
stionen, neue Hyperämien eintreten, dann bersten die Gefässe,
und indem das Blut an irgend einer Stelle austritt, so schiebt es
allmählich die Schichten der Pseudomembranen auseinander,
drängt sich weiter und weiter vor und erzeugt so erst den Sack,
welcher nachher immer stärker hervortritt.

Gerade dieses Verhältniss, dass neu gebildete Gefässe das
Blut liefern, erklärt es, dass unter Umständen diese Blutung eine
ausserordentlich reichliche ist. Die Gefässe der Dura mater
selbst sind sehr kleine und unerhebliche Kanäle, die so eng in
der Haut selbst drin liegen, dass sie kaum im Stande sein würden, so massige Blutergüsse zu liefern, dass dadurch der Tod
apoplektisch herbeigeführt werden könnte. Aber wenn eine
stärkere Vascularisation eingetreten ist, wenn viele und zugleich
weite und dünnwandige Gefässe in die Pseudomembran hineingehen, und wenn, nachdem erst eines davon geborsten ist, die
andern durch die Auseinanderdrängung der Schichten der Pseudomembran gleichfalls zerreissen, dann kann allerdings in einer
kurzen Zeit ein grosses Quantum Blut geliefert werden. Die
Beutel, die Anschwellungen, welche dadurch entstehen, diese
Blutsäcke oder, wie man auch gesagt hat, Blutcysten (Kystes
hématiques), drücken dann von aussen nach innen, sie com-
primiren das Gehirn, machen oft starke Abplattungen oder
Gruben an der Oberfläche der Hemisphären, und führen durch
diesen Druck nicht selten den Tod herbei. Denn in einzelnen
Fällen sind sie so gross, dass sie sich über ganze Hemisphären
hinwegerstrecken, in der Länge von fünf bis sechs Zoll, und so
dass das in der Regel geronnene Blut in der Dicke von 1 bis
$1\frac{1}{2}$ Zoll darin steht. Kleinere Bildungen dieser Art können sich
begreiflicherweise zurückbilden, grössere aber enden fast immer
tödtlich. —

Solche zwischen gewissen Blättern liegende Blutmassen
könnte man auch an anderen Stellen Haematome nennen. So
ist das sogenannte Aneurysma dissecans an Arterien eine

ganz ähnliche Bildung, insofern hier das Blut, nachdem die innere Haut des Gefässes geborsten ist, sich allmählich einen Weg bahnt, entweder so, dass die mittlere Haut zersprengt wird, wie das namentlich an der Aorta der Fall ist, oder so, dass die Adventitia von der Media abgetrennt wird, wie das bei kleineren Arterien des Gehirns und der Milz sehr häufig vorkommt. Das Blut liegt dann in einem Sack innerhalb der Häute der Arterien (Haemorrhagia intraparietalis); indess hat man dieses nicht Haematom genannt, weil die Form nicht als eine knotige aufzutreten pflegt, nicht einen einzelnen Tumor bildet, sondern in der Regel der Länge der Gefässe nachgehende, cylindrische oder blasige Auftreibungen erzeugt. —

Ganz in die Reihe der Hämatome fallend ist dagegen eine nach Muskelruptur eintretende, geschwulstartige Extravasation, die man um so mehr Muskel-Hämatom nennen kann, als sie zuweilen einen ganz cystischen Character annimmt. Ich habe diese Form an den geraden Bauchmuskeln, wo sie am häufigsten vorkommt, genauer untersucht und beschrieben *). Es handelt sich hier um spontane Rupturen, welche meist nach voraufgegangenen Muskelerkrankungen vorkommen; die zerrissenen Theile weichen aus einander und zwischen sie ergiesst sich, wie bei einer Knochenfractur, das Blut, welches gerinnt. Die dadurch entstehende Geschwulst muss aber wohl unterschieden werden von der oft sehr beträchtlichen Anschwellung, welche die zerrissenen Muskelenden für sich darbieten können. Ich hatte längere Zeit auf meiner Abtheilung in der Charité einen Mann, bei dem der Biceps brachii dicht über seiner unteren Insertion in die Sehne während eines schweren Anfalles von Delirium tremens durchrissen war. Das obere Ende war hinaufgerutscht und bildete eine Anschwellung, die sich fast wie eine Cyste anfühlte, aber durch sanften Druck ausdehnen und gleichsam reponiren liess. Eine Heilung wurde jedoch nicht erzielt, während die Hämatome des Rectus abdominis vollständig in narbige Massen zurückgehen. Schöne Präparate davon habe ich in meiner Sammlung aufgestellt.

---

*) Virchow. Ueber Entzündung u. Ruptur des Musculus rectus abdominis. Würzburg. Verh. 1853—1856. Bd. VII. S. 216. Deutsche Klin. 1860. S. 371.

Das am meisten ausgeprägte Beispiel eines Muskelhämatoms habe ich aber bei einem Bluter gesehen. Der Fall, welcher in der

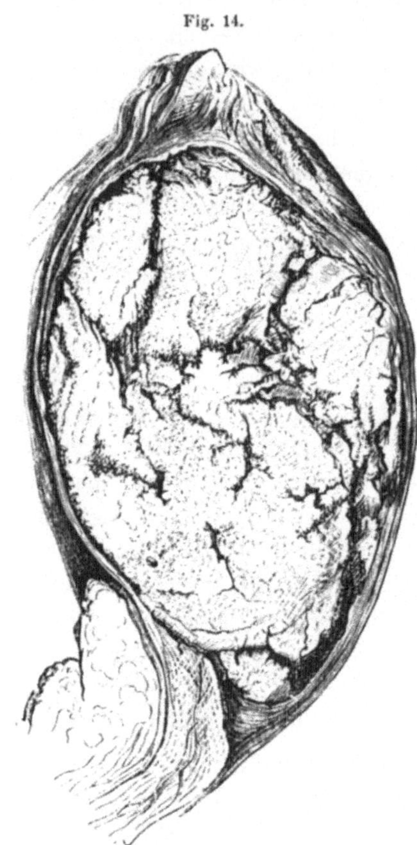

Fig. 14.

Dissertation von Lemp *) genauer beschrieben ist, betraf einen 23jährigen Mann, der seit seiner frühesten Kindheit an Neigung zu Blutungen gelitten hatte. Etwa $3\frac{1}{2}$ Jahre vor seinem Tode war er auf dem Eise gefallen, hatte sich die Hüfte verletzt und eine Geschwulst davon getragen, welche mehr und mehr anwuchs, in die Bauchhöhle ging und diese ausdehnte, bis sie schliesslich das Bild einer Schwangerschaft erzeugte. Sehr langsam bildete sie sich im Laufe der nächsten Jahre zurück, aber noch bei der Autopsie fand ich als Rückstand eine grosse Blutcyste in der Fossa iliaca, 8,5 Cent. lang, 7 Cent. breit und 6 Cent. dick. Sie lag mitten im Musculus iliacus, hatte sehr dicke, knorpelartig harte Wandungen und einen trockenen, brüchigen, rothbraunen Inhalt, in welchem das Mikroskop entfärbte und geschrumpfte Blutkörperchen und körnigen Detritus zeigte. Es ist dies vielleicht das grösste bekannte Exemplar eines Hämatoms, zugleich das erste, wodurch die Natur der bei Hämophilie vorkommenden Beulen dargethan ist und vielleicht

---

Fig. 14. Grosses, altes Hämatom des Musculus iliacus dexter eines Bluters. (Präparat No. 99e. vom Jahre 1857).
   *) Lemp. De haemophilia nonnulla, adjecto morbi specimine rariori. Diss. inaug. Berol. 1857.

das einzige, wo noch nach so langer Zeit die Reste der extravasirten Blutkörperchen erkannt werden konnten. —

Eine zweite Gruppe der Hämatome bilden diejenigen Formen, wo das Blut in einen Körpertheil eintritt, ohne dass eine
eigentliche Höhle entsteht, ohne dass eine Cyste sich bildet, wo
das Blut vielmehr wie ein fester Knoten oder Tumor erscheint.
Diese Formen haben, mit Ausnahme der Contusionen, die hier
wohl zu übergehen sind, in der Regel für die äussere Pathologie
keine erhebliche Wichtigkeit. Ich erwähne in dieser Beziehung
die kleinen Hämatome der Herzklappen-Ränder, welche besonders an den Atrioventricularklappen Neugeborner nicht selten
sind, sowie grössere feste Hämatomknoten, wie ich sie bei Scor-
but in grösserer Zahl zerstreut in der Substanz der Hirnhemi-
sphären gesehen habe. Man rechnet sie in der Regel nicht zu
den Geschwülsten.

Ein anderer Fall ist der, wo das Blut mehr gleichmässig
durch das Parenchym verbreitet liegt, und nicht in Form eines
besonderen Bluttumors hervortritt, sondern wo das Organ wie
ein blutgetränkter Schwamm sich darstellt. Unsere Sammlung
besitzt ein Präparat, wo ein ganzes Ovarium gleichsam in einen
Blutschwamm umgewandelt ist in Folge der Verschliessung der
Venen, welche aus dem Ovarium zurückführen. In dieselbe Kategorie gehört das während der Geburt nicht selten eintretende
Hämatoma (Thrombus) vulvae *), sowie das von Simpson **)
und Betschler ***) beobachtete Hämatom der Scheide, welches
jener von der Berstung hämorrhoidaler Venen ableitet. —

Eine dritte Gruppe von Hämatomen umfasst diejenigen Fälle,
wo das Blut frei zu Tage tritt und in Form eines festen prominenten Tumors sich darstellt. Begreiflicherweise handelt es sich
dabei um Blutgerinnsel, um Thromben. Ich will dabei bemerken, dass man nicht selten diesen Ausdruck „Thrombus" gerade
auf das Kephalämatoma, ja gelegentlich auf alle hier in Betracht
gezogenen Hämatome angewendet hat. Das ist jedoch sehr un-

---

*) Veit in meinem Handbuche der spec. Pathol. und Ther. Band VI.
Abthl. II. S. 359.
 **) Med. Times and Gazette. 1859. Vol. II. p. 155.
 ***) J. W. Betschler. Klinische Beiträge zur Gynäkologie. Breslau. 1862.
I. S. 135.

richtig geschehen, weil Thrombus nothwendigerweise fest gewordenes, coagulirtes Blut bedeutet und gerade auf die Kephalämatome diese Bezeichnung am allerwenigsten anwendbar ist. Was die jetzt zu besprechende Form betrifft, so denke ich dabei nicht an die Thromben, welche in Blutgefässen, namentlich in Venen, entstehen, obwohl es in varicösen Venen wohl vorkommen kann, dass, wenn sie ganz mit Thromben gefüllt werden, sie sich in Form harter Knoten darstellen, wie das namentlich bei den Hämorrhoidaltumoren zuweilen der Fall ist.

Indessen giebt es, wie in den Gefässen, auch anderswo freie Thromben, und ein besonders ausgezeichnetes Beispiel bildet das

Fig. 15.

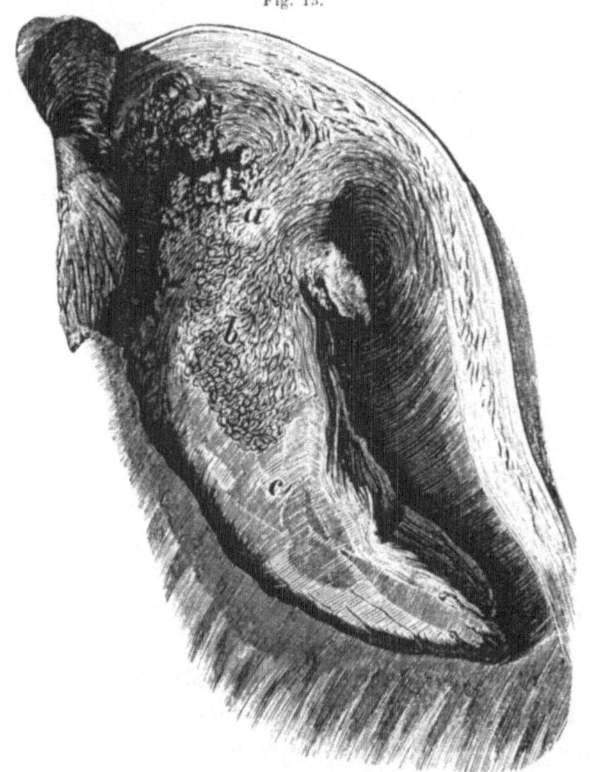

Fig. 15. Grosses polypöses Hämatom des Uterus nach einem Abortus im zweiten Monat, von einer an Cholera leidenden Person. (Präp. No. 139. vom Jahre 1857). *a* Hervorgezogener Theil der Placenta materna und der Uteruswand; *b* Reste der Placenta foetalis, insbesondere Chorionzotten; *c* coagulirtes, und in Schichten abgesetztes Blut um die Placenta foetalis. Natürliche Grösse.

freie polypöse Hämatom des Uterus, oder, wie es von
Velpeau*) und Kiwisch**), die zuerst darauf aufmerksam gemacht haben, genannt worden ist, der fibrinöse Uteruspo-
lyp. Man findet zuweilen in derselben Art, wie andere grosse
Uteruspolypen sich darstellen, Geschwülste, welche die Uterushöhle ausdehnen und an einem bald breiteren, bald engeren Stiele
sitzen, welche, wenn sie wachsen, sich allmählich in das Collum
uteri und selbst aus dem Orificium externum uteri hervorschieben, dabei den Hals des Uterus auf das Aeusserste ausdehnen
und endlich in Form eines grossen, rundlichen Tumors in die
Scheide hervorragen. Der Fundus eines solchen Uterus hat gewöhnlich einen mässigen Umfang; der Körper und Hals gehen
bis zu dem Orificium externum hin trichterförmig auseinander,
und es hängt daraus ein mehr oder weniger grosser rundlicher
Körper hervor, der nach oben festsitzt***). In der Regel ist sowohl die Entwickelung einer solchen Geschwulst, als auch ihr
Fortbestand mit grossen Blutungen verbunden, und gerade dadurch wird diese Form leicht gefährlicher als manche andere
eben so grosse polypöse Bildungen des Gebärorganes. Schneidet
man eine solche Masse durch, so findet man zuweilen eine äussere derbere Schicht, gleichsam eine Membran, während innen
mehr dunkelrothe, blutige Massen, oft deutlich stratificirt, Schicht
um Schicht gelagert sind.

Die Hauptfrage war nun, unter was für Verhältnissen sich
diese Dinge bilden und wie sie sich befestigen können. Denn
wenn eine einfache Blutung in die Höhle des Uterus erfolgt, so
kann daraus allerdings ein Gerinnsel werden; das Gerinnsel kann
die Form des Uterus annehmen, es kann den Uterus ausdehnen,
aber es kann sich doch nicht so fixiren, dass es in Form einer
polypösen Geschwulst festsitzt. Der Gedanke liegt daher sehr nahe,
dass bei dem polypösen Hämatom eine besondere Stelle den Aus-
gangspunct bildete, und insbesondere, dass eine Placentarstelle

---

*) Velpeau. Traité de médecine opératoire. 1837. T. IV. p. 382.
**) Kiwisch. Die Krankheiten der Gebärmutter. 1845. S. 420. Klinische
Vorträge über spec. Pathol. u. Ther. der Krankheiten des weiblichen Ge-
schlechts. Abth. I. 3. Aufl. 1851. S. 472.
***) Lose Blutgerinnsel, auch wenn sie die Form des Uterus haben, ge-
hören nicht hierher, und es ist wohl nur ein Missverständniss, wenn Carl
Hirsch (Ueber Histologie u. Formen der Uteruspolypen. Inaug. Diss. Giessen.
1855. S. 43.) ein solches als Beispiel für den Polypus fibrinosus beschreibt.

die Basis der Geschwulst und die Bedingung ihrer Bildung würde.
In der That findet man auch zuweilen ähnliche Polypen bei
Puerpern, unmittelbar nach einem Wochenbett*); allein Kiwisch
hatte sie bei Personen beobachtet, bei denen scheinbar nur copiöse
Menstruationen vorausgegangen waren. Hier lässt sich im einzelnen Falle nicht immer mit Sicherheit darthun, welcher Natur
diese „Menstruatio nimia“ war, namentlich wenn man nur während des Lebens untersuchen kann, indess ist es nach den Beobachtungen von Scanzoni**) doch sehr wahrscheinlich, dass in
der Regel ein Abortus vorausging. Auch gehört von dem, was

Fig. 16.

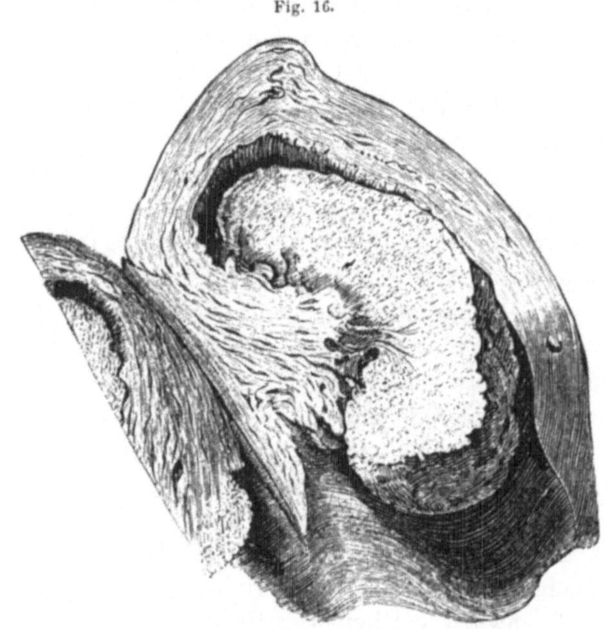

*) Virchow. Notiz über fibrinöse Polypen. Würzburger Verhandl. 1851.
Bd. II. S. 218.
**) Scanzoni. Die Genese der fibrinösen oder Blutpolypen des Uterus.
Würzburg. Verhandl. 1851. Bd. II. S. 30.
Fig. 16. Polypöse Hervorstülpung der Placentarstelle einer Frau,
welche im 7. Monat niedergekommen und an Verblutung gestorben war
(Präparat No. 584.). Auf der Placentarstelle sitzt noch ein grosses, sehr
dichtes Stück fötalen Mutterkuchens, in welchem die Zotten sehr deutlich
zu erkennen sind. Seine Oberfläche ist abgeglättet und von einer dünnen
haemorrhagischen Lage überdeckt. Natürliche Grösse.

in der Literatur unter dem Namen der Placentar-Retentionen beschrieben ist*), manches in diese Kategorie. Post mortem finde ich, dass die Basis immer eine Placentarstelle ist, theils so, dass Reste von der fötalen Placenta zurückgeblieben sind, und über diese Reste sich die hervorquellenden Blutmassen niederschlagen (Fig. 15, 16); theils so, dass nach vollständiger Ablösung der Nachgeburt das aus den zerrissenen Gefässen hervorquellende Blut sich auf die höckerige Oberfläche der mütterlichen Placentarstelle ansetzt. Das erstere dürfte wohl das häufigere sein. Je länger aber die Masse wächst, je grösser sie sich hervorschiebt, je mehr sie den Uterus ausdehnt, um so mehr wird sie zu allerlei Beschwerden Veranlassung geben, zu unangenehmen Empfindungen, zu krampfhaften Zufällen; namentlich unterhält sie die Neigung zu Blutungen, weil sie immer mehr die Theile ausweitet und die einmal blutenden Stellen auseinanderzerrt. Zugleich gewinnt die Befestigung, wenn sie gerade auf einer zurückgebliebenen Placentarmasse erfolgt, eine ungewöhnliche Derbheit, und es ist daher in einem solchen Fall ein unmittelbares Eingreifen zur Entfernung dieser Massen durchaus erforderlich, um die Neigung zu Blutungen zu beseitigen. —

Was man ausser den angeführten Formen noch Hämatome genannt hat, das sind zum grossen Theil Geschwülste, welche in andere Kategorien hineingehören, insbesondere Formen, welche der nächst zu besprechenden Abtheilung der Exsudationsgeschwülste angehören, insofern dabei in der Regel eine schon bestehende Geschwulst sich in einem späteren Stadium mit einer Hämorrhagie complicirt. Aus einem Hygrom der Patella kann später ein Hämatoma patellare werden, indem in den schon gebildeten grossen Sack Blutaustretungen geschehen. Dadurch entsteht eine Modification des Hygroms, welche man immerhin Hämatom nennen mag; nur ist das nicht eine unabhängige Form für sich. Ebenso wird aus einer Hydrocele eine Hämatocele, indem in den durch Wasseranhäufung gebildeten Sack nachher Blutaustretungen erfolgen.

Wenn man in der neueren Zeit auch bei der Frau von einer Hämatocele gesprochen hat, so ist das freilich etwas anderes, als

---

*) A. Hegar. Pathologie und Therapie der Placentarretentionen. Berlin. 1862. S. 86 folg.

eine blutige Anhäufung in dem (ja auch beim Weibe unter Umständen vorhandenen) Processus vaginalis peritonaei; es entspricht das aber auch nicht genau dem Begriff des Hämatoms.
Denn man versteht darunter die Anhäufung von hämorrhagischen
Substanzen in der Excavatio recto-uterina, so dass durch die
Menge der angehäuften Blutgerinnsel an dieser Stelle eine geschwulstartige Masse entsteht, die sich gegen das hintere Scheiden-
gewölbe herabsenkt, die den Uterus verschiebt und die man von
der Scheide und vom Rectum aus als eine derbe Geschwulst fühlen
kann. Es ist das die von Nélaton so genannte Hämatocele
retro-uterina oder, wie Aran*) sagt, der Tumor sanguineus
periuterinus. Meiner Erfahrung nach handelt es sich dabei immer
um eine Anhäufung von hämorrhagischem Material in der Bauchhöhle selbst, wenngleich dasselbe nicht immer ganz offen liegt.
Die Anhäufung selbst erklärt sich dadurch, dass alle möglichen
Substanzen, welche überhaupt in der Bauchhöhle frei werden, also
auch ausgetretenes Blut, sich nach dem Gesetz der Schwere in
die Excavationen des Beckens herabsenken. Ausserdem ist es
nicht selten, dass, wenn in diesen Excavationen entzündliche
Processe Platz greifen und in Folge derselben eine pathologische
Vascularisation zu Stande kommt, locale Hyperaemien und Hämorrhagien entstehen, die sich von Zeit zu Zeit wiederholen und
allmälig zu reichlichen Anhäufungen Veranlassung geben. In diesem
letzteren Falle kann es geschehen, dass die Peritonitis retro-
uterina, ähnlich wie die Pachymeningitis, Pseudomembranen erzeugt und dass das Extravasat, welches aus den Gefässen der
Pseudomembran erfolgt, zwischen die Blätter derselben abgesetzt
wird und so ein geschlossenes (enkystirtes) Hämatoma retro-
uterinum (H. pelvicum s. periuterinum Simpson) entsteht.
Aehnliches sieht man zuweilen bei Männern in der Excavatio recto-
vesicalis. Die entzündliche Genese, welche schon Voisin klinisch
genau festgestellt hat, kann hier nicht bezweifelt werden, und die
Analogie mit dem Hämatom der Dura mater findet nur in einem
Punkte keine Anwendung, darin nehmlich, dass die Prognose im
Allgemeinen keine ungünstige ist und die Resorption des Extra-
vasats oft überraschend schnell erfolgt. Man findet dann bei der

---

*) Aran. Leçons cliniques sur les maladies de l'utérus et de ses an-
nexes. Paris. 1858. p. 751.

Autopsie abgekapselte, schmierige, bräunliche oder schwärzliche, platte Anhäufungen an der Stelle der früheren Geschwulst.

Manchmal geht die hämorrhagische Masse aber auch in Erweichung über und es bildet sich im Umfange derselben eine Eiterung, welche endlich Durchbrüche in die Nachbartheile, zumal in den Mastdarm und die Scheide erzeugt*) und die Entleerung der Massen auf diesem Wege möglich macht. Freilich tritt dadurch nicht immer Heilung ein; fortdauernde Entleerungen von Eiter und Blut können die Kranken so erschöpfen, dass der Tod in Folge davon eintritt.

Einige Autoren haben ausser dieser intraperitonaealen Hämatocele noch eine besondere extraperitonaeale Form beschrieben, welche in der Basis der breiten Mutterbänder oder zwischen den Blättern derselben oder wenigstens unter dem Peritonaeum liegen soll**). Ich möchte glauben, dass hierbei Irrthümer untergelaufen sind. Eine primär extraperitonaeale Hämatombildung habe ich, abgesehen von puerperalen und traumatischen Fällen, niemals an der Leiche gesehen. Es kann sein, dass eine Parametritis***) oder, wie Simpson sagt, eine Cellulitis pelvica in der Umgebung des Uterus Eiterhöhlen erzeugt, in welche später eine Blutung erfolgt; indess möchte es sich nicht empfehlen, dies ein Hämatom zu nennen. Meist ist die für das Peritonaeum angesehene Membran wohl eine neugebildete Haut, welche, wie die pachymeningitischen Pseudomembranen bei den Hämatomen der Dura mater, auf die alte Haut aufgelagert ist und unter welche die Blutung so erfolgt, dass sie allerdings dadurch abgekapselt ist. Weniger wahrscheinlich ist es, dass, wie Tyler Smith†) glaubt, das Extravasat selbst secundär von einer peritonitischen Pseudomembran überkleidet wird. Ich halte das um so weniger für wahrscheinlich, als ich die Ansicht der meisten Schriftsteller nicht theile, wonach das ganze Extravasat aus dem Uterus, dem Eierstock oder den Tuben herstammen soll. Aus den Tuben erfolgen grössere Blutungen fast

---

*) **Bernutz** et **Goupil**. Clinique méd. sur les maladies des femmes. Paris. 1860. T. I. p. 220. **Madge**. Transactions of the obstetrical society of London. 1862. Vol. III. p. 79. Pl. II. und III.

) **Puech. Gaz. méd. de Paris. 1858. p. 164, 444. **Simpson**. Med. Times and Gaz. 1859. Aug. p. 153, 155.

***) Mein Archiv. 1862. Bd. XXIII. S. 425.

†) Transactions of the obst. soc. of Lond. Vol. III. p. 101.

nur, wenn dieselben in Folge von Tuben-Schwangerschaft bersten*), und ich halte es nicht für unmöglich, dass einzelne Fälle dieser Art für blosse Hämatocelen genommen worden sind. Grössere Blutungen aus den Eierstöcken aber sind noch viel seltener. Nur wenn ulcerative Processe an den Tuben und Eierstöcken bestehen, kommen Blutungen öfter vor, und das ist namentlich bei manchen Fällen von Hydrops tubae sanguinolentus und von hämorrhagischen Cysten des Eierstocks der Fall. Für gewöhnlich stammt meiner Ansicht nach das Blut ganz oder grossentheils aus den neugebildeten Gefässen partiell - peritonitischer Schichten der Excavationen.

Der allerdings sehr bemerkenswerthe Umstand, welchen alle Beobachter einmüthig hervorheben, dass die Geschwulst gewöhnlich mit einer Menstruation plötzlich beginnt und mit den folgenden Katamenial-Perioden anfallsweise wächst, spricht nicht gegen eine solche Erklärung. Freilich scheint es bequemer, mit Laugier**) das gesammte Blut direct aus dem bei der Ovulation geborstenen Graaf'schen Follikel abzuleiten, allein die Erfahrung hat diese Auffassung so wenig bestätigt, dass gerade manche Beobachter, welche Gelegenheit zu Autopsien hatten, zu der Ueberzeugung geführt sind, eine Ruptur grösserer Gefässe in den Ligamenta lata sei die Ursache der Hämorrhagie gewesen. Auch ist es ja nicht zu bezweifeln, dass die menstruale Fluxion sich nicht auf die Gefässe der Graaf'schen Follikel oder der Tuben beschränkt, sondern sämmtliche Gefässe der Nachbarschaft mit betrifft, und wenn daher im Douglas'schen Raum eine ungewöhnliche Vascularisation, sei es des Peritonaeum selbst, sei es neugebildeter Pseudomembranen besteht, so kann es hier ebenso leicht zur Hämorrhagie kommen, wie am Eierstock oder den Trompeten. Der von den früheren Beobachtern übersehene Umstand, dass auch bei Männern ähnliche Zustände, wenngleich nicht in so hohem Grade vorkommen, spricht entschieden zu Gunsten der von mir aufgestellten Ansicht, bei welcher übrigens die Möglichkeit nicht ausgeschlossen ist, dass die besprochene partielle Peritonitis unter Umständen durch Stoffe hervorgerufen wird, welche aus dem Eier-

---

*) Vgl. die von mir mitgetheilten Fälle in den Würzburger Verhandl. 1850. Bd. I. S. 298. 1852. Bd. III. S. 349. Gesammelte Abhandl. S. 792 ff.
  **) Gaz. méd. de Paris. 1855. p. 151.

stock oder der Trompete ausgetreten sind. Bernutz hat für die Existenz dieser, wie er sagt, Pelvi-peritonitis haemorrhagica menstrualis eine Reihe beachtenswerther Thatsachen beigebracht. —

Weiterhin giebt es noch eine Reihe von Blutcysten, Haematocystides, wo man in glattwandigen Höhlen Blut, und zwar flüssiges oder verändertes Blut findet. Indess auch diese Formen gehören in der Regel zu nachweisbaren Geschwülsten anderer Abtheilungen. Cystische Dilatationen von Drüsengängen, wie in der Milchdrüse der Frau oder im Pankreas, können sich sehr bedeutend ausdehnen, so dass sie die Grösse eines Borsdorfer Apfels oder selbst einer kleinen Faust erreichen; wenn man sie anschneidet, so findet man sie nicht selten voll von hämorrhagischen Massen. Aber hier ist es nicht das Blut, welches die Dilatation gemacht hat, sondern es ist immer die Dilatation das Primäre und die Terminologie Bestimmende, und erst dazu gesellt sich nachher die Hämorrhagie.

Die einzige Form, welche in einem erheblichen Maasse zweifelhaft ist, betrifft das Vorkommen von Blutcysten, welche ungefähr in der Richtung bekannter grösserer Gefässstämme liegen; bei ihnen spricht mancherlei dafür, dass es abgeschnürte Theile von Gefässen seien. Es finden sich in der Literatur verschiedene solche Mittheilungen. Eine der am meisten charakteristischen Beobachtungen steht bei Paget*). Sie bezieht sich auf eine Mittheilung des englischen Chirurgen Lloyd, der in der Richtung der Vena saphena eine solche Geschwulst fand, welche eine glatte innere Wand hatte und auf derselben, was besonders charakteristisch ist, Klappen zeigte. Indess konnte man die Exstirpation des Gebildes vornehmen, ohne dass man eine grössere Vene zu verletzen brauchte, so dass man annehmen musste, dass der Sack sich in ähnlicher Weise durch eine organische Abschnürung aus der Vene isolirt habe, wie gelegentlich Harnkanälchen sich abschnüren und in einzelne Cysten zerfallen. Es ist das an sich etwas unwahrscheinlich, indess habe ich einmal etwas Aehnliches gesehen an der Jugularis, wo, freilich in Verbindung mit Krebsbildungen, ein Sack, der in der Richtung der Jugularis lag, nach unten hin geschlossen endigte und auch nach oben abgegrenzt war. Auf die sehr zweifelhaften extra-

---

*) James Paget. Lectures on surgical pathology. 1853. Vol. II. p. 50.

thyreoidealen Blutcysten am Halse, die von Michaux so genannte Haematocele colli will ich nicht näher eingehen, da es an anatomischen Untersuchungen darüber fehlt*); nur das will ich erwähnen, dass J. P. Frank gerade für eine solche Form den Namen Hämatom eingeführt hat**).

Die Möglichkeit, dass unter Umständen eine cystische Abschnürung aus Gefässen erfolgen könne, scheint mir nicht ausgeschlossen zu sein. Collateralwege haben wir bei den Venen so zahlreich, dass Nebenbahnen und eine Regulation des Kreislaufes leicht gefunden werden, und wenn der Abschnürung varicöse Erweiterungen voraufgehen, von denen wir wissen, dass oft der Varix nur durch eine engere Verbindung mit dem Stamme des Gefässes zusammenhängt, so lässt sich wohl an eine endliche vollständige Abtrennung denken. Die Schwierigkeit liegt nur darin, dass das Blut sich in einem solchen abgeschnürten Sack länger erhalten sollte, und sie lässt sich nur so lösen, dass man das Fortbestehen einer Communication durch sehr feine Collateralgefässe, welche in den Sack münden, annimmt. Letzteres ist in der That der Fall bei den oft sehr grossen Blutsäcken, welche in Folge traumatischer Einwirkungen entstehen und welche dem Aneurysma spurium traumaticum analog sind. Solche Beispiele sind namentlich am Schädel bekannt, wo diese extracraniellen Blutcysten bald mit den Sinus, bald mit einzelnen kleineren Venen durch zuweilen ganz feine, wie fistulöse Oeffnungen communiciren***). Auch vom Handrücken hat Lobstein†), vom Halse der jüngere Pauli††) einen ähnlichen Fall beschrieben.

---

*) Man vergleiche E. Gurlt. Ueber die Cystengeschwülste des Halses. Berlin. 1855. S. 249.

**) J. P. Frank. Discursus acad. obs. de haematomate exhibens. Opusc. med. arg. Lips. 1780. p. 118.

***) Dufour. Sur une variété nouvelle de tumeur sanguine de la voûte du crâne, suite de lésion traumatique. Mém. de la Soc. de Biol. T. III. p. 155. Bruns. Handbuch der pract. Chirurgie. Abth. I. 1854. S. 188. Herm. Demme. Ueber extracranielle, mit den Sinus durae matris communicirende Blutcysten. Mein Archiv. 1862. Bd. XXIII. S. 48.

†) Lobstein. Lehrb. der pathol. Anat. I. S. 284.

††) Pauli. Verhandl. des Vereins pfälzischer Aerzte. 1854. S. 88.

Achte Vorlesung.

13. December 1862.

——

Wassergeschwülste, insbesondere Hydrocele testis.

————

Die zweite grössere Geschwulstgruppe, die wir aufgestellt hatten, umfasste die trans- und exsudativen Geschwülste. Ich meine dabei nicht Formen, wo etwa durch eine transsudirte oder absorbirte Masse, die in das Parenchym eines Theiles eintritt, eine Aufblähung desselben entsteht, denn das sind entzündliche oder ödematöse Anschwellungen, sondern ich meine solche, wo ein Transsudat oder Exsudat an irgend einer begrenzten Stelle sich so anhäuft, dass es eine besondere, neben den Gewebsbestandtheilen des Ortes frei und isolirt liegende Masse bildet und als eine selbständige Geschwulst erscheint.

Diese Formen kommen zunächst darin überein, dass sie mehr oder weniger klare und wässrige Flüssigkeiten enthalten und dass diese Flüssigkeiten in geschlossenen Säcken vorhanden sind. Im Allgemeinen begreift man sie seit einiger Zeit unter dem Namen der Hygrome oder Wassergeschwülste, womit natürlich nie reines Wasser, sondern immer eine „seröse" Flüssigkeit bezeichnet werden soll. Zieht man es vor, den in der neueren Zeit erfundenen Namen der „Serocysten" dafür zu gebrauchen, so wird er ungefähr dasselbe bedeuten. Indess ist der Name deshalb nicht sehr zweckmässig, weil nicht immer blos Serum darin ist, sondern manchmal noch andere Dinge hinzukommen, und ich denke daher, dass man bei dem älteren Namen der Hygrome bleiben kann.

Unter den Hygromen lassen sich ihrer Entstehung nach zweierlei Formen unterscheiden: solche nehmlich, bei denen die Räume, in welche die Flüssigkeit eintritt, natürliche Höhlen sind, die zu der typischen Enwickelung des Körpers als solcher gehören, und solche, bei denen die Höhlen neugebildete sind, die im Laufe irgend einer physiologischen Störung oder eines krankhaften Processes entstanden sind.

Als Beispiel für die erste Form, wo wir es nur mit der eigentlichen, ursprünglichen Höhle zu thun haben, wähle ich die Hydrocele, den Wasserbruch (Hernia aquosa) des Hodensackes. Denn Cele oder Kele bedeutet bei den Neueren*) so viel wie Hernia. Das Wasser befindet sich bei der eigentlichen Hydrocele (es giebt mehrere ganz verschiedene Arten von Hydrocele) in dem Sack der Tunica vaginalis propria des Hodens, jener Haut, welche aus dem Processus vaginalis des Peritonaeums entsteht und in der Regel nach dem Descensus des Hodens in ihrem oberen Theile allmälig obliterirt**). Es kann daher unter Umständen eine Hydrocele geben, welche wirklich ein reiner Wasserbruch ist; wenn nehmlich der Processus vaginalis offen bleibt, dann kann in der That Flüssigkeit aus der Bauchhöhle in den Sack der Scheidenhaut heruntertreten und ebenso umgekehrt wieder zurücktreten***), wie das bei Ascites manchmal der Fall ist (Hydrocele congenita s. adnata). In der Regel versteht man aber unter Hydrocele den Fall, wo die Tunica vaginalis nach oben geschlossen ist.

---

*) Nach dem Zeugnisse Galen's (De tumoribus praeter naturam cap. 15.) nannten zu seiner Zeit „die Neueren" jede Geschwulst der Hoden eine Kele.

**) Da der Processus vaginalis peritonaei ursprünglich auch im weiblichen Geschlecht vorhanden ist, so kann eine Hydrocele gelegentlich auch bei der Frau vorkommen, wenn die Ausstülpung des Bauchfells zum Theil fortbesteht.

***) Medic. Reform. 1849. No. 42. S. 235.

Gewöhnlich rechnet man die Hydrocele zu den Hydropsien. Allein gerade bei Hydrops universalis findet man sehr wenig Flüssigkeit in der Scheidenhaut, selbst wenn das Oedem des Scrotums einen sehr hohen Grad erreicht, und wenn man die Entstehung der Hydrocele und die ganze Art der Gewebszustände, welche dabei vorkommen, ins Auge fasst, so muss man sich überzeugen, dass sie fast jedesmal, wo sie eine gewisse Grösse erreicht, ein irritatives Ereigniss darstellt. Man kann sie nicht in allen Fällen geradezu entzündlich nennen, da die charakteristischen Erscheinungen eines entzündlichen Verlaufes oft fehlen, aber irritativ, aus einer Reizung hervorgegangen ist der Process unzweifelhaft, und wie alle irritativen Processe, kann er bei einer gewissen Höhe der Reizung unmittelbar in eine Entzündung übergehen, so dass wir geradezu von einer Vaginalitis, Periorchitis oder Orchitis serosa sprechen können. Grenzen sind da nicht zu ziehen; es giebt eine Reihe von Uebergängen von der einfachsten Hydrocele bis zu der acut entzündlichen Form, wie sie bei Tripper und Quetschungen des Hodens vorkommt. Dieser Charakter tritt bei längerer Dauer anatomisch mehr und mehr hervor; je länger und älter eine Hydrocele wird, um so mehr werden entzündliche Veränderungen der Gewebe bemerkbar. Das muss man wohl im Auge behalten, wenn man die verschiedenen operativen Methoden kritisiren will, welche empfohlen sind, denn „nicht alles passt sich ja für alle"; und eine Tunica vaginalis, welche sich nur in einem sehr leichten Reizungszustand befindet, zeigt ganz andere Eigenschaften, als eine solche, welche in den entzündlichen Reizungszustand eingetreten ist, oder als eine, welche durch eine Reihe derartiger Reizungen beträchtlich verändert ist.

Schon der Umstand hätte die Beobachter überzeugen sollen, dass es sich bei der Hydrocele in der Regel nicht um einen einfachen, sondern um einen irritativen Hydrops handelt, dass die Zusammensetzung der Flüssigkeit sich unterscheidet von der einer gewöhnlichen hydropischen Flüssigkeit, indem sie sehr reich an Albuminaten ist und in einer grossen Anzahl von Fällen Fibrin, vielleicht in allen Fällen eine fibrinogene Substanz enthält. Selten findet schon innerhalb des Sackes eine Gerinnung statt, meist ist die Masse allerdings vollkommen flüssig, aber nachdem sie entleert worden ist, gerinnt sie an der Luft, bald nach kürzerer, bald nach längerer Zeit, bald auf ein Mal, bald in mehreren Absätzen. Das ist der Zustand, den ich fibrinogen genannt habe*), wo eine Substanz in der Flüssigkeit vorhanden ist, die sich in Fibrin umsetzt. Nun hat schon vor längerer Zeit Buchanan**) in Glasgow beobachtet, dass, wenn man Hydrocele-Flüssigkeit mit Blutbestandtheilen zusammenbringt, eine Gerinnung stattfindet, auch wenn die reine Flüssigkeit an der Luft nicht gerinnt, und Alexander Schmidt***) hat in den letzten Jahren, diese Beobachtung erweiternd, gefunden, dass eine solche „spontane“ Gerinnung hervorgerufen werden kann, wenn man Blutkörperchen oder Hämatokrystallin in die Flüssigkeit hineinbringt. Die Einwirkung beider Körper ist eine coagulirende; es tritt dann in der Flüssigkeit, die sonst ganz klar und wässrig ist, eine oft reichliche Gerinnung ein. Ausser diesen coagulirenden Bestandtheilen enthält die Hydrocelenflüssigkeit gewöhnlich so starke Mengen von Salzen und Albuminaten, dass manchmal ein ähnliches Mischungsverhältniss, wie das des Liquor sanguinis oder der Lymphe erreicht wird, was in einfachen Hydropsien niemals und nirgend vorkommt. Es handelt sich hier also um jene Art der Erkrankung, die ich früher mit dem Namen des Hydrops lymphaticus s. phlegmaticus bezeichnet habe†).

Indem die Flüssigkeit sich in dem Sack der Scheidenhaut anhäuft, so dehnt sie ihn und die Theile, welche ihn umgeben, mehr und mehr aus; die Tunica vaginalis propria verdünnt sich, der Hode wird comprimirt, und wenn der Zustand lange dauert, dann treten allmälig atrophische Zustände sowohl am Hoden (Fig. 17.), als auch am Cremaster ein. Es ist daher auch in dieser Beziehung für den Einzelnen nicht gleichgültig, wie lange Zeit hindurch er eine grosse Hydrocele trägt. Für manche Leute wenigstens hat es ein Interesse, die Function des Hodens erhalten zu sehen, und es kann das immerhin eine Rücksicht sein, die der Arzt dem Patienten gegenüber in Rechnung ziehen muss. Manchmal wird der Hode so platt gedrückt und auf ein so kleines Maass zurückgebracht, dass man Mühe hat, ihn am Umfang des Sackes aufzufinden.

---

*) Mein Archiv. 1847. I. S. 572. Cellularpathologie. 3. Aufl. S. 152.
**) Proceedings of the Phil. Soc. of Glasgow. 1845. Febr.
***) Reichert und Du-Bois. Archiv. 1861. S. 555, 563, 689, 695, 715.
†) Handbuch der speciellen Pathol. u. Therap. 1854. I. 206. 216.

Bei längerem Bestande des Uebels gerathen gewöhnlich von der Oberfläche des Sackes allerlei zellige Partikeln in die Flüssigkeit, welche die fettige Metamorphose durchmachen und so nach und nach in die Flüssigkeit Quantitäten von fettigen Theilen (Körnchenzellen und Körnchenkugeln, freies Fett) bringen. Später gehen aus diesen wieder Krystallisationen hervor, in manchen Fällen die schon dem blossen Auge sichtbaren, im Lichte spiegelnden Täfelchen von Cholestearin, in anderen faser- oder nadelförmige Abscheidungen eines festen Fettes, das in sehr schönen gebogenen oder geschwungenen Figuren vorkommt.

Weiterhin geschieht es nicht selten, dass hämorrhagische Beimischungen erfolgen. Wenn Jemand eine grosse Anschwellung zwischen den Beinen hat, so ist diese allen möglichen Insultationen ausgesetzt; dadurch und durch die Vascularisation der gereizten Häute wird wohl die Neigung zu Blutungen in den Sack bedingt. Sind sie gering, so bilden sich an der Oberfläche des Sackes zuerst blutige Beschläge, in denen das Blutroth allmälig in Pigment übergeht und bräunliche, gelbliche, manchmal schwarzbraune Färbungen der Membran erzeugt. Ist die Extravasation reichlicher, dann nimmt die Flüssigkeit Blut auf, die Blutkörperchen vertheilen sich in derselben, geben ihren Farbestoff an dieselbe ab, und diese nimmt davon eine gelbliche oder bräunliche, manchmal ganz chocoladenartige Farbe an. Ist das Blut sehr reichlich, dann wird natürlich auch die Consistenz der Flüssigkeit verändert, indem eine mehr dicke, manchmal sogar fast breiige Masse entsteht. In dieser Art wird die Hydrocele übergeführt in die Hämatocele. Es kann allerdings bei beträchtlicher mechanischer Einwirkung eine Hämatocele auch von Anfang an und auf einmal zu Stande kommen, in der Regel aber ist sie das Product lange fortgesetzter Insultationen, welche immer wieder von Neuem auf den Theil eingewirkt haben.

Während in dieser Art der Inhalt des Sackes sich ändert, so geht gewöhnlich parallel damit eine zunehmende Veränderung der Oberflächen. Diese können entweder im Ganzen, gleichmässig, diffus, oder mehr fleck- und heerdweise erkranken. Am häufigsten ist es die Oberfläche des Hodens selbst oder des Nebenhodens, soweit sie in die Höhle der Scheidenhaut hineinragt, also die Albuginea, welche sich verändert (Fig. 17). Diese Veränderungen bestehen in der Regel zunächst in einer hyperplastischen

Verdickung; das Bindegewebe fängt an zu wuchern, die Häute
werden dicker, und bei längerer Dauer auch dichter, so dass sich
zuletzt ein Zustand von Sklerose entwickelt. Ist dieselbe gleichmässig (diffus), so wird die ganze Vaginalis in eine lederartige
Schwarte verwandelt, an der man zuweilen eine Reihe von
Schichten, eine deutliche Stratification unterscheiden kann. Ist
dagegen der Process ungleichmässig, heerdweise — und das ist

Fig. 17.

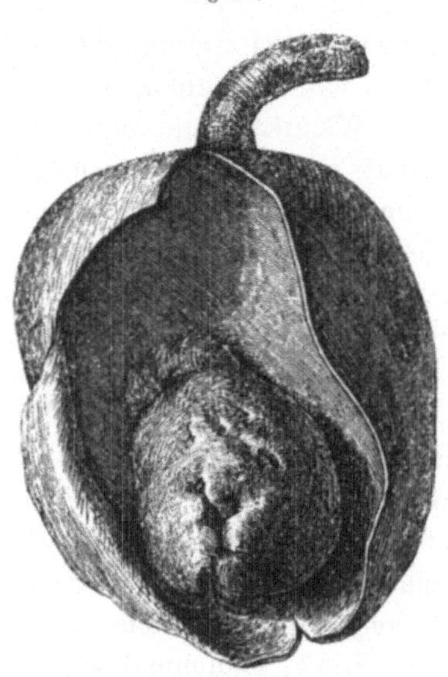

das häufigere — dann treten die sklerotischen Stellen wie knorpelartige Massen an der Oberfläche hervor. Wie gesagt, geschieht das namentlich sehr häufig an der Albuginea des Hodens,
welche an sich eine sehr derbe Haut bildet. Aber auch die freie
Seite, das sogenannte Parietalblatt wird in gleicher Weise ergriffen. Die Oberfläche wird dabei höckerig; es entwickeln
sich aus ihr Knoten und Platten, wie sie ganz ähnlich in ausgesprochener Weise an der Milz bei Perisplenitis chronica vorkommen. Diese sehen wie Knorpel aus, bestehen aber aus einem
sehr dichten Bindegewebe, dessen Intercellularsubstanz eine sehr

---

Fig. 17. Alte Hydrocele mit höckeriger Sklerose der Albuginea testis
und compressiver Atrophie des Nebenhodens (Präparat No. 803.).

derbe, nicht lockige, sondern mehr steife, fibrilläre Beschaffenheit hat.

Mit diesen Verdickungen vergesellschaften sich nicht selten adhäsive Zustände, Synechien, wie man sie gewöhnlich nach entzündlichen Processen ntrifft. Diese erstrecken sich zuweilen über grössere Abschnitte der Vaginalhöhle, so dass neben der Hydrocele eine partielle Obliteration der Scheidenhaut bestehen kann. Dadurch wird die Gestalt der Hydrocele-Geschwulst eigenthümlich verändert. Seltener wird die Höhle der Scheidenhaut durch pseudoligamentöse Scheidewände getheilt und eine gleichsam bi- oder multiloculäre Hydrocele gebildet. Am häufigsten beginnen diese Processe an den Seiten des Nebenhodens, da wo sich das Parietalblatt auf denselben herüberschlägt, setzen sich aber leicht über ganze Abschnitte der freien Hoden-Oberfläche fort, am leichtesten über das untere Segment des Hodens. Das giebt die nach unten spitzen, nach oben weiten Hydrocelen.

Fig. 18.

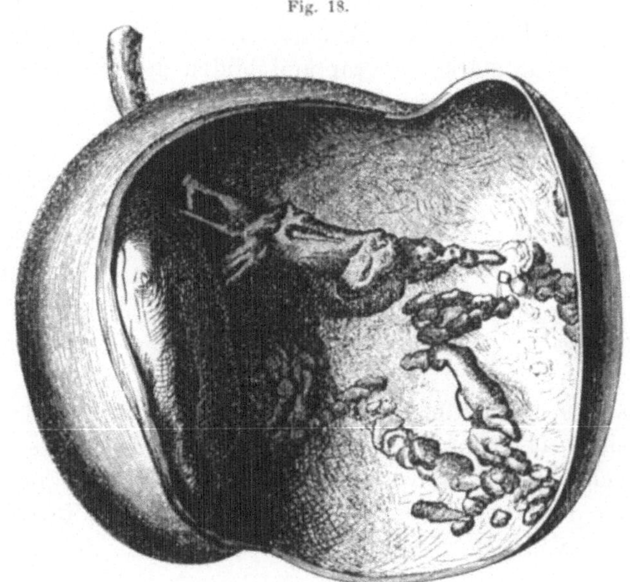

Fig. 18. Alte Hydrocele. Periorchitis chronica mit narbiger Einziehung und Verdickung der Albuginea am unteren Hodensegment. Partielle Synechie im Umfange des Nebenhodens. Sklerose und balkige Ossification der Tunica vaginalis propria. (Präparat No. 208. vom Jahre 1859.).

Werden die sklerotischen Massen sehr dick und bestehen sie lange Zeit, so geschieht hier dasselbe, was wir an anderen serösen Häuten, namentlich am Pericardium, zuweilen in grosser Ausdehnung wahrnehmen. Das Gewebe verkalkt und es entsteht so eine Art von Scheidenhaut-Knochen, die je nach der Gestalt der ursprünglichen Sklerosen bald als blosse Platten, bald als grosse Balken und verästigte Figuren an und in der Oberfläche liegen.

In anderen Fällen wiederum findet an der Oberfläche der Häute, und zwar namentlich an demjenigen Theil, der dem Hoden und dem Nebenhoden angehört, eine partielle Proliferation statt, wie sie freilich auch ohne gleichzeitige Hydrocele nicht ganz selten vorkommt. Es erheben sich von der Oberfläche kleine Auswüchse, Excrescenzen. Diese bilden entweder flache Protuberanzen, die allmälig grösser und höckerig werden, oder es sind von Anfang an warzige Erhebungen, welche eine unregelmässige, lappige Oberfläche haben, oder endlich, es sind mehr gestielte, polypöse Bildungen. Gerade in diesen Auswüchsen erfolgt oft schon frühzeitig eine Ablagerung von Kalksalzen und damit ein Stillstand. Andere Male aber wachsen sie stärker hervor und bilden mehr und mehr frei

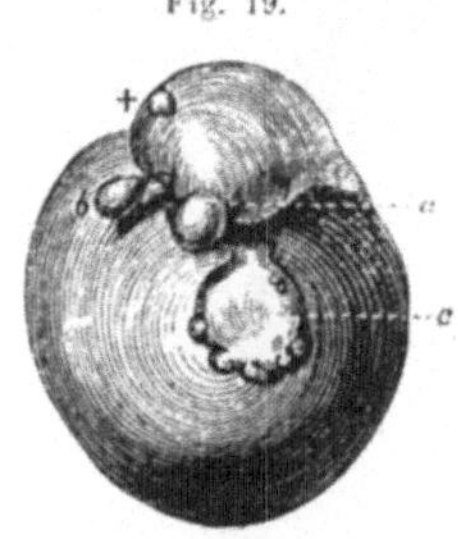

Fig. 19.

heraushängende Papillen und Zotten, welche wiederum ästig sein können, so dass an einem grösseren Auswuchs wieder eine Reihe von kleinen sitzt — eine Art von dendritischer Vegetation, die gerade nicht sehr grosse Aeste treibt, aber dafür oft eine ziemlich grosse Zahl kleiner Aeste abgiebt. Das ist eine Periorchitis prolifera.

Von diesen abnormen Auswüchsen muss man nun aber wohl unterscheiden den normalen Anhang, der am Kopf des Nebenhodens sich regelmässig vorfindet, die sogenannte Morgagni'sche Blase oder Hydatide, einen kleinen gefässreichen Körper, von dem man gewöhnlich annimmt, dass Morgagni ihn zuerst be-

---

Fig. 19. Periorchitis prolifera. *a* die sog. Morgagnische Hydatide. *b* eine fein gestielte Blase am Kopf des Nebenhodens. * eine in der Tiefe liegende kleine Cyste des Nebenhodens. *c* ein polypöser Auswuchs der Albuginea testis mit kleinen, theils gestielt, theils flach aufsitzenden, halbknorpeligen Körnern (Präparat No. 63. vom Jahre 1859.).

schrieben habe*). Manche haben das auch für einen krankhaften Auswuchs gehalten und einen besonderen Werth darauf gelegt, ihn abzuschneiden. Das folgt nicht gerade aus der Natur dieses Anhanges. Aber es kommt vor, dass an diesem normalen Anhange ein irritativer Process Platz greift und an seiner Oberfläche pathologische Auswüchse entstehen, wie sie sonst an anderen Orten der Hodenoberfläche vorkommen. Alle diese Auswüchse haben die Neigung, sich an ihren Spitzen zu verdicken; sie werden kolbig, die Kolben bekommen eine knorpelige Härte und ein entsprechendes Aussehen, und nicht selten gestalten sie sich zu kleinen gestielten Kugeln um. Diese vergrössern sich, indem sich immer neue concentrische Schichten ansetzen und sie gewinnen so nach und nach einen beträchtlichen Umfang. Späterhin kann der Stiel, an dem sie befestigt sind, dünner und dünner werden und endlich abreissen, so dass die Kugeln frei in die Höhle der Scheidenhaut gerathen.

Das sind die freien Körper der Scheidenhaut**), die ursprünglich als Excrescenzen anfangen. Sie finden sich häufiger bei geringeren Graden der Hydrocele vor. Gerade bei grossen Hydrocelen sind sie am allerseltensten; ja sie kommen in einzelnen Fällen vor, ohne dass eine nennenswerthe Menge von Flüssigkeit zugegen ist. Man fühlt sie äusserlich leicht durch; manche entschlüpfen, wie die Gelenkmäuse, dem Finger, legen

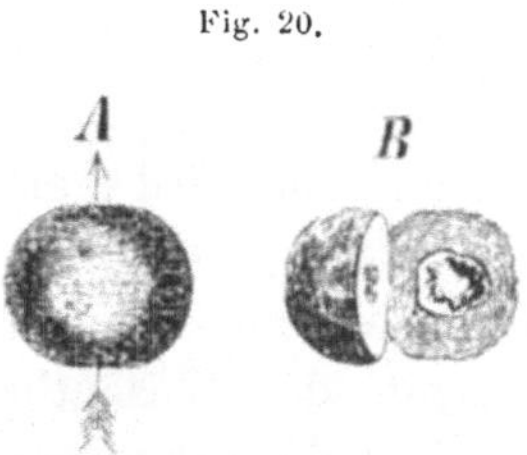

Fig. 20.

sich wohl in einen Winkel des Sackes und kommen später wieder zum Vorschein. Ihr Umfang geht von der Grösse eines Stecknadelkopfs bis zu der einer Flintenkugel. Schneidet man einen solchen grösseren Körper durch, so findet man ihn gewöhnlich in seinen äusseren Theilen aus ähnlichen halbknorpeligen Schichten zusam-

---

Fig. 20. Freier Körper der Scheidenhaut. Natürliche Grösse: *A* Aufsicht, *B* Durchschnitt, innen die verkalkte Masse, aussen die concentrisch-geschichtete, knorpelartige Schale (Präparat Nr. 164. vom Jahre 1857.).

*) Lewin. (Studien über Hoden. S. 7. Separat-Abdr. aus der Deutschen Klinik. 1861. No. 24. ff.) hat durch Anführung zahlreicher Stellen dargethan, dass Morgagni nicht eine, sondern eine ganze Reihe von Hydatiden und zwar nicht an einer bestimmten Stelle des Nebenhodens, sondern an verschiedenen Stellen des Hodens und Nebenhodens beschrieben hat.

**) Astley Cooper. Die Bildung und Krankheiten des Hodens. Aus d. Engl. Weimar. 1832. S. 112.

mengesetzt, wie die sklerotischen Platten der Albuginea selbst; innen zeigt er meist sehr vollständige Verkalkung, so dass in nicht seltenen Fällen, wenn der ganze Körper die Grösse eines Kirschsteins besitzt, die innere kalkige Masse die Grösse eines Kirschkerns, die cartilaginöse Hülle nur die Dicke der Schale erreicht. Betrachtet man in solchen Fällen die Oberfläche des Hodens genau, so findet man Prominenzen oder Depressionen, entsprechend den Stellen, wo die Körper früher gestielt ansassen.

Alle diese Vorgänge sind Folgen der Irritation; sie gehören zum Theil der secretorischen, zum Theil der formativen Gruppe der Irritationsphänomene an. Je mehr das formative Moment hervortritt, um so mehr nähert sich eine solche Geschwulst der neoplastischen Gruppe, den eigentlichen Gewächsen; ja in dem Falle, wo sehr wenig Wasser, dagegen die Proliferation, die Bildung von Auswüchsen und freien Körpern überwiegend vorhanden ist, da kann man zweifelhaft sein, ob man die Hydrocele nicht als eine den neoplastischen Bildungen angehörige Geschwulst betrachten soll. Indess ist das mehr ein Ausnahmsfall. Der Anfang freilich ist immer der eines aus Reizung hervorgegangenen Processes, aber den geschwulstartigen Habitus nimmt derselbe erst mit der steigenden Anhäufung der Flüssigkeiten an, und deshalb wird man die Hydrocele zu den Transsudations- und Exsudationsgeschwülsten rechnen und von den Pseudoplasmen abtrennen müssen, bei welchen die Wucherung der Gewebselemente das Wesentliche ist.

Für die Prognose und Behandlung ist es von nicht geringer Wichtigkeit, dass man die verschiedenen Zustände der Scheidenhaut selbst, die dabei vorkommen, im Auge behält. Ist die Scheidenhaut in die cartilaginösen oder besser in die cartilaginescirenden Zustände eingetreten, so ist ihr Gewebe immer ausserordentlich gefässarm. In solche Theile treten fast gar keine Gefässe ein. Daher besteht dann zu denjenigen Processen, welche eine günstigere productive Entwickelung an der Oberfläche mit sich bringen, also namentlich zu adhäsiven, ausserordentlich wenig Befähigung; und wenn man, wie dies in neuerer Zeit vielfach geschehen ist, die Flüssigkeit entleert und reizende Einspritzungen, z. B. mit Jod, in die Höhle macht, um dadurch Entzündung und Obliteration der Scheidenhaut herbeizuführen, so kommt es nicht selten vor, dass man stärkere entzündliche Processe hervorruft, die mit Erweichung und Eiterung der Oberfläche verbunden sind. Da ist denn natürlich von einem regelmässigen Heilungsmodus nicht die Rede; die Wahrscheinlichkeit ist ungleich grösser, dass die entzündlichen Processe einen unproductiven Gang einschlagen und die Gestaltung von bleibendem Gewebe an der Oberfläche nicht erreicht wird. Bleibende Gewebe bilden sich wohl im Parenchym der Haut; diese wird dicker und dicker, aber ihre Oberfläche zeigt keine Neigung zur Agglutination. Man muss sich das ungefähr so vorstellen, wie wenn an der Oberfläche der Cutis ein Geschwür in indurirtem

Fig. 21.

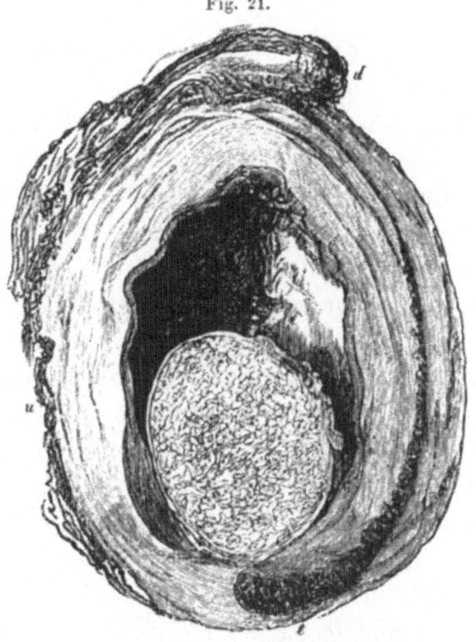

Gewebe liegt, wie das am Unterschenkel so häufig vorkommt. Ein solches Geschwür heilt sehr schwer und schlecht, weil die oberflächlichen Gewebe allerdings vulnerabel genug sind, um einzuschmelzen und eine gewisse Absonderung, gewöhnlich eine fet-

Fig. 21. Ulceröse Sklerose der Tunica vaginalis propria nach wiederholten Jodinjektionen in einer gemeinen Hydrocele (Präparat No. 189. vom Jahre 1860.). *d* Samenstrang mit sehr verdickter Scheide. *e* Theile der Epididymis in dem sklerosirten Bindegewebe, darüber der Durchschnitt des Hodens. *u* eine ulceröse Stelle des Unterhautgewebes.

tige Erweichung zu liefern, aber nicht geeignet, um eine Neubildung zu Stande zu bringen, die den Process dauerhaft beendet. In solchen Fällen ist es selbst an der Oberfläche des Körpers, noch mehr aber an der Scheidenhaut, bei der grössten Sorgfalt oft nicht möglich, einen Verlauf zu erzielen, welcher zu dauerhafter Heilung führt. Hier hat man es als die Aufgabe der Therapie zu betrachten, Massen zu entfernen, die dem Kranken unnütz sind, ja die immer einen so grossen Grad von Vulnerabilität behalten und so grosse Unbequemlichkeiten mit sich bringen, dass die Beseitigung des Organs vortheilhafter erscheint, als die Erhaltung von Zuständen, welche nun einmal nicht zu bessern sind.

Schliesslich bemerke ich noch, dass es einzelne Fälle giebt, wo die Entwickelung einer Hydrocele nicht so einfach vor sich geht, wie ich sie bisher dargestellt habe. Manchmal ist weder der Processus vaginalis im Ganzen, noch die Tunica vaginalis propria für sich der Sitz der Flüssigkeit. Es ist dies die sogenannte Hydrocele cystica, — eine Form, welche auf verschiedene Weise entstehen kann. Wir werden sehr bald Gelegenheit haben, auf ganz besondere Modalitäten derselben, die Hydrocele spermatica und die cystoiden Entartungen des Nebenhodens, zurückzukommen; hier will ich nur diejenige Form erwähnen, wo eine geschlossene Hydrocele im Verlauf des Funiculus spermaticus entsteht, indem der Processus vaginalis, der ursprünglich aus der Bauchhöhle bis an das untere Ende des Hodens herunterreicht, nicht, wie gewöhnlich, in seiner ganzen Länge obliterirt und blos am unteren Ende offen bleibt, sondern zugleich in seinem Verlaufe irgendwo offen bleibt, dagegen unter und über dieser Stelle obliterirt. Der so gebildete Sack oder, wenn man will, die Cyste ist nicht der Processus vaginalis als solcher; sie gehört auch nicht der Tunica vaginalis propria an, und doch geht sie aus derselben Peritonäalausstülpung, dem Processus vaginalis hervor, wie die Scheidenhaut. Begreiflicher Weise kann es unter Umständen vorkommen, dass eine solche cystische Abschnürung des Processus vaginalis mehrfach geschieht, oder dass gleichzeitig eine gemeine Hydrocele der Tunica vaginalis propria und eine derartige cystische Hydrocele des Samenstrangs übereinander sitzen.

Nur will ich gleich darauf aufmerksam machen, dass nicht jedesmal, wo wir Cysten am Samenstrang finden, sie auf diese

Weise entstanden sein müssten, dass es vielmehr ganz ähnliche
Formen giebt, die auf andere Weise entstehen. So kann die
Hydrocele cystica funiculi spermatici unter Umständen grosse
Aehnlichkeit haben und leicht verwechselt werden mit einer an-
deren Form, welche mit ihr genetisch gar nichts gemein hat,
nehmlich mit derjenigen, welche hervorgeht aus einem alten
Bruchsack: Hydrocele herniosa. Bei inguinalen, zuweilen
auch bei cruralen Brüchen *) kann der Bruchsack, welcher ja

Fig. 22.

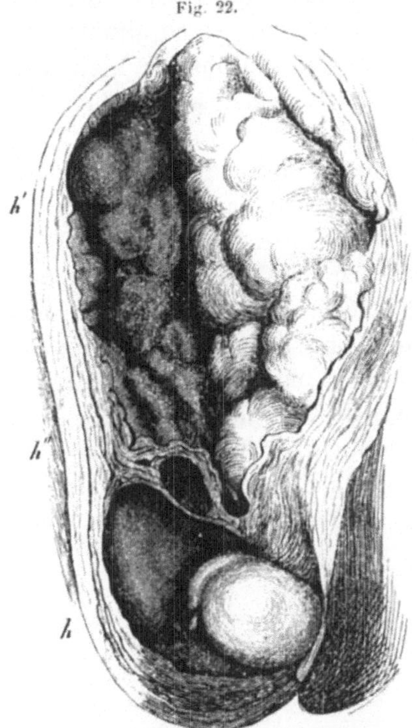

auch aus einer Ausstülpung des Peritonäums besteht, wie der
Processus vaginalis, sowohl im Ganzen, als theilweise obliteriren.

Fig 22. (Präparat No. 806. des path. Instituts). h Hydrocele vulgaris,
darin der Hoden und der Nebenhoden mit der gestielten Hydatide. h' der
nach oben abgeschnürte Bruchsack (Hydrocele herniosa) mit sehr verdickten
Wandungen. h" eine kleine Cyste zwischen beiden (Hydrocele cystica).
Gleichzeitig bestand Elephantiasis scroti und Eiterung im subcutanen Gewebe.
   *) Zur vergleichenden Diagnose bemerke ich, dass eine Cystocele (Hernia
vesicae urinariae) unter sehr eigenthümlichen Verhältnissen vorkommen
kann z.B. als Perinäal-Geschwulst, im unmittelbaren Anschluss an das Scrotum.

Insbesondere verwächst nicht selten die Bruchpforte. Am häufigsten sind solche in der Pforte obliterirten Säcke einfach collabirt,
gefaltet, die Wandungen liegen aufeinander, der Sack ist leer;
aber unter Umständen kommt es vor, dass sie sich mit Flüssigkeiten füllen, in ähnlicher Weise wie der Saccus vaginalis testis,
und dann entsteht etwas, was der gemeinen Hydrocele in vielen
Dingen ähnlich ist. Nur liegt es nicht an der Stelle des alten
Processus vaginalis, sondern daneben. Der Hauptunterschied besteht darin, dass der Sack immer viel näher der Bauchwand liegt,
aus der er herausgetreten ist, denn die Brüche, welche sich so
cystisch umwandeln, sind gewöhnlich kleinere; sie haben keinen
grossen Sack, und dieser findet sich mehr oder weniger nahe am
äusseren Inguinal- oder Cruralring, meist von einer reichlichen
Menge Fett umgeben, so dass man, wenn man einschneidet, zuerst
eine äussere Fettschale und dann erst die innere Wasserblase erreicht, was in dieser Weise bei einfachen Hydrocelen nicht vorkommt. Zuweilen schnüren sich aber auch ganz grosse, bis zum
Hoden herabreichende Bruchsäcke so ab, und unsere Sammlung besitzt ein besonders interessantes Präparat (Fig. 22.), wo beiderseits
eine Hydrocele herniosa mit einer Hydrocele communis verbunden
ist. Auf der einen Seite ist zugleich der Sack der Hydrocele herniosa
ausserordentlich verdickt, fast knorpelartig hart, nach innen run-
zelig und höckerig, und nach aussen mit dem weichen Bindegewebe der Umgebungen auf das Innigste verwachsen.

Neunte Vorlesung.

20. December 1862.

———

Hydrocelen des Kopfes und Rückens.

———

Ich habe die Geschichte der Hydrocele etwas weitläufiger entwickelt, weil sie besonders geeignet ist, überhaupt den Typus derjenigen Geschwulstarten genauer darzulegen, welche in präexistirenden Säcken durch einen exsudativen Process erzeugt werden. Es kommt ja nicht darauf an, ob der eine oder andere die Hydrocele zu den Geschwülsten rechnen will oder nicht; factisch wird sie gewöhnlich dazu gerechnet, und jedenfalls ist sie das beste Beispiel, nach welchem sehr viele analoge Geschwulstformen beurtheilt werden können. Bei keiner anderen gewinnt man so bequem eine Uebersicht über die ganze Reihenfolge der auseinander hervorgehenden Zustände.

Der Name Hydrocele ist daher auch von einzelnen Autoren ausgedehnt worden auf eine Reihe anderer Tumoren, welche nur darin übereinkommen, dass eine Anhäufung von wässeriger Flüssigkeit in einem grösseren geschlossenen Sack stattfindet. Soviel ich wenigstens aus den verschiedenen Werken ersehen kann, hat man oft keinen anderen Grund für diese Bezeichnung gehabt, als eine gewisse Grösse der Cyste. Waren die Säcke klein, so hat man sie gewöhnlich Hygrome genannt; waren sie dagegen recht gross, dann sprach man von Hydrocele. Dahin gehören insbesondere die Hydrocele colli, die Hydrocele capitis.

Es ist, glaube ich, nicht gerade sehr zweckmässig, solche Bezeichnungen einfach zu acceptiren, und namentlich für Bildungen, bei denen man nicht einmal sicher ist, dass die Flüssigkeit sich in einem präexistirenden Sack befindet. Gerade die vielfach erwähnte Hydrocele colli ist ein überaus zweifelhaftes Gebilde, von dem es höchst wahrscheinlich ist, dass der Sack meistentheils ein neu entstandener ist, und dass es sich dabei überhaupt nicht wesentlich um die Anhäufung von Flüssigkeit, sondern vielmehr um die Bildung des Sackes handelt, aus welchem die Flüssigkeit transsudirt. Will man daher die Bezeichnung Hydrocele verallgemeinern, dann muss man sie viel genauer präcisiren, und es ist jedenfalls zweckmässig, nur in solchen Fällen das Wort zu gebrauchen, wo es sich wirklich um eine Kele, um eine Hernia handelt, wo also der betreffende Sack durch Erweiterung oder Ausstülpung einer vorhandenen, normalen Höhle entstanden ist.

Nun giebt es in der That eine Reihe von Geschwülsten, welche in diese Kategorie vollständig hineinpassen; das sind diejenigen, welche an den verschiedenen Abschnitten der grossen nervösen Axengebilde vorkommen, und welche genetisch mit einer sehr beträchtlichen Zahl anderer pathologischer Zustände zusammengehören. Diese alle zusammengenommen bieten eine so grosse Mannichfaltigkeit in ihrer äusseren Erscheinung dar, dass, während einzelne von ihnen in keiner Weise in das Gebiet der Geschwülste hineingezogen werden können, andere vollständig unter dem Habitus von Geschwülsten auftreten und unter Umständen auch so schwer zu erkennen sind, dass es nicht zu umgehen ist, ihrer bei der vergleichenden Diagnostik gewisser Geschwülste zu gedenken.

Es handelt sich hier wesentlich um die **Hydrocele capitis** und um die **Hydrocele dorsi**, also um Hernien mit wässrigem Inhalt, welche hervorgehen entweder aus der Schädelhöhle oder aus dem Wirbelkanal. Es liegt aber auf der Hand, dass aus diesen Höhlen keine herniösen Geschwülste hervorgehen können, wenn nicht ungewöhnliche Oeffnungen in den einschliessenden Hartgebilden oder in den die letzteren verbindenden Bändern, Nähten u. s. w. vorhanden sind, wenn also nicht, wie man gewöhnlich zu sagen pflegt, ein Loch oder eine Spalte im Schädel oder in der Wirbelsäule ist. Von diesem Umstand hat man die Bezeichnung für die Wasserbrüche hergenommen, welche an der Wirbelsäule vorkommen, indem man sie seit **Tulpius** mit dem Namen der **Spina bifida** belegt hat. Für die am Kopf vorkommenden Formen hat man dagegen einen ähnlichen Namen nicht gewählt, obwohl man ebenso gut Cranium bifidum hätte sagen können. Ja man hat überhaupt keinen allgemein gültigen Namen für sie. Durch diese Verschiedenartigkeit der Bezeichnung ist die deutliche Parallele, welche zwischen den, an verschiedenen Orten vorkommenden, sonst identischen Geschwülsten besteht, sehr in den Hintergrund gedrängt worden. Einzelne Formen, wie sie namentlich congenital am Kopf vorkommen, hat man geradezu unter dem Namen von Balggeschwülsten, **Tumores cystici congeniti**, beschrieben; andere dagegen hat man als **Hernia cerebri** oder als **Hydrencephalocele** (Hydrocele cerebralis) angeführt; wieder andere sind, je nachdem die Säcke sich in verschiedenen Zuständen weiterer Veränderung befinden, wieder mit anderen Namen belegt worden, so dass namentlich unter den Missbildungen eine sehr grosse Reihe coordinirter Zustände aufgezählt wird, unter denen ich hier nur kurz erwähnen will die **Acranie**, die **Hemicephalie**, die **Anencephalie** und die **Pseudencephalie**. Es sind dies Formen, die ganz eigentlich der Teratologie angehören, und auf die ich hier nur in so weit eingehe, als für die Geschichte der Spina bifida, welche dasselbe an der Wirbelsäule ist, was diese Zustände am Gehirn und Schädel sind, die Vergleichung mit ihnen nothwendiger Weise festgehalten werden muss.

Gewöhnlich beginnen diese Vorgänge mit der Anhäufung von Flüssigkeiten, welche, wie bei der Hydrocele testis, nicht zu betrachten sind als blos hydropische Ausscheidungen, als ein-

fach seröse Transsudate, welche vielmehr immer auf einen
mehr oder weniger irritativen Habitus des Processes hinweisen.
Zum mindesten lässt sich immer durch gewisse Eigenthümlichkeiten an dem begrenzenden Gewebe erkennen, dass ein activer
Reizungszustand besteht. Es handelt sich also um Processe, welche
dem entzündlichen wenigstens ausserordentlich nahe stehen; ja in
manchen Fällen müssen sie geradezu als entzündliche bezeichnet werden. Wie man den Hydrocephalus acutus infantum seit
Formey als eine Entzündungsform auffasst, so muss man auch
die wässrigen Ausscheidungen, welche beim Fötus vorkommen,
als entzündliche Erzeugnisse ansehen.

Nun unterscheidet man am Gehirn zwei Formen, den Hydrocephalus externus, wo man annimmt, dass die Flüssigkeit im Umfange des Gehirns, namentlich in dem sogenannten
Sack der Arachnoides befindlich sei *), und den Hydrocephalus internus, wo die Flüssigkeit sich innerhalb der Höhlen des
Gehirns befindet. Ganz entsprechend kann man am Rückenmark
zwei Formen aufstellen: eine Hydrorrhachis externa, wo
die Flüssigkeit sich innerhalb der Arachnoides spinalis befindet,
und eine Hydrorrhachis interna, wo die Flüssigkeit in dem
Centralkanal des Rückenmarks enthalten ist. Dieser Kanal ist
bekanntlich sehr eng, so dass man ihn kaum mit blossen Augen
sehen kann, existirt aber doch, wie man jetzt allgemein überzeugt
ist, ebenso continuirlich, wie die Ventrikel des Gehirns, und er
hängt mit dem vierten Ventrikel an dem Calamus scriptorius unmittelbar zusammen **).

Was den Hydrocephalus externus anlangt, so muss ich bekennen, dass ich trotz der vielen Versicherungen, welche sich in
der Literatur über das Vorkommen freier Flüssigkeit im Umfange
des Gehirns vorfinden, im Allgemeinen zu den Skeptikern gehöre.

---

*) Bis in die neuere Zeit nannte man nur die wassersüchtigen Anhäufun-
gen ausserhalb des Schädels Hydrocephalus externus, und demgemäss alle
Formen von Wasseranhäufung innerhalb des Schädelraums H. internus (vgl.
van Swieten Comment. T. IV. p. 119. Portal. Hydropisie. T. II. p. 22.
Eggert. Wassersucht. S. 250). In den letzten Jahren ist es mehr und mehr
Gebrauch geworden, das Anasarca capitis von dem Hydrocephalus zu trennen,
womit es in der That gar keine Beziehungen hat, und den letzteren Namen
lediglich für die im Schädelraum vorkommenden oder aus ihm hervorgehenden Hydropsien zu gebrauchen.
**) Cellularpathologie. S. 247.

Ein geschlossener Sack der Arachnoides cerebralis, wie man ihn gewöhnlich annimmt, indem man ein parietales und ein viscerales Blatt voraussetzt, existirt überhaupt nicht*). Arachnoides oder Pia mater ist die Haut, welche auf dem Gehirn, Dura mater diejenige, welche auf dem Knochen liegt. Dazwischen ist zwar ein Raum, aber dieser ist nicht von einer Haut ausgekleidet, welche einen Sack bildete, und von einer Anhäufung von Flüssigkeiten, welche vergleichbar wäre mit den Flüssigkeits-Anhäufungen, welche gelegentlich in anderen serösen Säcken sich finden, kann (mit Ausnahme des später zu erwähnenden congenitalen Falles) gar nicht die Rede sein. Der Raum verhält sich eben nicht wie ein seröser Sack, und Transsudationen in ihn geschehen in der Regel nicht. Wenn an der Arachnoides ein transsudativer Zustand besteht, so bildet sich ein Oedem in ihr, aber nicht eine freie, über die Oberfläche hinausgehende Exsudation. Die Haut kann sich dabei zu grösseren ödematösen Massen erheben, die sogar zuweilen eine Art cystischer Beschaffenheit annehmen und blasige Räume darstellen, und die, wenn sie bei der Eröffnung der Dura mater zufällig angeschnitten werden, ihren Inhalt ergiessen, gleichsam als ob derselbe nicht in der Haut, sondern in der von ihr begrenzten Höhle befindlich gewesen wäre. Dieses Oedem kann man Hydrocephalus meningeus**) nennen.

Ausserdem giebt es noch einen Fall, der bei nicht sehr sorgfältiger Beobachtung den Eindruck einer freien Transsudation machen kann, und den man allenfalls auch mit dem Namen des Hydrocephalus meningeus belegen mag. Das ist ein Zustand, der ganz vergleichbar ist dem Haematom der Dura mater, welches ich das letzte Mal beschrieben habe (S. 140), und welches ich deshalb auch lieber mit Duncan***) ein Hygrom der Dura mater nennen würde. Hier entstehen an der inneren Seite der Dura mater durch voraufgegangene pachymeningitische Processe Pseudomembranen, deren Blätter nicht durch Blut, wie beim Haematom, sondern durch wässrige Flüssigkeit auseinander getrieben werden, so dass die Flüssigkeit sich in freien Räumen zwischen den neu-

---

*) Würzburger Verhandl. Bd. VII. S. 135.

**) Rokitansky (Pathol. Anat. 1856. Bd. II. S. 408) gebraucht diesen Namen für den freien Wassererguss in den „Sack" der Arachnoides, was mir nicht zweckmässig zu sein scheint.

***) Hooper. Morbid anatomy of the human brain. Lond. 1828. p. 29.

gebildeten Schichten anhäuft. Dieser Fall ist allerdings sehr selten, denn obwohl ich manche Section gemacht und gesehen habe, so ist es mir doch nur zweimal vorgekommen, einen solchen Sack zu finden, ein Mal über den Grosshirn-Hemisphären in Würzburg, ein zweites Mal hier, entsprechend dem Kleinhirn, an den Hinterhauptsgruben. Als ich diesen Zustand das erste Mal bei einer alten Frau *) traf, und als ich, während ich die Dura mater spaltete, eine Menge von Wasser hervorströmen sah, glaubte ich im ersten Augenblick, dass meine, bis dahin von mir für absolut richtig gehaltene Ansicht, es gebe keinen freien Hydrocephalus externus, irrig sei, allein sehr bald erschien, nach Abhebung der Dura mater, eine zweite Haut, die lose auf der Oberfläche des Gehirns, also über der Arachnoides lag, und die ringsum mit der Dura mater zusammenhing. Zwischen dieser anomalen Haut und der Dura hatte sich das Wasser befunden, welches bei dem Anschneiden der letzteren ausgeströmt war.

Ebenso deutlich zeigte sich dies Verhältniss in dem zweiten Falle **) bei einem 62jährigen Manne, wo gar kein Zweifel bleiben konnte, dass es sich nicht um eine Ablösung des Parietalblattes der Arachnoides handelte, sondern dass ausgedehnte pachymeningitische Pseudomembranen an mehreren Stellen zu grossen Blasen auseinandergeschoben waren. Zahlreiche Adhäsionen liefen an diesen Stellen zu der Oberfläche der Pia mater herüber, so dass der Sack der Arachnoides im Umfange des Kleinhirns eigentlich ganz obliterirt war.

Ausser dem Hygrom der Dura mater und dem möglicher Weise blasigen Oedem der Pia mater (Arachnoides) giebt es endlich, wie ich mich neuerlich überzeugt habe, noch den Fall des freien Hydrocephalus externus, wo die Flüssigkeit zwischen Dura und Pia in dem sogenannten Sack der Arachnoides sich befindet ***). Aber diese Form ist meiner Erfahrung nach stets congenital; ich habe sie nur gesehen bei ursprünglicher Mangel-

---

*) Würzburger Verhandlungen. 1856. Bd. VII. S. 142.
**) Präparat No. 21., c und d vom Jahre 1859.
***) Ich kann noch hinzufügen, dass es eine Art von cystischer Degeneration (zelliger Atrophie oder Erweichung) der Hirnsubstanz giebt, welche bei unvorsichtiger Eröffnung der Dura mater ebenfalls leicht mit angeschnitten werden und Flüssigkeit ergiessen kann. Aber hier liegt die Flüssigkeit unter der Pia mater an der Stelle von Hirnsubstanz selbst, und obwohl die Degeneration zuweilen bis an die Hirnventrikel reicht, so besteht doch

haftigkeit, Aplasie des Gehirns, z. B. Mikrencephalie, Cyclopie u. s. w., wo über dem nicht hinreichend entwickelten Gehirn allerdings eine gewisse Quantität freier Flüssigkeit vorhanden war. Bednar *) beschreibt einen einzigen solchen Fall, der in der Wiener Findelanstalt während eines Zeitraumes von 4 Jahren unter fast 30,000 Neugebornen beobachtet wurde.

Anders verhält sich die Sache am Rückenmark. Hier existirt überhaupt kein offener Sack, sondern die Arachnoides bildet ein lockeres, maschiges Gewebe, welches sich unmittelbar an die Dura mater und das Rückenmark anlegt. Es ist daher überhaupt keine einfache Höhle vorhanden, sondern es giebt nur die grossmaschigen Räume der Arachnoides zwischen Dura und Rückenmark. Das, was wir am Gehirn Oedem der Pia mater (Arachnoides) nennen, ist genau dasselbe, was wir am Rückenmark als Hydrorrhachis **) externa bezeichnen, aber es stellt sich am Rückenmark allerdings so dar, dass die Flüssigkeit in dem maschigen Gewebe gleichsam frei enthalten ist, und bis unmittelbar an die Dura mater reicht. In sofern liegen die Verhältnisse also wesentlich verschieden, je nachdem wir das Gehirn oder das Rückenmark ins Auge fassen.

Nun giebt es gewisse Fälle, in welchen sich bald am Kopf, bald am Rücken geschwulstartige Hervortreibungen der Oberfläche vorfinden, welche, wenn man sie drückt, einen weichlichen Inhalt zu enthalten scheinen, welche sich auch zuweilen etwas verkleinern lassen durch Druck, indem die Flüssigkeit wirklich ins Innere zurückzupressen ist. So ist es namentlich bei Kindern der Fall, wo die Schädelknochen und die einzelnen Wirbel noch mehr von einander zu entfernen sind. In manchen dieser Fälle findet man, wenn man die Geschwülste eröffnet, dass Gehirn oder Rückenmark nicht betheiligt sind bei der Bildung, und hier

---

keine regelmässige Communication mit denselben. Heschl (Prager Vierteljahrsschrift. 1859. Bd. I. S. 68. 1861. Bd. IV. S. 102.) hat diesen Zustand unter dem Namen Porencephalie beschrieben.

*) A. Bednar. Die Krankheiten der Neugebornen und Säuglinge. Wien. 1851. Bd. II. S. 48.

**) Ich bemerke ausdrücklich, dass Hydrorrhachis nicht, wie manche Autoren angenommen haben, identisch mit Spina bifida ist. Hydrorrhachis kann ohne alle Veränderung des Wirbelkanals und ohne alle Geschwulst bestehen, und Eggert (Ueber die Wassersucht. Leipzig. 1817. S. 339.) unterscheidet daher Hydrorrhachis (oder, wie er sagt, Hydrorhachitis) dehiscens = Spina bifida von H. incolumis.

hat man eben angenommen, dass eine solche Ausweitung entstanden sei, indem an irgend einer Stelle sich eine Anhäufung von Flüssigkeit ausserhalb des Gehirns und Rückenmarkes in dem Arachnoidealsacke gebildet habe. Herr Spring in Lüttich hat sehr zweckmässig für diese Formen den Namen Meningocele vorgeschlagen *), weil nur die Meningen, die Häute in den Sack ausgehen und ausser ihnen nur noch Flüssigkeit vorhanden ist: also Meningocele oder besser Hydromeningocele cerebralis und spinalis. Allein es würde sehr schwer zu verstehen sein, wenn in dem sogenannten Sack der Arachnoides cerebralis sich Flüssigkeit anhäufte, warum z. B. gerade an der hintern seitlichen Fontanelle, die am Zusammenstoss von Parietal-, Occipital- und Temporalknochen liegt, oder mitten durch die Squama occipitalis sich der Sack herausschieben sollte; man begreift nicht, wenn im ganzen Sack Flüssigkeit ist, warum nur an der einen Stelle die Flüssigkeit sich hervordrängt. Bei dem Rückenmark liesse sich das allenfalls begreifen, weil hier die Flüssigkeit in dem maschigen Gewebe der Arachnoides liegt, und diese Maschen in einer früheren Zeit sich erweitern und ausdehnen können, ohne dass nothwendiger Weise der ganze Raum von oben bis unten daran Theil nimmt.

Herr Cruveilhier **) hat für die Spina bifida eine Erklärung aufgestellt, welche allerdings das locale Hervortreten solcher Geschwülste begreiflich macht. Schon Geoffroy St. Hilaire, der Vater, hatte eine ganze Reihe fötaler Anomalien auf ursprüngliche Adhärenzen des Fötus mit seinen Eihäuten zurückgeführt. Auf denselben Grund bezieht Cruveilhier auch die mangelhafte Schliessung der Wirbelsäule, welche denn ihrerseits wieder die partielle Ausdehnung des Sackes der Dura mater begünstigen würde. Für diese Auffassung lässt sich das sagen, dass, wie ich selbst durch eine gewisse Zahl von Fällen beweisen kann, sowohl bandförmige, als auch flächenartige Synechien des Kopfes und des Rückens mit der Placenta oder dem Amnios ebenso Acranie, Hernia cerebralis, Anencephalie, als Spina bifida bedingen. Aber in der Mehrzahl der Fälle ist von einer solchen Synechie keine

---

*) Spring. Monographie de la hernie du cerveau et de quelques lésions voisines. Bruxelles. 1855. p. 7.
**) Cruveilhier. Atlas d'anat. pathologique. Livr. XVI. Pl. 4. p. 2.

Spur zu sehen, und wenn ich auch zugestehe, dass solche Spuren sich verwischen können, so gilt dies doch mehr für die höheren Grade der genannten Zustände, insbesondere für die Spina bifida mit partieller Adermie und namentlich mit allgemeiner oder partieller Amyelie. Im hohen Maasse zweifelhaft ist eine solche Entstehung jedoch in den Fällen, wo die Haut ganz unverletzt ist, oder wo gar die Ausstülpung sich zwischen den Wirbeln, die selbst unverletzt sind, hervorschiebt. Dasselbe gilt von einer grossen Zahl herniöser Ausstülpungen am Schädel, welche zum Theil ziemlich tief unter den unverletzten Weichgebilden verborgen liegen.

Ganz genaue Untersuchungen über die Entstehung dieser Formen liegen bis jetzt keineswegs vor. Es scheint mir aber kaum zweifelhaft, dass ein Hygrom der Dura mater, welches sich schon in früherer Zeit entwickelt, wo das äussere Schädelgewölbe noch keine Festigkeit hat, oder ein blasiges Oedem der Pia mater sich so vergrössern kann, dass es in Form einer Geschwulst nach aussen hervortritt. Ich kann dafür namentlich den Umstand anführen, dass zuweilen selbst bei Erwachsenen am. Schädeldach durch partielle blasige Oedeme der Pia mater über den Grosshirn-Hemisphären Atrophien der Glastafel, ja selbst tiefe Aushöhlungen der Knochen mit entsprechender Hervorwölbung der äusseren Rinde entstehen. In einem Präparate unserer Sammlung *) ist dadurch eine blasige Hervorwölbung des einen Scheitelbeins neben der Pfeilnaht entstanden, welche sich von aussen wie eine starke Exostose anfühlte, und an welcher der Knochen bis auf eine ganz dünne Schale geschwunden ist. Auch in dem einen Falle von Hygrom der Dura mater waren die Knochen im Umfange des Sackes, ebenso wie die Oberfläche des Kleinhirns, sichtbar atrophirt.

Am Rücken giebt es eine Hydromeningocele, welche namentlich an dem unteren Theile der Wirbelsäule, in der Lumbal- und Sacralgegend vorkommt, derjenigen Partie, aus welcher das Rückenmark schon sehr früh zurückweicht. Denn bekanntlich reicht ursprünglich das Rückenmark durch die ganze Ausdehnung des Wirbelkanals. Es wächst später aber nicht in gleichem Maasse mit der Wirbelsäule, und sein unteres Ende entfernt sich daher mehr und mehr von seiner ursprünglichen Localität. Diese untere Region,

---

*) Präparat No. 19. vom Jahre 1858.

wo später die Cauda equina, ganz lose von dem sehr lockeren Gewebe der Arachnoides umhüllt, liegt, ist die häufigste Stelle, wo wir eine einfache Hydromeningocele spinalis (Spina bifida) als congenitalen Zustand antreffen. Wenn wir sie aufschneiden, so zeigen sich darin ausser dem Wasser nur die Häute, also ein Theil der Dura mater und der Arachnoides, mit der dann allerdings nicht selten einige Nerven der Cauda equina mit herausgebogen werden, an deren Bildung aber die Nerven doch nicht unmittelbar betheiligt sind.

Allein solche einfache Hydromeningocelen sind keineswegs so häufig, wie manche Schriftsteller annehmen, und am wenigsten sind sie der gewöhnliche Fall. Selbst die gemeine Spina bifida lumbalis oder lumbo-sacralis ist in der Regel anders gebildet. Schon der älteste Autor, welcher die Spina bifida benannt, beschrieben und abgebildet hat, Tulpius *), gedenkt der grossen Zahl von Nerven, welche durch den Sack zerstreut zu sein pflegen. Allein sehr bald zeigte sich, dass auch das Rückenmark selbst in den Sack eintritt und sich an die äussere Wand desselben inserirt. Morgagni **), welcher solche Beobachtungen von Apinus, Mauchart und Treu aufführt, bezweifelt noch die Richtigkeit ihrer Deutung, jedoch mit Unrecht. Die Beschreibung von Natorp ***), sowie die vortrefflichen Abbildungen, welche Cruveilhier†) und v. Ammon††) geliefert haben, lassen darüber keinen Zweifel, und das Bedenken Morgagni's, dass die Hydrocele spinalis an Stellen vorkommt, wo beim Erwachsenen nur noch Cauda equina liege, erledigt sich einfach dadurch, dass die Missbildung schon in einer so frühen Zeit des Lebens beginnt, dass das Rückenmark noch bis zum Ende des Wirbelkanals reicht.

Häufig zeigt der an der Lenden- oder Kreuzgegend hervortretende Sack schon äusserlich eine Vertiefung, welche zuweilen tief trichterförmig ist (Fig. 23, 24, 25). Ich finde dieselbe schon

---

*) Nic. Tulpius. Observationes medicae. Amstel. 1652. p. 243.

**) Jos. Bapt. Morgagni. De sedibus et causis morborum. Ebrod. 1779. Lib. I. Ep. 12. Art. 11.

***) Natorp. De spina bifida. Diss. inaug. Berol. 1838.

†) Cruveilhier. l. c. pl. 4. fig. 3'. et 4'. p. 3.

††) v. Ammon. Angeborne chirurgische Krankheiten des Menschen. Taf. XIV. Fig. 1.

Fig. 23.

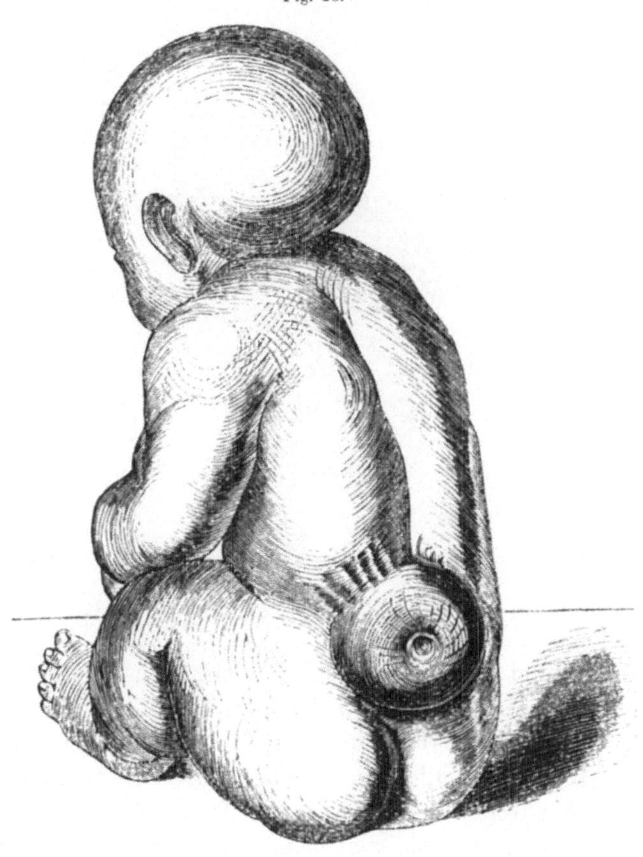

in einzelnen früheren Abbildungen *) deutlich angegeben, jedoch
hat man ihr nicht den Werth beigelegt, welchen sie besitzt. Denn
wenn man den Sack eröffnet, so zeigt sich, dass gerade an
dieser Stelle das Ende des Rückenmarks sich inserirt (Fig, 24, g'.
Fig. 25, c). Manchmal ist dasselbe ganz fein ausgezogen und gleicht
dem Filum terminale (Fig. 24); andere Mal dagegen bleibt es
ziemlich stark und erweitert sich sogar gegen die Insertionsstelle (Fig. 25.).

Fig. 23. Ein neugebornes Kind mit Spina bifida lumbalis. An dem
oberen Umfange des Sackes die trichterförmige Vertiefung, welche der Insertion des Spinalstranges entspricht. (Präparat No. 372.).
*) Froriep. Chirurgische Kupfertafeln. Weimar. 1822. Taf. LXVI. Fig. 4
(nach dem Lond. med. and phys. Journal. 1822. Februar. No. 276. p. 106.).

Fig. 24.

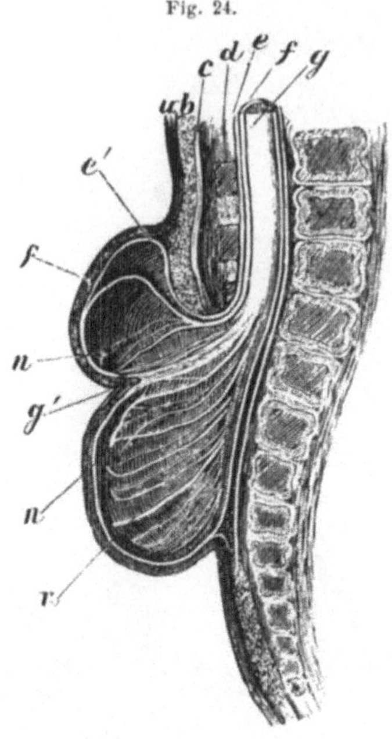

Dabei findet sich aber zugleich ein sehr eigenthümliches
Verhalten der Nerven.   Schon Joh. Fr. Meckel*) hat darauf
hingewiesen, doch ist seine Beschreibung nicht leicht verständlich. Auf den ersten Blick sieht es nehmlich so aus, als ob die
Nerven ganz unregelmässig durch die Höhle des Sackes ausgespannt seien, oder gar so, als ob sie von vorn her in den Sack
einträten und durch denselben rückwärts gegen die Haut hin-
liefen. Bei genauerer Untersuchung ergiebt sich aber, dass sie
in vollständigster Regelmässigkeit angeordnet sind und sämmtlich
von der Insertionsstelle des Rückenmarks ausgehen. Von da aus

---

Fig. 24. Längsdurchschnitt der Spina bifida in Fig. 23. *a* Cutis, *b* Unterhautfettgewebe; *c* Fascie; *d* Muskeln und Dornfortsätze; *e* Dura mater spinalis, welche sich in *e'* zur äusseren Haut der Hydrocele spinalis begiebt
und mit derselben verwachsen ist; *f* Arachnoides spinalis, welche innerhalb
des Sackes mit der Dura *e'* eine besondere abgeschlossene Kammer (Meningocele) bildet; *g* Rückenmark, welches bei *g'* an die äussere Haut tritt und
hier eine feine Oeffnung besitzt; *n, n* Spinalnerven, welche von *g'* kommen
und sich zu dem vorderen Umfange des Sackes begeben, um hier die Wand
zu durchbrechen und zu ihrer normalen Austrittsstelle aus dem Wirbelkanal
zu gelangen.

*) Meckel. Handbuch der pathol. Anatomie. Leipzig. 1812. Band I.
S. 355, 366.

verlaufen einzelne (Fig. 24, *n, n*) eine kurze Strecke an der äusseren Wand des Sackes, biegen dann um und gehen mitten durch den Sack zurück gegen den vorderen Umfang des Sackes; andere (Fig. 24, *g′ n*) bilden ganz gerade und lange Schlingen, deren Biegung der äusseren Wand anliegt, und machen dann denselben Verlauf nach vorn. Zuweilen kommt es sogar vor (Fig. 25, *s′*),

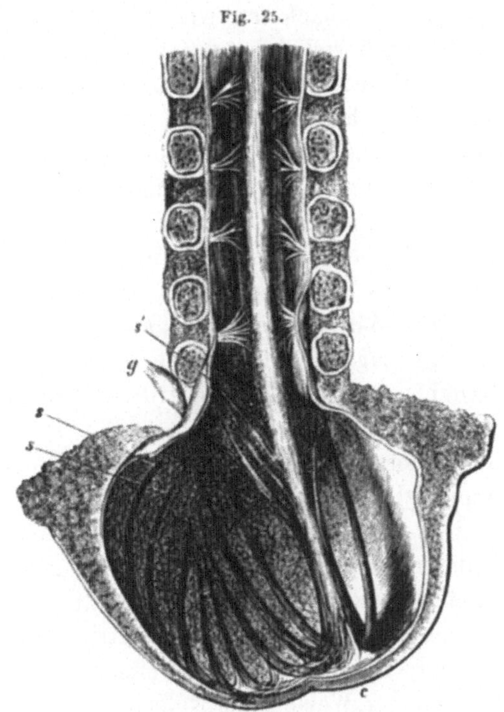

dass einzelne dieser Nerven an dem Rückenmark selbst zurücklaufen, um endlich die vordere Wand des Sackes zu erreichen.

Fig. 25. Spina bifida sacralis, von hinten her geöffnet Die Dornfortsätze der 5 nächstoberen Wirbel sind weggenommen, der Sack der Länge nach neben der Mittellinie aufgeschnitten und die Hälften zurückgeschlagen. Das Rückenmark geht bei *c* mit einem dick trichterförmigen Ende an die eingezogene Stelle des Sackes und von hier aus steigen die Sacral- und Lumbalnerven zurück. Die Nerven *s, s* und die zunächst darunter gelegenen gehören eigentlich der rechten Seite an und sind nur durch die laterale Eröffnung des Sackes auf die linke Seite gekommen. Von *s′* heruntergerechnet liegen die Austrittsstellen der Nerven der rechten Seite, von denen einer bei *g* mit seinem Ganglion gezeichnet ist (Präparat No. 520.).

Hier durchbohren sie in zwei Reihen die Dura mater, um jenseits
derselben in regelmässiger Weise ihre Ganglien zu bilden (Fig. 25, g).
Dabei ergiebt eine Vergleichung dieser Nerven mit den oberen normalen Nervenwurzeln, dass sie in hohem Grade nicht blos verlängert, sondern auch verdickt sind, also eine Art von Hypertrophie erfahren haben.

Es erhellt aus dieser Darstellung, dass die Spina bifida lumbo-
sacralis keineswegs so einfach ist, wie man gewöhnlich sich vor-
stellt. Das Rückenmark selbst ist daran betheiligt, und es kann
sogar fraglich erscheinen, ob sein Centralkanal ursprünglich am
Ende nicht mitgelitten hat. Jedenfalls befindet sich der grösste
Theil des Wassers innerhalb der Arachnoides um das Rückenmark und die Nervenwurzeln; nur zuweilen bildet die Dura mater
daneben noch besondere abgeschlossene Wassersäcke (Fig. 24, e').

In der Regel sind die Processus spinosi an der betreffenden
Stelle nicht geschlossen oder ganz und gar unvollkommen. Seltener sind auch die Wirbelkörper doppelt*) oder geradezu gespalten**), so dass zugleich eine Spina bifida anterior (Fissura
vertebralis) besteht. Ausnahmsweise tritt der Sack durch einen
Intervertebralraum hervor***).

Wesentlich anders verhält es sich mit den Formen, wo die
Flüssigkeit ursprünglich enthalten ist in den Höhlen, sei es
des Gehirns, sei es des Rückenmarks. Das, was man schlechthin Hydrocephalus nennt, ist eine Affection, die gewöhnlich mehr
gleichmässig sich in den Hirnhöhlen verbreitet, die allerdings
am auffälligsten in den Seitenhöhlen hervortritt, aber doch auch
in der dritten und vierten Höhle vorkommt, und sich als eine
gleichmässige, in keiner Weise geschwulstartige Affection darstellt.
Ist sie sehr reichlich, so wird das Gehirn sich ausdehnen, und
wenn der Schädel noch in seinen Nähten nachgiebig ist, so wird
auch er wachsen und eine Art von Makrocephalie entstehen. Aber
nicht immer sind alle Höhlen in gleicher Weise, sondern einzelne

---

*) Cruveilhier. l. c. Livr. VI. Pl. 3. Fig. 3—4. Heinrich Meckel.
Charité-Annalen. 1857. Jahrg. VIII. S. 48. Taf. II. Fig. 1. Rindfleisch.
In meinem Archiv. Bd. XXVII. S. 137. Taf. IV. Präparat unserer Sammlung
No. 509.

**) Tulpius. l. c. p. 243. Tab. XI. Joh. Fr. Meckel a. a. O. S. 359.
Cruveilhier. l. c. Livr. XIX. Pl. 5—6. Rindfleisch. In meinem Archiv.
Bd. XIX. S. 546.

***) Cruveilhier. l. c. Livr. XXXIX. Pl. 4. p. 5.

Abschnitte überwiegend betheiligt. Das geschieht insbesondere dann, wenn die Communication zwischen den verschiedenen Abschnitten unterbrochen wird. So ist es überaus gewöhnlich, dass das Cornu posterius der Seitenventrikel entweder in seiner ganzen Ausdehnung oder in einem Theile obliterirt. In dem letzteren Falle tritt leicht dasselbe ein, was bei der Hydrocele funiculi spermatici geschieht (S. 166.). Wenn wir einen Durchschnitt machen, so finden wir mitten in dem Hinterlappen des Gehirns nicht die einfache, fortlaufende Höhle des Cornu posterius, sondern an ihrer Stelle nur noch eine Linie, welche den Verlauf der alten Höhle anzeigt, und an ihrem Ende einen abgeschlossenen, wie cystischen Sack (Hydrops cysticus cornu posterioris), welcher scheinbar ohne Verbindung mit der übrigen Höhle ist und natürlich selbständig der Sitz pathologischer Processe werden kann *).

In einem Präparate unserer Sammlung kann man eine solche selbständige Entwickelung noch auffallender sehen; da ist eine partielle Erweiterung von dem vierten Ventrikel ausgegangen. Die-

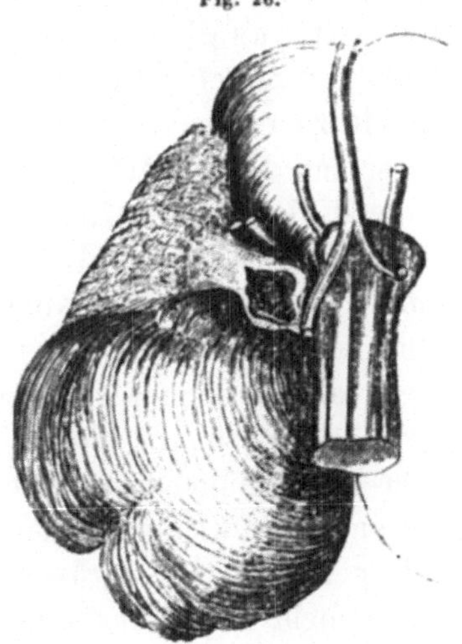

Fig. 26.

Fig. 26. (Präparat No. 18. vom Jahre 1859). Hydrocele cystica ventriculi quarti mit Lähmung des rechten Facialis. In der Tiefe des Sackes sieht man noch Reste des Plexus choroides quartus. Zugleich bestand eine Hyperplasie des Pons Varolii und der Kleinhirnhemisphäre auf der linken Seite. Aus dem St. Hedwigskrankenhaus.

*) Virchow. Gesammelte Abhandlungen. 1856. S. 890—891.

ser erstreckt sich normal nicht blos nach hinten gegen die Medulla oblongata, sondern er schiebt sich auch seitlich etwas um dieselbe herum, und schickt jederseits eine Verlängerung aus, welche zwischen Medulla und Kleinhirn gelegen ist. An dieser Stelle sieht man in dem Präparat eine Art von Cyste, die etwa kirschkerngross ist und deutlich über die Oberfläche hervortritt. Sie ist nichts anderes als eine Ausstülpung der vierten Höhle, welche sich zu einem sackförmigen Knoten umgestaltet hat, unmittelbar gegen die Nervenfäden drückte und eine Paralyse der Facialis erzeugt hatte. Das ist also eine Hydrocele des vierten Ventrikels. Wenn man nicht genau auf die genetischen Verhältnisse Obacht giebt, so könnte man glauben, eine selbständige Geschwulst vor sich zu haben.

Bei der Höhle des Septum pellucidum, die bekanntlich mit den anderen Hirnventrikeln nicht in Verbindung steht, ist es natürlich, dass jedesmal, wo sich ein wässeriger Erguss in dieselbe bildet, eine Erweiterung dieses Ventrikels für sich zu Stande kommt*). In der Regel macht dieser Hydrops aber keine geschwulstartige Erscheinung. Dagegen ist dies in hohem Grade der Fall bei dem Hydrops cysticus glandulae pinealis, wo das Wasser sich in der Höhle der Zirbel ansammelt und diese so ausdehnt, dass das Organ bis zu einem über wallnussgrossen Tumor anwachsen und durch seinen Druck auf die Vierhügel und die Vena magna Galeni die gefährlichsten Zustände herbeiführen kann.

An dem Rückenmarkskanal sind hydropische Partial-Ektasien ungleich häufiger, und das hängt wohl damit zusammen, dass derselbe so ausserordentlich eng ist, dass seine Wandungen sich beinahe berühren, sobald er einmal gebildet ist. Der Kanal liegt normal so, dass, wenn wir einen Querdurchschnitt durch das Rückenmark machen, er etwas hinter dem hinteren Ende der Fissura longitudinalis anterior als ein kleiner, feiner, hellgrauer Punkt erscheint. Erst bei einer mässigen Vergrösserung erkennt man darin ein Lumen. Allein nicht selten bleibt in einzelnen Theilen des Rückenmarks der Kanal weit oder wird geradezu ektatisch **).

---

*) Verga. Dell' apparato ventricolare del setto lucido et della volta a tre pilastri. 1856. p. 13.

**) Morgagni. Adversaria anatomica sexta. Lugd. Bat. 1723. Animadv. XIV. p. 18. Portal. Mémoire sur la nature et le traitement de plusieurs maladies. Paris. 1800. T. I. p. 54. Observations sur la nature et le traitement de l'hydropisie. Paris. 1824. T. II. p. 68.

Wenn man ihn in einem solchen Falle von oben nach unten verfolgt, so zeigt sich, dass auf eine gewisse Strecke die Wandungen fast unmittelbar aneinander liegen; dann kommen Stellen, wo eine Erweiterung sich findet oder wo selbst rosenkranzförmig mehrere Erweiterungen hintereinander folgen; dann läuft er wieder einfach fort. Zuweilen kommt es auch vor, dass der Kanal in der Mittellinie obliterirt und an den Seiten offen bleibt; es sieht dann auf einem Querschnitte aus, als ob in jeder Hälfte des Marks ein besonderer Kanal enthalten wäre. Ein solches Verhältniss hat schon Gall *) beschrieben; v. Ammon **) sah es bei Spina bifida; neuerlich hat J. Wagner ***) es auch mikroskopisch genauer erläutert. Ich habe es in Verbindung mit partieller Ektasie einige Mal gesehen.

Sind diese Ektasien mässig, so kann der Zustand bestehen, ohne dass der Wirbelkanal eine Erweiterung erfährt und ohne dass erhebliche functionelle Störungen daraus hervorgehen. Namentlich im Cervicaltheile fand ich öfters ein solches Verhältniss, ohne dass die Nervenmasse irgendwie alterirt zu sein schien. Aber andere Mal werden die partiellen Erweiterungen grösser, sie füllen sich mit Flüssigkeit, und es erfolgt endlich dasselbe am Rückenmark, was wir unter ähnlichen Umständen am Gehirn sehen: mit der Ausweitung der Höhle atrophirt allmählich das Rückenmark, und wenn die Höhle bedeutend wächst, so wird es an diesen Stellen ganz und gar unterbrochen. Eine solche Hydrorrhachis interna cystica kommt in der fötalen Entwickelung nicht ganz selten vor, und bildet gelegentlich eine Spina bifida, welche sich von der früher erwähnten meningealen sehr wesentlich dadurch unterscheidet, dass das Mark jedesmal erheblich mitleidet †): Hydromyelocele (Hydrocele medullae spinalis).

Als Beispiel wähle ich ein Präparat ††) unserer Sammlung, welches den selteneren Fall einer Spina bifida dorsalis lateralis zeigt. Es sind gleichzeitig zahlreiche Veränderungen der entspre-

---

*) Gall et Spurzheim. Anat. et physiol. du système nerveux. Paris. 1810. p. 51.
**) v. Ammon. a. a O.
***) Joh. Wagner. Reichert's u. Du-Bois' Archiv. 1861. S. 735.
†) A. Förster. Die Missbildungen d. Menschen. Jena. 1861. Taf. XVI. Fig. 6.
††) Präparat No. 47. vom Jahre 1860. Deutsche Klinik. 1860. S. 381.

chenden Seite (Verkrümmung, Synostose der Rippen, Aplasie der Niere u. s. w.) vorhanden. Hier fand sich nach Entleerung des Wassers im Grunde des hühnereigrossen Sackes das Rückenmark, und ich konnte deutlich die Communication der Höhle des Sackes mit der Höhle des Centralkanals constatiren. Der Sack machte aber geradezu eine Unterbrechung zwischen dem oberen und unteren Stück des Rückenmarks, so dass das Centralnervensystem dadurch in zwei Abschnitt zerlegt wurde, fast so vollständig, als ob man es durch einen Schnitt getheilt hätte.

Ganz ähnliche Zustände kommen auch am Gehirn vor, indem sich einzelne erweiterte Theile der Ventrikel mit der sie umgebenden Hirnmasse nach aussen hervordrängen und die Schliessung des Schädelgewölbes entweder hindern, oder durch Druck allmählich eine Oeffnung im Knochen erzeugen, so dass sie in Form von Hernien nach aussen treten: Hydrencephalocele (Hydrocele cerebri). Sie kann mit Atrophie der betreffenden Gehirntheile verbunden sein; doch ist diess sehr häufig nicht der Fall und es können sehr beträchtliche Theile von Hirnsubstanz mit hervortreten. Auch ist es durchaus nicht ungewöhnlich, dass neben der Ausstülpung der Ventrikel und der sie umgebenden Hirnsubstanz noch eine Meningocele zugleich vorhanden ist.

Die gewöhnliche Lage der Hydrencephalocelen ist eine mediane, so dass sie der gemeinen Form der Spina bifida entsprechen. Auch nähern sie sich darin derselben, dass sie am häufigsten an der Squama occipitalis (dem Processus spinosus des Occipitalwirbels) vorkommen, ja dass nicht selten eine Hydrencephalocele occipitalis mit einer Spina bifida atlantica oder cervicalis zusammenfällt und das Loch im Hinterhaupt unmittelbar mit der Wirbelspalte zusammenhängt*). Nächstdem findet sich eine grosse Zahl von ähnlichen Fällen an den vorderen Schädelwirbeln, jedoch ungleich seltener am Stirnbein, wo die Gegend an der Nasenwurzel**) mehr ausgesetzt ist, als die Mitte der Stirnnaht***).

---

*) C. F. F. Büttner. Diss. inaug. sistens hydrencephaloceles casum singularem. Berol. 1832. Spring. l. c. verschiedene Abbildungen. Pech. Auswahl einiger seltener und lehrreicher Fälle. Dresden. 1858. Taf. I. u. II.

**) Deutschberg. Dissert. inaug. de tumoribus nonnullis congenitis. Vratisl. 1822. Tab. I.

***) Wenzel Gruber. Missbildungen. Erste Sammlung. St. Petersburg. 1859. S. 10. Taf. I. Fig. 2.

Noch viel seltener sind die neben der Medianlinie gelegenen *) oder ganz lateralen Hydrencephalocelen. Meist sind es Stellen, wo normal geschlossene Knochensubstanz liegen sollte; Nähte und Fontanellen werden ungleich weniger getroffen.

Die Geschwulst tritt ziemlich häufig als eine fast gestielte über die Oberfläche hervor; andermal hat sie eine breitere Basis; in jedem Falle kann sie sich in Form eines grossen Klumpens ausdehnen. Wenn wir sie einschneiden, so finden wir aussen die Haut, das Unterhautgewebe, die Fascie; unter diesen kommt die Dura und Pia mater, die oft mit dem äusseren Sack innig verwachsen und mit besondern Wassersäcken versehen sind, darunter die wirkliche Gehirnsubstanz, und zuletzt innen die erweiterte und mit Wasser gefüllte Höhle.

Auf diese Weise verhalten sich die Hydrocele-Säcke am Kopf und Rücken in der ersten Zeit ihrer Bildung. Je mehr sie sich vergrössern, um so mehr atrophiren die verschiedenen Theile in ihnen und verwachsen untereinander. Man kann später nicht mehr die Haut von dem Unterhautgewebe, nicht mehr das Unterhautgewebe von der Fascie, oder die Fascie von der Dura mater deutlich unterscheiden; alle verwachsen so unter sich, dass man scheinbar nur eine einzige Haut vor sich hat. Je früher diese Verwachsung im Fötalleben eintritt, um so stärker wird die bedeckende Haut vascularisirt; sie erscheint als ein blutrother Hügel, der ganz dicht mit breiten Gefässen besetzt ist und mehr das Aussehen einer stark gereizten Schleimhaut, als der Cutis hat. Bildet sich der Sack an einer Stelle, wo sehr viele Theile darüber liegen, befindet er sich z. B. nicht in der Medianlinie des Schädels, wo bekanntlich keine Muskeln existiren, liegt er am Rücken nicht in der Richtung der Processus spinosi, die ja auch dicht unter der Haut sich befinden, tritt er seitlich hervor an den Schläfen, am Nacken, oder seitlich an den Wirbeln, wo er mehr von Weichtheilen bedeckt ist, dann wird die Haut nicht so roth und feucht; er erscheint vielmehr als einfache Geschwulst, welche sich unter der Haut hervorwölbt. Dies gilt am meisten von solchen Fällen, wo eine Hydrocele cerebralis sich von der Basis des Schädels her entwickelt und gegen das Gesicht heran-

---

*) Billroth. Archiv für klinische Chirurgie. 1862. Band III. S. 398. Taf. III.

drängt; da kann sie an irgend einer Stelle als eine grosse Geschwulst hervortreten, ohne dass man eine Ahnung hat, dass sie
aus der Schädelhöhle stammt.   Sie macht viel mehr den Eindruck, als sei sie eine unabhängige Geschwulst der Knochen des

Fig. 27.

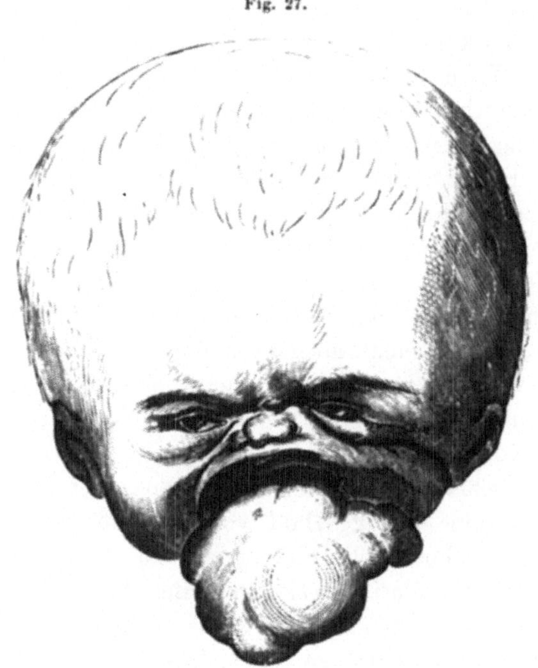

Fig. 27. Hydrencephalocele palatina von einem Neugebornen. Aus dem
klaffenden Munde ragt eine unregelmässige, höckerige, klein apfelgrosse
Geschwulst hervor, welche am harten Gaumen befestigt zu sein scheint.
Auf einem Durchschnitt zeigt sich, dass sowohl der harte Gaumen, als der
Vomer durch die Geschwulst nach vorn und oben geschoben sind und dass
die Geschwulst selbst aus der Schädelhöhle mit einer breiten Oeffnung hervortritt, welche unmittelbar vor dem Keilbein und hinter dem noch knorpeligen Siebbein liegt. Das vordere Keilbein ist durch die Geschwulst ganz
dislocirt, und zwar nach unten und hinten; seine Verbindung mit dem Vomer ist unterbrochen, indem letzterer nur an das Siebbein sich anschliesst.
Der vordere Theil des Sackes besteht aus einer von der Dura mater ausge-
kleideten, glattwandigen Höhle. Nach unten und hinten schliessen sich daran
mehrere kleine, unregelmässige Höhlen; nach oben folgt Hirnmasse, welche
sich continuirlich in den Schädelraum fortsetzt und mit dem Grosshirn zusammenhängt. Letzteres ist sehr zusammengedrängt an die Grundfläche,
während der grössere Theil des oberen Raumes mit Flüssigkeit erfüllt ist,
welche in einem grossen, von einer dicken Membran theilweise umschlossenen
Raum liegt (Präparat No. 33. vom Jahr 1862).

Gesichts oder der Schädelbasis, denn sie zeigt sich, wie ein unabhängiges Gewächs, sei es an der Nasenwurzel, sei es in der Nasenhöhle oder gar in der Mundhöhle (Fig. 27.), bedeckt von unveränderter Haut oder Schleimhaut.

Es ist begreiflicherweise für die Geschichte der Spina bifida und Hydrocele cerebri von sehr grosser Bedeutung, zu wissen, ob es sich blos um die Häute des Rückenmarks und Gehirns handelt, oder ob die Centralnervenapparate selbst mit hineingehen, ob also blos Meningocele, oder ob zugleich Encephalocele und Myelocele vorhanden ist. Denn in dem ersten Fall kann man hoffen, dass man durch Entleerung der Flüssigkeiten den normalen Zustand herstellen kann, während man im andern die schwerste Verletzung erwarten darf. Aber auch abgesehen von der Behandlung, zeigt sich in den Symptomen eine ausserordentlich grosse Verschiedenheit. Eine Spina bifida mit Hydrorrhachis interna und namentlich mit Atrophie oder Unterbrechung des Rückenmarkes bringt natürlich unheilbare Paralysen mit sich, während die blosse Hydrorrhachis externa ganz locale Störungen bedingt oder scheinbar ganz ohne Folgen bleibt.

Diess ist namentlich dann der Fall, wenn die Geschwulst von der Haut und anderen Weichtheilen fortwährend bedeckt bleibt. Einzelne Formen dieser Art werden ohne Nachtheil bis in ein spätes Alter getragen *). Die günstigste Stelle dafür ist begreiflicherweise die, wo am wenigsten Nervenmasse existirt, die Sacralgegend. Da giebt es eine Hydromeningocele sacralis et coccygea, oder, wenn man lieber will, eine Spina bifida sacralis und coccygea, welche sich in der Kreuz- oder Gesässgegend hervorschiebt, und zuweilen ganz indolenter Natur ist. Ich habe selbst einen solchen Fall bei einem 23 Jahre alten Frauenzimmer untersucht, wo der Sack die grössten Insultationen erlitten hatte; es war eine Puella publica in Würzburg, welche ihr Wesen auf den Wällen trieb und bei der Gelegenheit einmal in den Festungsgraben heruntergestürzt war. Sie starb, nachdem die bis Kindskopf gross gewordene Geschwulst wiederholt punctirt worden war. Bis dahin aber hatte der Sack keinen an-

---

*) Eine Zusammenstellung solcher Fälle hat Otto (Lehrbuch der pathologischen Anatomie. Berlin. 1830. Bd. I. S. 446. Note 13.) geliefert. Vergl. auch Lebert. Traité d'anat. path. Paris. 1861. T. II. p. 94.

dauernden Einfluss auf ihr Gesammtbefinden ausgeübt *), und es begreift sich das, wenn man erwägt, wie wenig wichtige Theile in dieser Gegend gelegen sind. Alle Formen der Spina bifida, welche zwischen dem Steissbein und der Gegend des unteren Endes des Rückenmarks vorkommen, gehören in diese günstigere Kategorie, während, je höher nach oben der Sack liegt, es um so bedenklicher ist, da man bei der Spina bifida cervicalis und dorsalis in der Regel voraussetzen kann, dass sie nicht einfache Hydromeningocelen, sondern Hydromyelocelen sind.

Ist der andere Fall vorhanden, dass sehr frühzeitig schon die bedeckenden Theile unter einander verwachsen und sich zu einer gemeinschaftlichen gefässreichen Membran umgestalten, so kommt es nicht selten vor, dass eine Ruptur entsteht. Diese erfolgt zuweilen spontan, sogar schon bei dem Fötus innerhalb des Mutterleibes und zwar manchmal sehr frühzeitig, ohne dass man äussere mechanische Einflüsse constatiren könnte. Jedoch ist es nicht ganz unmöglich, dass auch auf den Fötus ein Stoss, eine Erschütterung einwirkt. Der Sack collabirt dann gewöhnlich auf die Fläche, und man findet nachher an dieser Stelle einen gefalteten, unregelmässigen Klumpen oder Höcker. War die Wasser-

---

*) Der von der Geburt an bestehende Tumor, welcher früher mehr seitlich gesessen haben sollte, war von d'Outrepont und Textor für eine Hernia vesicae ischiadica gehalten worden. Später, wo derselbe sich vergrössert hatte und mehr die Mittellinie in der Gegend des Steissbeins einnahm, wurde er von Herrn Rinecker als Spina bifida diagnosticirt Schwäche der Unterextremitäten und unvollständige Incontinenz des Harns waren die Haupterscheinungen. Eine zweimalige Niederkunft wurde gut ertragen; nach der letzten, etwa 7 Monate vor dem Tode erfolgten Niederkunft wuchs die Geschwulst schnell, während die Kräfte verfielen und die Kranke kaum im Stande war, durch das Zimmer zu gehen. Es wurden nun im Laufe von 7 Wochen 4 Punktionen gemacht, nach welchen jedesmal heftiger Nierenschmerz und Kolikanfälle auftraten, obwohl bei den beiden letzten Malen nur die Hälfte des vollständig wasserklaren, und zuletzt gelblich gefärbten Inhalts entleert wurde Vier Tage nach der letzten Punktion Austräufeln von Flüssigkeit aus der Stichwunde, acht Tage danach Ausfluss purulenter Flüssigkeit und missfarbige Stellen an dem Sack, die sich später abstossen, während der Sack zusammensinkt. Zugleich Fieber, namentlich Frösteln, Schmerz im Kopfe und am Rücken, Abmagerung. In den letzten 8 Tagen Dyspnoe und Brustschmerzen, in den letzten 3 Tagen suffocatorische Erscheinungen. Bei der Autopsie fand ich auf der hinteren Fläche des Kreuzbeins einen Kindskopfgrossen Sack, welcher durch einen 1—1½" im Durchmesser haltenden, kurzen und hohlen Stiel in den Sack der Dura mater spinalis überging. Vom 2. Kreuzbeinwirbel an nach unten fehlten die Bogen und die rechten Hälften der Wirbelkörper; das Steissbein war mit der Spitze nach rechts gebogen. Eine Skizze des Beckens hat Herr Förster in seinem Atlas der Missbildungen Taf. XXVI. Fig. 22. und 23. gegeben.

ansammlung verhältnissmässig sehr stark, die Häute sehr verdünnt und namentlich Hydrencephalocele oder Hydromyelocele vorhanden, so kann damit die Zerstörung der ganzen betheiligten Markmasse verbunden sein. So entstehen die allgemeine oder partielle Anencephalie und Amyelie. Waren dagegen die bedeckenden Theile nur mässig verdünnt, aber in grosser Ausdehnung unter einander verwachsen, so dass weder die Haut, noch das Fettgewebe oder die Muskeln zu einer richtigen Entwickelung gekommen sind, dann ist der zurückbleibende Klumpen immer sehr gefässreich und sieht manchmal ganz dunkel schwarzroth aus. Sehr gewöhnlich kommt diess am Kopf der sogenannten Pseudencephalen vor, wo statt des Gehirns nur ein lokkerer Lappen von gefässreichem Bindegewebe vorhanden ist (Cerebrum spurium, Pseudencephalon). Das ist einer der häufigsten Ausgänge der fötalen Hydrencephalocele, aber er gehört ganz in die Kategorie der Missbildungen, in die Teratologie, denn derartige Kinder sind natürlich nicht lebensfähig.

An der Wirbelsäule dagegen führt dieser Vorgang unmittelbar zur Heilung, wenn es sich um Hydromeningocele ohne erhebliche Betheiligung des Rückenmarkes handelt. Wenn namentlich an einer Hydrocele am untern Theil der Wirbelsäule die Berstung geschieht, der Sack zusammensinkt und nachher in sich zusammenschrumpft, so kann das ein dauerndes Verhältniss abgeben, indem sich eine Art von wulstiger Narbe bildet. Dasselbe, was man an einem Pseudencephalus, oder, wie man auch wohl sagt, Acranius einen Fungus cerebri genannt hat, dasselbe sieht man an der geheilten Spina bifida eines Neugebornen als rothen, geschrumpften, zusammengerunzelten Körper in der Haut des Rückens. Später verschwindet die Röthung und es bleibt nur eine geschwulstartige Erhebung zurück *). Aber ein ähnlicher Vorgang kann auch nach der Geburt, und selbst in späteren Lebensjahren eintreten. Es giebt eine Reihe von Beobachtungen, wo der Sack spontan geborsten ist, zuweilen nach voraufgegangener Gangränescenz **) und doch eine Heilung erfolgte. In anderen Fällen führten Punctionen, sei es für sich,

---

*) v. Bärensprung. Journal für Kinderkrankheiten. Bd. VIII. Heft 5.
**) Siehe die Fälle bei Joh. Fr. Meckel (a. a. O. S. 376.). Sehr interessant ist die Beobachtung von Herm. Wendt De spina bifida. Diss. inaug. Berol. 1858. p. 18.

sei es in Verbindung mit Jodinjection *), Ligaturen u. s. w. diess
günstige Resultat herbei. In jedem Falle kann aber die Heilung
natürlich nur auf dem Wege des Collapsus und der Retraction
erfolgen, und es wird schliesslich eine Narbe übrig bleiben. Der
Vorgang an sich ist am Schädel und Gehirn derselbe; während
er aber bei den teratologischen Hydrocelen des Kopfes zu einer
Zerstörung des Gehirns führt, bedingt er an der Spina bifida unter Umständen die Heilung.

Nach dem, was ich vorher gesagt habe über die partielle
Obliteration der Hirn-Ventrikel und des Rückenmarks-Kanals und
über das Bilden von abgeschlossenen cystischen Säcken aus einzelnen Theilen derselben, ist es an sich nicht unwahrscheinlich,
dass, wenn eine Hydrocele des Kopfes oder Rückens sich durch
eine feine Oeffnung hervorstülpt. möglicherweise ganz abgeschlossene Cystenbildungen, welche mit den Hirnhöhlen oder dem Rük-
kenmarkskanal oder den Häuten gar nicht mehr communiciren,
an den äusseren Theilen hervortreten könnten. Das ist allerdings für die Hydrencephalocele und die Hydromyelocele nicht
ganz festgestellt, dagegen kann es für die Hydromeningocele nicht
bezweifelt werden. Am häufigsten entsteht dadurch eine Form
cystischer Sacralgeschwulst, welche mit der Höhle der Arachnoides spinalis nicht mehr zusammenhängt **). Dahin gehört wahrscheinlich ein von Schindler operirter und geheilter Fall ***),
von welchem der abgeschnürte Sack sich noch in unserer Sammlung befindet †). Aehnliche Beispiele beschreibt Cruveilhier ††)
unter dem Namen von congenitalen Arachnoideal-Cysten der
Kreuzgegend. Auch ein Fall des Hrn. Schuh †††) dürfte hierher
zu rechnen sein, obwohl in demselben keine angeborne Geschwulst bemerkt worden ist. Aber gerade am Os sacrum giebt
es ganz tief sitzende, äusserlich nicht zu bemerkende, sehr kleine
Hydrorrhachis-Säcke. Werden diese später durch einen Fall,

---

*) Chassaignac. Gaz. des hôp. 1851. 26. Mars.

**) W. Braune. Die Doppelbildungen und angebornen Geschwülste der
Kreuzbeingegend. Leipzig. 1862. S. 72.

***) Schindler. Deutsche Klinik. 1853. No. 19. Mein Archiv. 1858.
Bd. XIII. S. 192.

†) Präparat No. 1077.

††) Cruveilhier. Traité d'anat. path. générale. Paris. 1856. T. III. p. 451.

†††) Schuh. Pathologie u. Therapie der Pseudoplasmen. Wien. 1854.
S. 196.

Stoss oder sonstwie gereizt, so beginnen sie zu wachsen und sich über die Oberfläche zu erheben, gleichsam als ob es neugebildete Cysten wären. Freilich ist es bis jetzt nicht möglich, scharf die Grenze zwischen diesen Spinal-Hydrocelen und den eigentlichen Sacral-Kystomen oder, wie andere sagen, Hygromen anzugeben. Dazu sind noch viel genauere pathogenetische Untersuchungen nöthig.

Herr Spring*) hat ferner in seiner Monographie über die Hernien des Gehirns den Gedanken Himly's wieder in Erinnerung gebracht, dass eine Reihe von Fällen in der Literatur, wo man symmetrisch gelegene seröse Säcke unmittelbar am Hinterhaupt beobachtet hat, auf abgeschnürte und in reine Cystenformen übergeführte Hydromeningocelen zu beziehen sei. Bestätigt sich diese Ansicht, so würde man, ganz analog der Hydrocele scroti, diese Form als Hydrocele cervicalis bezeichnen können. Wie weit sie aber in das Gebiet der im Eingange der Vorlesung erwähnten Hydrocele colli congenita hineingreifen dürfte, ist für jetzt nicht zu sagen.

------

*) Spring. l. c. p. 26.

Zehnte Vorlesung.

20. December 1862.

—

Hygrome, Ganglien.

Hygrome der Sehnenscheiden und Schleimbeutel. Verschiedene Theorien. Hydrops bursarum,
Ruptur der Scheiden, Ganglion herniosum, Follicular-Cysten, Neubildung der Säcke.
Variabilität und anatomische Einrichtung der Schleimbeutel und Sehnenscheiden. Bursa patel-
laris. Neugebildete Schleimbeutel. Entstehung von Schleimbeuteln und Sehnenscheiden.
Atrophie des Bindegewebes. Multi- und uniloculäre Ganglien; Confluenz. Spätere Communi-
cation der Schleimbeutel mit Gelenkhöhlen. Inhalt der Ganglien: eigenthümliches Secret.
Meliceris. Sehnige Verdickung der Wand.
Hygroma praepatellare. Mechanische Entstehung.
Beschaffenheit der Sackmembran. Duplicaturen und Fettlappen; Fettpolypen und freie Fettkörper.
Hygroma proliferum: warzige und polypöse Excrescenzen. Freie Körper. Das proliferirende
Ganglion der Handwurzel.
Irritative Entstehung der Hygrome. Umwandlung in Hämatome.

———

Gehen wir nun zu der Betrachtung der bekannteren und häufiger vorkommenden hygromatösen Geschwülste im engeren
Sinne des Wortes über, die wir nach ähnlichen Grundsätzen beurtheilen müssen, wie die bisher besprochenen Formen der Wassergeschwülste, so sind das insbesondere diejenigen, welche man
häufig seit alten Zeiten unter dem Namen der Ganglien oder
Ueberbeine bezeichnet hat: Hygroma gangliodes, Tumor
synovialis.

Ganglion bedeutet ursprünglich nicht das bestimmte nervöse
Gebilde, wie es jetzt in der deutschen technischen Nomenclatur
gebräuchlich ist, sondern einen pathologischen Knoten, der an
einer Sehne entstanden ist. Denn obwohl die Definition Galen's
sich auf Nerven als Sitz des Uebels bezieht, so muss man sich
doch erinnern, dass bei ihm Nerv und Sehne noch dieselbe Be-

deutung haben*). Später ist der Name des Ganglions noch mehr verallgemeinert worden, und wie die Franzosen noch heut zu Tage die Lymphdrüsen Ganglien nennen, so hat man viele andere Dinge gleichfalls Ganglien genannt. In der deutschen Physiologie bedeutet Ganglion immer einen Nervenknoten, in der Pathologie dagegen eine specielle Hygromform, welche an Sehnenscheiden oder Schleimbeuteln oder sonst im Umfange von Gelenken vorkommt. Unter den ersteren sind am längsten bekannt **) und ihrer Häufigkeit wegen oft zu constatiren diejenigen Ganglien, welche an dem Handrücken und Handteller, sowie am Fussrücken vorkommen. Von daher sind die meisten Beschreibungen hergenommen. Unter den Schleimbeuteln ist es namentlich der grosse Sack zwischen Patella und Haut, welcher den Schilderungen zu Grunde gelegt worden ist. Aber freilich kannte man diese Formen längst, ehe man sie zu deuten wusste. Die Kenntniss der Sehnenscheiden und Schleimbeutel ist aber bekanntlich nicht sehr alt; sie datirt eigentlich erst aus der Mitte des 18ten Jahrhunderts von Duverney, Winslow und Albin ***), und erst von da an konnte man auf die Vorstellung kommen, dass diese Geschwülste damit in Verbindung ständen.

Aber auch nach dieser Zeit ist es nicht gelungen, eine einfache Formel für die Genese und Bedeutung der Ganglien zu finden; im Gegentheil ist man nach und nach dahin gekommen, vier, auch wohl fünf verschiedene Formen zu unterscheiden. Erstens nahm man eine einfache Hydropsie an: Hydrops bursarum mucosarum, H. vaginarum tendinum, wo eine blos wässrige Ausscheidung stattfinden sollte. — Schon von Eller ist die zweite Hypothese eingeführt worden, dass die Sehnenscheide zerrisse und die in ihr enthaltene Flüssigkeit in das umliegende Zellgewebe austräte und darin eine Aushöhlung erzeugte. Nach dieser Auffassung würde das Ganglion eigentlich

---

*) Ganglion est nervi collectio praeter naturam, quae in corpore concrevit Galenus in Def. med.

**) Ganglion nervi est concretio, ex ictu vel labore proficiscens; plerumque vero in manus junctura, qua cum brachio committitur, talo et articulamentis absolvitur, quamquam in aliis quoque partibus proveniat. Aegin. lib. 6. cap. 39.

***) Chr. Mart. Koch. Untersuchung des natürlichen Baues und der Krankheiten der Schleimbeutel. Nürnberg. 1795. S. 4.

die durch die **Ruptur** bedingte Aushöhlung in dem umgebenden Zellgewebe bedeuten. — Dann nahm man eine dritte Form an: das **Ganglion herniosum**, wo man sich vorstellte, dass der erweiterte Sack der Sehnenscheide oder des Schleimbeutels an einer Stelle eine Ausweitung bekäme und seine Membran durch die äusseren derberen Schichten gleichsam eine Art von Bruch bildete. Dieselbe Deutung ist vielfach für die **Articular-** oder **Synovialganglien** angenommen worden, bei denen eine Ausstülpung der articulären Synovialmembran und eine endliche Abschnürung derselben wahrscheinlich ist. Eine solche, mit Flüssigkeit gefüllte und abgeschnürte Synovial-Hernie wäre also im eigentlichen Sinne eine **Hydrocele articularis**. — Weiterhin hat **Gosselin** *) gewisse subsynoviale Follikel oder Krypten beschrieben: kleine, hirsekorn- bis erbsengrosse Säcke, welche ursprünglich blindsackförmige Ausstülpungen der Synovialhaut darstellten und normale Gebilde seien. Aus ihnen würden die Articular-Ganglien in ähnlicher Weise entstehen, wie manche andere cystische Körper aus den Drüsen der Schleimhäute oder den Follikeln der äusseren Haut, bald als frei communicirende, bald als abgeschlossene und isolirte Ektasien. Wir können diese Form **Follicular-Ganglien** nennen. — Endlich eine letzte Ansicht geht dahin, — wie ja alles in unserer Wissenschaft sehr sorgfältig discutirt ist —, dass die Entwickelung des Hygrom-Sackes unmittelbar neben dem Schleimbeutel oder der Sehnenscheide oder der Gelenkhöhle geschehe, ohne dass beide einen Zusammenhang hätten. Darnach wäre also das Ganglion eine wahre Neubildung**).

In der That lassen sich nicht alle Formen auf ein einziges Schema zurückführen. Es giebt gewisse neugebildete Ganglien, an deren Stelle keine präexistirende Höhle bestand. Ich werde sie zum Theil später in dem Kapitel von den Kystomen zu erwähnen haben. Aber sicherlich sind nicht alle Ganglien und am allerwenigsten alle Hygrome zu den Kystomen zu zählen. Viele entwickeln sich aus bestimmten vorher bestehenden, wenngleich vielleicht erst im späteren Leben entstandenen Höhlen oder Säk-

---

*) **Gosselin.** Recherches sur les kystes synoviaux de la main et du poignet. Mém. de l'Acad. de méd. Paris. 1852. T. XVI. p. 367.

) L. **Teichmann. Zur Lehre von den Ganglien. Inaug. Diss. Götting. 1856. H. E. **Knorr.** De gangliis synovialibus. Diss. inaug. Berol. 1856.

ken, und es handelt sich hier darum, wie sie daraus entstehen oder damit zusammenhängen. In der Diskussion dieser Fragen hat man sich auf allerlei Momente berufen. Zunächst auf die Entstehung: weil man manchmal diese Dinge sehr schnell entstehen sah, z. B. nach einer gewaltsamen Einwirkung, einem Stoss, einer Verstauchung, so könne man sich nicht anders denken, als dass eine Ruptur eingetreten sei. Andere Male hat man sich mehr gestützt auf den Inhalt, indem man hervorhob, es sei ein grosser Unterschied zwischen einem Hydrops bursarum und einem Ganglion; der Inhalt eines Ganglion sei häufig sehr zähe und consistent, während der Hydrops sehr dünnflüssig sei; daher seien das zwei verschiedene Dinge.

Es ist aber, wenn man in diesen Verhältnissen sich orientiren will, zunächst nothwendig, sich daran zu erinnern, dass es sich bei den Schleimbeuteln und Sehnenscheiden, ja selbst bei den Gelenkhöhlen um Theile von grosser Variabilität und Unbeständigkeit handelt, um Theile, die nicht blos sehr unbeständig sind in Beziehung auf Bau, Grösse und Gestalt, sondern zum Theil sogar unbeständig in Beziehung auf ihr Vorkommen. Die zahlreichen und sorgfältigen Arbeiten von Wenzel Gruber haben dieses genügend dargethan. Sehnenscheiden und Schleimbeutel sind allerdings an gewissen Orten nahezu typisch, aber doch auch eben nur nahezu, und selbst die gewöhnlich grössten können doch unter Umständen einmal nicht vorhanden sein, während es hinwieder geschieht, dass die allerausgezeichnetsten Bildungen dieser Art unter ganz besonderen Verhältnissen entstehen, wo sie sonst nicht vorkommen, und sich dann so bedeutend entwickeln, dass sie es mit den bestgebildeten normalen aufnehmen können.

Wenn wir z. B. den berühmten Schleimbeutel zwischen Haut und Patella, die Bursa mucosa patellaris oder praepatellaris betrachten, so sind selbst darüber grosse Discussionen geführt worden, ob an dieser Stelle nur ein solcher Sack liegt. Ganz gewichtige Stimmen erheben sich dafür, dass da mindestens zwei liegen, einer unmittelbar unter der Haut, und einer unmittelbar über dem Knochen *). Man wird aber vielleicht einmal nur einen finden, und wieder ein anderes Mal nicht zwei, sondern noch aus-

---

*) Luschka. Die Bursa mucosa patellaris profunda. Müller's Archiv. 1850. S. 520.

ser dem oberflächlichen und dem tiefen einen dritten, subfascialen *) oder intermediären. Nun denkt man sich nach dem bekannten Bichat'schen Schema unter einem Schleimbeutel einen kleinen serösen Sack, innen bekleidet mit Epithel; er sondere ab, und es sei Flüssigkeit in seiner Höhle. Aber von allen diesen Dingen ist zuweilen nichts vorhanden; da ist keine Membran, kein Epithel, keine Flüssigkeit; da ist vielleicht nur eine Lücke, ein Loch, welches allerdings begrenzt ist, aber nicht durch eine Membran, sondern durch irgend welche zottige Masse. Einmal ist es gross, ein anderes Mal klein; einmal sehr umfangreich, ein anderes Mal findet man es kaum. Stellt es sich das eine Mal dar, wie ein seröser Sack, so erscheint es ein anderes Mal als ein blosser Defect.

Nehmen wir nun einen anderen Fall. Man denke sich, dass Jemand einen Knochen bricht, dass das eine Knochenende schief an das andere anheilt, dass von dem einen Ende ein Vorsprung bis dicht unter die Haut geht, ein Vorsprung, welcher sich zur Haut so verhält, wie ungefähr die Patella oder das Olecranon, so dass die Haut genöthigt ist, über den Vorsprung bei den Bewegungen des Körpers immer hin- und herzugleiten. Es werden einige Jahre vergehen, und man findet dann an der Stelle eine Bursa mucosa praeossea. So hat Lobstein **) die Entwickelung von Schleimbeuteln an Amputationsstümpfen beobachtet, und es ist leicht, ähnliche Beobachtungen bei Klumpfüssen, bei Verkrümmungen der Wirbelsäule und allen den Veränderungen des Skelets zu machen, wo Knochen an ungewöhnlichen Stellen an die Haut oder einen anderen der Bewegung und Zerrung häufig ausgesetzten Theil stossen.

Diese Bildungen sind also weniger begründet in dem ursprünglichen Plan der Körperanlage; sie gehen nicht, wie Peritonäum oder Pleura oder Pericardium, aus der Entwickelung des Organismus selbst als ein nothwendiges Resultat hervor; sie finden in der Entwickelungsgeschichte als solcher keineswegs ihre Begründung, sondern sie verdanken ihre Entstehung oder wenigstens ihre Ausbildung dem Gebrauch, der Bewegung der Theile. Es verhält sich

---

*) Linhart. Ueber die Entzündungen der Bursae mucosae patellares. Würzburger Verhandl. 1858. Bd. VIII. S. 129.
**) Lobstein. Lehrbuch der pathol. Anat. Deutsch von Neurohr. Stuttg. 1834. I. 268. Traité d'anat. path. T. I. p. 310.

damit, wie mit einer grossen Anzahl von Knochenvorsprüngen, welche Muskelinsertionen entsprechen. Auch diese Vorsprünge sind zuweilen nicht vorhanden, und andere Male wieder sehr ausgebildet. Wenn man die betreffenden Leute bei Lebzeiten gekannt hat, dann weiss man auch den Grund; es ist der Gebrauch, welcher die Ausbildung mit sich bringt. Ebenso verhält es sich mit den Sehnenscheiden und Schleimbeuteln; es sind keineswegs regelrechte seröse Säcke, welche aus einem inneren Entwickelungsgesetz des Körpers hervorgingen, sondern es sind Stellen, wo das ursprünglich in continuo vorhandene Bindegewebe durch einen Act der Atrophirung Lücken bildet, und wo diese Lücken im Laufe der Zeit zu selbständigen Cavitäten umgestaltet werden können.

Nehmen wir z. B. die Stelle, welche für die in Rede stehende Erkrankung bei den Sehnenscheiden gerade sehr wichtig ist, die Flexoren am Handgelenk, welche unter dem Lig. carpi volare hindurchgehen *). Wenn man sie präparirt, so findet man ein Mal lange zusammenhängende Scheiden, wo auch zuweilen zwei und mehr Sehnen in einer Höhle liegen; ein anderes Mal sieht man das gar nicht, sondern man findet die Sehne von lockerem Bindegewebe umhüllt, worin hier und da ein Loch, eine Masche ist, aber die Löcher communiciren nicht untereinander; andere Male endlich findet man gar kein Loch. Freilich hat man sich darauf berufen, dass schon beim Neugebornen die Sehnenscheiden existiren. Das ist nicht ganz richtig. Sie können existiren; der Fötus macht ja Bewegungen im Mutterleibe, und es kann sehr frühzeitig eine Atrophie stattfinden. Aber jedenfalls sind sie weder so zahlreich, noch so gross beim Fötus, wie beim Erwachsenen **).

Es giebt einen Zeitraum, wo, wenn man ein solches Ding aufmacht, gleichviel ob es ein Schleimbeutel oder eine Sehnenscheide ist, an der Stelle eines früher durch Bindegewebsbalken gebildeten continuirlichen Gewebes sich ein Loch findet, in dessen Umfang noch die freien Enden der Balken vorhanden sind. Es ist eine Unterbrechung innerhalb der Balken oder Faserzüge ein-

---

*) Virchow. Ueber die körperhaltigen Cysten an den Sehnenscheiden der Handwurzel. Medicin. Zeitung des Vereins f. Heilk. in Preussen. 1846. No. 3. S. 10.

**) Villermé. Bullet. de la Soc. méd. d'émulation. 1821. Avril. Lobstein. Traité. I. p. 309.

getreten, die mit einer Erweichung, einer Schmelzung, einer Colliquation verbunden war. Ja nicht ganz selten finde ich gerade
an der Bursa mucosa praepatellaris und selbst in dem Hygroma
patellare mitten durch die Höhle Balken frei verlaufend und sich
in ihr verästelnd (Fig. 30.). Das erklärt sich aus dem Umstande,
dass die Höhle langsam durch eine Atrophirung des Gewebes entsteht. Es sind das Balken, wie in den Lungen bei Emphysem, wo
die festeren Theile länger resistiren als die weniger festen.

An den Sehnenscheiden ist anfänglich und oft noch bis in
späte Lebensperioden nur ein sehr loses, weiches und mässig gefässhaltiges Bindegewebe vorhanden. Späterhin, und namentlich
in dem Maasse, als die Sehne viel gebraucht wird, als sie demgemäss starke Verschiebungen und Excursionen macht, rareficirt
sich dieses Gewebe; es entsteht eine Reihe von Lücken und dazwischen bleiben gewisse Faserzüge (die von den früheren Schriftstellern als Filamenta oder Habenulae bezeichneten Bälkchen)
oder Scheidewände stehen. Selbst in ausgebildeten Hygromen der
Sehnen sind diese Filamente und Septa nicht selten noch sichtbar,

Fig. 28.

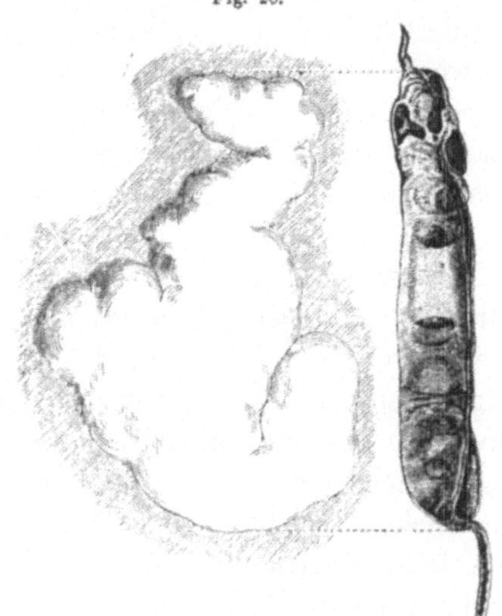

Fig. 28. Multiloculäres Ganglion an der Sehne des Musculus semimembranosus am Knie. Die ursprünglichen Scheidewände der einzelnen
Kammern sind zum Theil bis auf isolirte Balken oder blosse Leisten geschwunden (Präparat No. 711.). Natürliche Grösse. Rechts Flächenansicht, links
Durchschnitt.

und es ist keineswegs ungewöhnlich, multiloculäre Ganglien
zu finden, wo die Flüssigkeit in einzelnen Kammern vorhanden
ist. Erst nach und nach usuriren sich die Scheidewände; die einzelnen Kammern eröffnen sich durch anfangs enge, später weitere
Löcher in einander (Fig. 28). Wenn diese sich endlich so sehr vergrössert haben, dass die Höhle ganz und gar
uniloculär erscheint, so kann man doch bei
genauerer Betrachtung der Wand noch gewisse
Lücken und Hervorragungen als letzte Ueberreste der früheren Balken und Scheidewände
auffinden. Nur bei den sehr kleinen Ueber-
beinen, wie sie namentlich am Fussrücken und
an den Sehnen des Unterschenkels vorkommen, pflegt die innere Höhlenwand eine ebe-
nere Beschaffenheit zu besitzen.

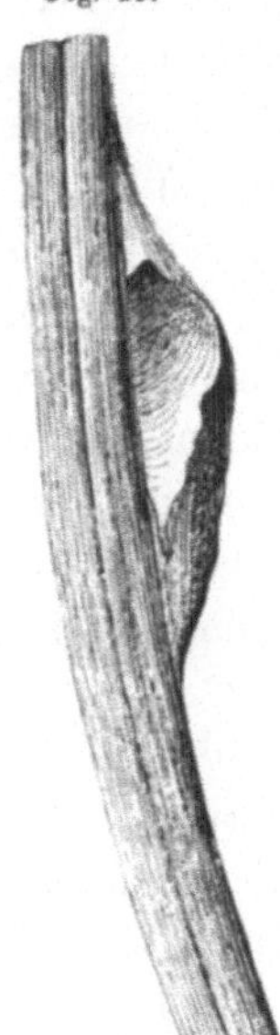

Einen Unterschied scheinen nur diejenigen Schleimbeutel zu machen, welche unmittelbare Ausstülpungen von Gelenkhöhlen darstellen, wo also die Synovialhaut vom Gelenk
aus in einer mehr continuirlichen Weise sich
nach aussen hervorschiebt. Aber es giebt
auch da grosse Unterschiede, indem bald
Schleimbeutel, welche zuerst ausserhalb der
Gelenkhöhle liegen, sich nachher mit ihr
vereinigen, bald die Gelenkhöhle successiv sich erweitert und
Fortsetzungen zwischen die umliegenden Muskeln hinein-
schiebt. Der Fall, dass ganz kleine Krypten der Synovialhaut,
wie Gosselin sie schildert, der Ausgangspunkt cystischer Erweiterung und Ausstülpung werden, scheint mir nicht so häufig
zu sein. Gewiss sind manche lacunäre Atrophien im Umfange
der Gelenke und Sehnenscheiden für abgeschnürte Krypten oder
Follikel genommen worden.

Das alles muss man in Betracht ziehen und sich namentlich
erinnern, dass sehr grosse Säcke, welche ursprünglich getrennt
sind, späterhin ein Continuum bilden können. Ueber dem Knie,

Fig. 29. Uniloculäres Ganglion an der Sehne des Musculus extensor
digiti secundi, mit blinden Fortsätzen bis an das Periost des Os cuneiforme
primum reichend und mit der Fascia dorsalis pedis in Verbindung (Präparat
No. 1208.). Natürliche Grösse.

unter der gemeinschaftlichen Strecksehne, liegt ein sehr grosser Schleimbeutel, der bei Erwachsenen fast immer continuirlich mit der Gelenkhöhle zusammenhängt, in der Regel so weit, dass man die alte Scheidewand kaum sieht. Dasselbe kommt auch anderswo vor *). So habe ich erst neulich einen Fall untersucht, wo am Schultergelenk die sehr dicke Scheidewand, welche den Schleimbeutel, der unmittelbar über dem Gelenk liegt, von der Gelenkhöhle trennen soll, durchbrochen war, und der Schleimbeutel in offenem Zusammenhange stand mit der Gelenkhöhle. Auf solche Variationen muss man gefasst sein, dann begreift man diese Sachen ziemlich leicht, und man versteht es, dass an denselben Gegenden des Körpers scheinbar ganz gleiche Hygrome vorkommen, die doch einen verschiedenen Ursprung haben. An demselben Gelenk können Ganglien der Sehnenscheiden und Hydrocelen der Synovialhaut, oder, wie Demarquay**) ganz gut sagt, tenosynoviale und arthrosynoviale Ganglien sich zeigen, die in ihrer äusseren Erscheinung die grösste Uebereinstimmung darbieten.

Die Anhäufung von Flüssigkeit, mag sie nun eine wässrige oder eine mehr gallertartige sein, ist immer ein späterer Zustand, welcher erst folgt auf das Vorhandensein einer Cavität. Die Cavität wiederum kann eine neugebildete sein, die eben erst entstanden ist, kurz bevor die Ausscheidung geschieht. Aber es kann umgekehrt dieselbe viele Jahre vorhanden sein, ehe eine Ausscheidung erfolgt.

In sofern kann man allerdings sagen, es giebt auch nach Ausschluss der Kystome Ganglien, welche aus neugebildeten Säcken entstehen, und solche, welche in den alten, gleichsam typischen Säcken vorhanden sind. Darin stimme ich den früheren Beobachtern ganz bei. Auch gestehe ich zu, dass es Ganglien giebt, welche durch herniöse Ausweitung und Abschnürung eines vorhandenen Synovialsackes sich bilden und wahre Articular-Hydrocelen darstellen. Aber dass es Ganglien giebt, die durch Ruptur entstehen, wie Eller und viele nach ihm angenommen haben, das ist ganz unwahrscheinlich, denn es ist eine bekannte Operationsmethode, dass man den Sack einfach zerquetscht oder subcutan punctirt, und den Inhalt einfach zur Extravasation bringt.

---

*) Foucher. Mém. sur les kystes de la région poplitée. Arch. génér. 1856. Sept.
**) Gaz. des hôpitaux. 1845. No. 7.

In diesem Falle bleibt die Masse, welche austritt, nicht liegen; sie bildet keine dauerhafte Geschwulst, sondern sie wird resorbirt, sie verschwindet. Man sieht daher nicht ein, warum, wenn die Ruptur spontan vorkommt, sich eine dauerhafte Geschwulst bilden sollte. Es kommen in der That spontane Rupturen vor, aber damit wird die Geschwulst in der Regel beseitigt.

Was nun den Inhalt anlangt, so ist das allerdings kein einfacher Hydrops, sondern es verhält sich damit wie mit den früher besprochenen Wassergeschwülsten. Ganglien sind immer irritative Bildungen, deren Entstehung von den einfachsten Graden der Reizung bis zu wirklichen Entzündungen hin sich verfolgen lässt. In sofern ist es sehr schwer, eine positive Grenze zwischen einem Ganglion und der Entzündung einer Bursa mucosa aufzustellen. Wenn der Vorgang sehr acut ist, wenn eitrige Producte auftreten, so wird man es eine Entzündung nennen; hat er mehr Bestand, ist er chronisch, dann nennt man es ein Ganglion oder ein Hygrom. Und so ist es auch mit den Inhaltsmassen; diese sind in der Regel nichts anderes als eine Vermehrung desjenigen Secretes, welches sich auch sonst in diesen Säcken findet. Das ist nun allerdings ein sehr eigenthümliches gallertartiges, zähes Secret, welches mit den bekannten chemischen Substanzen wenig übereinstimmt. Ich habe es früher einmal zum Gegenstand meiner specielleren Untersuchungen gemacht*). Es hat die grösste Aehnlichkeit mit der weichen Substanz, welche sich in den Intervertebralknorpeln bei Kindern vorfindet, wo die centrale Masse zu einer Art von Gallerte einschmilzt. Es ist in der Regel weder ein eiweissartiger, noch ein leimartiger Körper, er steht gleichsam zwischen beiden, eine synoviale Substanz, wenn man will, eine Art von Colloid. Dieser Inhalt findet sich schon bei gewöhnlichen Zuständen dieser Säcke, wo wir noch gar nicht von Ganglien oder Hygromen sprechen. Nun kann es aber sein, dass bei Erweiterung der Säcke diese Substanz die ganze Ausfüllungsmasse bildet, und das ist eine der Formen, welche man **Meliceris, Honiggeschwulst** genannt hat. Ob sie süss schmeckt, hat,

---

*) **Virchow.** Die Gallerte aus Sehnenscheiden und Intervertebralknorpeln. Würzb. Verh. 1851. Bd. II. S. 281. vgl. **Herm. Köhler.** Ueber das chemische Verhalten der Flüssigkeit aus einem sogenannten Ueberbeine. Hallesche Zeitschrift für die gesammte Naturwissenschaft. 1855. Juni. S. 437. **Knorr.** l. c. p. 18. **Frerichs.** Ueber Gallert- oder Colloidgeschwülste. S. 42.

glaube ich, noch keiner versucht; sonst hat sie keine Aehnlichkeit mit Honig als die Consistenz. Andere Male ist die Flüssigkeit sehr viel dünner, wässriger, und die specifischen Stoffe sind in feinerer Vertheilung darin enthalten.

In jedem Falle verdickt sich allmählich, in dem Maasse als das Ding einen dauerhaften Charakter annimmt, die Wand und gestaltet sich allmählich immer selbständiger, so dass sie als ein zusammenhängendes, festes Stratum auftritt; ja es kann vorkommen, dass bei langer Dauer die Haut zu einer schwieligen Dicke sich entwickelt, und eine Balggeschwulst der vollkommensten Art entsteht.

Es ist das nirgends so deutlich, wie bei dem seit Schreger sogenannten Hygroma patellare. Bei diesem wird, wie man sehr leicht beobachten kann, der Schleimbeutel von Zeit zu Zeit der Sitz entzündlicher Processe: das Knie fühlt sich heiss an, es sieht roth aus, die Leute haben Schmerz und Geschwulst. Solche Zufälle folgen auf mechanische Insulte. In England ist der Zustand bekannt unter dem Namen des Housemaid knee, weil er bei Dienstmädchen durch das Rutschen auf dem nassen und kalten Fussboden leicht hervorgebracht wird. Andere Male sind die Leute gefallen, haben sich gestossen u. s. w. Unter solchen Insultationen vergrössert sich die Geschwulst, wird zuweilen faustgross, und es verdickt sich der Balg mehr und mehr, so dass Fälle vorkommen, wo der Balg eine Dicke von vier, fünf, sechs Linien erlangt, also ähnliche Veränderungen eingeht, wie wir sie bei der Hydrocele besprochen haben (S. 160, 165.).

Nun kann es leicht sein, dass der Sack sich inzwischen vollständig geglättet hat, dass die Oberfläche wie eine seröse Haut sich darstellt; in diesem Falle finden wir auch jedesmal, dass die innere Oberfläche mit einem Pflasterepithel überzogen ist. Von dem Epithel kann sich etwas ablösen, in den Sack hineinkommen, und sich der etwa vorhandenen Flüssigkeit beimengen, welche dadurch ein trübes Aussehen annimmt. Aber es giebt auch Säcke (Fig. 30.), wo die Wandungen keineswegs ganz glatt werden, sondern wo selbst bei beträchtlicher Grösse der Säcke Vorsprünge, Leisten, Scheidewände, Fetzen und andere Reste von den Bindegewebs-Balken zurückbleiben, ja wo das subcutane Fett sich noch in grösseren hervorragenden oder gestielten Lappen vorfindet. Diese Vorsprünge können wieder der Sitz besonderer

Fig. 30.

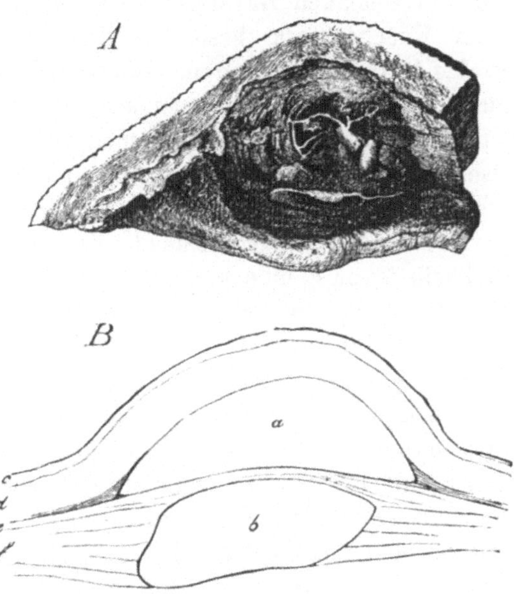

Veränderungen werden. Manchmal wuchern sie, werden einfach dicker, ohne ihre sonstige Beschaffenheit zu ändern; andere Male dagegen werden sie mehr sehnig, derb, hart, sklerotisch, und nehmen selbst eine knorpelartige Beschaffenheit an. Solche Zustände muss man wohl unterscheiden von eigentlichen Excrescenzen, die sich von der Wand in den Sack hineinbilden, denn bei ihnen handelt es sich blos um Reste des früher vorhanden gewesenen und nur zum Theil eingeschmolzenen Gewebes.

Die wirklichen Auswüchse, welche nicht selten vorkommen, sind anderer Art. In der Regel entstehen sie erst, wenn die Haut des Sackes sich vollständig consolidirt und geschlossen hat. Unter ihnen muss man wieder zweierlei unterscheiden. Sehr häufig sind, wie in den Gelenkhöhlen, Duplicaturen der Haut, welche nach

---

Fig. 30. Hygroma cysticum patellare superficiale. Die Höhlenwand ist nicht geglättet, sondern zeigt in der Form von Balken, Kolben und Netzen noch zahlreiche Ueberreste des früheren Binde- und Fettgewebes (Präparat No. 1281.). Natürliche Grösse.

innen hin Vorsprünge, Falten, Leisten bilden*), und in welche
sehr gewöhnlich Fett und Gefässe eintreten. Solche Dinge nannte
man früher an den Gelenken Haversische Drüsen, weil Clopton
Havers**) im Knochenmark besondere Drüsen angenommen
hatte, welche das Marköl absonderten. Die Gelenkschmiere (Ax-
ungia s. unguen articulorum) hielt man aber allgemein für Fett
wie die Wagenschmiere, und somit nahm man auch diese Fettlappen für Drüsen, welche die Schmiere absonderten. Sie sind,
wenn auch sehr häufige, so doch zufällige Gebilde, deren Zahl
und Umfang von dem Ernährungszustande des Individuums abhängig ist. Bei sehr fetten Leuten kommt es vor, dass grosse Fett-
wülste sich in die Schleimbeutel hineinschieben und förmliche
polypöse Vorsprünge bilden, welche sich sogar ablösen und frei
werden können***). Das ist die eine, man kann sagen, mehr
physiologische Form von Excrescenz, welche nur durch Hyperplasie einen pathologischen Charakter annimmt.

Davon muss eine Reihe von eigentlich pathologischen Auswüchsen unterschieden werden, die in ähnlicher Weise hier vorkommen, wie bei den Hydrocelen. Diese Form kann man als
Hygroma proliferum bezeichnen. An gewissen Stellen wächst
die Membran, statt sich sonst gleichmässig zu verdicken, in einzelnen Massen hervor, und es erzeugen sich in ähnlicher Weise,
wie an der Scheidenhaut des Hodens, kleine, knorpelartige Körper,
welche zuerst von der Oberfläche als rundliche Knötchen hervorwachsen, dann aber allmählich grösser und grösser werden, an
Stielen herabhängen, und zuletzt, nachdem die Stiele sich getrennt
haben, frei in die Cavität gerathen. Bei der Hydrocele, haben
wir gesehen, können diese Körper eine beträchtliche Grösse erreichen, es sind ihrer aber gewöhnlich nicht sehr viele. Dagegen
in den Ganglien wird manchmal eine colossale Masse erzeugt, und
der grössere Theil der Höhle füllt sich mit ihnen. Wenn man
nun bedenkt, dass an sich gerade diejenigen Schleimbeutel, welche
vielfach mechanischen Insultationen ausgesetzt sind, der Sitz der
Ganglien werden, und dass, wenn eine grosse Zahl solcher Körper
dicht nebeneinander in eine Höhle hineinhängt, durch gegen-
seitigen Druck das Abreissen von der Wand begünstigt wird, so

---

*) Koch a. a. O. S. 29.
**) Havers. Osteologia nova. Francof. et Lips. 1692. p. 190, 202.
***) Hyrtl. Oesterr. Med. Jahrb. Bd. 39. S. 261.

muss man es begreiflich finden, dass unter Umständen Hunderte, ja Tausende von solchen losen Körpern in einem Sack sich finden*).

An den Sehnenscheiden kommen diese Formen, meist nach mechanischen Einwirkungen, ziemlich häufig vor, und unter ihnen sind es die an der Handwurzel, welche die grösste Disposition dazu zeigen, vor allen die Scheiden der Flexores digitorum. Im letzteren Falle entsteht an der Volarseite der Hand in der Regel eine doppelte, zwerchsackförmige Geschwulst, deren eine Hälfte am Vorderarm, die andere in der Handfläche liegt, so dass beide unter dem Lig. carpi volare mit einander communiciren. Drückt man auf die eine Seite, so spaziren die kleinen Körper durch die enge Oeffnung hindurch auf die andere Seite, und man kann die Geschwulst gleichsam hin- und herschieben. Die Körper erzeugen dabei ein eigenthümlich crepitirendes Gefühl, wie ein Beutel mit Schrot, den man zwischen den Fingern hin- und herdrückt. Wegen ihrer Form hat man die Körper (Fig. 31.) als birnkernartige oder reiskornartige bezeichnet:

Fig. 31.

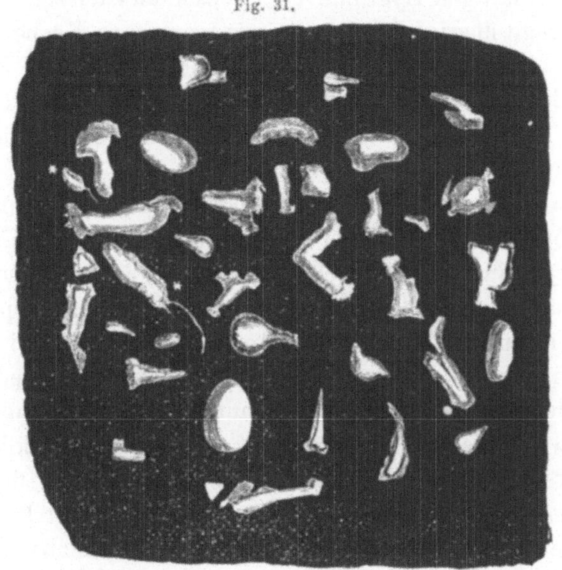

Fig. 31. Freie Körper aus einem Doppelganglion der Flexoren am Handgelenk. Einzelne von ihnen (bei **) noch mit feinen Stielen versehen (Präparat No. 67. vom Jahre 1861.). Natürliche Grösse.

*) Jules Clocquet. Note sur les ganglions. Arch. génér. 1824. T. IV. p. 232.

Corpuscula pyriformia, oryzoidea. Indess ist die Form ausserordentlich variabel. Sie kommen nur darin überein, dass sie aus einer knorpelartig dichten Bindesubstanz bestehen, welche eine concentrische Schichtung zeigt. Aus diesem Grunde hat man sie eine Zeit lang für Entozoën gehalten. Später ist die Ansicht von Velpeau*) vielfach getheilt worden, wonach es ursprünglich Extravasatmassen seien, welche sich entfärbten und durch die Bewegung in kleinere Stücke sich zerlegten. Ich selbst habe sie früher mehr für concentrische Gerinnsel gehalten, welche durch allmähliche Niederschläge von Faserstoff entstünden**), indess habe ich mich überzeugt, dass es meist wirkliche Auswüchse, Excrescenzen sind, und obwohl es möglich ist, dass zu ihrer Vergrösserung allerlei fibrinöse Deposita wesentlich beitragen, ähnlich wie bei den Venensteinen (Phlebolithen), so ist doch das Wesentlichste, dass sie hervorgehen aus partiellen Wucherungen der Wand, wie Warzen an der Oberfläche des Körpers oder wie Pacchionische Granulationen an der Arachnoides. Was diese körperhaltigen Hygrome noch besonders auszeichnet, ist der relativ geringe flüssige Inhalt. Gerade wenn freie Körper in grösserer Zahl vorhanden sind, findet man meist nicht viel Flüssigkeit, ähnlich wie an der Scheidenhaut der Hoden, wo die grössere Zahl der freien Körper nicht mit den stärkeren Formen der Hydrocele zusammentrifft.

Jedenfalls wird man aus dieser Uebersicht ersehen, dass alle hygromatösen und hydrocelenartigen Formen in sich eine gewisse Analogie, ja eine Verwandtschaft darbieten, und dass man sie im Grossen alle von einem gemeinschaftlichen Gesichtspunkte aus beurtheilen muss. Immer handelt es sich dabei um irritative Processe. Aber diese erreichen eine verschiedene Höhe. Sind sie leichter, so bedingen sie nur die Ausscheidung von Flüssigkeit; wird die Reizung stärker, so ruft sie wirkliche Proliferationserscheinungen der Wand hervor. Aber auch diese letzteren unterscheiden sich wieder nach dem Grade der Reizung, und wir können eine gewisse Reihenfolge der formativen Producte von den blossen Sklerosen und Excrescenzen der Wand bis zur eigentlichen Eiterung unterscheiden. Eine bestimmte Grenze zwi-

---

*) Velpeau. Gaz. des hôp. 1846. Sept. No. 106.
**) A. a. O. Medic. Zeitung. 1846. S. 10.

schen Hygrom und Entzündung besteht weder im ätiologischen,
noch im genetischen Sinne; dasselbe Trauma kann je nach seiner
Stärke und der Disposition des Individuums ein Mal Flüssigkeits-
ausscheidung mit Bindegewebsbildung, ein anderes Mal Transsudation mit Eiterung hervorrufen. Gerade am Handgelenk kann man
dies sehr gut sehen. Hier kommen zuweilen multiple Eitersäcke,
namentlich an der Vorderseite vor, welche sehr schwer von
Ganglien der Sehnenscheiden zu diagnosticiren sind*). Ich habe
zwei Fälle dieser Art auf meiner Abtheilung behandelt, bei welchen eine leichte Verstauchung die Ursache der Entzündung gewesen war, und bei denen die einzelnen Heerde so tief lagen,
dass sie eine gewisse Zeit lang als Ganglien behandelt waren.
Die Heilung war eine sehr langsame, da jeder Sack eröffnet

Fig. 32.

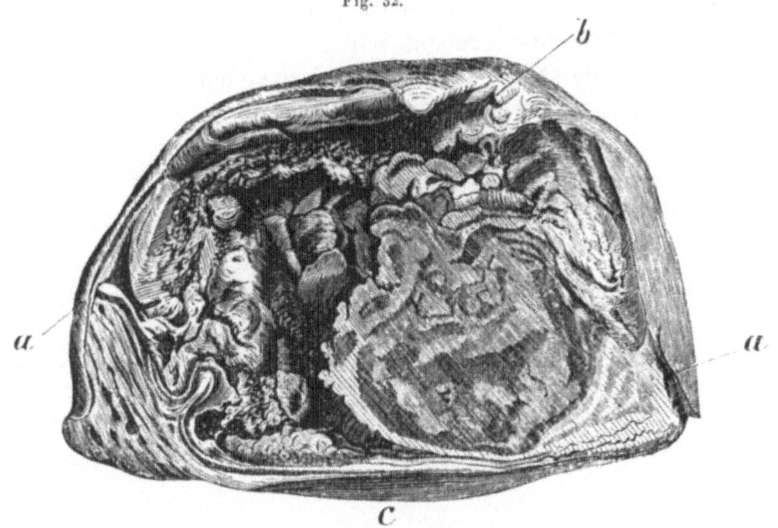

Fig. 32. Haematoma (Hygroma haemorrhagicum) praepatellare. *a, a*
Haut, *c* Fascie. Der sehr ausgedehnte Sack ist zum grossen Theil mit festen,
trockenen, zum Theil ganz knorpelartig aussehenden Blutgerinnseln erfüllt,
welche an gleichfalls sehr verdickten, sklerotischen Wandungen sehr innig
anhaften. Bei *b* ist die Haut ulcerirt und es führt ein unregelmässiger Gang
von da in die Tiefe, rings umgeben von erweichten und entfärbten Blutmassen. Die Höhle war ursprünglich nicht glattwandig, sondern mit mancherlei Balken und Scheidewänden durchzogen. Die Wand ist stellenweise
in mehrfache Blätter spaltbar und von äusserster Härte (Präparat No. 135.
vom Jahre 1858.). Natürliche Grösse. Bei Lebzeiten exstirpirt.

*) Layriz. Die Ueberbeine mit Einbegriff der Schleimbeutel-Anschwel-
lungen. Inaug. Diss. Erlangen. 1839. S. 18.

werden musste, und in jedem sich jene schlechte, schlaffe Granulation fand, welche man von der Nachbehandlung grosser operirter Ganglien her genugsam kennt *).

Schliesslich will ich noch erwähnen, dass auch wirkliche Extravasirungen in die Höhle hygromatöser Geschwülste erfolgen können. Es geschieht dies entweder in Folge heftiger mechanischer Verletzungen, welche ein schon bestehendes Hygrom treffen, z. B. bei einem Hygroma patellare durch einen Fall auf das Knie, oder in Folge starker und wiederholter Entzündungen, welche eine vermehrte Vascularisation der Wand hervorrufen. Zuweilen bleibt das Extravasat flüssig oder bildet nur weiche, gallertförmige oder klumpige Niederschläge, welche nach und nach in einen schmutzig braunrothen oder graubraunen Brei übergehen **). Manchmal dagegen wird der Sack ganz und gar mit einer vollkommen festen Thrombusmasse ausgefüllt, welche später fast trocken, hart und brüchig wird, und gleichsam eine feste Vollgeschwulst darstellt. So entsteht zuweilen aus einem mit flüssigem Inhalt gefüllten Hygrom der Patella ein ganz festes Hämatom (Fig. 32). Aber das Hämatom ist immer ein Späteres, welches aus dem hygromatösen Zustand heraus sich entwickelt, indem erst die Bildung einer grösseren Höhle und einer stärkeren, gefässreichen Wand nöthig ist, ehe die hämorrhagischen Massen ausgeschieden werden.

---

*) Velpeau. Klinische Vorlesungen, übersetzt von Krupp. 1842. S. 322. Virchow a. a. O. S. 11.
**) Cruveilhier. Traité d'anat. path. génér. T. III. p. 521. Hygroma hématique.

Eilfte Vorlesung.

7. Januar 1863.

―――

Follicular - Cysten.

Retentionsgeschwülste überhaupt. Zwei Arten derselben: Retention des Secretes am Secretionsorte oder an einer entfernten Stelle. Entstehung aus präexistirenden offenen Räumen: cystische Ectasie von Kanälen. Zustand der Orificien: Atresie und Obliteration oder blosse Verlegung (Obstruction, Compression, Dislocation) derselben. Verbindung mit Irritation. Veränderlichkeit des Cysteninhalts in verschiedenen Stadien. Bedeutung des Initialstadiums. Atherome (Brei- oder Grützgeschwülste). Entwickelung aus Haarbälgen. Anordnung und Absonderung der letzteren: Epidermis und Schmeer. Comedonen. Milium s. Grutum. Betheiligung der Schmeerdrüsen. Acne. Molluscum contagiosum und non contagiosum. Akrochordon. Naevus follicularis. Das eigentliche Atherom. Das atheromatöse Dermoid (Kystom). Structur des Atheroms. Meliceris, Steatom. Verkreidung, Aufbruch, Heilung. Schleimcysten (Hydatiden). Entwickelung aus Schleimdrüsen. Wechsel der Theorien über Hydatiden. Verschiedenartigkeit der Schleimdrüsen. Offene und geschlossene Orificien. Wiederholung der Comedo-, Milium-, Acne-, Molluscum- und Akrochordon-Form. Verschiedenheit des Inhaltes. Confluenz. Polypi cystici s. hydatidosi. — Weiblicher Sexualapparat: Ovula Nabothi, Acne orificii externi, Blasenpolypen des Collum und Corpus uteri, Schleimcysten der Uterushöhle. Neigung zu Fluor und Metrorrhagie. — Magen- und Colon-Schleimhaut: Colitis cystica polyposa. Antrum Highmori. Retrotrachealdrüsen. Blasenpolypen des Larynx. Schleimcysten der Vagina.

―――

Die letzte grössere Gruppe der Balggeschwülste, und zwar gerade diejenige, welche die gewöhnlichsten Arten derselben enthält, bilden nach der früher gegebenen Eintheilung (S. 121) die Retentionsgeschwülste. Ich verstehe darunter diejenigen, bei welchen irgend ein besonderes Secret, nicht ein blosses Ausschwitzungsproduct aus dem Blute, sondern ein Erzeugniss oder wenigstens ein Ergebniss der Gewebsthätigkeit das ursprüngliche Anhäufungs-Material bildet. Freilich haben wir auch schon bei den zuletzt besprochenen hygromatösen und hydrocelischen Arten

14*

Gewebsproducte unter den Stoffen, welche die Geschwulst erfüllen, kennen gelernt, aber als Regel muss doch bei ihnen betrachtet werden, dass der grössere und namentlich der wesentliche Antheil Transsudationsproduct ist. Bei den Retentionsgeschwülsten ist dagegen das Wesentliche und Bestimmende zunächst nur die Anhäufung von Secretstoffen.

Diese können jedoch eine doppelte Beziehung zu dem Sack haben, in welchem man sie angehäuft findet. Entweder sind sie von der Membran dieses Sackes selbst abgesondert, also örtliche Erzeugnisse, welche nur nicht, wie sie eigentlich sollten, von dem Orte ihrer Entstehung entfernt, fortbewegt worden sind. Dieser Fall tritt ein, wenn das Secret einer bestimmten Drüse in den feineren Kanälen der Drüse selbst zurückgehalten wird. Oder die Secretstoffe sind an einem anderen Orte abgesondert, als wo sie sich nachher finden; sie sind von dem Orte ihrer Entstehung fortbewegt, aber nicht, wie sie sollten, ganz und gar aus dem Körper oder aus dem betreffenden Apparat entfernt worden. Dieser Fall liegt vor, wenn das Secret einer bestimmten Drüse nicht in den Drüsenkanälen selbst, sondern in den Ausführungsgängen zurückgehalten wird.

In beiden Fällen sind präexistirende offene Räume, und zwar in der Regel Kanäle, der Sitz der Anhäufung, und die Geschwulst gewinnt ihren cystischen Charakter durch die Erweiterung (Dilatation, Ektasie) des Kanals zu einem Sack. Dieser Sack kann ganz geschlossen sein, und dann ist es oft schwer zu ermitteln, ob derselbe aus einem früheren Drüsen- oder sonstigen Kanal entstanden oder ganz und gar neugebildet ist. Ein grosser Theil der Streitigkeiten über die Entstehung der Cysten erklärt sich eben aus dieser Schwierigkeit. Ich behalte es mir vor, auf die allgemeine Theorie der Cysten später zurückzukommen, wenn ich von der Neubildung derselben in der Reihe der Proliferations-Geschwülste (Gewächse) zu handeln haben werde. Hier hebe ich nur hervor, dass es zu grossen Irrthümern führt, wenn man die Cyste als eine bestimmte histologische oder organologische Erscheinung schlechthin betrachtet und eine allgemein gültige Formel für ihre Entstehung sucht. Gerade die Mannichfaltigkeit der Entstehung ergiebt sich aus der genaueren Untersuchung verschiedener Cystenbildungen, und es kommt daher nicht selten vor, wie schon die nächsten Betrachtungen uns lehren werden, dass

an derselben Localität scheinbar ganz analoge Cysten
von ganz verschiedener Entstehung und demnach auch
verschiedener Bedeutung vorkommen.

In der Geschichte der Wissenschaft ist durch die Verkennung
dieser Wahrheit eine unaufhörliche Verwirrung herbeigeführt worden.
Schon in der Schule von Boerhaave *) war die Thatsache, dass
aus der Resention von Secretstoffen bestimmte Geschwulstformen
hervorgehen, klar erkannt. Gerard van Swieten **) spricht
sich darüber in der bestimmtesten Weise aus. Allein die Vorstellung von der maschigen Anordnung des Zellgewebes, und die
Erfahrung von dem Vorkommen ganz analoger Geschwülste an
Stellen, welche kein Secret dieser Art liefern, führte zu der
gerade entgegengesetzten Lehre, welche seit Bichat ***) völlig
festgestellt schien. Die Räume (Zellen) des Zellgewebes stellten
sich als die natürlichen Erzeugungsstätten der verschiedensten
Absonderungen dar, und man brauchte sie nur sich erweitern und
das umgebende Gewebe sich verdichten zu lassen, so war der
„Balg" fertig und der Tumor cysticus gegeben. Erst unter den
mannichfaltigsten Schwankungen, und selbst jetzt noch nicht ohne
vielfachen Widerspruch, ist die Lehre von der verschiedenen
Natur scheinbar identischer Formen der Balggeschwülste begründet worden.

Entsteht eine ganz geschlossene Cyste aus einem früher offenen Kanal, so dass die Kanalwand zur Cystenwand wird, so setzt
dies eine Verschliessung der Mündung oder eines Theils des Kanals, eine Atresie oder eine Obliteration voraus. Dieser Vorgang kann unmittelbar durch eine wirkliche Verklebung und Verschmelzung der Oberflächen (Agglutination) erfolgen, wenn
die Oberflächen in einen veränderten, wunden oder adhäsiven

---

*) Ruysch (Advers. anat. med chirurg. Amstel. 1727. Dec. I. no. IV.
p. 12.) theilt die Ansicht von Boerhaave selbst genauer mit.

**) G. van Swieten. Commentaria in Hermanni Boerhaave Aphorismos.
Lugd. Bat. 1745. T. I. p. 165. Numerosissimae in variis locis corporis sunt
ampullae sive folliculi; tota cutis externa, interior superficies oris, oesophagi,
ventriculi, intestinorum etc. similibus folliculis obsidetur undique. Si jam
a quacunque causa obstruatur emissarium talis folliculi, non poterit evacuari
contentus in cavo folliculi liquor, augebitur copia liquidi retenti et disten-
detur folliculus, sic ut ex invisibili parvitate in molem aliquot librarum ali-
quando excrescat. — Haec jam est communis idea ampullosorum tumorum:
sed variant ratione materiae contentae.

***) Xav. Bichat. Traité des membranes Paris. 1802. p. 165. Anatomie
générale, éd. de Blandin. Paris. 1830. T. I. p. 132.

Zustand gerathen sind. Viel häufiger tritt zunächst in den Wandungen oder in ihrer nächsten Umgebung eine Verdichtung mit Schrumpfung (Retraction) ein; dadurch bildet sich eine Verengerung (Strictur, Stenose), welche immer enger wird und schliesslich zur Annäherung der Flächen führt, so dass die vollständige Verschliessung erst nach langer Zeit eintritt.

Häufig hält man aber den Sack für ganz geschlossen, wo eben nur eine äusserste Strictur vorhanden ist, oder wo die Entleerung der Secretstoffe durch einen anderen Umstand gehindert wird. Nicht selten wird durch den Druck einer Geschwulst oder eines vergrösserten Nachbarorgans eine theilweise Compression der Kanäle hervorgebracht. Oder das Secret selbst bildet durch seine zähe oder trockene Beschaffenheit eine Verstopfung (Obstruction) der Mündung oder eines Abschnittes des Kanals. Oder endlich die Mündung oder der Kanal selbst wird durch irgend eine Verschiebung, Zerrung, Faltung der Wand undurchgängig; nicht ganz selten entsteht namentlich ein klappenartiges Hinderniss, indem die eine Hälfte der Wand sich gegen die andere anlegt.

Die eigentliche Atresie und Obliteration setzen immer einen entzündlichen oder wenigstens einen irritativen Charakter des localen Processes voraus, da ohne ihn eine so vollständige Verwachsung und Verschmelzung niemals zu Stande kommt. Compression, Obstruction, klappenartige Hindernisse dagegen können ohne alle Reizung bestehen, indess sind auch sie erfahrungsgemäss sehr oft damit verbunden. Jedenfalls kann dieselbe Art von cystischer oder sackiger Dilatation der Kanäle auf beide Weisen entstehen, denn da die Retention der Secretstoffe die Hauptsache ist, so ist es gleichgültig, ob der dilatirte Kanal bloss verstopft oder comprimirt, oder ob er ganz obliterirt ist.

Mit Recht hat man daher bei der Untersuchung dieser Geschwülste immer einen grossen Werth auf die chemische Erforschung des Inhaltes gelegt. Denn die verschiedene Natur der Secretstoffe muss natürlich den Inhalt dieser Cysten sehr verschieden erscheinen lassen. Aber man kann sich hier auch sehr leicht täuschen, und man hat sich häufig getäuscht, indem man von der Voraussetzung ausging, der Inhalt sei unveränderlich. Eine Speichelcyste sollte Speichel, eine Gallencyste Galle, eine Samencyste Samen enthalten, gleichviel wie viel Monate oder Jahre sie auch bestehen mochte. Die Erfahrung hat gelehrt, dass dies

ein Irrthum war, dass gerade im Gegentheil der Cysteninhalt sehr veränderlich ist. Nicht nur ändern sich die ursprünglich retinirten Secretstoffe in ihrer Zusammensetzung, zuweilen so sehr, dass kein unveränderter Rest mehr von ihnen
übrig bleibt, sondern sie werden auch wohl ganz und gar resorbirt. Zugleich mischen sich neue, sei es secretorische, sei es
transsudatorische oder hämorrhagische Producte von der Wand
bei, und es kann so geschehen, dass im Laufe der Zeit der
ursprüngliche Charakter des Cysteninhaltes ganz und
gar verloren geht. Man kann wässerigen Inhalt finden, wo
früher gallertartiger war; gefärbten, wo früher farbloser existirte;
zelligen, wo ursprünglich nur amorphe Stoffe lagen.

Es ist daher nothwendig, im Laufe dieser Geschwulstbildung
verschiedene Stadien zu unterscheiden. Nur im Initialstadium
sind die specifischen Secrete in ihrer Reinheit vorhanden, welche
den eigentlichen Grund zur Geschwulstbildung legten. Eine Untersuchung in späteren Stadien zeigt oft ganz andere und neue Stoffe,
die theils aus der Zersetzung der früheren hervorgegangen, theils
von der Wand nachträglich geliefert sind. —

Wir beginnen mit den Retentionsgeschwülsten, welche durch
Anhäufung des Secretes an Ort und Stelle seiner Bildung bedingt
werden. Hier steht obenan diejenige Form, welche in neuerer
Zeit oft als die Balggeschwulst (Tumor cysticus s. follicularis)
schlechthin bezeichnet worden ist, diejenige, welche seit alter Zeit
wegen der Consistenz ihres Inhaltes Atherom (Brei- oder Grütz-
geschwulst, Grützbeutel) genannt worden ist*). Denn ἀϑέρη oder
ἀϑάρα bedeutet Pultum, Massa pultacea, Brei. Sie kommt sehr
häufig an der äusseren Haut vor, und entsteht durch die Anhäufung der natürlichen Secrete derselben innerhalb der natürlichen oder krankhafter Weise gebildeten Einstülpungen der Oberfläche.

In der Regel, und zwar bei den grösseren Formen immer,
sind es die Haarbälge, welche den Sitz der Retention darstellen.
Mikroskopische Retentionen finden sich freilich auch mehr an der
Oberfläche, z. B. zwischen verlängerten Papillen der Cutis oder

---

*) Plattdeutsch Wäne, holländisch Wen, englisch ebenso. Vielleicht ver-
wandt mit Finne. Französisch loupe, in ganz spätem Latein lupia.

zwischen den vertieften Leisten des Nagelbettes, wo nach meinen Untersuchungen *) sogar die später zu besprechenden perlartigen Gebilde sehr gewöhnlich sind. Hier kommt es jedoch zunächst nur darauf an, die eigentlichen Atherome zu erörtern, da jene anderen Zustände mehr den epidermoidalen Geschwülsten zuzurechnen sind.

Die Haarbälge (folliculi pilorum) sind bekanntlich Einstülpungen der Haut, deren Oberfläche mit Epidermis bekleidet ist, und aus deren Grunde die Haare, gleichsam Verlängerungen der Epidermis, hervorwachsen. Das Secret der Oberfläche ist hier also Epidermis. Dazu kommt in sehr verschiedenen Mengen Fett oder Schmeer aus den Talg- oder Schmeerdrüsen der Haut, deren Ausführungsgänge in den Haarbalg einmünden **). Das Fett kann frei oder noch in Zellen eingeschlossen sein. Seine Menge ist natürlich sehr verschieden, nicht blos je nach der Art der Reizung, sondern auch je nach der Zahl und Grösse der Talgdrüsen, welche in einen Haarbalg münden, und je nach der grösseren oder geringeren Höhe, innerhalb deren sich die Anhäufung in dem Haarbalg bildet. Manchmal fehlt die fettige Beimischung fast ganz; jedenfalls überwiegt in der Mehrzahl dieser Geschwülste der epidermoidale Charakter, und er ist es, welcher die breiige Beschaffenheit des Inhaltes bedingt. Mag daher auch in manchen Fällen die jetzt in England gebräuchliche Bezeichnung der Schmeerbälge (sebaceous cysts) zutreffen, so erscheint doch der alte Name der Atherome, schon weil er kein bestimmtes Präjudiz über die Entstehung einschliesst, weit vorzüglicher.

In dem Maasse, als die Anhäufung geschieht, erweitert sich zunächst der Haarbalg. Die geringsten Anfänge davon stellen die Crinonen oder Comedonen, die sogenannten Mitesser oder Finnen, dar. Es sind dies epidermoidale, mit etwas Fett durchsetzte Cylinder, welche gewöhnlich um den Haarschaft herumliegen, und sich in Form von länglichen, wurmförmigen Körpern hervordrücken lassen. An ihrer Spitze haben sie meist einen schwärzlichen oder bräunlichen, durch Schmutzfärbung hervorgebrachten Theil ***), und so gleichen sie allerdings kleinen Würmchen (Vermicelli) nicht wenig.

---

*) Würzburger Verhandl. Bd. V. S. 86.
**) Cellularpathologie. 3. Aufl. S. 313. Fig. 116.
***) Daher scheint der französische Name tanne zu stammen, denn tan bedeutet Gerberlohe und tanné lohfarben.

Aber sie haben damit nichts zu thun. Nicht einmal die Entdeckung der Acari folliculorum durch Gustav Simon hat in dieser Auffassung irgend etwas geändert. Denn die Milben kommen an vielen Stellen vor, wo nichts weniger als ein Comedo besteht, und umgekehrt findet man Comedonen, ohne dass Acari odere andere Parasiten vorhanden wären. Es kann also von irgend einer thierischen oder parasitischen Natur der Comedonen im engeren Sinne durchaus nicht die Rede sein *).

Wenn die Epidermis- und Schmeer-Anhäufungen reichlicher werden, so ist natürlich das Resultat, dass der Haarbalg, welcher normal einen nach unten allmählich etwas weiter werdenden, geschlossenen Kanal darzustellen pflegt, an den Stellen, wo die hauptsächliche Anhäufung geschieht, sich mehr und mehr erweitert. Es kann dies in seiner ganzen Ausdehnung der Fall sein; es kann aber auch geschehen, dass die Erweiterung dicht unter der Oberfläche liegt und der Balg nach unten hin noch seine gewöhnliche Weite behält; häufiger dagegen ist der obere Theil mehr frei und die Anhäufung geschieht mehr in der Tiefe. Das richtet sich sehr wesentlich nach der Dicke der Cutis und der Länge der Haarbälge, die an verschiedenen Stellen des Körpers ausserordentlich verschieden ist. Die Gesichtshaut, namentlich an den Augenlidern und in ihrer nächsten Umgebung, ist überaus fein, die Haut am behaarten Theil des Kopfes und am Rücken dagegen sehr dick; letztere ist häufig um das Vierfache und noch mehr stärker, als die erstere. Diese aber führt nur Wollhaar (Lanugo), dessen Bälge nicht durch die Cutis hindurchgehen, sondern ganz in ihr enthalten, also sehr kurz sind; am behaarten Theil des Kopfes aber und an andern Stellen, wo stärkere Haare liegen, treten die Haarbälge durch die Cutis bis in das Unterhautgewebe hindurch. Hier geschieht es daher häufig, dass im unteren Theil des Balges die Retention erfolgt, während der obere, an sich engere Theil, der sogenannte Hals des Balges, entweder seine normale Weite behält oder gar durch irgend ein Moment zusammengedrückt wird. Letzteres tritt namentlich dann leicht ein, wenn in der Haut selbst irgend ein pathologischer Process besteht, durch welchen die Haut-Oberfläche anschwillt oder

---

*) Boerhaave bei Ruysch. l. c. p. 12. Haller. Elementa physiologiae. Lib. XII. Sect. I. §. 20. (Lausannae. 1763. T. V. p. 41.).

sich in sich retrahirt, zusammenschrumpft. Während in dem Bindegewebe ein irritativer, zumal ein formativer Process stattfindet,
wuchert auch die Epidermis des Haarbalges; ja ich habe sogar
neue, drüsenartige Ausstülpungen aus dem Haarbalge beobachtet.*)

Es ergiebt sich hieraus alsbald eine verschiedene Art der
Entstehung der Anhäufung, insofern einmal die Zustände der Cutis
selbst die Bedingungen abgeben, wodurch eine Verengerung erzeugt und die Lumina der Haarbälge in ihrem oberen Theile von
aussen her zusammengedrückt werden, andere Male hingegen die
Obstruction durch die sich anhäufende Masse selbst geschieht.
Wenn in dem Haarbalg in kurzen Zeiträumen grosse Mengen
trockener Epidermis gebildet und abgestossen werden, wie es
namentlich bei allerlei irritativen Processen vorkommt, so kann
dadurch unmittelbar eine Obstruction entstehen. Das sind verschiedene Modi, wo in dem einen Falle die Mündung enger ist
oder ganz und gar verschwindet, in dem andern Falle weiter
ist, aber durch die in ihr enthaltene Masse verstopft wird. Comedonen nennt man eigentlich nur diesen letzteren Fall, sowie
den, wo der Haarbalg in dem grössern Theil seiner Ausdehnung
mit reichlicherem Secret erfüllt ist, während, wenn die Mündung
gar nicht sichtbar oder doch nicht erweitert ist, wenn ferner nur
in dem tieferen Theil eines kurzen Haarbalges die Anhäufung
geschieht und mehr eine rundliche Form annimmt, das sogenannte Milium oder Grutum entsteht. **)

Beide Zustände kann man daher nicht selten an demselben
Individuum neben einander sehen. Milien kommen verhältnissmässig am häufigsten an den Stellen vor, welche die kürzesten
Haarbälge und die feinsten Lanugohaare besitzen, daher besonders an der Haut der Augenlider und den nächst anstossenden
Wangentheilen, wo sie sich bei manchen Leuten in so grosser
Zahl finden, dass die Haut ein weissgesprenkeltes Aussehen bekommt oder figurirte Gruppen entstehen (Herpes miliaris),
während gegen die Wangen hin, da wo der Backenbart kommt,
wenn auch die Leute keinen Backenbart haben, sich die Come-
doform findet.

In dem ersteren Fall erscheint die Haut etwas emporgehoben

---

*) Mein Archiv. Bd. VI. S. 552. Bd. VIII. S 413.
**) Ebendas. 1855. Bd. VIII. S. 381.

und unter ihr zeigt sich ein weissliches Korn; in dem andern
Fall ist die Stelle auch etwas angeschwollen, aber man sieht
an ihr gewöhnlich eine festere Masse, die bis an die Oberfläche
reicht und hier ein gefärbtes Aussehen zeigt. In beiden Fällen
besteht in der Regel die grössere Masse der Anhäufung nicht,
wie manche angenommen haben, aus Schmeer, sondern vielmehr
aus um- und übereinander geschichteten Blättern von platten Epidermiszellen. Diese haben bei den Comedonen eine cylindrische,
dem Haarschafte parallele Lagerung; bei den Milien finden sie
sich in der Anordnung, dass eine Art von zwiebelförmigem Bau
entsteht, indem um einen, oft etwas excentrischen Mittelpunkt die
Schichten über einander gelagert sind. Diese Form ist insofern
von besonderem Interesse, als sie eine Structur wie eine Perle
hat und durch die Uebereinanderlagerung der einzelnen Blätter
nicht selten ein wirklich perlartiges Aussehen entsteht, namentlich jener matte, silberähnliche Glanz, der wahre Perlen auszeichnet. Es ist dieselbe Bildung, die wir später kennen lernen werden bei der so viel besprochenen Perlgeschwulst, und der Bau
der einzelnen Körner stimmt in der concentrischen Anordnung
der Blätter wirklich mit dem der Perlen überein*).

Ausser den Epidermoidalmassen findet sich häufig eine mehr
oder weniger grosse Quantität von Fett, was davon abhängt, ob
kleinere oder grössere Talgdrüsen mit betheiligt sind. Es kann
sehr wohl vorkommen, dass der obere Theil des Follikels, in
den die Talgdrüsen einmünden, freibleibt und die Retention in
einer tieferen Abtheilung sich macht. Handelt es sich aber um
Körperstellen, wo die Haare sehr klein, die Talgdrüsen dagegen
verhältnissmässig sehr gross sind, wie um die Nasenflügel, die
äusseren Genitalien, so kann das Fett überwiegen. Wie schon
erwähnt, findet es sich entweder noch innerhalb der Zellen, in
welchen es gebildet ward, oder es sind blosse membranlose Körnchenkugeln, ähnlich den Colostrumkörperchen, oder sie sind schon
zerflossen und das Fett in Tropfen und Tröpfchen zertheilt. Nicht
selten kommen Abscheidungen von Cholestearintafeln vor, manchmal so reichlich, dass sie schon für das blosse Auge einen gewissen glimmerartigen Glanz bedingen. Manchmal aber sind die

---

*) Th. v. Hessling. Die Perlenmuscheln und ihre Perlen. Leipzig. 1859.
S. 293.

Tafeln so fein, dass sie einen solchen Lichteffect nicht machen und selbst bei der mikroskopischen Untersuchung zu Verwechselungen führen können und geführt haben.

Während nehmlich das Cholestearin meistens grosse, rhombische Tafeln bildet, deren Breite nur um ein Geringes kleiner ist, als die Länge, so kommt es namentlich in Milien nicht selten vor, dass die Tafeln nadelförmig und schmal, ja manchmal so fein sind, dass man kaum noch ihre Krystallform bemerkt und dass sie, wenn sie zu vielen hinter einander liegen, eine nicht geringe Aehnlichkeit mit manchen Fadenpilzen haben, womit sie in der That verwechselt worden sind.*) Davon sind sie aber leicht chemisch zu unterscheiden, denn abgesehen davon, dass sie in Alkohol und Aether löslich sind, zeigen sie ganz characteristische Farbenveränderungen durch Einwirkung von Schwefelsäure.**)

Die fettigen Substanzen werden also in sehr verschiedenem Maasse angehäuft, und es kann sein, wenn sehr viel flüssiges Fett da ist, dass die Geschwulst eine honigartige Consistenz bekommt und sich eine Meliceris bildet. Jedoch kommt dies selbst an solchen Stellen, wo die Haare gegen die Talgdrüsen ganz in den Hintergrund treten, wie an der Nase, doch nur in geringerem Grade vor. Bei einer mässigen Grösse der Anhäufung gewinnt die Epidermis regelmässig die Oberhand, und obgleich derselben so viel Cholestearin beigemischt sein kann, dass manche Beobachter die Form als Cholesteatom bezeichnet haben, so ist doch selbst in diesen Fällen das Cholestearin der Masse nach nicht der überwiegende Bestandtheil. Ich kann es daher schon aus diesem Grunde nicht billigen, diese Bezeichnung hier in Anwendung zu bringen.***)

Die vermehrte Epidermisbildung ist an sich immer ein Reizungsphänomen. Zuweilen geschieht sie unter den Erscheinungen einer diffusen Entzündung in einer grösseren Ausdehnung. Einen bemerkenswerthen Fall der Art, wo nach Erysipel am behaarten Kopf, am Gesicht und Hals eine Unzahl kleiner Geschwülste entstand, berichtet Porta†) in seiner ausgezeichneten Monographie. Aber auch dann, wenn die Retentionen ohne bemerkbare Entzün-

---

*) Mein Archiv. 1857. Bd. XII. S. 101. Taf. IV. Fig. *B. d.*
**) Cellularpathologie. 3. Aufl. S. 331.
***) Mein Archiv. Bd. VIII. S. 392.
†) Luigi Porta. Dei tumori folliculari sebacei. Milano. 1856. p. 32.

dung zu Stande gekommen sind, machen sich häufig im Umfange
des Haarbalges irritative Vorgänge, bald in Form wirklicher Entzündung, bald in einer mehr schleichenden Weise, als einfache
Wucherungen bemerkbar. Sind die entzündlichen Erscheinungen
prävalirend, so entstehen die verschiedenen Formen, welche man
seit Willan in der Dermatologie gewöhnlich unter dem Namen
der Acne*) zusammengefasst hat. Je nachdem die verstopften
und gefüllten Haarbälge der einen oder der anderen Reihe angehören, kann sich auch die Acne sehr verschieden darstellen.
Erscheinen die Verstopfungen an der Oberfläche in der Form
von Comedonen, so giebt das die Acne punctata; liegen sie tiefer
und ist zugleich das Nachbargewebe geschwollen, die Gefässe erweitert und varicös, erheben sich zeitweise Pusteln an der Oberfläche, so hat man die Acne rosacea (Gutta rosacea, Couperose),
wie sie sich so oft an der „Kupfernase" zeigt; verdickt sich die
benachbarte Haut, so entsteht die Acne indurata. Dabei wird
zugleich vorausgesetzt, dass die Affection sich über eine grössere
Fläche verbreitet und eine grössere Zahl von Follikeln betrifft.

Andere Male sind die Anschwellungen sehr langsamer Art;
man bemerkt an ihnen keinen entzündlichen Charakter, aber es
bildet sich allmählich um den epidermoidalen Tumor eine aus
dem umgebenden Bindegewebe hervorgehende hyperplastische Anschwellung. Diese wird sich verschieden darstellen, je nachdem
die Comedo- oder die Miliumform existirte. Bei der Come-
doform finden wir eine über die Oberfläche sich erhebende
Anschwellung, welche in oder neben der Mitte eine mehr oder
weniger weite Oeffnung hat, durch welche man in den Sack gelangt; die Anschwellung ihrerseits aber stellt zum grossen Theil
eine Neubildung von hinzugewachsener Bindesubstanz dar. Haben
wir die Miliumform, so werden wir in der Tiefe eine feste Epi-
dermiskugel oder eine mehr melicerisartige Masse abgeschlossen
finden. Beide Arten von Anschwellungen können ganz blass aussehen; nicht selten sind sie aber an der Oberfläche der Sitz von
gelblichen oder bräunlichen Pigmentirungen. Seit Bateman hat
man sie zusammengefasst unter dem Namen der Mollusken.
Dieser Name ist früherhin keinesweges sehr scharf definirt worden**),

---

*) Bei den Alten Ionthos oder Varus.
**) Uebrigens sagt schon Plenck Doctr. de morbis cutaneis. Viennae.
1776. p. 87. Verruca carnea seu mollusca est tuberculum molle, sensile,

aber man hat sich seit einer sehr berühmt gewordenen, aber meiner Meinung nach falsch gedeuteten Beobachtung von Tilesius mehr und mehr daran gewöhnt, ihn auf diese Form zu beschränken.

Mollusken dieser Art erscheinen auf den ersten Blick wie gewöhnliche weiche Warzen (Verrucae molles), und eine Menge von kleinen Geschwülsten, die man mit dem Namen Warzen kurzweg bezeichnet, sind eben solche Mollusken. Es sind kleine Tumoren, oft nur von Stecknadelkopfgrösse, die jedoch zu umfangreichen Gebilden anwachsen und die Grösse einer Wallnuss und darüber erreichen können. Viele historische Warzen in den Gesichtern älterer Männer gehören in diese Kategorie. Unter ihnen hat man vielfach eine weitere Unterscheidung gemacht, indem man sie in zwei Unter-Abtheilungen zerlegte: in die contagiösen und nicht contagiösen. Bateman war der erste, und ihm folgten verschiedene andere englische Beobachter, welche auf die Thatsache aufmerksam wurden, dass nicht allein bei demselben Individuum nicht selten eine grosse Zahl solcher Mollusken sich bildet, sondern dass sie auch in gewissen Familien sich häufig finden, dass insbesondere bei Kindern dergleichen Mollusken sich entwickeln, nachdem sie vorher bei Dienstboten bestanden. Daraus hat man geschlossen, dass aus dem Inhalte der Säcke etwas nach aussen sich entleere und Träger eines Ansteckungsstoffes würde. In der That könnte man sich eine solche Contagiosität leicht denken, wenn es wahr wäre, dass Thiere, wie der Acarus folliculorum, oder Pilze, wie man sie im Grutum zu finden glaubte, darin enthalten wären, allein bis jetzt ist es nicht gelungen, etwas der Art zu entdecken.

Andererseits kann man nicht zugestehen, dass die Deutung jener Beobachtungen eine unzweifelhafte ist. Schon Wilson*) hat mit Recht darauf hingewiesen, dass es sich nur um das zahlreiche und gleichzeitige Auftreten einer nicht ungewöhnlichen Affection bei denselben oder bei verschiedenen Individuen handelt, und dass möglicherweise nur Coïncidenz, nicht ein ursächlicher Zusammenhang vorliegt. Die Frage ist experimentell nicht ent-

---

cuti concolor vel rubens, saepe pilosum. In naso et facie ut plurimum invenitur. Videtur admodum magna glandula cutanea quasi esse.

*) Erasmus Wilson. Die Krankheiten der Haut. Aus dem Engl. von Schröder. 1850. S. 500.

schieden. Durch Inoculation, wie sie Henderson und Paterson vorgenommen haben, ist es nicht gelungen, ähnliche Neubildungen hervorzurufen, wie das auch vorauszusehen war, da es sich um die Haarbälge handelt und man den Stoff nicht direct in dieselben gebracht hat. Ein genetischer Unterschied zwischen Molluscum contagiosum und non contagiosum ist jedenfalls nicht bekannt; man könnte höchstens die mit geschlossenen Ausführungsgängen für nicht contagiös, und die mit offenen Ausführungsgängen für contagiös erklären.

Ich halte es übrigens nicht für unwahrscheinlich, dass, wenn aus einem Molluscum Secrete in einen normalen Haarbalg hineingerathen, ein ähnlicher Process in demselben entstehen und die Bildung ähnlicher Gebilde begünstigt werden könnte. Ein alter Ausdruck sagt, dass solche Personen süchtig seien und das Volk meint, dass durch Berührung Follicular - Entzündungen übertragen werden können. Aber, wenn dieses der Fall ist, so würde es sich doch keineswegs um eine specifische Ansteckung handeln; man könnte nur annehmen, dass, wenn reizende Stoffe in einen Haarbalg gelangen, sie einen Reiz setzen und durch diesen ähnliche Bildungen hervorgerufen werden. Wenn eine Magd in sehr zärtliche Berührung mit einem Kinde kommt, welches sie pflegt, so liesse sich wohl denken, dass der Schmeer, der auf ihrem Gesichte abgesondert wird, in die Orificien der Haarbälge des Kindes geriethe und hier einen ähnlichen Reizungszustand setzte, wie er an ihren eigenen Drüsen und Follikeln bestand. —

Ein anderer Fall der Comedo-Umwandlung ist der, dass die geschwollenen Follikel, namentlich da, wo die Haut dünn ist und wo die Follikel keine grosse Tiefe haben, sich über die Oberfläche hervorschieben und eine steilere Prominenz bilden. Das giebt eine Art von polypöser Bildung, und je nachdem die Mündung offen oder geschlossen ist, einen Comedo oder ein Milium pendulum s. polyposum. Werden diese Dinge sehr lang, so können sie weit über die Oberfläche hervorhängen, und wenn namentlich irgend ein mechanischer Grund vorhanden ist, der das begünstigt, so können sie allmählich sich in Form von sehr langen, schon von Galen unter dem Namen des Akrochordon bezeichneten Gebilden erheben. Diese Form kommt am häufigsten am Halse und am Umfange der Augenlider, bis an die Schläfengegend heran, vor. Namentlich bei Frauen habe ich mehrmals bemerkt,

dass die kleinen Kinder, die sie auf dem Arm oder Schoose haben, daran ziehen und so der Hautpolyp allmählich länger und
länger wird. In dem Akrochordon kann späterhin an der Spitze
eine Entleerung des Inhaltes eintreten und der leere Sack zu-
sammenfallen, so dass man scheinbar einen einfachen Hautpolypen
vor sich hat.

Wie bei den Akrochorden ein einzelner erweiterter Follikel
mit dem ihn umgebenden wuchernden Bindegewebe sich über die
Oberfläche erhebt, so geschieht dies zuweilen mit ganzen Gruppen
von Follikeln. Die Anschwellung kann auch hier mehr polypös
sein; meist jedoch ist sie flacher, platter und zugleich mehr höckerig, wie man gewöhnlich sagt, warzig. Dahin gehört namentlich
eine gewisse Art angeborner Hautanschwellungen, Naevus follicularis. Jedoch kommen ganz ähnliche Formen auch als erworbene vor, und namentlich Porta *) hat die lehrreichsten Fälle
davon mitgetheilt. —

Von diesen Formen, die alle niedrigere Entwickelungs-
Zustände ausdrücken, giebt es endlich den Uebergang zu den
eigentlichen Atheromen, die sich von ihnen hauptsächlich
unterscheiden durch die Grösse, welche die in ihnen angehäufte
Epidermismasse erreicht. Denn das ist das einzige Kriterium,
wonach man den Namen auswählt. Erreicht ein Milium oder ein
Comedo die Grösse einer Erbse, so beginnt man schon von einem
Atherom zu sprechen, und wenn die Geschwulst die Grösse einer
Kirsche oder einer Wallnuss oder gar einer Faust erreicht, so
trägt Niemand Bedenken, die klassische Bezeichnung Atherom in
Anwendung zu bringen.

Auch in diesen grossen Formen kann die Mündung des Follikels noch offen sein, und wenn man die trefflichen Arbeiten von
Astley Cooper **) und Luigi Porta und die Abbildungen
dazu ansieht, so kann man sich leicht überzeugen, dass die Ansicht von dem Entstehen dieser Geschwülste aus Haarfollikeln ganz
unzweifelhaft ist. Die einzige Schwierigkeit könnte entstehen,
wenn der Zusammenhang des Tumors mit der Oberfläche nicht
mehr recht nachzuweisen ist. Hier muss man sich zunächst er-

---

*) Porta. l. c. p. 37, 42, 49. Tab. I. Fig. 15. Tab. II. Fig. 1. Tab. III.
Figur 1.
**) Astley Cooper and Benjamin Travers. Surgical Essays. Lond.
1820. T. II. p. 229. Plat. 8.

innern, dass in der That nicht alle Dinge, die man Atherome
nennt, in dieselbe Kategorie gehören, dass es insbesondere auch
dermoide cystische Neubildungen giebt. Ich werde dieselben in dem Kapitel von den Kystomen genauer behandeln, und
bemerke daher für jetzt nur, dass die meisten Beobachter der
neueren Zeit diese zwei Formen anerkannt haben, und der Haupt-
streit über die Gebietsgrenzen zwischen den beiden geführt worden ist. Während nehmlich einzelne nur für die Atherome der
inneren Organe die neoplastische Natur zugestanden, nahmen
andere auch mehr oder weniger viel von den Atheromen der
äusseren Oberfläche des Körpers für dieses Gebiet in Anspruch.

Gewöhnlich wird A. Cooper als der erste Entdecker des
folliculären Ursprungs der cutanen Balggeschwülste angeführt.
Allein ziemlich gleichzeitig mit ihm stellte Béclard *) dieselbe
Lehre auf, und noch früher hatte Cruveilhier **) die ersten
Grundlagen derselben ausgesprochen. Indess sind diese Priori-
täts-Ansprüche sämmtlich ohne Bedeutung, da, wie schon erwähnt
(S. 213), Boerhaave ganz klar in der Sache war, und sein
grosser Schüler van Swieten ***) die Formel durchaus so aufstellte, wie sie noch gegenwärtig lauten muss, und wie eine grosse
Zahl neuerer Beobachter †) sie gleichfalls aufstellten. Gegen die
folliculare Entstehung der Balggeschwülste, obwohl er sie in einem
gewissen Maasse anerkannte, erhob sich zuerst Philipp v. Walther ††), indem er darthat, dass häufig Atherome in der Tiefe der
Organe vorkämen und einen ganz verschiedenen Inhalt führten.

---

*) Vgl. seine Note zu Bichat Anat. génér. éd. de Blandin. Paris. 1830.
T. IV. p 434.

**) Cruveilhier. Essai sur l'anat. pathol. en général. Paris. 1816. T. I.
p. 327.

***) van Swieten. Commentarii in Boerhaave Aphor. Lugd. Bat. 1745.
T. I. p. 111. In cute externa folliculi, emissario obstructo, tumentes, nova
aggesta materia, nec evacuata, toties in hos tumores (meliceris, steatoma,
atheroma) degenerant. In internis et nasci posse similia, docuerunt observationes medicae.

†) Ribbentrop. Rust's Magazin. 1845. Bd. 64. S. 3. Lebert. Physiologie pathologique. Paris. 1845. T II. p. 49. Abhandlungen aus dem Gebiete
der praktischen Chirurgie u. pathol. Physiol. Berlin. 1848. S. 91. Gust.
Simon. Die Hautkrankheiten. Berlin. 1851. S. 268, 351. v. Bärensprung.
Beiträge zur Anat. u. Path. der menschl. Haut. Leipzig. 1848. S. 85.

††) Journal für Chirurgie u. Augenheilkunde von Gräfe u. v. Walther.
1822. Bd. IV. S. 379.

Ihm schloss sich eine Reihe der besten Beobachter *) an, so dass für den unbetheiligten Zuschauer leicht der Eindruck entstehen konnte, als stünden sich hier zwei diametral entgegengesetzte Ansichten gegenüber. Und doch besteht keine andere Verschiedenheit zwischen den Beobachtern, als die über die Frequenz der einen oder der anderen Form, und zwar auch nur, insofern es sich um die äussere Haut handelt. Denn alle der Tiefe der Organe angehörigen Atherome sind unzweifelhaft heterologe Neubildungen; nur an der Mundschleimhaut, zumal am harten Gaumen, habe ich die folliculare Miliumform noch beobachtet **). Die atheromatösen Kystome der Haut aber muss man durch Specialanalyse kennen lernen und aus der vorliegenden Betrachtung ausscheiden.

Aber freilich geht in manchen Fällen auch von wahrem Atherom die Haut ganz glatt über die Oberfläche der Geschwulst hinweg, und es entsteht daher leicht der Eindruck, als habe man es mit einem neoplastischen Sack zu thun. Wenn man jedoch fein präparirt, so findet man, dass der Tumor durch einen feinen Stiel mit der Haut in Verbindung steht, und zwar manchmal gerade an einer, schon äusserlich etwas eingezogenen oder anders gefärbten Stelle. Dieser Stiel ist meistens nicht hohl, sondern geschlossen. Das Verhältniss ist demnach wie bei jenen Milien, wo wir die Mündung auch nicht mehr wahrnehmen. Aber man kann sich in einer Reihe von Fällen überzeugen, wie die Obliteration zu Stande kommt, und diese aus der genetischen Erkenntniss der Bildung hergenommene Ueberzeugung hilft über viele Scrupel bei anderen Fällen hinweg. Wenn man die Ränder alter Geschwüre an den Unterschenkeln betrachtet, so findet man zuweilen eine grosse Reihe von perlartig glänzenden Milien, welche zum Theil noch in den deutlich erkennbaren Haarfollikeln stecken. Sie entstehen, indem durch die Verziehung der Narbe und durch das Hineingreifen der Narbenbildung in das umgebende Gewebe eine Verengerung oder gar ein Verschluss der Mündungen der in diesem enthaltenen Haarbälge zu Stande kommt.

An jedem grösseren Atherom findet man zuerst eine Binde-

---

*) Zeis. Beobachtungen u. Erfahrungen aus dem Stadtkrankenhause zu Dresden. Heft II. Dresden. 1853. S. 1. Paget. Lect. on surgical path. Vol. II. p. 86. Wernher. In meinem Archiv. 1855. Bd. VIII. S. 221. Hartmann. Ebendas. 1857. Bd. XII. S. 430.
**) Mein Archiv. 1855. Bd. VIII. S. 384.

gewebsmembran (Pericystium), welche aussen herumgeht und
eine geringe Zahl von Gefässen trägt; sie ist ausserordentlich fein und zart*), und keineswegs zu verwechseln mit dem,
was die älteren Schriftsteller gewöhnlich die Membran genannt
haben. Denn das ist vielmehr die äusserste Schicht von com-
pacter Epidermis, welche freilich wie eine dicke Kapsel erscheinen
kann gegenüber dem Centrum, welches in
der Regel zusammengesetzt ist aus brüchigen, mürben Massen von lockerer und er-
weichter Epidermis, untermischt mit Fett.
Namentlich findet sich fast jedesmal viel
krystallinisches Cholestearin, selbst dann,
wenn flüssiges Fett fast ganz fehlt, und gewöhnlich in so grossen Tafeln, dass es dem
Brei ein glitzerndes Aussehen giebt. Ist
viel flüssiges Fett vorhanden, dann ist die
äussere, festere Epidermislage sehr dünn, das Centrum sehr
weich, und in der honigartigen Masse desselben bemerkt man
weissliche Blätter, welche Aehnlichkeit mit den Blättern des sogenannten Cholesteatoms haben, womit sie aber nicht verwechselt werden dürfen. — Anderemal hat die Masse ganz das Aussehen von festem, stearinartigem Fett, so dass nach der alten
Terminologie der Name Steatom zutreffen würde, jedoch findet
man in solchen Fällen bei genauerer Untersuchung viel weniger
Fett, als man erwartet hatte. Dagegen wird man oft überrascht durch eine gewisse Zahl feiner Lanugo-Härchen, welche
durch die breiige Inhaltsmasse zerstreut sind. Ihr Vorkommen erklärt sich aus der natürlichen Einrichtung gewisser Follikel, welche mehrere Haarwurzeln enthalten. — Endlich, wenn
die Epidermisbildung ganz rein ist, so kann auch bei grossen
Geschwülsten ein regelmässig zwiebelförmiger Bau vorkommen,
indem sie aus concentrisch übereinander gelagerten, sehr dichten Schichten ganz dünner Epidermisblätter zusammengesetzt

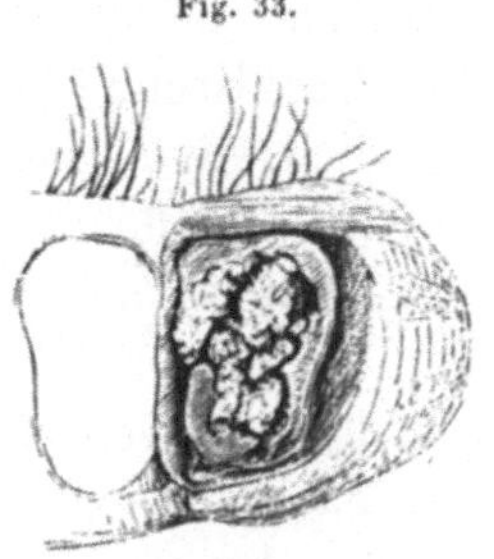

Fig. 33.

Fig. 33. Einfaches Atherom vom behaarten Kopftheil. Die Cyste liegt
im Unterhautfett, die Cutis geht über sie hinweg. Man unterscheidet an
ihr das breiige Centrum, die dicke Epidermoidalschale und die sehr feine
Follikelhaut (Pericystium). Natürliche Grösse. Durchschnitt.
  *) Cruveilhier. Traité d'anat. path. génér. T. III. p. 346.

sind. Alle diese Formen *) begreifen sich sehr leicht, wenn man
die verschiedenen Möglichkeiten, die aus der verschiedenen Einrichtung der Haarfollikel und Talgdrüsen hervorgehen, in Erwägung zieht; ihre innere Zusammensetzung gestattet wiederum
rückwärts eine Anschauung darüber, von welcher Abtheilung des
Sackes aus die Bildung geschehen, insbesondere ob dabei mehr
die Wand des Haarfollikels oder mehr die Talgdrüsen betheiligt sind.

Der Grund des Wachsthums einer solchen Geschwulst ist
natürlich vor Allem die fortgehende Absonderung neuer Epidermis
an der Oberfläche des Sackes. Denn die äussersten Schichten
des Inhaltes sind immer die jüngsten, die innersten die ältesten.
Der zweite Grund des Wachsthums ist je nach Umständen die
Hinzufügung von neuem Talg. Aber bei einer gewissen Grösse
des Sackes wird die Talgabsonderung sistirt, theils durch den
Druck, den die Geschwulst auf die dicht neben dem Haarbalg
gelegenen Talgdrüsen ausüben muss, theils dadurch, dass die Talgdrüsen mehr und mehr in den sich ausdehnenden Sack mit auf-
gehen. Daher nehmen, je grösser die Geschwülste werden, die
Absonderungen von Talg ab, und wenn man grössere Säcke
findet, welche überwiegend mit Talg oder mit honigartigem Schmeer
gefüllt sind, so kann man in der Regel annehmen, dass es neugebildete Dermoide sind.

Am häufigsten ist das Atherom solitär. Namentlich die grösseren Wänen am behaarten Kopftheil, welche sich allmählich als
grosse Geschwülste (Talpae), und dann gewöhnlich mit nackter, oft
glänzender Oberfläche, über die Haut erheben, pflegen ganz vereinzelt zu sein. Manchmal aber kommen sie in grosser Zahl am Körper
vor, und einzelne Regionen, wie das Scrotum, sind zuweilen ganz
übersäet damit. In solchen Fällen hat man aus der Multiplicität
wiederum auf die Constitutionalität dieser Balggeschwülste geschlossen. Man kann dies in einer gewissen Weise zugestehen.
Eine gewisse Veränderung der Absonderung muss hier in grösse-

---

*) Galenus. Method. medendi lib. 14. cap. 12: frequentissima hujus
morbi sunt tria genera, quorum singula propriam appellationem graece sunt
sortita: ea sunt Atheroma, Steatoma et Meliceris, a similitudine contentarum
in tumoribus substantiarum dicta. Est enim aliud eorum veluti sevum,
aliud veluti mel, aliud pulticulae quam atheram vocant, simile. (cf. Galen.
De tumoribus praeter naturam cap. 5.).

rer Ausdehnung bestehen, indem entweder reichlichere Mengen von Epidermis an der Wand der Haarbälge erzeugt, oder geringere Mengen von Schmeer abgesondert, und daher die natürliche Beweglichkeit der Epidermiszellen gegeneinander vermindert wird, oder endlich der Schmeer in einer zu zähen, man möchte sagen, zu harten Form auftritt. Das kann man anerkennen. Aber wenn man aus der Constitutionalität sofort auf eine Dyskrasie schliessen will, so ist dies jedenfalls sehr willkürlich und gewiss meist falsch. Die Constitutionalität ist hier eine durchaus örtliche Eigenschaft der Haut oder vielleicht nur der Haarbälge.

Besteht eine Multiplicität, so können die Atherome so dicht liegen, dass sie sich berühren, ja dass sie wie zu einer einzigen Geschwulst zusammentreten. Die grössere und ältere comprimirt dann die kleineren und jüngeren, sie nimmt sie gleichsam in ihre Wand auf, und es kann leicht so scheinen, als seien sie in dieser Wand neu entstanden. Meiner Meinung nach sind diese zusammengesetzten Formen mehrfach mit atheromatösen Dermoiden verwechselt worden, von denen sie sich genetisch ganz und gar unterscheiden.

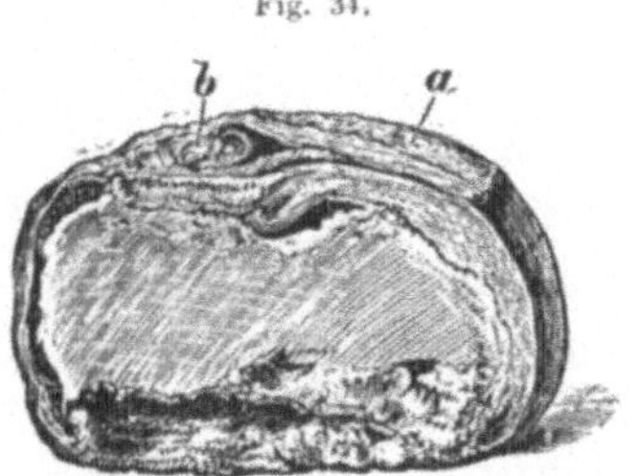

Was den Verlauf des Atheroms betrifft, so macht es manchmal einen Stillstand in seiner Entwickelung, und wird dann, zumal wenn es klein ist, ohne weitere Belästigungen ertragen. Gewöhnlich finden dann später Verkalkungen der Epidermiszellen statt, bald mehr äusserlich, so dass sich eine Art von Schale bildet, bald innerlich, indem entweder nur an einzelnen Stellen Kalkkörner entstehen und der Inhalt eine mörtelartige Beschaffenheit annimmt, oder der ganze Inhalt in eine kreidige Masse verwandelt wird. So ist in einem Präparate unserer Sammlung das Scrotum mit hanfkorn- bis erbsengrossen, kreidigen Atheromen

---

Fig. 34. Zusammengesetztes Atherom von Wallnussgrösse, unter der Kopfhaut gelegen. Es besteht fast ganz aus dichter, nur in gewissen Richtungen bröcklig gewordener und zerklüfteter Epidermismasse. Neben der grossen Geschwulst sieht man auf dem Durchschnitt, und zwar zwischen ihr und der Haut, eine kleinere, flach-linsenförmige mit ganz dichtem, und zum Theil verkreidetem Inhalt, nur durch einen dünnen Balkenzug getrennt. (Präparat No. 212. vom Jahre 1858.).

übersäet*). — Werden die Geschwülste dagegen immer grösser, so können sie durch ihre Prominenz an der Oberfläche und durch den Druck nach innen der Ausgangspunkt für weitere Störungen werden. An ihrer Oberfläche, wo sie vielfachen Reibungen, mechanischen Stössen und anderen Gewalten ausgesetzt sind, entstehen sehr häufig entzündliche Processe, welche möglicherweise den Aufbruch des Gebildes im Gefolge haben oder endlich das Individuum zwingen, eine Operation vornehmen zu lassen.

Man weiss seit langer Zeit, dass der blosse Aufbruch und ebenso das blosse Aufschneiden und Entleeren des Inhaltes keine vollständige Heilung zu bringen pflegt, indem die Epidermis absondernde Fläche zurückbleibt, und erst mit der Zerstörung dieser Fläche eine wirkliche Heilung erzielt werden könne. Indess ist man, wie ich glaube, in vielen chirurgischen Handbüchern zu exclusiv gewesen; ich habe selbst Fälle gesehen, wo bei spontanem Aufbruch Heilung eintrat, nachdem ein entzündlicher Process in grösserem Umfange zu Stande gekommen war, der die Narbenbildung begünstigte. Ebenso hat man durch wiederholte Entleerung, durch Auspressen der Massen die Heilung erzielt, wie sie ja bei Milien und Akrochorden nicht selten spontan eintritt, indem schliesslich eine starke Hautdepression zurückbleibt. Aber es ist viel sicherer und schneller, den Sack mit zu entfernen, und wenn auch die Erfahrung gelehrt hat, dass die Exstirpation der Atherome am behaarten Theil des Kopfes leicht ein Erysipelas von grosser Gefahr hervorruft, so gilt dies doch nicht für andere Localitäten, und ist auch nicht von solcher Häufigkeit, dass es davon abhalten könnte, die Operation überhaupt vornehmen. Nur mahnt es zur Vorsicht und zur Schonung kleinerer Geschwülste.

Andererseits ist der Druck, den die Geschwülste nach innen ausüben, unter Umständen von sehr nachtheiliger Art, namentlich am Kopf, wo verhältnissmässig die grössten Formen am häufigsten vorkommen, begreiflicherweise deshalb, weil die Cutis so dick ist, in demselben Follikel oft mehrere Haare stehen, und die Massen in dem Theil des Follikels sich anhäufen, der im subcutanen Gewebe steckt. Unter dem anhaltenden Druck auf den

---

*) Präparat No. 640.

Schädel atrophiren allmählich die Knochen, und es giebt Beispiele in der Literatur, wo die Atrophie bis zu einer wirklichen Durchbohrung des Knochens fortgeschritten war*). —

Wenn man nun die Parallelerscheinung zu den Atheromen an den Schleimhäuten aufsucht, so bietet sich diese in ganz zutreffender Weise in einer gewissen Reihe von sogenannten Schleimcysten dar, welche alle die verschiedenen Modificationen von dem Comedo und Milium an bis zu den vollendeten Formen des Atheroms darbieten. Obwohl schon in der (S. 213) erwähnten Auffassung Boerhaave's von den ampullösen Geschwülsten diese Analogie mit wissenschaftlicher Treue festgehalten war, und obwohl von manchen besseren Beobachtern der neueren Zeit**) immer wieder auf die Nothwendigkeit hingewiesen ist, die Krankheiten der „allgemeinen Decken" zusammenzufassen, so hat man sich doch leider bei der ausserordentlichen Einseitigkeit, mit der man die Dinge behandelt und von einander trennt, dieser lehrreichen Vergleichung vielfach enthoben.

Mancherlei Umstände haben dazu beigetragen. Die immer tiefer greifende Trennung zwischen Chirurgie und innerer Medicin, die Ablösung der Anatomie von der Klinik, die Absonderung der Geschwülste von den übrigen pathologischen Dingen waren an sich schon sehr hinderlich. Dazu kam, dass gerade bei diesen Cysten die Gebietsgrenzen und die Definitionen im Laufe der Jahrhunderte den tiefsten Schwankungen unterlegen haben, und dass durch die Vereinigung ganz heterogener Dinge in dieselbe Gruppe die dogmatische Formel den grössten Aenderungen ausgesetzt war, je nachdem dieses oder jenes Ding zur Grundlage der Doctrin gewählt wurde. Der ursprünglich***) auf eine gewisse „Fettgeschwulst unter dem obern Augenlide, welche bewirkt, dass die Augen laufen," also möglicherweise auf ein Leiden der Thränenorgane beschränkte Name der Hydatis (Aquula)

---

*) Rouget. Compt. rend. de la Société de Biologie. T. II. p. 121. Lebert. Bulletin de la Soc. anat. 1850. p. 236.

**) Rayer. Traité théorique et pratique des maladies de la peau. Paris. 1827. T. II. p. 591. Hodgkin. Lectures on the morbid anatomy of the serous and mucous membranes. Lond. 1840. Vol. II. P. I. p. 2.

***) Galenus. Defenit. med.

hatte sich allmählich so sehr erweitert, dass Charles le Pois *)
im 17. Jahrhundert allerlei scabiöse und miliare Bläschen der
äusseren Haut mit darunter begriff. Die Blasenwürmer wurden
natürlich in dieselbe Kategorie gerechnet. Dazu kamen die
eigentlichen Follicularcysten, die cystischen Erweiterungen von
Drüsengängen, das blasige Oedem, und es war daher nicht zu
verwundern, dass man endlich in dem Hydrops saccatus s. cysticus
den generischen Ausdruck gefunden zu haben glaubte. Die grosse
Autorität von Ruysch **), der sich hauptsächlich auf seine Untersuchung der Hydatidenmole stützte, brachte sodann die Theorie
zur Geltung, dass die Bildung der Hydatiden in der Zellhaut der
Blutgefässe vor sich gehe, während Nuck und andere ***) auf die
Lymphgefässe zurückgingen. Keine dieser Theorien hat zu irgend
einer Zeit alle Stimmen auf sich vereinigt, und mit Recht. Denn
es giebt keine allgemeine Theorie der Hydatide oder, wie man in
der neuesten Zeit zu sagen pflegt, der Cyste. Die verschiedenen
Cysten müssen in ganz verschiedene Abtheilungen der Geschwülste
gesetzt werden, und jede besondere Art von Cyste muss nach
einer anderen Theorie beurtheilt werden. Hier sollen uns nur die
aus follicularen Gebilden hervorgehenden Formen beschäftigen.

Die verschiedenen, an den Schleimhäuten vorkommenden Einstülpungen der Oberfläche bieten an sich eine grosse Verschiedenheit dar. An manchen Schleimhäuten, wie der Harnblase, der
Ureteren, der Gallengänge, finden wir mehr flache Vertiefungen,
sogenannte Krypten, welche manchmal kaum eine engere Oeffnung
haben, als ihre Ausweitung beträgt, und welche ganz flach in der
Schleimhaut liegen; an anderen Theilen, wie an dem Hals des
Uterus, erreichen diese Krypten oder Schleimfollikel schon eine
etwas grössere Tiefe. Dann kommen die längeren, jedoch einfachen schlauchförmigen Drüsen, wie wir sie an der Darm- und
Uterusschleimhaut treffen; dann die verästelten, traubigen Drüsen,
welche tiefer und tiefer gehen, wie an der Respirationsschleim-
haut. Ja es kann endlich vorkommen, dass die Drüsen als selb-

---

*) Car. Piso. Selectiorum observationum et consiliorum Liber singul.
Lugd. Bat. 1733. p. 439.

**) Frid. Ruysch. Thesaurus anatomicus. VI. Amstel. 1705. p. 71.
Adversaria anatomica. Decas. I. Amstel. 1717. p. 7.

***) van Swieten. Commentar. T. IV. p. 168. cf. T. I. p. 165.

ständige Gebilde neben dem Schleimhautkanal erscheinen, wie an der hinteren Wand der Trachea, wo die Drüsen durch die ganze Dicke der Trachealwand hindurchgehen und sich ausserhalb der Wand als grössere Anhänge frei gegen den Oesophagus hin erstrecken.

Es versteht sich daher von selbst, dass an diesen verschiedenen Stellen, wo ebenso grosse, ja sogar grössere Verschiedenheiten stattfinden, wie an den Haarfollikeln verschiedener Gegenden der äusseren Haut und den Hautdrüsen, auch alle jene Differenzen vorhanden sein werden, wie wir sie an der äusseren Haut kennen gelernt haben. Wenn in den einfachen Krypten der Harnblase oder in so einfachen und niedrigen Drüsen, wie die Lieberkühn'schen am Dickdarm es sind, eine Retention stattfindet, so liegt es sehr nahe, dass dieselbe in der grossen Mehrzahl der Fälle nicht so leicht mit einem Verschluss der Ostien verbunden sein wird, als wenn eine ähnliche Retention in den sehr viel längeren Drüsen des Magens oder Uterus, oder gar in den weit nach aussen reichenden Ausstülpungen der Retrotrachealdrüsen sich bildet. Kommt in Folge der Retention eine Ausweitung zu Stande, entsteht eine cystische Dilatation, so wird der Sitz der Cyste ganz verschieden sein. In dem einen Falle wird sie ganz oberflächlich, im zweiten Falle wird sie in der Tiefe, im dritten ganz ausserhalb der Schleimhaut liegen.

Nun sind natürlich Retentionen bei offenen Orificien verhältnissmässig an den Schleimdrüsen viel seltener als an den Haarfollikeln, weil das Secret viel weicher, viel beweglicher ist, ungleich leichter entleert werden kann, und wenn es in grösserer Menge vorhanden ist, schon durch seine Menge sich herausdrückt. Indess kommt Retention mit offenen Mündungen doch öfters vor, und wir finden Comedonen der Schleimhäute, wie der äusseren Haut. In der Harnblase und Urethra ist es öfters der Fall, dass kleinere schleimige Massen oder wirkliche Concretionen sich aufhäufen, während wir die Mündungen noch offen finden*). Dasselbe habe ich wiederholt an der Dickdarmschleimhaut beobachtet **), wo die Grösse der in den einzelnen Lieberkühn'schen

---

*) Mein Archiv. 1853. Bd. V. S. 403.
**) Verhandlungen der Berliner Geburtshülfl. Gesellsch. 1848. Bd. III. S. 204.

Drüsen enthaltenen Schleimcomedonen so beträchtlich wird, dass man die Orificien sehr bequem vom blossen Auge erkennen kann.

Am häufigsten sind aber die Mündungen nicht in sichtbarer Weise offen. Ich will damit nicht sagen, dass sie wirklich jedes Mal verwachsen oder obliterirt sind; sie sind vielleicht nur verschoben, indem eine Art klappenartiger Einrichtung entsteht, und je weiter sich die Ektasie ausbreitet, um so mehr die Mündung verengt wird, so dass man sie nicht so leicht findet. In anderen Fällen kommen aber wirkliche Atresien der Mündungen vor, wie bei chronischen Katarrhen, welche mit Wucherung und Verdichtung der Schleimhautoberfläche und mit Zusammenziehung (Schrumpfung) derselben verbunden sind.

Auf diese Art bilden sich die Cysten bald oberflächlich, bald tief. Es kann sein, dass eine Schleimhaut, die viele Drüsen hat, wie der Magen, mit Schleim-Milien, die wie kleine Perlen oder Thautropfen aussehen, oder, wie wir das an dem Collum uteri mittelst des Speculum unmittelbar beobachten können, mit den Ovula Nabothi wie übersäet erscheint. Denn diese Ovula sind, wie schon Ruysch *) gegen Naboth **) und Ettmüller ***) dargethan hat, Schleimcysten, und sie kommen so häufig vor, dass selbst die reinen Anatomen sie seit langer Zeit wie normale Bestandtheile zu beschreiben pflegen. Bereits Morgagni †) hat eine vortreffliche Darstellung des Verhältnisses geliefert.

Wenn man die einzelnen Formen betrachtet, so ersieht man, dass bei demselben Process mehr oberflächliche oder mehr tiefe Cysten vorkommen können, je nachdem der obere oder untere Theil der Drüse oder Krypte erweitert wird. Am Magen liegen in der Mehrzahl die Cysten so oberflächlich, dass sie als feine, klare Hervorragungen sofort gesehen und als härtliche, runde Körnchen gefühlt werden können. Aber zuweilen bemerkt man an demselben mikroskopischen Schnitt an einer Stelle eine Cyste, welche ganz oberflächlich liegt, ja über die Oberfläche heraustritt, an einer andern eine Cyste, welche ganz in der Tiefe der Schleimhaut, neben den verdrängten Nachbardrüsen sich findet. Ja es kommt vor, dass

---

*) Ruysch. Adversaria anatomica. Dec. I. p. 4.
**) Martin Naboth. Diss. de sterilitate mulierum. Lips. 1707.
***) Ettmüller. Epistola problematica de ovario novo. Amstel. 1715.
†) Morgagni. Advers. anat. I. Lugd. Bat. 1723. p. 47.

Fig. 35.

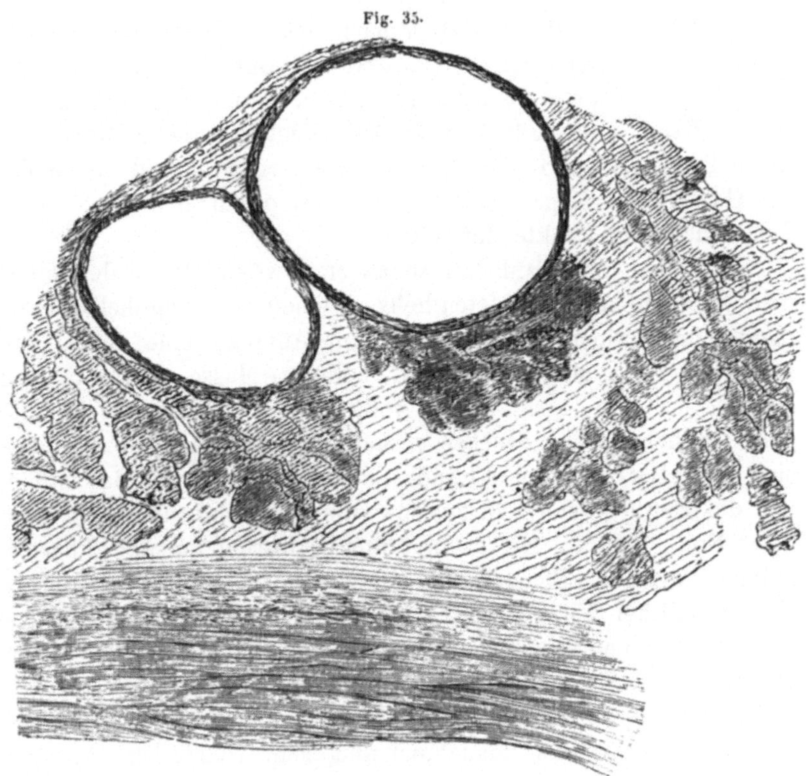

mehrere solche cystische Bildungen übereinander liegen, dass also in verschiedenen Theilen desselben Drüsenschlauches sich eine mehrfache Entwickelung macht*), ähnlich wie es an den Harn-kanälchen nicht selten ist, dass an ein und demselben Kanale, indem er sich zu kleinen Säcken ausweitet, allmählich varicöse Erweiterungen und Abschnürungen entstehen, wodurch der Kanal

---

Fig. 35. Schleimcysten der Magenschleimhaut nach chronischer Ga-stritis. Mikroskopischer Durchschnitt. Vergrösseruug 150. Man sieht zu unterst Theile der Submucosa, dann die ganze Dicke der Schleimhaut mit traubigen Drüsen und nach aussen hin zwei rundliche Schleimsäcke, welche die Oberfläche empordrängen und die benachbarten Drüsen verschieben.

*) Wilson Fox. Contributions to the pathology of the glandular struc-tures of the stomach. Med. chir. Transact. 1858. Vol. XLI. p. 376. Pl. I. fig. 7—9.

in eine Reihe übereinander gelegener Säcke umgewandelt wird*). Solche Säcke werden natürlich nach den verschiedenen Organen und nach der ursprünglichen Grösse der Gebilde, aus denen sie hervorgehen, sehr verschieden gross sein. Ovula Nabothi beginnen in der Regel als beträchtlichere Anhäufungen, die in ihren kleineren Dimensionen Hanfkorngrösse erreichen, während die analogen Gebilde am Magen höchstens miliare, oft für das blosse Auge kaum sichtbare Punkte darstellen.

Was den Inhalt anlangt, so ist er gewöhnlich ein doppelter; man findet nehmlich meistentheils nebeneinander epitheliale Elemente und reinen Schleim, der im Anfange eine zähe, gallertartige, wie man wohl sagt, colloide Masse darstellt. Das Epithel ist dabei nicht immer vollkommen übereinstimmend mit dem Epithel, welches vorher vorhanden war. Je mehr der Sack sich ausweitet, um so mehr ändert sich nicht selten die Beschaffenheit des Epithels, und während man ursprünglich in dem Sack dasselbe Epithel findet, wie es ursprünglich vorhanden war, Pflasterepithel, wenn es Pflasterepithel war, Cylinderepithel, wenn es Cylinderepithel, Flimmerepithel, wenn es Flimmerepithel war, so kann es nachher vorkommen, dass man nur Pflasterepithel findet, während vorher Cylinder- oder Flimmerepithel vorhanden war. Die Nabothseier enthalten manchmal Flimmer-, manchmal einfaches Cylinderepithel, manchmal aber sehr wunderbare Formen, platte, ausgerandete, mit Fortsätzen versehene Zellen von beträchtlicher Grösse**), welche leicht einen ungeübten Beobachter veranlassen können, an ein Cancroid zu denken.

Je länger die Cyste besteht, um so mehr lösen sich Epithelien von der Wand ab und gerathen frei in den Raum der Balggeschwulst. Hier erhalten sie sich aber nicht, wie in den Milien und Atheromen, sondern sie zerfallen, indem sie entweder fettige Metamorphosen durchmachen, oder, was gewöhnlicher ist, direct erweichen und zerfliessen, wobei nicht selten Reste von ihnen, frei gewordene Kerne und dergleichen zurückbleiben. An manchen Orten bilden sich in dem Maasse, als der Zerfall vorschreitet,

---

*) O. Beckmann. Ueber Nierencysten. Mein Archiv. 1856. Band IX. S. 221. Bd. XI. S. 121.

**) Carl Hennig. Der Katarrh der inneren weiblichen Geschlechtstheile. Leipzig. 1862. S. 63. Taf. V. Fig. 47.

eigenthümliche halbweiche Gallertkörner, bald von einfachem, bald von geschichtetem Bau. Auch dies ist besonders häufig an den Nabothseiern*); nirgends aber entstehen dadurch sonderbarere Gebilde, als in den Erweiterungen der Schleimbälge der Harnblase und Urethra der Frau, welche die grösste Uebereinstimmung mit Prostata-Concretionen zeigen**). In diesen letzteren Fällen hat der Cysteninhalt gewöhnlich eine dickliche, fadenziehende oder gallertartige Consistenz. An manchen Orten erhält sich dieselbe selbst in sehr grossen Säcken. An anderen dagegen verflüssigt sich die Masse früher, theils vielleicht durch eine von Anfang an mehr wässerige Transsudation von der stets gefässhaltigen Wand, theils durch eine fortschreitende chemische Zersetzung. So bilden sich mit der Zeit scheinbar seröse Säcke, die Hydatiden im engeren Sinne des Wortes, die, wenn man sie anschneidet, eine ganz dünne Flüssigkeit ergiessen.

Ist das Epithel sehr reichlich, so wird der Schleim oder die Flüssigkeit natürlich dadurch ein trübes Aussehen annehmen; der Inhalt des Sackes sieht entweder gefleckt aus, oder er wird im Ganzen mehr grau, und wenn, was nicht ganz selten vorkommt, die zellige Absonderung nicht blos eine epitheliale ist, sondern sich höhere Reizungszustände einstellen, so können sich Schleim- und endlich Eiterkörperchen dem Inhalt beimengen, und ihm ein weissliches oder gelbliches, geradezu purulentes Aussehen geben.

Mit diesen Vorgängen vergesellschaftet sich häufig, wie in der Haut, eine Reihe von irritativen Zuständen, und zwar auch hier die beiden Formen, die wir dort unterschieden haben: wirklich entzündliche Zustände, die man hier Katarrh zu nennen pflegt — die Acneform***), oder langsame Wucherungen — die Molluskenform. Anderemal dagegen tritt bei einer gewissen Höhe der Anhäufung eine Verdünnung und Atrophie der Wand und der umgebenden Theile ein, welche entweder zu einer Berstung und Eröffnung der Säcke nach aussen und zu einer Entleerung des Inhaltes führt, oder welche, wenn mehrere erweiterte Drüsengänge nebeneinander liegen, zu einer allmählichen Confluenz derselben

---

*) E. Wagner. Archiv f. physiologische Heilkunde. 1856. S. 504.
**) Mein Archiv. Bd. V. S. 404.
***) Hodgkin. l. c. p. 38.

Veranlassung giebt. Tritt dieser Zustand zu einer Zeit ein, wo die Cysten ganz abgeschlossen sind, so verwandelt sich eine gewisse Zahl kleiner Cysten nach und nach in eine einzige grosse. Hat dagegen die Anhäufung der Secrete bei offenen Orificien stattgefunden, so kann möglicherweise ein grösserer Abschnitt der Schleimhaut in zusammenhängender Weise in eine gallertartige Masse umgewandelt werden. Vor längerer Zeit habe ich einen solchen Fall beschrieben*), wo zahlreiche Theile der Dick- und Mastdarmschleimhaut, zuweilen in dem Umfange eines Thalerstückes, in zitternde Gallertmassen verwandelt waren, indem die Lieberkühn'schen Drüsen sich mit Schleim gefüllt hatten, erweitert und endlich confluirt waren. —

Möglicherweise können sich, wie wir noch sehen werden, beide Zustände, die irritativen und die atrophischen, combiniren. Zunächst betrachten wir die ersteren für sich. Auf die acute Form des Katarrhs habe ich hier keinen Grund speciell einzugehen. Es ist aber wichtig sich daran zu gewöhnen, diese Beziehung festzuhalten. Was dagegen die chronischen Formen betrifft, so sind sie von besonderer Bedeutung, weil man ihre letzten Producte seit längerer Zeit schon als Polypen zu bezeichnen pflegt, und zwar, weil diese Polypen Schleimcysten enthalten, als Blasenpolypen (Polypi cystici oder hydatidosi). Während an der äusseren Haut in der Regel nur einzelne Follikel sich hervorschieben, so ist an den Schleimhäuten der Fall häufiger, dass eine solche Erhebung mit einer ganzen Reihe von Cysten besetzt ist. Anfangs sitzen diese Bildungen flach und breit auf, und haben eine plattrundliche Oberfläche, genau wie die Acne und die folliculären Mollusken. Später schieben sie sich allmählich über die Oberfläche weiter und weiter hervor, indem sich aus der wuchernden Schleimhaut ein leicht gefässhaltiger Stiel herauszieht, und so erscheinen sie endlich als gestielte Polypen mit kolbigem Ende. Dies geschieht namentlich dann, wenn die Cysten mehr der Oberfläche und weniger dem tieferen Gewebe angehören. Sind sie einfach, so bieten sie das Bild des Akrochordons dar, welchem sie auch darin parallel stehen, dass die Cysten an der

---

*) Verhandlungen der Gesellschaft für Geburtshülfe in Berlin. 1848. Bd. III. S. 205.

Oberfläche bersten und sich entleeren, und dass der scheinbar einfache Polyp, wenn man genau sucht, oben eine Einstülpung oder Tasche hat. Sind die Cysten vielfach und zahlreich, so können mit der Zeit lange, gestielte Polypen entstehen, welche voll von ihnen stecken.

Nirgends haben diese Formen eine grössere Häufigkeit und eine grössere Bedeutung als an der Schleimhaut der weiblichen Sexualorgane, wo man manchmal alle erwähnten Zustände nebeneinander sehen kann.

Am Orificium externum, wo die Haut an sich derber ist, trifft man insbesondere nicht selten die Formen, welche man an äusseren Theilen Acne nennen würde, und zwar in allen Uebergängen von den einfachsten Formen der Acne punctata bis zu den Formen der Acne hypertrophica und rosacea, welche, wie an der Burgundernase, mit den stärksten Gefässerweiterungen

Fig. 36.

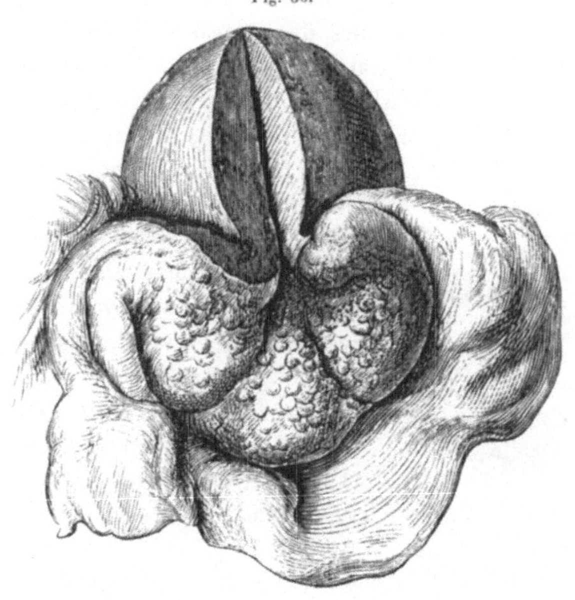

Fig. 36. Acne indurata colli uteri. Von einer 42jährigen Frau. Leichte Retroflexion und Induration des Uterus. Um das Orificium externum herum sehr starke, fast pilzförmige Anschwellung, welche sich sowohl auf die Vaginalportion, als auf die Cervikalhöhle erstreckt und mit zahlreichen, theils Schleim-, theils Eiterhaltenden Nabothseiern besetzt ist. (Präparat No. 193. vom Jahre 1860).

verbunden sein kann. Denke man sich eine Burgundernase an das Collum uteri gesetzt, statt der Comedonen und Milien Schleim- und Eiter- haltende Nabothseier, und diese inmitten einer geschwollenen, mit varicösen Gefässen durchsetzten Umgebung, so hat man, was ich eine Acne hyperplastica colli uteri nennen würde. Gewöhnlich nennt man das einen Infarctus uteri, oder eine folliculare Entzündung, oder einen follicularen Katarrh, oder eine Endometritis mit Hypertrophie oder wie sonst. Es ist im Wesentlichen immer derselbe Vorgang, aber ein Vorgang von der grössten Bedeutung für den Zustand und die Verrichtungen des Organs und für das Befinden der leidenden Frau. Herr Carl Mayer *) hat die klinische Geschichte desselben zugleich durch die trefflichsten Abbildungen erläutert, insbesondere die einzelnen Grade in ihrer Entwickelung aus einander erläutert, und es wird nunmehr ein so wichtiges Gebiet, das früher vielfach in die allgemeine Symptomatologie des Fluor albus oder der Leukorrhoea untergebracht wurde, für das Verständniss der Aerzte gesichert sein.

Etwas höher, im Kanal des Collum, ist die gewöhnlichste Bildungsstätte für die Akrochordonform. Da sieht man, oft neben zahlreichen wandständigen Nabothseiern, die feingestielten Polypen

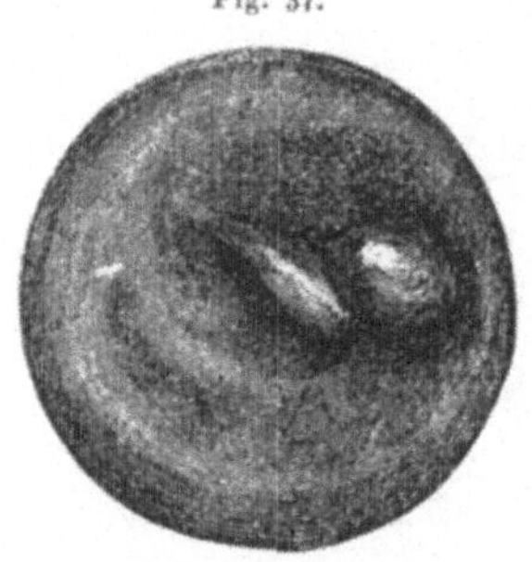

Fig. 37.

häufig, welche entweder blos eine Cyste, oder auch wohl eine ganze Reihe in sich tragen. Meist erreichen sie einen sehr geringen Umfang. Das ist die Form, welche so häufig, wenn man in das Speculum hineinsieht, aus dem Orificium uteri externum heraus in Gestalt einer kleinen Blase oder eines feinen, rothen Kölbchens hervortritt. Ihre Insertionsstelle ist in sehr verschiedener Höhe, meist nicht sehr weit über dem Orificium externum, zuweilen jedoch ganz dicht am Orificium internum.

Die breite Molluskenform, worin eine grössere Zahl von Cysten gemeinschaftlich enthalten ist, findet sich am häufigsten

---

Fig. 37. Blasenpolypen des Collum uteri, aus dem Orificium externum hervorhängend. Durch das Speculum gesehen. Nach einer Zeichnung des Herrn Carl Mayer.

*) Carl Mayer. Klinische Mittheilungen aus dem Gebiete der Gynäkologie. Heft I. Berlin. 1861. Taf. II.

an den Auswüchsen, welche von der Schleimhaut des Gebär-
mutterkörpers, der eigentlichen Cavitas uteri, ausgehen. Cystoide
Erweiterungen mit Atresie der Mündungen kommen an den Utri-

Fig. 38.

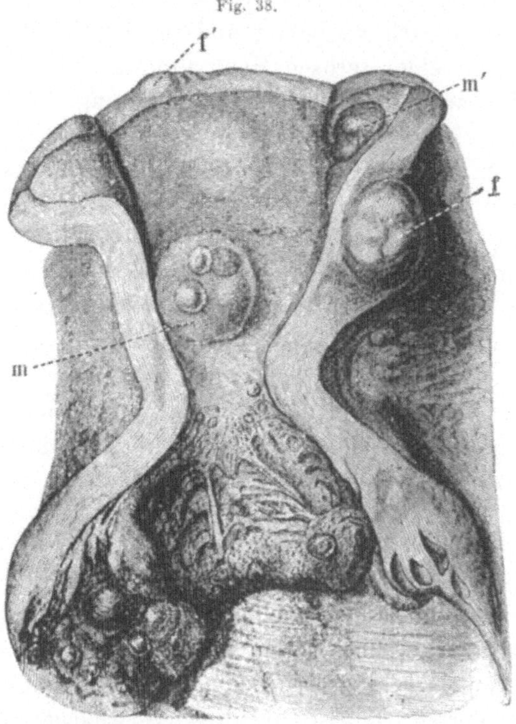

Fig. 38. Endometritis chronica cystica polyposa. Das Orificium externum ist trichterförmig erweitert und die beiden Lippen sehr beträchtlich
angeschwollen. Zahlreiche, zum Theil vereinzelte, zum Theil gruppirte Nabothseier erheben sich aus dem geschwollenen und hyperämischen Gewebe
(Acne). Rechts an dem Durchschnitt sieht man, dass diese Schleimcysten
nicht bloss der Oberfläche angehören, sondern beträchtlich in die Tiefe reichen. Weiter nach oben im Cervikalkanal treten die Plicae palmatae sehr
stark hervor und von ihnen erhebt sich eine ganze Reihe theils solider, theils
Blasenpolypen, namentlich links ein grösserer, gestielter, kolbiger, der bis
nahe an das Orificium externum reicht. Einzelne kleinere Schleimcysten
finden sich noch im Orificium internum. Darauf folgt die etwas erweiterte
Höhle des Uteruskörpers, die mit Flüssigkeit gefüllt und deren Schleimhaut
geglättet war (Hydrometra levis). Nahe über dem Orificium internum sitzt
links ein grösseres, mit Schleimcysten durchsprengtes Molluscum flach der
Wand an, m, welches bei geschlossenem Uterus das Orificium internum fast
ganz verlegte. Weiter nach oben bei m' sitzt ein kleineres, ähnliches, nahe
der einen Tubenöffnung. Die Uteruswand im Ganzen ist eher verdünnt; aber
bei f und f' finden sich in ihr interstitielle Myome (Fibroide) von geringer
Grösse. Ein drittes, etwas grösseres bedingt die durch eine lichte Stelle
bezeichnete Hervorragung der nicht angeschnittenen hinteren Wand. (Präparat No. 26. vom Jahre 1863).

culardrüsen des Uterus nicht selten vor. Es giebt eine Form der chronischen Endometritis, welche, ganz analog der früher erwähnten folliculären Gastritis, zahlreiche kleine perlartige Cysten in der Oberfläche der Schleimhaut erzeugt*), während zugleich die ganze Schleimhaut sich verdichtet und in sich retrahirt, so dass sie das Aussehen einer serösen Haut annimmt. Dabei kommt es möglicherweise zu gar keiner Hervorwucherung. Diese tritt gewöhnlich dann ein, wenn nur an einzelnen Stellen gruppenweise die Drüsen sich erweitern und das interfolliculare Gewebe zugleich in Proliferation geräth. Je höher hinauf diese partiellen Wucherungen sitzen, um so mehr pflegen daraus breitaufsitzende und mit grösseren, hanfkorn- bis erbsengrossen Cysten durchsetzte Molluken hervorzugehen. Wenn man den Uterus aufschneidet, so sieht man sie als flache, weiche Erhebungen vor sich, deren Oberfläche gewöhnlich sehr gefässreich ist. Wachsen sie stärker, so treten sie allmählich mehr über die Fläche hervor, nehmen eine pilzförmige Gestalt an oder werden in wirkliche gestielte Polypen ausgezogen, welche mehr und mehr gegen das Orificium internum und den Hals des Uterus herabsteigen.

Der pathologische Werth dieser Gebilde ist ein viel grösserer, als der ihrer Analoga an der äusseren Haut. Während eine Burgundernase dem Träger vielleicht manche ästhetische Unbequemlichkeit erzeugt, aber selten mehr, so haben diese Formen in der Regel eine recht grosse Bedeutung, insbesondere dadurch, dass die erweiterten Gefässe an ihrer Oberfläche der Sitz von Secretionen und Blutungen werden, und so eine Disposition zu Fluoren und Metrorrhagien erzeugt wird, welche für die Gesundheit, ja das Leben der Kranken sehr bedrohlich werden kann. Es ist daher besonders bemerkenswerth, dass die Neigung zu Blutungen zu der Zahl von Gefässen, welche in den Stiel eintreten, scheinbar in keinem Verhältniss steht, und dass auch die Exstirpation dieser Polypen nicht so starke Blutungen hervorzurufen pflegt, wie man nach der Dauer, Hartnäckigkeit und Grösse der früheren Metrorrhagien erwarten sollte. Es erklärt sich dies dadurch, dass die Gefässe an der Oberfläche zahlreiche, weite und dünnwandige Verästelungen bilden, im Stiel dagegen einfach und mit starken, contractilen Wandungen versehen sind.

---

*) E. Wagner. Archiv für physiol. Heilkunde. 1855. S. 289.

Ganz ähnliche Formen wie im Uterus kommen insbesondere an derjenigen Schleimhaut vor, welche ihrer ganzen Einrichtung nach die grösste Aehnlichkeit mit der Uterinschleimhaut hat, an der Magenschleimhaut. Ich werde späterhin, wenn wir an die epithelialen Drüsengeschwülste kommen, diese Zustände wieder erwähnen. Dagegen will ich ein sehr lehrreiches Präparat vom Colon kurz besprechen, welches die wichtigsten Veränderungen in der allerausgezeichnetsten Art zeigt. Man sieht daran

Fig. 39.

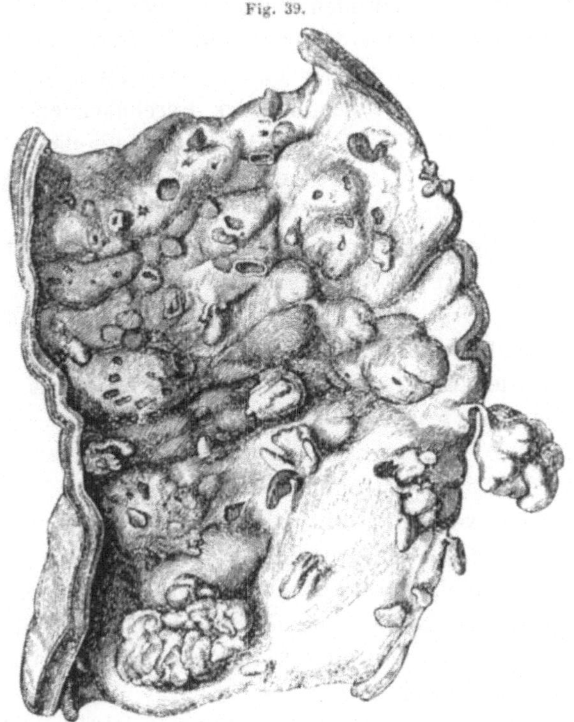

sowohl einfache Schleimblasen, als auch die damit zusammenhängenden Mollusken und Polypen in der zahlreichsten Verbreitung. Diese Form ist verschieden von der gewöhnlichen Colitis polyposa, von der Luschka*) und Lebert**) Abbildungen geliefert haben, und welche mehr den hyperplastischen Geschwulst-

---

Fig. 39. Colitis cystica polyposa. (Präparat No. 169a. vom Jahre 1859).

*) Luschka. Ueber polypöse Vegetationen der gesammten Dickdarmschleimhaut. Mein Archiv. 1861. Bd. XX. S. 133.

**) Lebert. Traité d'anat. path. T. II. p. 316. Atlas Pl. CXXII. fig. 1–2.

formen angehört. Indess ist sie damit nahe verwandt, da in der Regel wenigstens auch bei den Hyperplasien die Drüsen stark betheiligt sind. Ausserdem stehen sie sich ätiologisch sehr nahe. Schon in der meines Wissens ältesten Beobachtung dieser Art, welche Menzel*) veröffentlicht und durch Abbildungen erläutert hat, handelte es sich um recurrirende Dysenterie; auch in allen späteren ist entweder von Dysenterie, oder von chronischen, blutigen Diarrhoen die Rede. Der in Fig. 39. abgebildete Darm stammt von einem 15jährigen Burschen, der gleichfalls an chronischer Dysenterie, Lebercirrhose und Hydrops zu Grunde gegangen war. Man sah daran eine grosse Zahl flachrundlicher, blasiger Hügel von fast fluctuirender Beschaffenheit; viele derselben waren mit rundlichen oder buchtigen, kleinen oder grossen Oeffnungen versehen, aus welchen eine gallertartige Schleimmasse hervorsah, und auch die geschlossenen Hügel zeigten beim Anschneiden Höhlungen von verschiedener Weite, welche mit Schleim gefüllt waren. Auf und zwischen den Hügeln sassen zahlreiche, theils einfache, theils verästelte, meist dünngestielte Anhänge auf, welche ihrerseits wieder mit Schleimcysten durchsetzt waren. Die feinere Untersuchung ergab überall, dass die Erkrankung von einer Schleimanhäufung in den Lieberkühn'schen Drüsen ausging, und zwar namentlich von einer Anhäufung in ihren tieferen Abschnitten. Unter der Anhäufung atrophirte die Zwischensubstanz, und die Schleimmassen verschiedener Drüsenschläuche vereinigten sich unter der Oberfläche zu grösseren Klumpen, in denen man die alte Trennung noch durch feine weissliche, aus Epithel-Resten gebildete Streifen erkennen konnte. Die Erweiterung der Schleimcysten geschah also theils durch Ektasie, theils durch Confluenz, am meisten aber durch letztere. —

Es giebt keine einzige Schleimhaut, wo nicht unter Umständen die Bildung folliculärer Cysten und Polypen vorkommen kann, und es würde eine sehr weitläufige Sache sein, wenn wir alle diese einzelnen Fälle im Detail durchgehen wollten. Ich erwähne daher nur noch solche Localitäten, wo die Entwickelung einen besonderen Charakter annimmt oder eine hervorragende Bedeutung erreicht. Dahin gehört die Highmorshöhle, wo diese Bildungen relativ häufig sind und sich in allen den Formen beob-

---

*) Menzel in den Acta medic. Berol. Vol. IX. Berol. 1721. p. 68. fig. 1.

achten lassen, welche die Nabothsbildungen des Uterus zeigen. Man findet zuerst in der Wand manchmal einzelne, manchmal zahlreiche Blasen, welche mit klarem oder getrübtem Schleim, oder mit eitriger oder epithelialer Masse gefüllt sind*). Nach und nach schieben sich diese Blasen über die Oberfläche her-

Fig. 40.

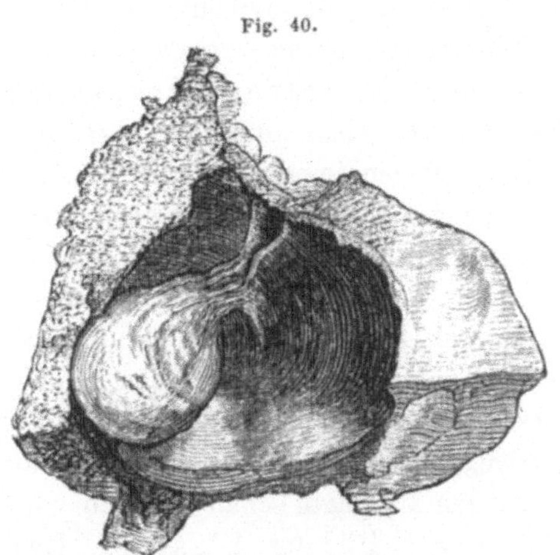

vor, gehen in Mollusken- und Polypenformen über**), und endlich können diese Polypen eine solche Grösse erreichen, dass sie die ganze Höhle füllen. Diese grösseren Blasen haben in der Regel keinen so zähen Inhalt mehr; der Schleim ist erweicht und bildet eine mehr wässerige, dünne Flüssigkeit. Wächst das Ding mehr und mehr, so reicht zuweilen das Antrum nicht mehr aus, den Sack zu fassen, und es erfolgt eine Erweiterung desselben mit Atrophirung des Knochens. Dieses scheint der Zustand zu sein, den man häufig unter dem Namen Hydrops antri beschrieben hat; wenigstens existirt keine beweisende Beobachtung, dass ein freier Hydrops im Antrum in so grosser Ausdehnung vorkommt, und ich halte es für wahrscheinlich, was zuerst von Herrn Giraldès ***) ausgesprochen ist, dass hier in der Regel

---

Fig. 40. Grosser Blasenpolyp der Oberkieferhöhle. Natürliche Grösse. (Präparat No. 592.).

*) Luschka. Ueber Schleimpolypen der Oberkieferhöhlen. Mein Archiv. 1855. Bd. VIII. S. 423.

**) Billroth. Ueber den Bau der Schleimpolypen. Berlin. 1855. S. 14. Taf. II. Fig. 7.

***) J. A. Giraldès. Des kystes muqueux du sinus maxillaire. Mém. de la Soc. de chir. de Paris. 1853. Mein Archiv. 1856. Bd. IX. S. 463.

eine Verwechselung vorgekommen ist. Wenn ein so stark ausgedehnter Polyp existirt, so kann man sogleich beim Eröffnen
des Antrum in die Höhle des Polypen kommen, ohne zu merken,
dass die Flüssigkeit in einer besonderen Blase enthalten war,
ähnlich wie man beim Anschneiden eines Echinococcussackes
gleich in die Thierblase mit hineinschneidet.

Unter den Drüsen, welche an sich eine grössere Entwickelung
haben, nenne ich die Retrotrachealdrüsen. Man findet diese
grossen Gebilde bei der Abtrennung der Trachea hinter ihr, so
jedoch, dass die Orificien in die Höhle der Luftröhre münden.
Häuft sich in einem solchen Sack eine grössere Quantität
von Secret an, so kann, selbst wenn das Orificium noch nicht
vollkommen unwegsam ist, der Eindruck entstehen, als läge
zwischen Trachea und Oesophagus eine selbständige Cyste. Späterhin können dort Eitersäcke u. s. w. sich bilden, die wie selbständige Abscesse erscheinen. — Andere Follicularcysten sind an
den Respirationswegen selten. Die vollkommenste Form ist diejenige, welche an den Morgagni'schen Taschen vorkommt und zuweilen Gelegenheit zur Bildung blasiger Larynxpolypen

Fig. 41.

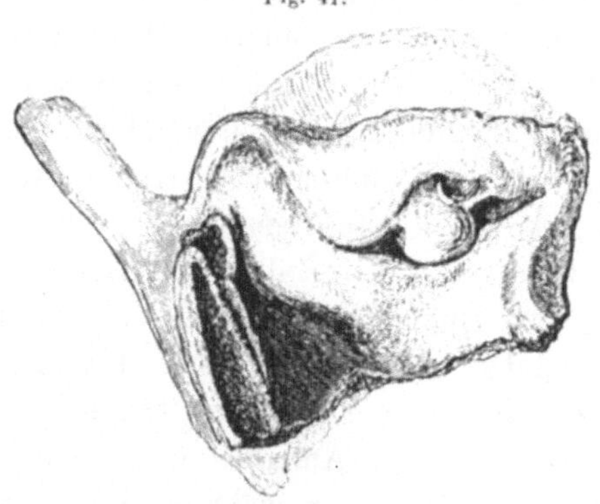

gibt. Diese schieben sich flach über die Schleimhautfläche
hervor, anfangs den Nabothseiern vergleichbar, wölben sich allmählich mehr hervor, bleiben aber fast immer breit aufsitzend.
Sie unterhalten eine anhaltende Reizung der Nachbarschaft.

Fig. 41. Blasenpolyp des Larynx, aus der Morgagni'schen Tasche hervortretend. Von einem älteren Manne neben eigenthümlichen Verkrümmungen der Larynxknorpel. (Präparat No. 218a. vom Jahre 1859).

Zuweilen finden sich Schleimcysten grösserer Art an der Vagina vor, besonders in ihrem äusseren Drittel.   Ihre Entwicke-

Fig. 42.

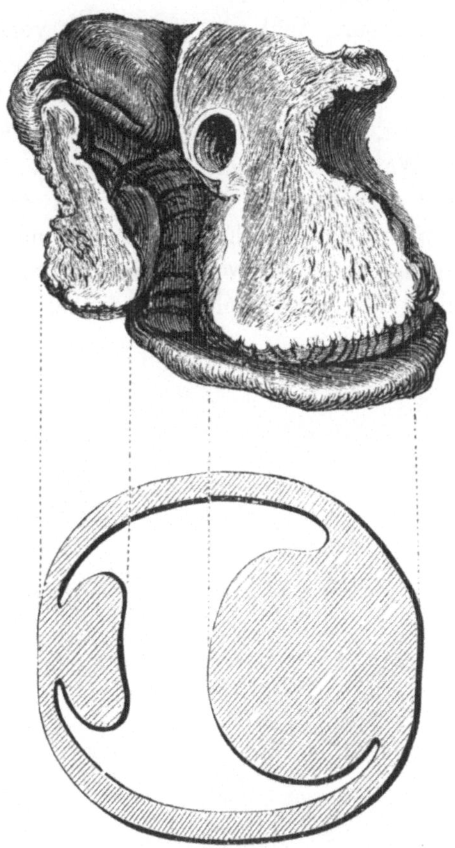

lung ist bis jetzt keinesweges sorgfältig studirt worden, und es
kann daher nicht mit Sicherheit ausgesagt werden, ob sie aus Follikeln entstehen.   Jedoch ist ihre Lage und ihr Inhalt so vollkommen übereinstimmend mit denen anderer Schleimcysten, namentlich

Fig. 42. Tiefsitzende Schleimcyste der Vagina in einem Falle, wo an
der hinteren und vorderen Scheidenwand noch beträchtliche Längswülste,
als Rudimente der früheren Duplicität des Scheidenkanals, bestanden. Letzteres Verhältniss ist unten auf einem Querschnitt der Scheide schematisch
dargestellt. Der dickere Wulst entspricht der vorderen Wand. (Präparat
No. 354b. vom Jahre 1858). Es war gleichzeitig eine multiloculäre Eierstocks-
geschwulst vorhanden.

den tiefsitzenden Nabothseiern, dass ich es für wahrscheinlich erachten muss, dass sie aus Drüsen hervorgegangen sind. Ich habe
sie bis Wallnussgross gesehen, und zwar sowohl dicht unter der
Oberfläche, als in einiger Tiefe.

Eine noch grössere Zahl von Localitäten vorzuführen, halte
ich für überflüssig. Ich erwähne nur, dass an dem Orificium ext.
urethrae femininae, an der Schleimhaut der Nase, der Lippen, der
Ureteren bald diese, bald jene der besprochenen Formen in sehr
ausgezeichneter Weise vorkommt. Das gegebene Schema lässt
sich überall mit Leichtigkeit anwenden, wo an Schleimhäuten
Drüsen oder Schleimbälge vorhanden sind, und es wird keine
Schwierigkeiten machen, die verschiedenen Formen zu deuten,
wenn man einmal den Entwickelungsgang überhaupt erkannt hat.

Zwölfte Vorlesung.

10. Januar 1863.

———

Retentions - Cysten der grösseren Kanäle.

Cystische Entartung des Processus vermiformis als Muster.
Verschiedenheit der Retentions-Cysten, je nachdem der Inhalt mehr Drüsen- oder mehr Flächensecret ist: A. Einfache Retention der Flächenabsonderung. Allmähliche Veränderung des Inhaltes: Zerfall der zelligen Theile, Umwandlung des Schleims in Natronalbuminat, wässerige Transsudation aus der Wand, hämorrhagische Beimischungen. Umbildung
von Schleimcysten in seröse und Blutcysten. Stärkere Irritation der Wandungen: eiterige
Absonderung, Verdickung, Pericystitis. Bronchiektasie: käsige Eindickung des Inhaltes,
Verwechselung mit Tuberkel. B. Gemischte Formen, entstanden aus Anhäufung
von Drüsen- und Flächensecret. Als Beispiel die Gallen-Retention. Primäre
Gallencysten: Anhäufung der Galle, Eindickung, Krystallisation und Concretion. Hydrops
cystidis felleae: Resorption oder Sedimentirung der Galle, Anhäufung von Schleim, Resolution
desselben, wässerige Ausschwitzung. Cysten der Gallenwege: Schleim- und seröse Cysten.
Weibliche Genitalien: 1. Hydrops folliculorum ovarii. Vorkommen vor der Puber-
tät. Verschiedenheit von der gewöhnlichen Eierstockswassersucht. Verhältniss zum Ovulum.
Katarrhalische Natur des Zustandes. 2. Hydrops tubarum. Atresie des Ostium abdo-
minale. Wechselnder Zustand des Ostium uterinum. Hämorrhagische Ergüsse. Lage der
Geschwülste. Möglicher Abfluss des Inhaltes durch den Uterus; Perforation in Nachbartheile.
3. Cysten der Ligamenta lata. Die End-Hydatiden des Müller'schen und Wolff'schen
Ganges. Cysten des Parovariums. Neugebildete Cysten der Ligamente. 4. Hydrometra
(Hydrops uteri). Beziehung zu Katarrh und Flexion.
Luftwege: cystische Bronchiectasis und Trachectasis.
Harnwege: 1) Harnblase: Divertikelbildung. 2) Ureteren und Nierenbecken: Hydro-
nephrose. Congenitale und erworbene Formen. Ursachen. Atrophie der Niere. Aenderung
des Inhaltes. Diagnose. Compensatorische Hyperplasie der anderen Niere. Gefahr der
Urämie. 3) Harnkanälchen: Hydrops renum cysticus, Renes hydatidosi. Harncysten.
Congenitale Form. Atresie der Papillen. Cystennieren der Erwachsenen: Abschnürung der
Harnkanälchen, albuminöser Inhalt, Confluenz.
Speicheldrüsen: Ranula sublingualis. Verschiedene Hypothesen. Chemische Natur des Inhalts.
Ranula parotidea und pancreatica: cylindrische und sackige Form. Ptyalectasis und Ptyalo-
cele. Dermoide Form.
Hoden: Spermatocele (Hydrocele spermatica). Samenfäden in freier Hydrocele-Flüssigkeit.
Samencysten. Behauptete Neubildung derselben. Entwickelung aus rudimentären Theilen des
Wolff'schen Körpers. Vas aberrans und Corpus innominatum. Die Hydatiden am Nebenhoden.
Weibliche Brust: Milchcysten. Allmählige Umwandlung in Gallert- und Blutcysten. Butter-
cysten. Galactocele.

———

Wir haben im Verfolg unserer Betrachtung der Retentionsgeschwülste jetzt diejenigen Arten ins Auge zu fassen, welche von grösseren Kanälen ausgehen. Sie schliessen sich in ihrer Entstehung und weiteren Geschichte vielfach unmittelbar an die zuletzt besprochene Reihe der cystischen Bildungen an, welche aus kleineren Drüsenkanälen hervorgehen.

Es giebt einen Körpertheil, welcher in Beziehung auf cystische Dilatation im Grossen gleichsam dasjenige wiederholt, was eine einzelne schlauchförmige Drüse innerhalb einer Schleimhaut im Kleinen hervorbringt, das ist der Processus vermiformis *). Die Einrichtung des Wurmfortsatzes, der als ein langer, cylindrischer, am Ende geschlossener und an seiner inneren Oberfläche absondernder Kanal von dem Coecum ausgeht, und sein Secret in das letztere entleert, ist ja im Grossen dieselbe, wie die einer Drüse, nur mit dem Unterschiede, dass in seiner Wand wiederum Drüsen allerlei Art enthalten sind. Wenn der Wurmfortsatz absondert, so sondert er in der Regel eine schleimige Masse ab; er verhält sich also auch in dieser Beziehung, wie eine grosse Schleimdrüse. Wenn diese Masse in seinem Kanal sich anhäuft, wenn sie ihn allmählich ausdehnt, so wird aus dem einfachen Cylinder ein rundlicher Sack. Dabei kann die Mündung bloss verengert sein oder obliteriren, jedoch giebt es auch Fälle, wo die Verengerung oder die Obliteration weiter nach hinten hin geschieht. In diesem Falle kann die Mündung und ein Theil des Kanals noch frei sein, so dass eine Sonde eine Strecke weit bis zu dem Punkt dringt, wo — in der Regel durch einen Entzündungsprocess in der Wand oder in der Umgebung — der Kanal verengert oder verschlossen ist. Erst hinter dieser Stelle, welche zuweilen schon von aussen durch eine Art von Einschnürung sichtbar ist, findet sich die Aussackung, welche als eine pendulirende Cyste an einem relativ dünnen Stiel in die Bauchhöhle hineinhängen kann. Ich habe einen Fall beobachtet,

---

*) In noch grösserem Maassstabe findet man solche Schleimcysten bei den congenitalen, oft vielfachen Atresien des Darmes, wo die einzelnen Abschnürungen sich zu grossen, mit Schleim gefüllten Säcken ausweiten.

wo die cystische Erweiterung die Grösse einer starken Faust erreichte. Meistentheils bleibt die Cyste auf einer gewissen Stufe des Wachsthums stehen, weil sich in ihrem Umfange eine partielle adhäsive Peritonitis (Perityphlitis) entwickelt, welche zugleich mit Verdickungen des serösen Ueberzuges verbunden ist. Nur selten fand ich die Wand in dem Maasse verdünnt, als die Ausweitung grösser war.

Der so gebildete Sack ist im Anfange ganz und gar erfüllt mit zähem, glasigem Schleim, der so compakt ist, wie der bekannte Schleimpfropf, welcher sich in der Cervix uteri bei Schwangeren vorfindet; man kann ihn mit der Pincette fassen und mit der Scheere schneiden. Hier kann wegen der compakten Beschaffenheit des Schleimes leicht die Vorstellung entstehen, dass es eine solide Geschwulst sei, die in die Kategorie der Colloide gehöre*): allein es handelt sich um nichts weiter, als um eine einfache Schleimcyste, die aus der Dilatation und partiellen Obliteration des Wurmfortsatzes hervorgegangen ist**). —

In ähnlicher Weise entstehen an vielen anderen Orten cystische Bildungen, die eine längere Zeit hindurch in der Natur ihres Secretes vollständig das Zeichen ihres Ursprunges an sich tragen. Unter sich sind dieselben natürlich sehr verschieden (S. 120), da nicht blos die besondere Absonderung der Wand der Cyste dabei bestimmend ist, sondern auch das etwaige Drüsensecret, welches von weiterher kommt, sich anhäuft und mit den localen Absonderungsproducten sich vermischt. Allein wie ich schon das letzte Mal erwähnt habe (S. 237), die Beschaffenheit des Inhaltes bleibt nicht immer dieselbe, und zwar weder die chemische, noch die morphologische. Nehmen wir z. B. den einfachsten Fall, den einer Schleimcyste. Wenn lange Zeiträume über dem Bestehen der Retention verlaufen, so gehen die zelligen Bestandtheile allmählich zu Grunde, indem sie sich entweder einfach verflüssigen, oder durch Fettmetamorphose auflösen und freies Fett als Residuum hinterlassen. Zugleich beginnt der Schleim sich zu zersetzen. Sein gewöhnliches Zersetzungsproduct ist dasselbe, was wir auch bei künstlicher Digestion aus Schleim

---

*) Ein von Gähtgens (Tumoris colloidis casus singularis. Diss. inaug. Dorpat. 1853.) beschriebener Fall scheint dieser Art gewesen zu sein.
**) Rokitansky. Lehrbuch der pathol. Anat. 1861. Bd. III. S. 184.

erzielen können: Natronalbuminat neben allerlei unbekannten Extractivstoffen. In dem Maasse als diese Umwandlung der schleimigen Masse in alkalische albuminöse Substanzen stattfindet, schmilzt der gesammte Cysteninhalt, und an die Stelle der vorher so zähen, scheinbar colloiden Masse tritt eine sehr dünne, wässerige Flüssigkeit.

Dazu kommt noch ein anderer Umstand. Da die Absonderung gewöhnlich keine ganz normale, sondern mehr oder weniger eine katarrhalische ist, so muss in der Regel vorausgesetzt werden, dass die Wand sich in einem anhaltenden Reizungszustande befindet. Dieser wird durch die Retention unterhalten und durch die Zersetzung der Retentionsstoffe gesteigert. Somit wächst die Absonderung im Verhältnisse der Retention und damit auch die Ausweitung des Sackes. Je weiter aber diese fortschreitet, um so mehr verdünnt sich in der Regel auch die Schleimhaut; sie nimmt nach und nach eine glatte, einer serösen Haut ähnliche Beschaffenheit an; die tieferen Gefässe treten näher an die Oberfläche, und zwar in dem Maasse mehr, als die Wand ausgespannt wird. Damit scheint sich in der späteren Zeit eine Aenderung in der Secretion einzustellen, indem kein Schleim mehr in jener zähen Form abgesondert wird, sondern eine wässerige, seröse Flüssigkeit, der wohl kleine Quantitäten von flüssigem Schleim beigemengt sein können, die aber im Ganzen den serösen Transsudaten gleicht.

Nicht selten gesellen sich diesen serösen Flüssigkeiten, namentlich an solchen Stellen, wo der Gefässreichthum ein erheblicher ist oder wo noch besondere Zustände der Hyperaemie von Zeit zu Zeit auftreten, hämorrhagische Ergüsse hinzu, so dass die ursprüngliche Schleimcyste, welche nachher eine seröse Cyste wurde, endlich sich wie eine Blutcyste (S. 153) darstellen kann. Dieses Blut ist natürlich im Anfang roth; dann treten allmählich die bekannten Veränderungen ein*): das Haematin diffundirt sich in der Flüssigkeit, diese nimmt ein braunrothes Aussehen an, manchmal, bei geringerem Gehalt an Haematin, ein gelbliches, manchmal ein schwärzliches, und es können unter Umständen Säcke gefunden werden, die mit einer dintenähnlichen Flüssigkeit gefüllt sind; wenigstens trifft man sie so

---

*) Mein Archiv. Bd. I. S. 384.

in den Leichen, wo wahrscheinlich cadaveröse Gase auf die Farbe eine Einwirkung geübt haben. Das aufgelöste und veränderte Haematin durchdringt weiterhin die in der Flüssigkeit enthaltenen festen Körper und die Wandungen des Kanals, tränkt sie und erzeugt an und in ihnen allerlei gelbe, braune, rothe und schieferige Pigmente.

Endlich kann es auch geschehen, dass die Wand des Sackes der Sitz stärkerer Irritationen wird, dass Eiterabsonderungen stattfinden, dass purulente Massen sich beimischen und der Flüssigkeit ein trübes, manchmal gelbweisses Aussehen geben. Ist die ursprüngliche Flüssigkeit an sich zu Zersetzungen geneigt, so beschleunigen und compliciren sich diese unter der Einwirkung des Eiters, und wenn gar eine Eröffnung der Cysten und ein Eintritt von Luft in dieselben erfolgt, so giebt es gewöhnlich sehr schnelle faulige Umsetzungen. — Hyperplastische Proliferationen, welche in Form von Verdickungen und Auswüchsen hervortreten, sind an der Schleimhaut selten. Dagegen verbindet sich mit den stärkeren Reizungen der inneren Fläche sehr gewöhnlich eine zunehmende fibröse, oft schwielige Verdickung der ganzen Wand, nicht selten auch eine eigentliche Pericystitis, welche Verdickungen, Auswüchse und Verwachsungen an den äusseren Theilen des Sackes hervorbringt.

Das ist im Grossen der Gang, den die cystischen Processe an den meisten Stellen nehmen, — ein Gang, der natürlich sehr modificirt wird durch die ursprüngliche Beschaffenheit der Oberfläche und durch die Art der Absonderungen, mit denen der Process anfing. So wird an manchen Schleimhäuten im Anfang viel häufiger purulente Masse abgesondert, als schleimige; es bestehen mehr eitrige als schleimige Katarrhe, wie so häufig am Respirationsapparat. Die bekannten Erweiterungen der Luftwege, die Bronchiektasien, füllen sich, wenn ihr Inhalt stagnirt, gewöhnlich mit Eiter. Späterhin verdichtet sich derselbe allmählich, er dickt sich ein und geht in käsige oder, wie man sagt, tuberkelartige Masse über*). Es hängt jedoch sehr von den Localitäten, wo sich diese Dinge bilden, und von der Auffassung über ihre Entstehung ab, ob man sie Geschwülste nennen will oder nicht. Bis jetzt ist es nicht üblich gewesen, die

---

*) Mein Archiv. 1847. Bd. I. S. 175.

Bronchiektasien schlechthin Geschwülste zu nennen, aber es muss doch bemerkt werden, dass namentlich die käsige Eindickung des bronchiektatischen Inhaltes sehr häufig Veranlassung gegeben hat, solche Dinge für Tuberkel*), also für wirkliche Geschwülste zu halten. Man mag daraus wieder ersehen, wie unsicher überhaupt der Begriff der Geschwülste ist. Je weniger bekannt die Entwickelungsgeschichte einer bestimmten Anhäufung ist, je mehr die Vorstellung sich erhebt, dass der Sack auf selbständige Weise entstanden ist, um so mehr wird man immer geneigt sein, ihn eine Geschwulst zu heissen. —

Viel schwieriger, als die bisher besprochenen Fälle, sind diejenigen, wo nicht sowohl die örtlichen Absonderungsstoffe eines Kanals sich aufhäufen, sondern wo der Kanal Ausführungsgang einer Drüse ist und die Retention zunächst das specifische Drüsensecret trifft. Hier mischen sich nach und nach örtliche Absonderungsstoffe der Kanalwand zu dem Drüsensecret, und es entstehen oft sehr complicirte Zersetzungsverhältnisse, welche sich sehr verschieden gestalten, je nachdem die Drüsensecretion fortdauert oder nicht, und je nachdem die örtliche Absonderung stark oder schwach ist.

Ich will einige dieser Fälle etwas specieller durchgehen, theils diejenigen, welche besonders charakteristische Anhaltspunkte gewähren für die Betrachtung der hier vorkommenden pathologischen Verhältnisse überhaupt, theils solche, welche gerade als Geschwülste eine gewisse Berühmtheit und Wichtigkeit erlangt haben.

In Beziehung auf die Umwandlungszustände des Inhaltes haben wir keine Localität, welche so charakteristische Gesichtspuncte lieferte, wie die verschiedenen Abschnitte der Gallenwege. Eine Ektasie der Gallenwege, namentlich wenn sie einen cystischen Charakter annimmt, wird natürlich im Anfange mit Galle gefüllt sein; sie bildet eben eine Gallencyste**). Ob sie aber als solche fortbestehen wird, das hängt davon ab, dass die Zufuhr von Galle andauert, dass immer wieder neue Galle in den Sack eingeführt wird. Ist das der Fall, so vergrössert sich die Ektasie mehr und mehr, aber zugleich dickt sich allmählich die

---

*) Cellularpathologie. 3. Aufl. S. 170, 439.
**) Cruveilhier. Anat. path. Livr. XII. fig. 1—3.

darin stagnirende Galle ein, wie etwa der Eiter in den käsig werdenden Bronchiektasien, indem die wässerigen Bestandtheile zur Resorption gelangen und die festen Theile sich sedimentiren. Manchmal entstehen so in der Leber, namentlich gegen die Ränder oder Oberflächen derselben hin, haselnussgrosse bis wallnussgrosse Säcke, die mit einer ganz dicken, schmierig-breiigen Galle angefüllt sind. Sehr häufig erfolgen aus der stagnirenden und sich zersetzenden Galle[*] nachher Niederschläge und Krystallisationen, namentlich von Cholestearin, Bilifulvin und Hämatoidin. In einzelnen Fällen setzt sich sogar der grössere Theil des Inhaltes aus solchen krystallinischen Massen zusammen. Ich habe wallnussgrosse Cysten gefunden, die fast nur Cholestearin in grossen Krystallen, untermischt mit Pigment enthielten. Anderemal überwiegt auch in den einfachen Gallencysten das Hämatoidin, ganz ähnlich, wie es in alten Echinococcus-Säcken der Leber vorkommt, — ein Ereigniss, welches für die Geschichte des Hämatoidins von grosser Bedeutung gewesen ist, weil es die einzige Localität war, woraus ich selbst[**] und Hr. Robin[***] grössere Mengen gewonnen haben, welche das Mittel zu einer genaueren Untersuchung des Stoffes darboten. Unter solchen Verhältnissen verändert sich die Farbe des Sackes; anfangs ist der Inhalt ein brauner oder gelbbrauner; in dem Maasse als Hämatoidin ausgeschieden wird, tritt die mennig- oder rubinrothe Farbe ein, welche seine Anwesenheit schon für das blosse Auge charakterisirt.

Viel häufiger wird aber die Zufuhr von Galle unterbrochen, und es entsteht zu einer gewissen Zeit ein Abschluss des Sackes. Das kommt verhältnissmässig am häufigsten an der Gallenblase vor[†]. Wenn Gallensteine sich im Ductus cysticus festsetzen, oder wenn eine narbige Schrumpfung an der Mündung der Blase, namentlich von aussen her, stattfindet, dann bleibt die Galle, welche in dem Augenblick der Verschliessung vorhanden war, zunächst da; manchmal kommen noch Niederschläge, Krystallisationen und kleine, namentlich aus reinem Cholestearin gebildete Steinbildungen zu Stande, allein in der Mehrzahl der Fälle verschwindet

---

[*] Würzburger Verhandl. 1850. Bd. I. S. 311.
[**] Mein Archiv. 1847. Bd. I. S. 427.
[***] Gaz. méd. de Paris. 1855. No. 44. p. 684.
[†] Rokitansky. a. a. O. Bd. III. S. 281. Cruveilhier. Anat. pathol Livr. XXIX. Pl. 4.

die Galle spurlos, die Flüssigkeit wird immer heller, die Farbe verliert sich und endlich zeigt sich ein vollständig farbloses Fluidum. Während diese offenbar durch Absorption der Galle bedingte Entfärbung stattfindet, geschieht fortwährend eine Secretion von der Wand, und zwar zunächst wieder eine schleimige, so dass zuweilen die verschlossene Blase ganz und gar mit einem ähnlichen, wenn auch nicht so consistenten Schleim erfüllt wird, wie die Cysten des Processus vermiformis. Dann kommt das Stadium, wo dieser Schleim sich wieder verflüssigt und zu einer albuminösen, scheinbar einfach serösen Substanz sich umwandelt, und zugleich beginnt eine einfach seröse Transsudation von der Wand. Nun dilatirt sich der Sack mehr und mehr, die Gallenblase wird immer grösser, sie schiebt sich unten am Leberrand hervor, sie erweitert sich im Querdurchmesser, und unter Umständen kann sie eine Geschwulst bilden, die schon bei Lebzeiten am unteren Rand der Leber wie ein faustgrosses Gebilde hervortritt und durch die harte Spannung ihrer Wand eine Verwechselung mit einer Vollgeschwulst veranlassen kann. Diesen Zustand nennt man gewöhnlich Hydrops cystidis felleae, indem man davon ausgeht, dass von Anfang an eine seröse Ausscheidung stattgefunden habe, wie man sie bei Hydrocele und bei Hygromen (Hydrops bursarum) vorausgesetzt hat. Allein es handelt sich keineswegs um einen dem Wesen nach hydropischen Vorgang; der Hydrops ist vielmehr ein sogenannter spurius*), er ist bedingt zunächst durch die Verflüssigung des Schleims, sodann durch die später folgende, also secundäre seröse Absonderung, welche ihrem Wesen nach eine irritative Erscheinung und den serösen Katarrhen zuzurechnen ist.

Ganz ähnliche Vorgänge, wie an der Gallenblase, finden sich auch an den Ductus biliferi**), wo eine cystoide Degeneration vorkommt, welche den genauen Eindruck einer unabhängigen Cystenbildung hervorbringt. Auch diese Säcke entstehen, wie die Gallencysten, in der grossen Mehrzahl der Fälle nahe der Oberfläche des Organs in den mehr peripherischen Gängen. Mit

---

*) Jul. Vogel. Pathol. Anatomie. I. S. 35.
**) In einem Falle, wo die Herren Kölliker und H. Müller bei einem Hunde den Gallengang unterbunden hatten, sah ich nach längerer Zeit sämmtliche Ductus biliferi innerhalb der Leber stark erweitert und mit ganz farblosem, zähem Schleim erfüllt.

dieser Lage hängt es wohl zusammen, dass die Zufuhr von neuer
Galle so häufig aufhört, indem derjenige Abschnitt der Leber,
welcher in den betreffenden Gallengang seine Galle liefern sollte,
durch den Druck des Sackes atrophisch wird. Erreicht nehmlich
die Ektasie eine gewisse Grösse, so atrophirt jedesmal das umliegende Parenchym; die Cyste liegt dann an einer prominenten
Stelle unmittelbar unter der Leberkapsel, und es ist kein Parenchym mehr zwischen Cyste und Albuginea, welches in den Sack
hinein secerniren könnte.

Die Säcke erreichen nicht selten die Grösse einer Kirsche,
einer Wallnuss, und es kann dann auf den ersten Blick ganz so
aussehen, als hätte man kleine Echinococcussäcke vor sich. Von
diesen lassen sie sich indess leicht unterscheiden, weil sie keine
membranösen Theile enthalten, die dem Blasenwurm entsprächen
(S. 104), sondern in der Regel nur eine einfache Flüssigkeit, welche
bei jüngeren Bildungen eine bräunliche oder schmutzig grünliche
Färbung zeigt, bei älteren ganz klar und wasserhell ist. Besonders
characteristisch sind solche Cysten, in welchen ein Niederschlag
der Gallenbestandtheile, eine Concretions- und Steinbildung (Fig. 43)
stattgefunden hat, weil bei ihnen die
Frage über die Ableitung der Cyste aus
abgeschnürten, erweiterten Theilen der Gallengänge am wenigsten zweifelhaft sein
kann. Manchmal erhält sich nach der Resorption oder Sedimentirung der Gallen-
antheile die natürliche Absonderung der
Schleimhaut längere Zeit und man findet
die Cysten, bald mit einer mehr schleimigen, bald mit einer gallertigen, colloiden
Masse erfüllt *). Diese Formen gleichen,
zumal wenn sie klein sind, in hohem Maasse den Säcken abgestor-

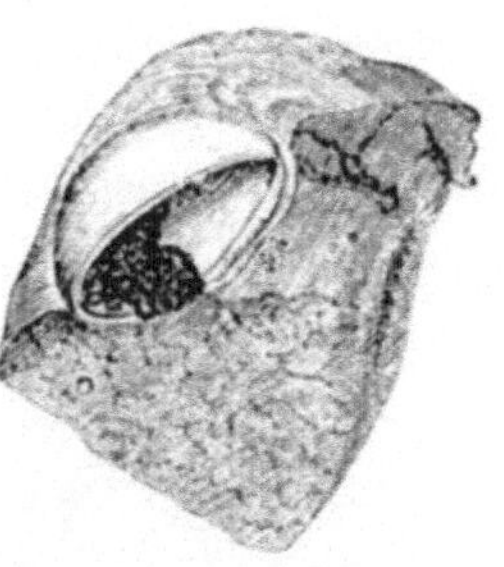

Fig. 43.

Fig. 43. Gallengangscyste an der Leberoberfläche von einem Geisteskranken, der zugleich trichinös war. Sie lag am rechten Lappen dicht
neben dem Ligam. suspensorium an einer etwas deprimirten, schwielig aussehenden Stelle, hatte über ½ Zoll im Durchmesser und enthielt in einer
sehr derben, fibrösen Kapsel eine bräunliche Flüssigkeit mit kleinen, orange-
farbenen, ganz aus Hämatoidin und Cholestearin bestehenden Bröckeln. (Präparat No. 259b. vom Jahre 1858).

*) Siehe die genauere Beschreibung des Inhaltes einer solchen Cyste
in meinem Archiv, Bd. I. S. 114. Note; die einer anderen mit Flimmerepithel
von **Friedreich**, ebendaselbst, Bd. XI. S. 467.

bener und verglaster Echinococcen, aber vergeblich sucht man in
ihnen Haken, Kalkkörper oder geschichtete Häute, wie in alten
Echinococcus-Säcken. Es ist nur eine amorphe, höchstens mit epithelialen Elementen von der Wand untermischte Gallerte vorhanden.

Diese Beispiele sind insofern für die ganze hier in Betracht
kommende Gruppe von Wichtigkeit, als wir, drei ganz verschiedene, aber aus einander hervorgehende Stadien
in der Bildung unterscheiden können: eines der Gallenretention,
eines der Schleimsecretion und eines der serösen theils Metamorphose theils Secretion. Wenn man diese Verhältnisse im Auge behält, so wird man sehr vorsichtig bei der Deutung von Cysten, welche
nicht denjenigen Inhalt haben, den man nach Maassgabe der ursprünglichen Secretion erwartete. —

Ganz ähnliche Vorgänge finden sich überaus häufig an den
weiblichen Sexualapparaten, und zwar an den verschiedensten Abschnitten derselben. Es giebt einen Hydrops folliculorum ovarii, einen Hydrops tubarum und einen Hydrops uteri oder
Hydrometra, wo also, je nach dem Fall, entweder die Follikel
des Eierstocks, oder eine Tuba ganz oder zum Theil, oder die
Höhle des Uterus in Cysten verwandelt werden.

Der Hydrops folliculorum ovarii beginnt zuweilen
ausserordentlich frühzeitig. Schon bei neugebornen Mädchen findet man solche Cysten, und jedenfalls können sie vor der Puber-
tät in sehr grosser Zahl vorhanden sein. Unsere Sammlung besitzt

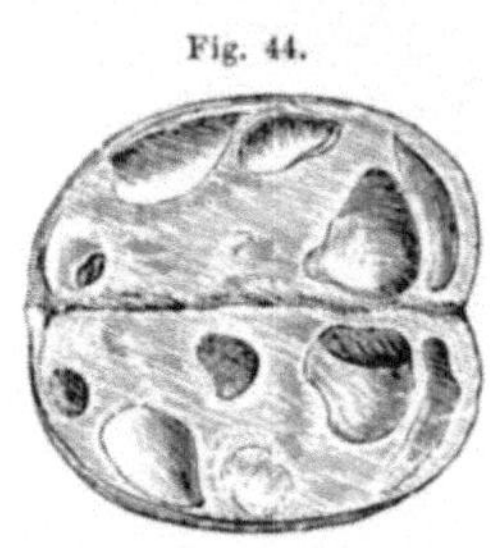

Fig. 44.

ein charakteristisches Beispiel dieser Art von
einem zehnjährigen Mädchen, wo eine ganze
Reihe von Follikeln in zum Theil Kirsch-
kerngrosse Säcke umgewandelt ist. Diese
Form darf aber nicht verwechselt werden
mit demjenigen Zustande, den man gewöhnlich Hydrops ovarii nennt. Bei ihr handelt es sich wesentlich um eine allmälige
Dilatation existirender Follikel, also eier-
führender Räume, denn jeder Follikel ist ja ursprünglich ein eier-
tragender Raum; das Ei gehört genetisch nothwendig dazu. Höchstens bei dem congenitalen Follicularhydrops kann man davon

____

Fig. 44. Hydrops follicularis ovarii von einem 10jährigen Mädchen.
(Präparat No. 619.). Nahezu natürliche Grösse.

absehen, insofern vor der Geburt mehr die Anlagen, als die vollständig ausgebildeten Einrichtungen vorhanden sind. Aber schon bei sehr jungen Kindern findet man Tausende von Eiern im Ovarium *).

Der gewöhnliche Hydrops ovarii fällt in eine andere Kategorie, insofern es sich da um Neoplasien handelt, die einer ganz anderen Entwickelungsreihe angehören. Das Characteristische des wahren Hydrops follicularis **) ist daher, dass man wenigstens im Anfang in der Flüssigkeit noch das Ovulum antrifft. Denn die Bildung geschieht in der That so, dass in einem Graaf'schen Raum, welcher die gewöhnliche Zellenmasse der Membrana granulosa und ein Ei enthält, eine stärkere Quantität von albuminöser Flüssigkeit sich anhäuft, die hier von Anfang an wässerig und nicht schleimig ist. Späterhin geht das Ei zu Grunde. Man kann deutlich sehen, wie es zerfällt: es löst sich zuerst der äussere Theil, die Protoplasmamasse, in eine weichere Substanz auf, die sich sehr leicht zerdrückt, und die endlich ganz und gar zerfliesst. Dann hat man nichts weiter als einen einfachen serösen Sack.

Gelegentlich kommt eine solche cystoide Entartung der Eierstocksfollikel ganz solitär vor, und im Grossen kann man zugestehen, dass der primär uniloculäre Hydrops ovarii wirklich ein folliculärer ist. Aber ich habe dargethan, dass nicht wenige Eierstockswassersuchten, welche ursprünglich multiloculär sind, secundär durch Confluenz zusammengehen und einfache Säcke bilden. Hier ist selbst anatomisch die Diagnose sehr schwierig***). Ich werde später bei den Kystomen darauf zurückkommen, und hebe hier nur hervor, dass man am sichersten bei den kleinen Cysten, welche in geringerer Anzahl vorhanden sind, die folliculäre Natur voraussetzen darf. Diese Zustände finden sich in späteren Lebensaltern unter gewissen Umständen häufig, namentlich wird bei Schwangeren und Puerpern nicht selten eine grössere Zahl von Follikeln hydropisch, wo man beim Anstechen eines jeden derselben, wenn man die Flüssigkeit vorsichtig auffängt, das Ovulum gewinnen kann.

---

*) Grohe in meinem Archiv. 1863. Bd. XXVI. S. 283, 297.

**) Virchow. Ueber chronische Affektionen des Uterus und der Eierstöcke. Wiener med. Wochenschrift. 1856. No. 12. S. 180.

***) Virchow. Das Eierstockscolloid. Geburtshülfl. Verhandl. Berlin. Bd. III. S. 220—224.

Zustände dieser Art fallen sehr gewöhnlich mit starken katarrhalischen (leukorrhoischen) Erkrankungen der Sexualapparate zusammen, treten auch wohl unter dem Bilde der Menstruation, und mit Blutungen auf (Pseudomenstruation) und man kann sie geradezu als Katarrhe der Graaf'schen Follikel bezeichnen *). Der Hydrops ist also auch hier wieder ein irritativer. —

Was nun die Tuben angeht, so kann natürlich eine cystische Umbildung ihres Kanals nur vorkommen, wenn das Ostium abdominale verschlossen ist. Eine solche Atresie setzt wiederum einen Verwachsungsprocess, und dieser eine Perimetritis, wenn auch eine sehr beschränkte, voraus. Nach der Uterinseite hin ist die Tuba an sich sehr eng, und ein Verschluss derselben kann schon durch eine klappenartige Faltung, oder durch eine Schwellung der Schleimhaut und der übrigen Wandbestandtheile, oder durch Anhäufung von Schleim zu Stande kommen, am leichtesten innerhalb des eigentlichen Ostium uterinum, zuweilen auch schon vor demselben. Robert Froriep **) unterschied daher zwei Formen des Hydrops tubarum, diejenige, wo die Uterinmündung offen ist und man bei starkem Druck Flüssigkeit aus dem Tubarsack in den Uterus durchpressen kann (H. tubae apertae), und diejenige, wo auch das Uterin-Ostium ganz verschlossen ist (H. t. occlusae). Cruveilhier ***) hat diesen Unterschied bestätigt. Die vollständige Atresie scheint nach Froriep das seltenere zu sein.

Im Beginn der Störung häuft sich zunächst ein schleimig epitheliales Secret an; dieses verflüssigt sich später, es entsteht ein Hydrops cysticus tubae. In der Flüssigkeit findet man viele zellige Theile, namentlich runde Schleimkörperchen, denn die Tuben sondern zu allen Zeiten viel zelliges Material ab. Dauert der Zustand länger, so kommen fast immer hämorrhagische Producte hinzu, und es entsteht ein Hydrops tubae sanguinolentus. Unter diesen Vorgängen dehnt sich der Kanal mehr und mehr aus. Ist es die ganze Tuba, so entsteht ein darmartig gewundener Sack; ist es nur ein Theil derselben, so kann es eine runde Cyste sein, welche unter Umständen faustgross und darüber werden kann.

---

*) Gesammelte Abhandlungen. S. 767—768.
**) Rob. Froriep. Pathol.-anat. Abbildungen aus der Königl. Charité-Heilanstalt zu Berlin. Lief. I. Weimar. 1836. Taf. III. u. IV.
***) Cruveilhier. Traité d'anat. path. génér. T. III. p. 371.

Die Erscheinung bringt danach einen sehr mannichfaltigen Eindruck hervor, zumal da auch die Lagerung der Tuba unter solchen Verhältnissen eine ausserordentlich mannichfaltige ist. Weil sehr häufig eine Perimetritis der Anfang dieser Veränderungen ist, so wird auch die Tuba in der Regel irgendwo adhärent, am häufigsten am Eierstock. Manchmal liegt sie ganz zurückgeschlagen hinter dem Uterus, manchmal krümmt sie sich über ihn hinweg, selten liegt sie nach vorn, am häufigsten liegen die Cysten nach der Seite und nach hinten. Den allmälich wachsenden Sack kann man schon bei Lebzeiten durchfühlen, besonders in der Gegend des Eierstocks in der Seite oder hinter dem Uterus, so dass man leicht daran denken kann, es handle sich um einen Hydrops ovarii oder um Cysten des Uterus selbst.

Unter Umständen scheint es vorkommen zu können, dass, wenn keine wirkliche Verschliessung des Ostium uterinum besteht, wenn blos durch die Anwesenheit von verstopfenden schleimigen Massen der Kanal unterbrochen ist, durch den Druck der Flüssigkeiten nachher die Mündung wieder eröffnet, forcirt wird. Es giebt wenigstens Fälle, wo man durch die Geschlechtswege grosse Quantitäten von Flüssigkeit aus einem Sack dieser Gegend sich hat entleeren sehen. Blasius*) hat einen Fall dieser Art als Hydrops ovarii profluens beschrieben. Auch Ad. Richard und Cruveilhier**) erzählen ähnliche Fälle. Jedoch haben schon Froriep und Joh. Müller darauf aufmerksam gemacht, dass dies an sich weniger wahrscheinlich sei und dass, wo keine Autopsie den Beweis lieferte, vielmehr ein Hydrops der Tuben vorausgesetzt werden müsse.

Andererseits ist es nicht selten, dass die sich ausdehnende Tuba nicht allein mit dem Uterus, sondern auch mit anderen Theilen verwächst, namentlich mit Darmtheilen, und zwar häufig mit Schlingen des Dünndarms oder mit tieferen Abschnitten des Dickdarms. An diesen Stellen bilden sich leicht, wahrscheinlich durch die Zerrungen, welche sie erfahren, heftigere entzündliche Processe, welche eine Perforation nach sich ziehen. Dann kann die Flüssigkeit aus der Tuba in den Darm eintreten, aber es tritt dann auch gewöhnlich Gas oder Darminhalt in den Tubensack

---

*) C. Blasius. Comment. de hydrope ovariorum profluente. Hal. 1834.
**) Cruveilhier. l. c. p. 372.

ein, und daraus entstehen allerlei ungünstige, lange anhaltende, jauchige Eiterungen, welche mit grosser Schmerzhaftigkeit und mit fortschreitenden entzündlichen Processen in der Umgegend verbunden sind und für die Kranken nicht blos überaus quälend, sondern auch in hohem Maasse gefährlich werden können. —

Von diesem eigentlichen Hydrops tubae muss man wohl unterscheiden die cystischen Bildungen, welche nicht selten an dem abdominalen Ende der Tuben vorkommen. Es finden sich hier allerlei gestielte und flach aufsitzende Blasen, die meisten klein, von der Grösse eines Hanfkorns bis zur Grösse einer starken Kirsche. Auch diese Cysten sind wieder verschiedener Natur, und einzelne derselben sind bis jetzt in Beziehung auf ihre Entstehung keineswegs vollständig aufgeklärt.

Eine Art davon, welche weniger constant ist, lässt sich zurückführen auf die fötale Entwickelung. Seit Kobelt hat man sich gewöhnt, eine sehr häufig vorkommende gestielte Cyste an dem Abdominalende der Muttertrompete als das Analogon der sogenannten Morgagni'schen Hydatide am Nebenhoden zu betrachten. Dies ist jedoch meiner Meinung nach nicht für alle Fälle richtig. Tuba und Vas deferens entwickeln sich aus ursprünglich verschiedenen Kanälen oder Gängen. Die Tuba entsteht aus dem sogenannten Müller'schen Faden oder Gange, welcher blind endigt. Während sich in einiger Entfernung vor dem Ende das Ostium abdominale mit den Fimbrien entweder einfach oder auch mehrfach eröffnet, bleibt das kolbige Ende erhalten, entwickelt sich zu einer Cyste, während sein Stiel atrophirt, und überragt die Fimbrien. Diese gestielte Hydatide entspricht allerdings der am Nebenhoden vorkommenden, indem beim Manne der Müller'sche Faden in seiner ganzen Ausdehnung verschwindet und nur der Sacculus prostaticus und die Endhydatide von ihm übrig bleibt. Ganz verschieden davon ist eine zweite gestielte Cyste, welche sehr oft neben der ersten vorkommt und sich in der Gegend des früheren Wolff'schen Körpers, des sogenannten Nebeneierstocks oder Rosenmüller'schen Organs an das breite Mutterband inserirt. Diese erklärt sich auf folgende Weise: Derjenige Kanal, welcher dem Vas deferens des Mannes entspricht, der ursprüngliche Ausführungsgang des Wolff'schen Körpers, geht beim Weibe seinem grösseren Theile nach, wie der Wolffsche Körper selbst, frühzeitig zu Grunde, so dass höchstens ein im Gewebe des Ligamentum latum verschwindender Faden als letzter Rest davon sich findet, dessen Endstück in Form einer Cyste hervortritt. Diese sitzt tiefer, als die zuerst genannte und befestigt sich nicht an die Fimbrien, sondern ganz ausserhalb der Tuba an die Ala vespertilionis. Beide Arten von Cysten erreichen keine beträchtliche Grösse. Im besten Falle werden sie kirschengross und haben deshalb mehr ein genetisches Interesse, als dass sie in pathologischer oder therapeutischer Beziehung Bedeutung erlangten.

Ausser diesen grösseren Cysten findet sich häufig ganz in der Nähe noch eine Art meist sehr kleiner, hanfkorn- bis erbsengrosser Blasen *). Ein Theil derselben entspricht seinem Sitze nach ziemlich genau der Stelle, wo das Rosen-

Fig. 45.

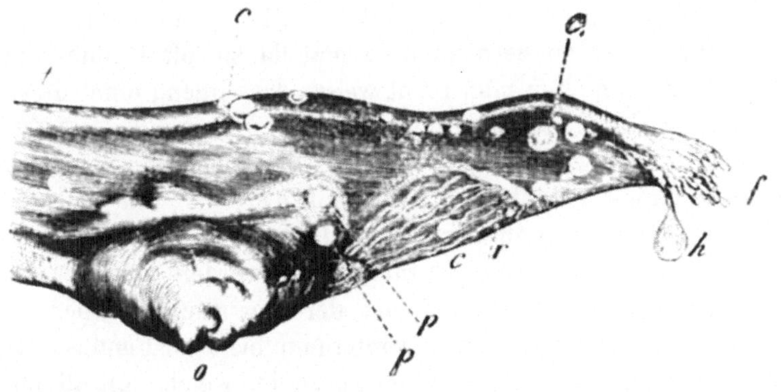

müller'sche Organ, das Parovarium liegt, zwischen Ovarium und Tuba. Bei Kindern fand ich die kleinen Blindsäcke dieses ursprünglich Wolff'schen Körpers noch hohl und mit Cylinderepithel gefüllt **); bei Erwachsenen waren sie, soweit ich sehen konnte, immer obliterirt. Theils an der Stelle, wo später

---

Fig. 45. Cysten der Ala vespertilionis. *o* der etwas geschrumpfte und indurirte Eierstock. *t* die Tuba mit ihren Fimbrien *f*, in deren Nähe die Endhydatide *h* ansitzt. *r* das Rosenmüller'sche Organ (Nebeneierstock, Parovarium, Rest des Wolff'schen Körpers). *c, c, c* kleine geschlossene Cysten, theils am Ueberzuge der Tuba, theils an der Ala selbst, theils an dem Nebeneierstock. *p, p* ein Paar Venensteine (Phlebolithen) in einer geschlängelten Vena ovarialis. Natürliche Grösse. (Präparat No. 30. vom Jahre 1863).

*) Joh. Fr. Meckel. Path. Anat. II. 2. S. 145.
**) Berliner geburtshülfl. Verhandl. 1848. Bd. III. S. 210.

ihre unvollständigen Reste liegen, theils dicht daneben kommen Cysten von verschiedener, jedoch meist geringer Grösse vor, bei denen es nahe liegt, sie aus cystischen Dilatationen der Kanäle des alten Wolff'schen Körpers abzuleiten. Ich habe diese Frage wohl zuerst (1847) aufgeworfen, musste sie aber nach meinen Untersuchungen verneinen, da ich einen wirklichen Zusammenhang aufzufinden nicht im Stande war. Nachher haben verschiedene Beobachter die Frage bejahend beantwortet***) und einzelne sind so weit gegangen, alle kleinen Cysten dieser Gegend auf das Parovarium zurückzuführen. Dies scheint mir nicht richtig zu sein. Wenn ich auch die Möglichkeit zugebe, dass gewisse Cysten wirklich durch Anhäufung von Secret in den Blindsäckchen des Wolff'schen Körpers entstehen mögen, so giebt es doch zahlreiche Fälle, wo die Bläschen sehr weit von dem Nebeneierstock entfernt liegen, z. B. am äusseren Umfange der Tuba, also an Stellen, wo man kein solches Vorgebilde hat. — Diese sind wahrscheinlich als Neugebilde zu betrachten, zumal da sie oft Flimmerepithel enthalten, von dem man nicht weiss, dass irgend einer dieser Theile normal damit ausgestattet ist. —

Die letzte Kategorie von cystischen Dilatationen an den weiblichen Sexualapparaten bildet die Hydrometra, ein Zustand, der überwiegend dem höheren Lebensalter angehört und als eine Art von Involutionszustand betrachtet zu werden pflegt. Der gewöhnliche Sitz der Dilatation ist der eigentliche Körper des Uterus, die Gegend vom Orificium internum bis zum Fundus. Regelmässig handelt es sich dabei um Zustände, welche mit allmälicher Verengerung und endlichem Verschluss des Orificium internum verbunden sind. Diese Verengerung ist die Folge eines chronisch entzündlichen Processes (Endometritis, Catarrhus chronicus), der in der Schleimhaut ein sich retrahirendes Gewebe erzeugt. Nicht selten entwickeln sich gleichzeitig in dem Orificium internum Nabothscysten, welche den Verschluss begünstigen, zumal wenn sich damit, wie es oft genug der Fall ist, eine Flexion des Uterus verbindet **). Dann häufen sich die Secrete in der Höhle des

---

*) Follin. Recherches sur les corps de Wolff. Thèse de Paris. 1850. Broca. Bulletin de la société anatomique de Paris. 1852. p. 45, 472. Rokitansky. Lehrbuch der path. Anat. Wien. 1861. Bd. III. S. 434, 442.

**) Berliner Geburtshülfl. Verhandl. 1849. Bd. IV. S. 82. Gesammelte Abhandlungen. S. 820.

Uterus an, die Wandungen dilatiren sich und die platte Cavität verwandelt sich in einen rundlichen Sack, welcher durch das verengte oder verschlossene Orificium internum von dem offenen Cervicalkanal abgegrenzt wird. Das Secret ist stets ein flüssiges, ganz verschieden von der zähen, schleimigen Absonderung der Cervicalschleimhaut, welche bei Verengerungen des Orificium externum zuweilen sehr erhebliche Dilatationen der Cervicalhöhle herbeiführt. —

Alle diese Processe gehören in eine einzige, in sich zusammenhängende Gruppe, und wenn man nur eben einen Fall davon recht genau kennen gelernt hat, so hat es nachher keine besonderen Schwierigkeiten, die anderen zu deuten. Ich will unter den analogen Formen anderer Localitäten namentlich eine noch erwähnen, welche freilich zu den seltneren gehört, die aber höchst charakteristisch ist. Das sind die Schleimcysten, die sich aus den Luftwegen in ganz abgeschlossener Weise entwickeln. Meistens sind die Ektasien der Luftwege mit eitrigen Secreten erfüllt (S. 253), zuweilen aber kommt es vor, dass sie mit einem eben so zähen, dicken und compacten gallertartigen Schleim vollgestopft sind, wie die vorher erwähnten Schleimcysten des Wurmfortsatzes und der Gallengänge. Manchmal zeigt sich diess an den Bronchien selbst, so dass man mitten in der Lunge einen rundlichen Sack findet, der eine sehr dünne Wand hat und sich dadurch von den gewöhnlichen sackigen Bronchiektasien unterscheidet, die meistens dicke Wände haben. Hier dagegen ist die Wandung zuweilen so dünn, dass es schwer ist, sie von dem anstossenden Lungenparenchym zu unterscheiden. Derselbe Zustand kommt aber auch an der Trachea vor, und während die cystischen Bronchiektasien im Lungenparenchym keine erhebliche Bedeutung haben, so können die cystischen Trachektasien selbst zu operativen Eingriffen Veranlassung geben. Ihr gewöhnlicher Sitz ist an demjenigen Theil der Luftröhre, welcher etwas über und hinter dem Manubrium sterni liegt. Die Erweiterungen gehen meistens von der hinteren Wand aus, welche am wenigsten geschützt ist, weil sie keine Knorpelringe besitzt und weil auch das elastische Gewebe an ihr nur mässig stark entwickelt ist. Die sonst gleichmässig fortlaufende Trachea bekommt zuerst eine Reihe von flachen Ausstülpungen oder Vertiefungen, welche sich aneinanderschliessen. Allmählich

weitet sich das mehr und mehr zu einer gemeinschaftlichen Bucht
aus. Nach hinten kann die Ausweitung nicht sehr weit vor-
schreiten, weil durch den Oesophagus und die Wirbelsäule der Raum
verschränkt ist. Dagegen schiebt sie sich seitlich mehr hinaus
und tritt unter Umständen als ein wirklicher Tumor über der
Clavicula, unter und hinter der Glandula thyreoides und neben
der Trachea hervor. Man kann dann leicht auf die Vermuthung
kommen, einen tiefsitzenden Kropf (Struma) oder eine ganz neugebildete Cyste vor sich zu haben. Einen solchen Fall hat
Textor mit Erfolg operirt*); ich habe einige ähnliche an der
Leiche untersucht und mich überzeugt, dass die Säcke von der
Trachea ausgingen. Indem die Ektasie zuerst wie eine Hernie
(Bronchocele) hervortritt, kann sie sich später wirklich gestielt aus der Trachea hervorstülpen und schliesslich abschnüren,
indem eine Atresie des Ostiums entsteht. Dann hat man einen
mit zähem, klarem Schleim gefüllten Sack neben der Trachea. —

Diese Formen werden genügen, um Beispiele für die durch
reine Flächenabsonderung gebildeten Sackgeschwülste der grösseren Kanäle zu liefern. Es bleibt noch die andere Gruppe von
Retentionsgeschwülsten zu besprechen, wo wir nicht wesentlich
die Absonderungsproducte der Fläche vor uns haben, sondern
wo das Secret von einer grösseren Drüse geliefert wird und sich
in dem Ausführungsgange anhäuft. Ich habe allerdings insofern
etwas incorrect gehandelt, als die vorher geschilderten Cysten der
Gallenwege eigentlich in diese Kategorie gehören; ich habe es
nur für zweckmässig gehalten, dieses Beispiel voraufzunehmen,
weil es für die Gesammtanschauung eine so grosse Bedeutung hat.
Wenn in einem Drüsengang das Secret, welches die Drüse,
nicht der Gang selbst abgesondert hat, sich anhäuft, so versteht
es sich von selbst, dass wir zuerst das Secret als den Stoff finden,
welcher die Dilatation macht. Nehmen wir die Harnwege, so
liegt es auf platter Hand, dass jede durch Retention gebildete
Erweiterung der Ausführungsgänge zuerst Harn enthalten, dass
es eine Harncyste sein wird. Nun kann die Erweiterung

---

*) Es war diess der Sack, aus welchem Herr Scherer den Schleim er-
hielt, an welchem er seine bekannten chemischen Untersuchungen über diesen Stoff anstellte (Annalen der Chemie und Pharmacie. Bd. 57. S. 196).

an den verschiedensten Abschnitten vorkommen. Es giebt Ektasien an der Harnblase, an den Ureteren, an Pelvis und Calices
renales, endlich an den Harnkanälchen selbst und namentlich an
den geraden Harnkanälchen der Marksubstanz. Die Erweiterung
kann eine gleichmässige sein (die Harnblase z. B. kann sich im
Ganzen ausdehnen); aber sehr häufig ist sie eine sehr ungleich-
mässige, so dass sie nach einer Seite hin stärker wird, oder dass
sie geradezu nur an einzelnen Stellen eintritt, und dass sackige
Ektasien entstehen. Diese können sich, je weiter sie sich entwickeln, durch die Wand herausschieben, sie können wie herniöse
Bildungen nach aussen hervortreten, ja sie können förmliche
Nebensäcke liefern.

An der Harnblase stellen sie die sogenannten Divertikel-
bildungen dar, die oft ganz enge Mündungen haben, während sich
der Sack selbst ziemlich stark ausweitet. Das Divertikel kann
anfangs noch in der Wand enthalten sein; wird es grösser, so
schiebt es sich an die Oberfläche und endlich über die Oberfläche hinaus, indem es einen kleinen besonderen Tumor neben
der Blase bildet. Solche Divertikel schnüren sich nun allerdings
nicht vollständig ab, aber sie können doch sehr leicht zu Verwechselungen mit cystischen Geschwülsten Veranlassung geben.
Manchmal entwickeln sie sich so weit gegen die Seite hin, dass
man sie durch das Rectum deutlich fühlen kann. Zuweilen schieben sie sich nach ganz ungewöhnlichen Regionen vor. In einem
Falle sah ich ein Divertikel in Form einer cystischen Geschwulst
am Perinaeum sich hervorwölben (S. 167. Note); ein anderes Mal
fand ich eines in der Richtung gegen das Foramen obturatorium
hin entwickelt, so dass es sich mit einer Hernia for. obtur.
complicirte.

An den Ureteren und noch weiter hinauf am Nierenbecken kommen vollständige Abschnürungen vor, so dass die
eine Niere gar keinen Harn mehr nach der Blase und nach
aussen entleeren kann und die andere Niere, falls sie unversehrt
bleibt, allein das Secretionsgeschäft übernehmen muss, und Aus-
gleichungen nothwendig sind. Diese Zustände fasst man zusammen
unter dem Namen der Hydronephrose *) zum Unterschied von
Hydrops renum cysticus, den man in das eigentliche Parenchym

---

*) Rayer. Traité des maladies des reins. Paris. 1841. T. III. p. 476.

der Niere zu versetzen pflegt. Die Hydronephrose ist in der Regel überwiegend vorhanden an den Calices, an der Pelvis und am Ureter. Manchmal ist es der ganze Ureter, wenn die Mündung verschlossen ist; manchmal liegt das Hinderniss hoch hinauf, und es entstehen Säcke, welche sich blos auf den oberen Abschnitt beschränken. Zuweilen sind sie intrauterinen Ursprungs*), in der Regel entstehen sie später. Am gewöhnlichsten sind es Geschwülste, namentlich krebsige und kankroide Affectionen des Uterus, sowie Nierensteine, welche sie herbeiführen. Nicht selten sind sie die Folge von Dislocationen des Uterus, insbesondere von Prolapsus**). Am sonderbarsten sind jene Fälle, wo der Ureter offen ist und doch eine extreme Hydronephrose vorhanden ist. Ich habe solche Fälle mehrmals untersucht; es fand sich jedesmal ein klappenartiges Hinderniss, bedingt durch eine Faltung der Wand in Folge eines schiefen Ursprungs des Ureters aus dem Nierenbecken.

Je mehr die Erweiterung zunimmt, um so mehr atrophirt natürlich das Parenchym der Niere, indem die Nierensubstanz theils in Folge des Druckes, theils in Folge entzündlicher, nament-

Fig. 46.

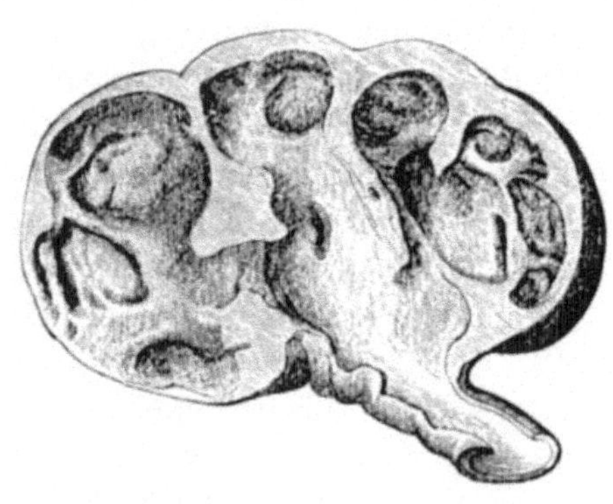

Fig. 46. Hydronephrosis mit fast vollständiger Granularatrophie der Nierensubstanz. Gleichzeitig bestand eine stark compensatorische Hyperplasie der anderen Niere. (Präparat No. 100. vom Jahre 1860).

*) Rayer l. c. p. 487, 503. Cruveilhier. Traité d'anat. path. génér. T. III. p. 369. Meine gesammelten Abhandlungen. S. 874. Th. O. Heusinger. Ein Fall von angeborner Blasenniere. Marburg. 1862.

**) Berliner geburtshülfl. Verhandl. 1846. Bd. II. S. 209. Gesamm. Abhandl. S. 814.

lich interstitieller Processe schrumpft, dünner und dünner wird, und zuletzt gar nichts mehr davon übrig bleibt, als ein etwas derber, fibröser, mehrkammeriger oder buchtiger Sack. Dann hört die Secretion der Drüse auf, während, so lange noch Parenchym vorhanden ist, der Secretionsdruck, wie die Erfahrung lehrt, gross genug ist, immer neuen Stoff in die Säcke zu führen. Der Harnstoff, der darin enthalten ist, zersetzt sich nachher; man kann schon durch den Geruch erkennen, dass eine Zersetzung in kohlensaures Ammoniak erfolgt. Von dieser Zeit an treten Secrete der Wand in grösserer Menge in die Höhle: epitheliale, eitrige, schleimige Absonderungen. So erklärt es sich, dass Säcke, die recht lange bestanden haben, fast gar keine nachweisbaren Harnbestandtheile mehr führen, sondern fast nur eine katarrhalische, oft eitrige oder fötide Flüssigkeit enthalten. Sie können sehr gross werden, namentlich wenn der Ureter mit betheiligt ist; ja, zuweilen erreichen sie einen solchen Umfang, dass man sie sehr bequem von aussen durchfühlen kann. In diesem Falle geben sie sehr leicht zu Irrthümern in der Diagnose Veranlassung. Ich habe selbst solche Fälle anatomisch untersucht*), wo man früher an Milztumoren oder an Eierstockscysten gedacht hatte. Solche Verwechselungen begreift man, wenn man bedenkt, wie stark die Spannung wird, welche die Wand des Sackes durch das aufgehäufte Secret erfährt; sie erzeugt unter Umständen eine wirkliche Härte, so dass man an die Consistenz der Milz erinnert wird. Auch entspricht die Lage dieser Säcke manchen Formen von Ovarialtumoren so sehr, dass sehr leicht die Vermuthung entstehen kann, man habe einen solchen vor sich.

Einseitige Hydronephrosen werden oft sehr lange, fast ohne Störung ertragen. Es erklärt sich dies aus der compensatorischen Hyperplasie der anderen Niere, welche die Secretion für die unbrauchbar gewordene mit übernimmt. Anders verhält es sich mit den doppelten Hydronephrosen, wie sie namentlich bei Uteruskrebs und anderen Beckengeschwülsten nicht selten sind, sowie mit den Fällen, wo bei einseitiger Affection die andere Niere später der Sitz einer anderweitigen Erkrankung wird. Dann tritt sofort die Rückwirkung auf die gesammte Oekonomie hervor;

---

*) M. Nagel. De hydronephrosi. Diss. inaug. Berol. 1847. p. 18. Vgl. Rayer l. c. p. 483.

es entwickelt sich jener Complex von Störungen, den man früher
als Febris urinosa, gegenwärtig als Urämie zu bezeichnen pflegt,
und der sehr gewöhnlich zum Tode führt. —

Innerhalb der Niere selbst sind cystische Bildungen ausserordentlich häufig, und lange Zeit war es in hohem Maasse zweifelhaft, auf welche Weise sie eigentlich entstehen. Wirkliche Harncysten in der Niere sind sehr selten. Ich habe bei verschiedenen
Gelegenheiten allerdings unzweifelhafte Harncysten gefunden, in
denen auch krystallinische Niederschläge von Harnbestandtheilen
in grösserer Menge vorhanden waren, z. B. Harnsäure, oxalsaurer
Kalk, selbst in einem Falle Cystin*), allein die Regel ist, dass
keine Harnbestandtheile, sondern nur die Bestandtheile einer
serösen Flüssigkeit zugegen sind.

Verfolgt man die Entwickelung dieser Cysten, so ergiebt
sich, dass sie allerdings in der Regel hervorgehen aus den Harnkanälchen, und zwar in einer doppelten Weise. Manchmal beginnt der Process mit Atresien der Kanälchen; das ist namentlich bei den fötalen cystoiden Degenerationen**) der
Fall, wo wir eine Atresie der Papillen finden. Dieser Zustand

Fig. 47.

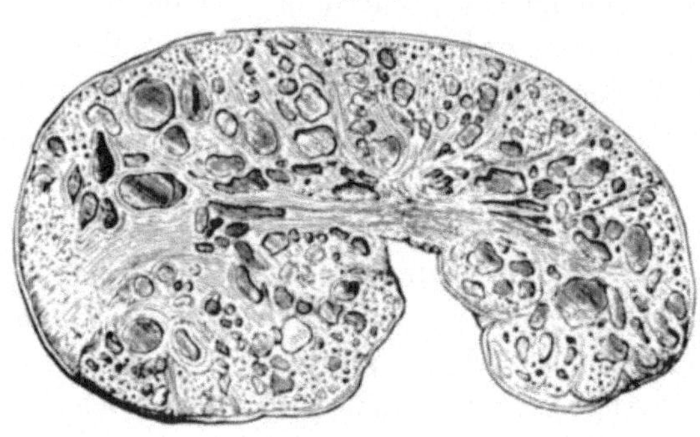

Fig. 47. Hydrops renum cysticus congenitus. Präparat No. 109a. vom
Jahre 1859, Geschenk des Dr. Kanzow in Schivelbein. Der Fall ist in
den Verhandlungen der Gesellschaft für Geburtshülfe in Berlin. 1860. XII.
S. 22. genauer beschrieben. Die Nieren waren bei dem neugebornen Kinde
je 5½" lang, 4" breit und 3½" dick und wogen zusammen 2 Pfund 14½ Loth.
Nadelknopf- bis erbsengrosse Cysten nahmen die ganze Substanz ein, und
an der Stelle der Calices renales fand sich ein mässig dichtes Bindegewebe.
   *) Gesammelte Abhandl. S. 874.   O. Beckmann in meinem Archiv.
Bd. IX. S. 226. Bd. XI. S. 127.
   **) Rayer l. c. p. 515.   Virchow in den Berliner geburtshülfl. Ver-
handlungen. 1847. Bd. II. S. 170. Gesammelte Abhandl. S. 832.

ist gar nicht so selten. Ich selbst habe eine ganze Reihe solcher Fälle untersucht und als Regel eben diese, wahrscheinlich auf eine fötale Entzündung zu beziehende Atresie der Papillen gefunden, so dass gar keine Communication zwischen den Harnkanälchen und Nierenkelchen bestand*). Unter solchen Verhältnissen bilden sich Cysten in so grosser Menge aus, dass zuweilen die ganze Niere davon durchsetzt wird und dadurch zu einer Geschwulst von solchem Umfang anschwillt, dass, wenn dieselbe Veränderung an beiden Nieren stattfindet, sie die ganze Bauchhöhle des Fötus erfüllen und so ausdehnen, dass die Geburt dadurch erschwert wird. Wird die Geburt ohne Verletzung vollendet, so gehen die Kinder bald nachher zu Grunde, weil durch die grosse Ausdehnung der Nieren die Thätigkeit des Zwerchfells behindert wird; die Kinder können nicht athmen, und das Leben hört somit auf. In der Cystenflüssigkeit fand ich harnsaure Salze, Hippursäure u. s. w.. und ich trage daher um so weniger Bedenken anzunehmen, dass wir es hier mit ursprünglichen Harncysten zu thun haben, als auch die mikroskopische Untersuchung die fortschreitende Ektasie der Harnkanälchen klar nachweist**).

Bei Erwachsenen wird die Sache schwieriger. Allerdings giebt es auch hier Fälle von cystischer Degeneration, wo die Nieren ganz und gar mit Cysten durchsetzt sind. Begreiflicherweise kann es sehr wohl sein, dass eine partielle fötale Degeneration sich bis in das spätere Leben erhält, und es ist denkbar, dass nachher in den Cysten die Harnsecretion aufhört und an die Stelle andere Abscheidungen treten. Allein der gewöhnliche Gang der Entwickelung ist vielmehr der, dass die Cystennieren der Erwachsenen überhaupt mit einer Harnretention gar nichts zu thun haben, sondern dass sie in Folge einer chronischen interstitiellen Nephritis entstehen, welche sich verbindet mit einer Abscheidung von festen Albuminaten in das Innere von Harnkanälchen. Die Harnkanälchen dilatiren sich durch diese Anfüllung mit Albuminaten, denselben, welche im Morbus Brightii mit dem Harn nach aussen kommen und unter dem irrthümlichen Namen der Fibrincylinder bekannt sind. Ein Harnkanälchen, welches sonst ganz glatt fort-

---

*) Würzburger Verhandl. Bd. V. S. 447. Gesammelte Abhandl. S. 864. Berliner Geburtshülfl. Verh. 1860. XII. S. 22.
**) A. Förster. Spec. pathol. Anat. S. 357. Atlas der mikroskopischen path. Anat. Taf. XVIII. S. 3.

läuft, wird verwandelt in eine Reihe von varicösen Ausbuchtungen oder Säckchen, welche hintereinander liegen; in der Mitte eines jeden Sackes liegen neben dem Epithel Körper aus eiweissartigen Stoffen. Das Aussehen der kleinen Säckchen ist so, dass man sie für neugebildete Theile halten könnte, indess ist nach den sehr sorgsamen Untersuchungen des verstorbenen Prof. Beckmann *) kein Zweifel übrig, dass sie Abschnürungen von Harnkanälchen sind.

In diesen Säcken erhält sich der gallertige Inhalt oft sehr lange; auch giebt es Fälle, wo immer wieder neue Massen der Art gebildet werden. Anderemal dagegen finden wir späterhin eine seröse Flüssigkeit, welche, wie die anderen, reich an Albuminaten und Leucin ist. Bestehen viele Säcke nebeneinander, so tritt später eine Confluenz ein. Es ist das ein etwas complicirter Gang, wodurch manche Verbindung wieder hergestellt wird, welche durch den früheren Verlauf unterbrochen war. Zuerst erweitern sich die Kanäle stellenweise, sie schnüren sich ab, es bilden sich hintereinander liegende Cysten, und nachher fliessen diese wieder zusammen durch Atrophie ihrer Scheidewände. Allein in der Regel gehören die Collectivsäcke nicht einem einzigen früheren Harnkanälchen an, sondern es tritt Confluenz zwischen Säcken ein, die ursprünglich getrennten Harnkanälchen angehörten. So entstehen nach und nach grössere Säcke, welche an der inneren Oberfläche noch Reste von Scheidewänden in Form von Leisten oder Balken zeigen, in der Richtung, wo früher die Trennung bestand.

In der Regel sind die Cysten in den Nieren der Erwachsenen mehrfach, so jedoch, dass sie nur kleinere Theile des Organs einnehmen und dass also neben ihnen die Harnsecretion ungestörten Fortgang haben kann. Selbst sehr grosse und zahlreiche Säcke dieser Art haben daher oft keinen erkennbaren Einfluss auf das Allgemeinbefinden, und es ist erstaunlich zu sehen, dass selbst bei allgemeinerer hydatidöser Degeneration doch immer noch Harn abgesondert wird**). Aber die Geschichte dieser Bildungen ist insofern von grossem Interesse für die allgemeine

---

*) Beckmann. Ueber Nierencysten. Mein Archiv. IX. S. 221. Bd. XI. S. 121.

**) Gesammelte Abhandl. S. 874.

Theorie cystischer Formationen, als sie in besonders deutlicher Weise zeigt, wie bei multipler Cystenbildung späterhin Confluenz entsteht (S. 201, 238.), so dass zuletzt ein einfacher Sack an die Stelle einer grossen Zahl kleinerer Bläschen tritt. In der Niere wird ein Sack, der auf diese Weise entsteht, zuweilen grösser als die Niere vorher war; ja es kann aus einem Theil der Niere ein Sack hervorwachsen, der umfangreicher ist, als die ganze Niere es war. Das setzt natürlich eine fortgehende Abscheidung voraus, und in diesen grösseren Säcken finden wir in der That eine flüssige, seröse Masse, die von der Wand durch Transsudation geliefert ist. In den kleineren Säcken dagegen kommt eine ausserordentlich grosse Mannichfaltigkeit des Inhalts vor: es giebt solche, die sich mit Extravasat füllen, andere, wo gallertartige Producte oder weiche, melicerisartige Massen sich finden, die zahlreiche kleine, sonderbar aussehende, concentrisch geschichtete und zugleich radiär gestreifte Körperchen enthalten *). Grössere Säcke können einen solchen Umfang erreichen, dass die Geschwulst schon von aussen bemerkbar wird, und man darf daher nicht vergessen, dass ein Nierentumor existiren kann, der aus nichts, als einem solchen cystischen Sack besteht. —

Wenn wir uns bei der weiteren Besprechung mehr an äussere Gebilde halten, welche der chirurgischen Praxis zugänglicher sind, so zeigt sich, dass die hier in Rede stehende Art von Cystenbildung an allen möglichen grösseren äusseren Drüsen vorkommen kann. Am längsten und am meisten eingehend ist der Streit geführt worden bei den Speicheldrüsen, wo insbesondere die bekannte, mit dem Namen Ranula (Fröschleingeschwulst) bezeichnete Bildung in Frage kommt. Mit diesem Namen bezeichnet man eine Cystenbildung, welche unter der Zunge sich findet, gewöhnlich auf einer Seite des Frenulum und ungefähr in derjenigen Richtung, in welcher die Ausführungsgänge der Speicheldrüsen, namentlich der Submaxillaris liegen. Woher der Name „Ranula" ursprünglich kommt, ist nicht ganz klar**), aber der entsprechende Name Batrachos hypoglossios findet sich schon bei den alten Schriftstellern, namentlich Aëtius. Die Venen, welche in dieser

---

*) Würzburger Verhandlungen. Bd. II. S. 52.
**) Stalpart van der Wiel (Observ. rariorum med. anat. chir. Cent. I. Leidae. 1727. p. 87. Obs. XX) sagt: Sub lingua tumor nonnunquam oritur Ranula dictus, quod eo laborantes tanquam ranae coaxent.

Gegend liegen, heissen bekanntlich Venae raninae. Ob das eine oder das andere das frühere ist, und woher diese Namen stammen, wage ich nicht zu entscheiden, doch glaube ich nach den mir bekannten anatomischen Quellen schliessen zu müssen, dass der Name „Vena ranina" der spätere ist. Einer unserer älteren Anatomen, Gerhard Blasius, der die Anatomie des Vesling*) mit Noten versehen hat, macht die Bemerkung, der Name der Venen komme daher, dass sie wie die Frösche im Tiefen und Feuchten sässen. Genug, der Name der Ranula ist recipirt, und er ist um so zweckmässiger, als man nicht einig darüber ist, was die Geschwulst sei. Die Meinungen sind bis jetzt noch wesentlich verschieden**).

Früher discutirte man mehr darüber, ob es sich um einen neugebildeten Sack handelt oder um eine Ektasie des Wharton'schen Ganges. Zu diesen beiden Auffassungen, die im Einzelnen noch manche Modificationen erlitten haben, ist in der neueren Zeit, zuerst von Fleischmann***) in Erlangen, die Ansicht hinzugekommen, dass der Sack nicht neugebildet, sondern ein Hygrom sei, hervorgegangen aus einem Schleimbeutel am Musculus genioglossus. Endlich ist auch die Meinung aufgetaucht, es handele sich dabei um blosse Schleimcysten, welche aus den Schleimdrüsen der Mundhöhle hervorgehen. Jedoch sind das keine so grossen Säcke, und bis jetzt hat es Niemand plausibel machen können, dass die grossen Formen der Ranula aus den kleinen Schleimcysten hervorgehen, die allerdings am Boden der Mundhöhle öfter vorkommen.

Was nun den Schleimbeutel anlangt, so ist das Böse daran, dass seine Existenz an sich noch immer nicht ganz unzweifelhaft ist. Ich selbst bin ebenso unglücklich gewesen, wie manche andere, sorgfältige Untersucher†). Es ist mir nie geglückt, einen solchen Schleimbeutel darstellen zu können, und obwohl ich ja selbst hervorgehoben habe (S. 197), dass Schleimbeutel sehr variable Bildungen sind, so würde es doch wünschenswerth sein, zunächst die etwas häufigere Existenz dieses Gebildes demonstrirt zu sehen.

---

*) Joann. Vesling. Syntagma anatomicum ill. a Ger. Blasio. Amstel. 1666. p. 172. Not.

**) C. O. Weber in meinem Archiv. Bd. VI. S. 511. Frerichs. Ueber Gallert- oder Colloidgeschwülste. Aus den Göttinger Studien. 1847. S. 37.

***) Fleischmann. De novis sub lingua bursis Norimb. 1841.

†) L. Teichmann. Zur Lehre von den Ganglien. Inaug.-Diss. Götting. 1856. S. 6. Note. Birkett. Guys Hospital Reports. 1859. Ser. III. Vol. V. p. 268. (er citirt noch Bertherand. Thèse de Strasb. 1845).

Bei den Discussionen über die Entstehung der Ranula hat man sich zunächst an die chemische Constitution des Inhaltes gehalten, und da hat sich gezeigt, dass der Inhalt sich keinesweges als unzweifelhafter Speichel erweist. Früher hat man freilich manche Verwechselungen gemacht, indem man von der Voraussetzung ausging, dass der Speichel überall derselbe sei, während in der neueren Zeit, namentlich zuerst von Herrn Gurlt an unserer Thierarzneischule, später von Herrn Cl. Bernard gezeigt worden ist, dass gerade die Submaxillardrüse eine zähe, schleimige Absonderung liefert, welche sich von dem Absonderungsproduct der Parotis unterscheidet, das eine ganz wässerige Beschaffenheit hat. Eine solche zähe, schleimige Beschaffenheit hat aber gerade auch die Ranula-Flüssigkeit. Es sind ferner die einzelnen Stoffe des Speichels keinesweges so characteristisch und bis jetzt so genau bekannt, dass man sagen könnte, die chemische Analyse böte an sich ein bequemes Hülfsmittel dar. Nachdem man die Anwesenheit des Rhodankaliums im Speichel erkannt hatte, hat man sich bemüht, die Anwesenheit dieses Stoffes, der mit Eisenoxydsalzen eine characteristisch rothe Färbung giebt, nachzuweisen; aber das ist, so viel ich weiss, bis jetzt noch nicht gelungen, und ich selbst habe mich vergeblich bemüht, die Reaction zu erhalten *). Aber man weiss, dass der Submaxillarspeichel nicht in allen Fällen diesen Stoff führt **). Dazu kommt, dass man die Ranula immer nur untersucht, wenn sie eine gewisse Grösse, z. B. die einer Wallnuss und darüber erreicht hat, wenn sie also schon längere Zeit besteht; und so wenig als man Galle in einer urspünglichen Gallencyste und Harnstoff in einer ursprünglichen Harncyste findet, ebenso gut kann es sein, dass Rhodankalium, welches ursprünglich vorhanden war, später verschwindet. Was die anderen Stoffe angeht, das Ptyalin und was man sonst noch angeführt hat, so sind das alles so ungenau gekannte Körper, dass man mit keiner Sicherheit die Untersuchung darauf hat richten können. Auf die chemischen Untersuchungen muss man daher keinen besonderen Werth legen, und ich will nur erwähnen, dass bis jetzt als Hauptbestandtheil der Ranula-Flüssigkeit Natronalbuminat gefunden ist.

---

*) Mein Archiv. Bd. VI. S. 514. Note.
**) Kölliker u. H. Müller. Würzburger Verh. Bd. V. S. 217.

Anatomisch urgirte man vor Allem, es sei eine solche Bildung nicht wohl möglich in dem Ausführungsgange; der Wharton'sche Gang könne sich nicht in der Weise dilatiren, und wenn das der Fall wäre, so müsste es auch an anderen Speicheldrüsen vorkommen.

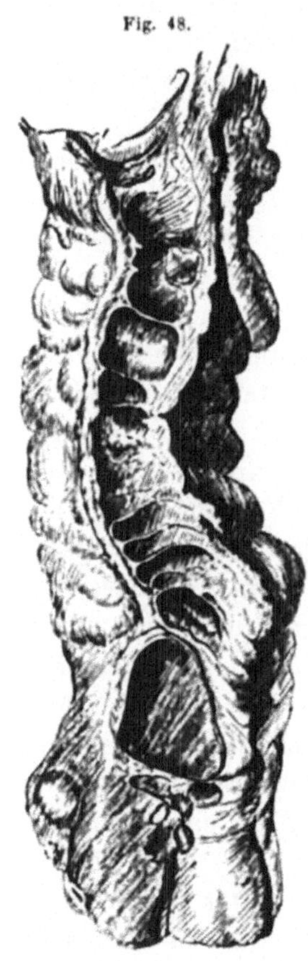

Fig. 48.

Dieser Einwand basirt auf einer mangelhaften Kenntniss der Literatur und auf unvollkommener Erfahrung. In der That kommen ähnliche Formen an anderen Speicheldrüsen vor. Wenn man das vortreffliche Werk von Bruns*) über Chirurgie ansieht, so wird man eine Masse von Fällen zusammengetragen finden, wo eine ähnliche Speichelgeschwulst (Tumor salivalis, Ranula parotidea) am Stensonschen Gang, dem Ausführungsgang der Parotis, vorkam, und ich kann aus meinen Erfahrungen anführen, dass es dieselben Erkrankungen am Pankreas giebt: Ranula pancreatica. Die Fälle an den Mundspeicheldrüsen sind meist nur chirurgisch untersucht; aber von den Fällen am Pankreas kann ich aussagen, dass sie unter zwei sehr wesentlich verschiedenen Formen vorkommen: eine, wo der Gang in seiner ganzen Ausdehnung sich ausweitet und eine gewöhnlich rosenkranzförmige Ektasie entsteht**); die andere, wo der Ausführungsgang an seiner Ausmündungsstelle sich verstopft und davor sich cystisch erweitert. Ich habe Säcke bis zur Grösse einer Faust gesehen, welche aus einer solchen Verstopfung hervorgegangen

---

Fig. 48. Ranula pancreatica (Präparat No. 80b. vom Jahre 1859). Sehr bedeutende, zum Theil sackige Erweiterung des Duct. Wirsungianus in Folge der Verschliessung des Ostiums durch eine weiche, zottige Duodenal-Geschwulst. Gleichzeitig war eine sehr ausgedehnte Ektasie der Gallengänge mit Atrophie der Leber vorhanden.

*) Bruns. Handbuch der prakt. Chirurgie. Tübing. 1859. Abth. II Bd. I. S. 1041.

**) Ein Paar ähnliche Fälle beschreibt Cruveilhier. Traité d'anat. path. génér. T. III. p. 365. Vgl. Rokitansky. Lehrb. der pathol. Anat. 1861. Bd. III. S. 314.

waren *). Gewöhnlich sind narbige Retractionen oder der Druck von Geschwülsten die Veranlassung. In diesen Säcken kommt nun keinesweges das einfache pankreatische Secret vor, sondern wenn der Sack eine gewisse Grösse erreicht hat, so finden sich darin allerlei schleimige und hämorrhagische Substanzen. Ja es ist nicht selten, dass man darin auch Steinbildungen trifft, Pankreassteine, welche die grösste Aehnlichkeit haben mit den Steinbildungen, welche man in der Ranula hypoglossis gefunden hat. Letztere sind Speichelsteine und bestehen überwiegend aus Erdsalzen, namentlich Kalkverbindungen. Ich kann daher sagen, dass der angeführte Grund mich nicht nur nicht abschreckt, die gewöhnliche Ranula für eine Speichelcyste zu halten, sondern dass ich durch die Analogie eher in dieser Auffassung bestärkt werde.

Die grösste Schwierigkeit besteht aber darin, dass viele Chirurgen behaupten, sie hätten den Wharton'schen Gang neben der Ranula wegsam gefunden, sie hätten mit einer feinen Sonde eingehen können und wären neben der Cyste vorbeigekommen. Diese Beweisführung ist, weil sie nur am Lebenden vorgenommen wurde, nicht ganz stringent, da wir bei allen solchen Gängen gewisse Varietäten finden, so dass unter Umständen doppelte Orificien, doppelte Ausführungsgänge vorhanden sind, von denen vielleicht nur der eine kleinere cystisch entartet war. Das sind Scrupel, die gewiss Berücksichtigung verdienen. Indess haben wir einige sehr vollwichtige Zeugnisse, welche gegen die Betheiligung des Wharton'schen Ganges sprechen. Cl. Bernard**) erzählt nehmlich, dass er in drei Fällen von wenig entwickelter Ranula die Mündung des Submaxillarganges frei und Speichel entleerend gesehen habe; er entleerte die Geschwülste, cauterisirte sie mit Höllenstein und erzielte vollständige Heilung. Trotzdem spricht er sich dafür aus, dass es sich um Speichelgangscysten gehandelt habe; nur leitet er sie von einer Dilatation der kleinen Läppchen der Sublingualis in Folge einer Obstruction der Rivinischen Gänge ab. Beim Pferde, sagt er, habe er eine auf diese Weise entstandene Ranula beobachtet.

---

*) Mein Archiv. Bd. VIII. S. 360, 361.
**) Claude Bernard. Leçons de physiologie expérimentale. Paris. 1856. T. II. p. 87.

Auch **Birkett***) fand den Wharton'schen Gang regelmässig offen und sah Speichel aus demselben fliessen. Er spricht sich ebenfalls, und wie es scheint, unabhängig für die Entstehung der Ranula aus den Rivini'schen Gängen aus und stützt sich dabei hauptsächlich auf die Angaben von **Kölliker****) über Bau und Inhalt der Drüsen, aus welchen diese Gänge sich zusammensetzen und welche **Kölliker** als besondere Rivinische von der Sublingualis unterscheidet. Gewiss hat diese Ansicht Alles für sich, nur ist es dann nicht nöthig, die Ranula in die Reihe der blossen Schleimcysten zu setzen. Mag man die Rivini'schen Drüsen zur Sublingualis rechnen als sie für sich betrachten, so bleiben sie doch immer Speicheldrüsen und die Ranuls eine Speichelcyste. Für die Geschwulst bedeutet diess nur einen Ortswechsel und vielleicht darf man annehmen, dass er nicht für alle Fälle gilt, wenn man z. B. die durch Autopsie bestätigte Beobachtung von **Richet*****) erwägt, welche ganz bestimmt für die Submaxillaris spricht.

Manche haben sich dadurch zu helfen gesucht, namentlich **Fried. Pauli**†), der in neuester Zeit eine sorgfältige Arbeit über die Ranula geliefert hat, dass sie zwei wohl zu unterscheidende Stadien annehmen: eines, wo der Gang ausgeweitet wird, **Ptyalektasis**††), und ein zweites, wo der Gang eine Ruptur bekommt und die Flüssigkeit in die Umgebung austritt, so dass der Sack dann eigentlich in dem umgebenden Bindegewebe läge, **Ptyalocele**. Diese Ansicht stützt sich namentlich auf die klinische Beobachtung, dass in manchen Fällen, nachdem der Sack eine Zeit lang bestanden hat, er ganz plötzlich seine Gestalt verändert, dass namentlich, während die Geschwulst Monate lang nur am Boden der Mundhöhle existirte, sie mit einem Male auch unter dem Unterkiefer am Halse hervortritt, was eben den Zeitpunkt der Ruptur bezeichnen soll. Es ist dies dieselbe Ansicht,

---

*) **Birkett.** Guys Hosp. Rep. Ser. III. Vol. V. 1859. p. 271. Pl. II. fig. 2.

) **Kölliker. Handb. der Gewebelehre. 1859. S. 378.

***) Bei **Cruveilhier.** l. c. T. III. p. 365.

†) **Pauli.** Archiv für klinische Chirurgie. 1862. Bd. II. S. 14.

††) Die Möglichkeit einer solchen Entstehung hat **Pauli** durch die Unterbindung des Ganges beim Hunde dargethan. A. a. O. S. 28. Vgl. **Bernard** l. c. p. 86.

die wir schon bei den Ganglien besprochen haben, und ich muss sagen: ebensowenig als ich mir vorstellen kann, dass beim Ganglion eine solche ausgetretene Inhaltsmasse liegen bleiben sollte, ebensowenig halte ich es bei der Ranula für richtig; jedenfalls würde sie zur Resorption gelangen.

Ich will schliesslich noch hinzufügen, dass an derselben Localität, wo wir die Ranula finden, auch neugebildete Säcke unzweifelhaft vorkommen, und dass, wenn man diese ebenso nennen will, man zwei verschiedene Arten der Ranula unterscheiden mus. Ich habe selbst Gelegenheit gehabt, ein von Herrn Linhart exstirpirtes Dermoïd von dieser Stelle zu untersuchen*), welches in keiner Weise in Parallele gestellt werden konnte mit der gewöhnlichen Ranula. Aehnliche Beobachtungen besitzen wir schon aus älterer Zeit, welche ganz correct sind und eben wieder beweisen, dass man an bestimmten Localitäten sich nicht auf eine bestimmte Meinung steifen muss, sondern die verschiedenen Möglichkeiten neben einander wohl ins Auge fassen muss. —

Eine ähnliche Reihe von Streitigkeiten, die aber in einer positiveren Weise sich lösen lassen, hat die cystische Ausweitung einzelner Abschnitte der Hodenkanäle veranlasst, eine Form, die man früher gewöhnlich mit der einfachen Hydrocele cystica verwechselt hat, mit der sie in der That dem Sitz und der Erscheinung nach eine grosse Aehnlichkeit besitzt, namentlich mit der Hydrocele funiculi spermatici (S. 166). Man hat neuerlich meist den Namen Hydrocele spermatica oder Spermatocele dafür angewendet. Die ersten Beobachtungen, welche auf etwas dieser Art hindeuteten, wurden von englischen Chirurgen gemacht,

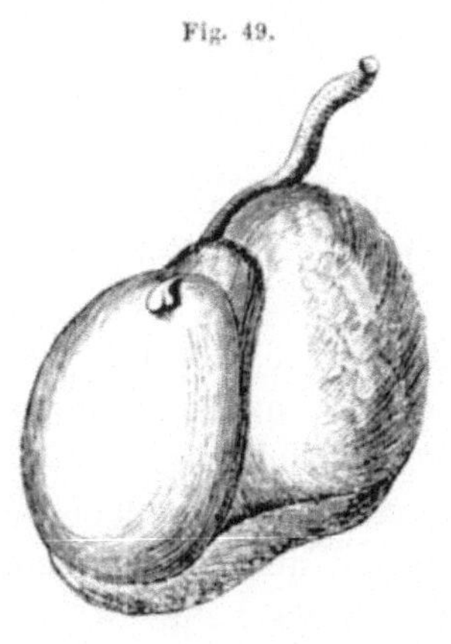

Fig. 49. Spermatocele cystica (Präparat No. 1002.). Man sieht neben und hinter dem Kopf des Nebenhodens die etwas unebene, blasige Geschwulst, in welcher der Samen enthalten war. Sie hatte sich theils in den Samenstrang hinauf-, theils gegen die Höhle der Scheidenhaut herabgeschoben, war sehr dünnwandig und enthielt nur wenige Samenfäden.

*) Würzburger Verhandl. (1856). Bd. VII. S. XLIX.

namentlich von **Liston** (1843) und **Lloyd** *), welche in ent-
leerter Hydrocele-Flüssigkeit Samenfäden fanden. In der ersten
Zeit glaubte man, es könnten Samenkanäle der Oberfläche des
Hodens sich erweitern und durch Erguss ihres Inhaltes in die
Scheidenhaut die Hydrocele erzeugen. Später hat man sich durch
directe anatomische Untersuchung**) überzeugt, dass die Spermatocele nicht in der Scheidenhaut des Hodens, in der Tunica vaginalis propria, sondern in besonderen Säcken liegt, welche sich
in der Mehrzahl der Fälle am oberen Ende des Hodens, am Ueber-
gange zum Nebenhoden und zum Theil über demselben finden
und sich von da allerdings in die Höhle der Scheidenhaut hinein-
stülpen, wo sie blasige Vorsprünge bilden. Nun ist es nicht
selten, dass gleichzeitig Hydrocele tunicae vaginalis und Spermatocele besteht, dass sie wirklich coïncidiren, und mir kommt
es noch immer sehr wahrscheinlich vor, dass, wenn man eine
Operation macht und in den Sack mit dem Troicart einsticht oder
durch eine Incision denselben spaltet, man sehr leicht die beiden
Säcke auf einmal anstechen oder anschneiden kann, so dass erst
durch die Operation das Gemisch der Samenflüssigkeit mit
der eigentlichen Hydroceleflüssigkeit entsteht. Indess behauptet
Luschka***), einmal auch an der Leiche die Samenfäden in der
Flüssigkeit gefunden zu haben, und schliesst daher auf eine Ruptur, wogegen sich allerdings nichts einwenden lässt. Ich selbst
habe keine Gelegenheit gehabt, Samenfäden in freien Hydrocelen-
flüssigkeiten, sei es an der Leiche, sei es nach der Entleerung
am Lebenden, zu sehen.

Die Samencysten können bis zu Wallnussgrösse und darüber anwachsen. Die Flüssigkeit, welche sie enthalten, unterscheidet sich im Wesentlichen von der gewöhnlichen Hydrocelenflüssigkeit dadurch, dass sie ein weissliches, milchiges,
undurchsichtiges Aussehen hat. In manchen Fällen findet man
das Sperma darin vollständig in Ordnung, so dass die Samenfäden in lebhafter Bewegung sind. In anderen Fällen zeigt es sich

---

*) Medico-chirurgical Transactions. Vol. XXVI. p. 216 and 368. Vergl.
Curling. Edinb. monthly Journ. 1849. Sept. **Macdonell**. Lond. med. Gaz.
Vol. 44. No. 1151.

) **Paget. Med. chir. Transact. Vol. XXVII. p. 398. Lect. on surgical
path. Vol. II. p. 53.

***) Mein Archiv. Bd. VI. S. 317.

in Zersetzung, die Samenfäden haben ihre Fortsätze, die sogenannten Schwänze verloren, man findet nur noch kleine rundlich-
ovale, scheinbar einfache Körner, die, wenn man sie genauer betrachtet, die bekannte Gestalt der „Köpfe" zeigen, und daneben allerlei zellige Elemente, wie man sie als Muttergebilde der Samenfäden
kennt. Nach der Analogie anderer Cysten lässt sich erwarten,
dass auch diese, wenn sie lange bestehen, ihren spermatischen
Character verlieren, und ich halte es für wahrscheinlich, dass
manche Cysten, die wie einfache seröse Säcke erscheinen und
an derselben Stelle vorkommen, denselben Ursprung haben.

Die Hauptfrage bleibt natürlich: wie entstehen diese sonderbaren Bildungen? Paget*) hat zuerst die Vermuthung aufgestellt,
dass hier eine wirkliche Neubildung von Säcken stattfinde, auf
deren Wand sich Drüsenzellen bildeten, welche dann, wie gewöhnlich, die Samenfäden lieferten. Es hängt dies zusammen
mit einer Theorie, auf welche wir noch häufig zu sprechen kommen müssen, und welche sich auf eine Reihe von Drüsenbildungen
bezieht, wo Rokitansky und Paget die Meinung vertreten
haben, dass es sich um Neubildung von Drüsensubstanz neben
der Drüse handele, dass also wirkliche Neoplasien entständen,
welche den alten Drüsen gleichen, aber nicht in unmittelbarer
Anastomose oder Continuität mit ihnen sich befinden. Das ist,
wie ich glaube, im Grossen insofern nicht richtig, als eine vollständige Wiederholung der Drüsen wohl kaum jemals vorkommt,
es sei denn in gewissen, später zu besprechenden teratoiden Geschwülsten. Ich gestehe vollkommen zu, dass eine Art von Reproduction des Drüsentypus als eine neoplastische gefunden wird;
nur habe ich kein Motiv zu glauben, dass eine wirkliche Drüsensecretion dabei zu Stande kommt und noch weniger, dass Samenfäden in den Epithelien solcher neugebildeten Säcke erzeugt
werden können.

Alle Untersuchungen der neueren Zeit, die ziemlich zahlreich
von Gosselin**), Luschka u. A. angestellt sind, sprechen dafür,
dass es sich um die cystische Erweiterung präexistirender Kanäle
handelt. Nur dass ist sonderbar, dass die Cysten fast ausschliesslich an dieser Stelle vorkommen. Das scheint sich daraus zu

---

*) Medico-chir. Transact. 1844. Vol. XXVII. p. 398.
**) Arch. génér. 1848. T. XVI. p. 24.

erklären, dass gerade in dieser Gegend die grösste Unregelmässigkeit in der Bildung des Hodens stattfindet. Der Hoden entsteht bekanntlich als ein unabhängiges Drüsenorgan neben dem Wolff'schen Körper, und die Kanäle des letzteren, dieselben, die wir vorher bei dem Rosenmüller'schen Organ besprochen haben (S. 263), treten erst später in Verbindung mit den Kanälen des Hodens. Ursprünglich sind sie eben Blindsäcke, die nur mit dem gemeinschaftlichen Ausführungsgang zusammenhängen. Nicht alle diese Kanäle treten aber in Verbindung mit Hodenkanälchen, wie man ja seit langer Zeit das von Haller entdeckte Vas aberrans kennt, welches tiefer unten im Nebenhoden eingeschlossen liegt, sich aber in den gemeinschaftlichen Kanal des Vas deferens entleert. So scheint es, dass auch am oberen Ende des Hodens einzelne Blindsäcke übrig bleiben, die sich nicht mit Samenkanälen verbinden.

Wir wissen ausserdem, dass in dieser Gegend noch andere besondere Bildungen bestehen, die gleichfalls auf gewisse Eigenthümlichkeiten der Entwickelung hinweisen; sie sind noch keineswegs genau im Einzelnen verfolgt worden. So hat erst neuerlich Giraldès an diesem Punkt einen scheinbar unabhängigen drüsigen Körper entdeckt, Corps innominé, welcher zwischen den anderen Theilen gelegen ist und möglicherweise zu einzelnen cystischen Bildungen dieser Gegend, wenn auch nicht spermatischen, Veranlassung geben mag.

Man muss ebenso diese Säcke wohl trennen von den kleinen cystischen Anhängen, welche sich an der Oberfläche des Hodens vorfinden, die wir schon bei Gelegenheit der Hydrocele (S. 162) und der Tubarcysten (S. 262) mit besprochen haben. Eines dieser Gebilde ist ziemlich constant und findet sich allerdings an einer ganz ähnlichen Localität, wie die Tuben-Hydatide, nehmlich am Kopf des Nebenhodens, wo es bald vollständig gestielt, bald mehr flach aufsitzend hervortritt. Es ist das Ende desjenigen fötalen Ganges, welcher der Tuba des Weibes entspricht, das Ende des obliterirten, schon frühzeitig untergegangenen Müller'schen Fadens. Dieses blindsackige Ende bleibt gewöhnlich bestehen und bildet jene cystische Hervorragung, die man, nicht mit grossem Recht, Morgagnische Hydatide genannt hat. In ihr findet sich niemals spermatische, sondern nur seröse Flüssigkeit, und daher muss man sie, und ebenso gewisse kleine

cystische Bläschen des Nebenhodens (Fig. 19*), ganz bei
Seite lassen, wenn man die Spermatocele behandelt. Die
Lage der letzteren macht es sehr wahrscheinlich, dass sie ein
cystisch erweiterter Blinddarm des Wolff'schen Körpers ist, in
dem die Samenfäden nicht gebildet sind, sondern in den sie von
dem gemeinschaftlichen Ausführungsgang aus rückwärts hinein-
gelangt sein müssen durch eine Art von Deviation der Leitung,
welche ihrerseits wahrscheinlich meist durch Verengerungen oder
Verstopfungen des Vas deferens bedingt sein mag*).

Was den Hoden selbst anlangt, so kommt es zuweilen vor,
dass darin cystische Bildungen entstehen, die sich auf die eigentlichen Samenkanäle zurückführen lassen. Wir werden Gelegenheit
haben, bei den Sarkomen darauf zurückzukommen. —

Zum Schluss will ich noch die Milchgänge erwähnen,
welche ein ausserordentlich häufiger Ort für Dilatation und Cystenbildung sind. Die sehr exponirte Lage derselben nach aussen
hin macht natürlich gerade diese Cysten zu einem besonders
häufigen Object der operativen Chirurgie und zu einem Gegen-
stande von unmittelbar praktischer Wichtigkeit. Allein das Zusammenwerfen dieser Geschwülste mit Cystosarkomen und Hyda-
tidenkrankheit (Kystom) hat vielfache Verwirrung herbeigeführt,
und man muss wohl unterscheiden zwischen den Fällen, wo es
sich ursprünglich um cystische Ektasie der Milchgänge handelt**),
und wo erst secundär allerlei Erkrankungen des umliegenden
Gewebes hinzukommen, und denjenigen, wo die Ektasie nur eine
zufällige Complication anderer Geschwulstbildung ist, oder wo die
Cysten überhaupt nichts mit den Milchgängen zu thun haben.
Denn es kommen in der Milchdrüse nicht bloss Echinococcen
(Acephalocysten) vor, sondern auch häufig genug Neubildung von
Cysten in dem interstitiellen Gewebe.

In der grossen Mehrzahl der Fälle sind es an der Milchdrüse nicht die kleinen Terminalkanäle, welche in die Drüsen-
bläschen hineinführen, sondern die grösseren Gänge, welche die
Milch aus den verschiedenen Drüsenläppchen gesammelt haben

------

*) Lewin. Studien über Hoden. S. 16.
**) Birkett. The diseases of the breast and their treatment. Lond. 1850.
p. 65. Rokitansky. Lehrbuch der path. Anat. 1861. Bd. III. S. 529. Benjamin in meinem Archiv. Bd. IX. S. 299. Billroth ebendas. Bd. XVIII.
S. 52. Paget. Lect. on surg. pathol. Vol. II. p. 41.

und die sich nun allmählich immer mehr vereinigen, um zuletzt in die Sinus lactei überzugehen. Manchmal sind es diese letzteren, an sich weiteren Theile, die der Warze zunächst gelegenen Abschnitte, welche sich dilatiren; manchmal aber gehen die Dilatationen ziemlich weit in den Ductus lactiferi rückwärts. Die einzelnen Fälle unterscheiden sich wesentlich dadurch, dass wir

Fig. 50.

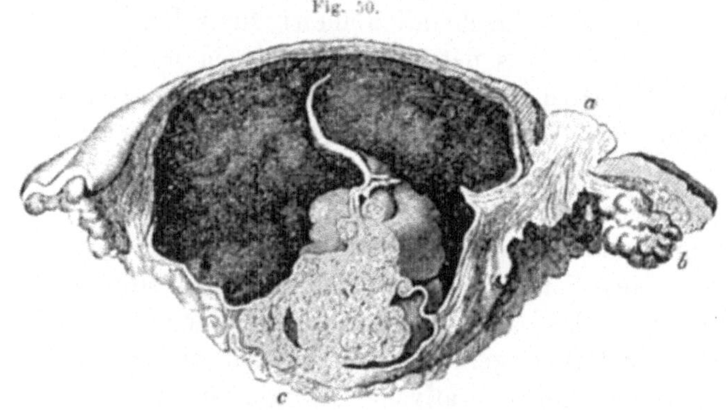

manchmal nur einzelne Ektasien, anderemal eine grössere Zahl von Erweiterungen durch die ganzeDrüse zerstreut finden, Formen, ganz ähnlich dem Hydrops renum cysticus. Diese Säcke enthalten im Anfange Milch, allein späterhin verschwindet auch hier der ursprüngliche Charakter, und es tritt an die Stelle der Milch eine einfache seröse Flüssigkeit oder eine dicke colloide Masse, oder es mengen sich hämorrhagische Bestandtheile hinzu. So kommen hier die sonderbarsten Färbungen vor, denn das Gemisch von Butter, Blut und anderen Bestandtheilen giebt die wundersamsten Nuancirungen, zumal wenn es noch durch partielle Resorption eingedickt ist. Am häufigsten findet sich dies bei kleineren Cysten, die namentlich bei älteren Frauen in der Involutions-

---

Fig. 50. Hämatocystis composita mammae (Präparat No. 140. vom Jahre 1860.), von einer älteren Frau exstirpirt. a die Warze; b ein fibrös indurirter und geschrumpfter Theil der Drüse; c noch erhaltenes, aber an den meisten Stellen mit erweiterten Bläschen versehenes Drüsengewebe, um welches herum und in welchem die cystischen Höhlen, theils als grosse, rundliche offene Säcke, theils als feine, längliche Spalten liegen. Der Inhalt wareine bräunliche Flüssigkeit, aus der sich überall auf die Wand zahlreiche rostfarbene Niederschläge abgesetzt haben. Auch auf mikroskopischen Schnitten sieht man zahlreiche, körnige, braune Pigmenteinsprengungen in dem zum Theil knorpelartig sklerosirten Wandgewebe der grösseren Säcke.

periode häufiger sind und nicht zu einer solchen Ausdehnung gelangen, dass sie zu einer operativen Behandlung Veranlassung geben. Es sind auf einzelne Gänge oder Abschnitte von Gängen beschränkte Abschnürungen, und sie liegen meist nach der Tiefe hin. Zuweilen weitet sich auch ein Gang so aus, dass er eine gewundene darmartige Beschaffenheit bekommt und dass, wenn man einschneidet, man Vorsprünge und Leisten findet, welche wie unvollständige Septa in das Innere gehen. An der Wand dieser Säcke treten theils durch papilläre Wucherung, theils durch Einstülpung normaler oder hyperplastischer Drüsensubstanz allerlei rauhe, warzige oder höckerige Stellen hervor (Fig. 51., *e*), an

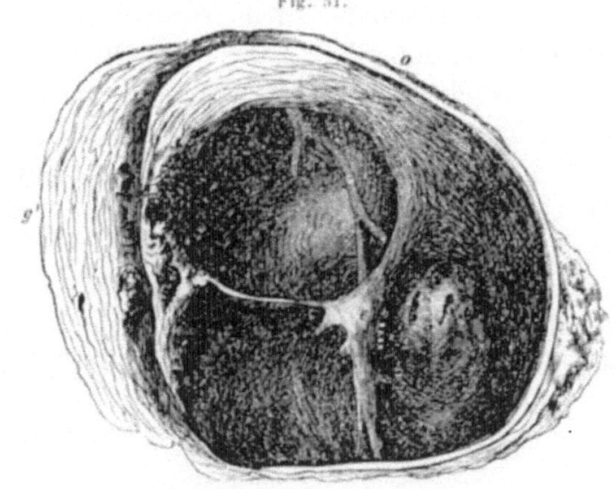

denen die breite glatte Wand durchbrochen erscheint. Auch ist es nicht selten, Confluenz benachbarter Höhlenräume zu grösseren Säcken zu finden. Das übrige Drüsenparenchym und das Nachbargewebe atrophirt in der Regel, so dass die Cysten allmählich dicht unter die Haut zu liegen kommen, indess entwickelt sich

---

Fig. 51. Zusammengesetztes, proliferirendes Cystoid der weiblichen Brust mit serösem Inhalt (Präparat No. 656.). Man sieht auf einem senkrecht von der Haut *o* hereingeführten Durchschnitt drei grössere Säcke, welche mit fortschreitender Usur ihrer Scheidewände confluirt sind. Mehrere leistenartige Vorsprünge der Wand weisen darauf hin, dass auch diese drei früher aus mehreren kleineren Säcken zusammengeflossen sind. Bei *g* und *g'* sind noch Reste der alten Drüse, freilich sehr zusammengedrückt und indurirt; bei *g'* insbesondere finden sich noch gewisse Reste von Drüsenparenchym, welches zum Theil bis in die benachbarten Säcke reicht und in dieselben bei *c,c* hineinragt.

andere Mal auch eine schleichende, interstitielle Entzündung mit
Induration um dieselben.

Unter Umständen geschieht aber auch die Dilatation in schneller Weise, so dass namentlich während der Lactation an einzelnen Stellen grosse Säcke entstehen. Diesen Zustand nennt man
Galaktocele*), obwohl keine eigentliche Hernia existirt. Die in
den Säcken enthaltene Milch betrug manchmal fünf bis sechs Unzen,
ja in einem Falle von Scarpa sogar 10 Pfund. Hier kann es
später vorkommen, dass die Wand erweicht, das die Milch extravasirt; dann entstehen in der Regel entzündliche Processe, welche
meist mit Verschwärung endigen. Wenn indessen der Sack geschlossen bleibt, so verändert sich der Inhalt mehr und mehr,
und wir finden im Innern butterartige, seröse oder hämorrhagische
Flüssigkeit. Was man unter dem Namen von Blutcysten**) u. s. w.
an der Mamma beschrieben hat, das gehört meist in diese Kategorie, obwohl begreiflicherweise jede Art von Höhlenbildung mit
Extravasation verbunden sein kann. Ob es Milchcysten in neugebildeten Drüsenknoten (Adenoid) giebt, ist mir wenigstens sehr
zweifelhaft; Birkett***) nimmt dies in solchen Fällen an, wo
schon vor der Lactationszeit ein Knoten in der Brust bestand. —

Damit schliesse ich dieses Kapitel, indem ich manche analoge
Cystenform, z. B. den Dacryops†), den Hydrops sacculi
prostatici, übergehe.

---

*) Velpeau. Traité des maladies du sein. Paris. 1854. p. 297. Bir-
kett l. c. p. 198. Guys Hosp. Rep Ser. III. Vol. VII. 1861. p. 344. Scanzoni im 3. Bande von Kiwisch's Klinischen Vorlesungen. Prag. 1855. S. 96.

**) Velpeau. l. c. p. 332. Siering. De mammae haematocysti, addita
observ. clinica. Diss. inaug. Berol. 1860.

***) Birkett. Transactions of the Patholog. Soc. of London. 1858.
Vol. IX. p. 386.

†) A. v. Gräfe. Archiv f. Ophthalmologie. Bd. VII. Abth. 2.

Dreizehnte Vorlesung.

14. Januar 1863.

Fibrome.

Die Proliferations-Geschwülste (Gewächse) überhaupt. Irritative Entstehung. Classification und Terminologie. Uebergangsformen.
Familie der bindegewebigen Geschwülste.
Gattung der Fibrome (Fibroide, Desmoide, Steatome). Nothwendigkeit, die Myome, Neurome, und manche andere Tumores „fibrosi", sowie die mit Bindegewebsbildung complicirten Balggeschwülste auszuscheiden. Unsichere Grenze gegen die warzigen Epithelialgeschwülste und gegen die diffusen chronisch-entzündlichen Processe. Elephantiasis. Irritative Natur aller Fibrome. Die drei Hauptformen; Combination und Uebergang derselben unter und in einander.
1. Elephantiasis. Sporadische, congenitale und endemische Formen. Prädilectionsstellen. Elephantiasis und Lepra; historische Entwickelung; Verwechselung. Elephantiasis Arabum = Pachydermia, Hypersarcosis, Drüsenkrankheit, Rosenbein. Erysipelas sclerematodes s. lymphaticum s. gelatinosum. Das secundäre Erysipel: Phlegmatia alba, Tumor albus. Fortschreitende Hyperplasie des Bindegewebes. Elephantiasis laevis s. glabra, papillaris s. verrucosa, tuberosa (tuberculosa) s. nodosa. Verhalten der Epidermis: Elephantiasis nigra et cornea. Verhalten des Bindegewebes: E. dura et mollis. Die Specksubstanz. Hyperostose: E. ossificans. Die Lymphdrüsen. Elephantiasis ulcerosa. — Die weichen Formen: E. congenita simplex, telangiectodes, cystica. Die Elephantiasis der äusseren Genitalien: E. scroti et penis, labii majoris et clitoridis, mammae. Collonema. Pachydermia lactiflua und Lymphorrhoe. Madura-Fuss.
2. Molluscum (Elephantiasis mollusca, Steatoma, Speckgeschwulst). Multiple Form. Leontiasis.
3. Fibroma diffusum. Milchdrüse: Induratio benigna, Elephantiasis dura, Cirrhosis. Analogie mit Skirrh. Zwei Stadien. Lobuläre Fibrombildung: Corps fibreux. Fibrom der männlichen Brust. Eierstock. Niere: interstitielle knotige Nephritis. Entzündliche Entstehung.
4. Fibroma papillare s. verrucosum (Papillar- oder Zottengeschwulst): Hyperplastische Vergrösserung präexistirender Papillen oder Zotten und Neubildung derselben. Geschichte der Knospen- und Astbildung. Vergleich mit der Placenta fötalis. Pacchionische Granulationen (Drüsen). Verhalten der Gefässe. Zellenwucherung: Granulation, Fleischwärzchen. Gefässlose, gefässarme und gefässreiche Papillen: Siphonoma. Vegetationen, Papilloma. Die intracaniculären Papillargeschwülste: Gallenwege, Condyloma subcutaneum s. folliculare, Fibroma papillare intracanaliculare mammae. Warzen der äusseren Haut: Akrochordon, Clavus, Akrothymion s. Thymos, Myrmecia s. Formica. Condyloma latum et acuminatum. Porrum. Hautpolypen.
5. Fibroma tuberosum: Unterschied von Tuberculose. Combinations- und Uebergangsfähigkeit, Degeneration. Aeussere Haut: hereditäre und multiple Form. Fascien: Fibroma lobulare, mucosum et ossificans. Periost. Retropharyngealgeschwulst, Nasen-Rachenpolypen.
Allgemeine Bedeutung der Fibrome. Constitutionelle Beziehung. Prädisposition: örtliche, allgemeine und erbliche. Syphilis. Gutartigkeit.
Heteroplastisches Fibrom. Kieferknochen. Ossificirende und petrificirende Formen.

Wir wollen heute zu der Betrachtung der Proliferationsgeschwülste oder der Gewächse im engeren Sinne des Wortes (S. 121) übergehen. Sie unterscheiden sich von den bisher betrachteten hauptsächlich dadurch, dass die Erzeugung neuen Gewebes bei ihnen nicht ein Ereigniss einer späteren Zeit, irgend ein Accidens ist, welches die Geschwulstbildung complicirt, sie gewissermaassen vervollständigt, sie zu einer schwereren macht, sondern dass sie von vorn herein die Geschwulst bedingt, also auch das eigentliche Wesen derselben ausmacht. Alle anderweitigen Veränderungen, welche etwa zu besonderen Exsudationen oder Hämorrhagien oder Retentionen Veranlassung geben und also auch unter Umständen zur Bildung von Cysten in oder neben diesen Gewächsen führen können, sind im Verhältniss zu der Neubildung accidentell, secundär. Denn die Neubildung geht unmittelbar von den alten Geweben aus, welche als Matrices dienen (S. 86). Somit handelt es sich hier um eine grosse Reihe formativer Vorgänge, welche unzweifelhaft alle einen activen, productiven, irritativen Charakter an sich tragen, und welche von den einfachsten, wie man zu sagen pflegt, entzündlichen Formen an bis zu den extremsten heterologen und malignen hin sich erstrecken.

Innerhalb dieser grossen Abtheilung kann man, wie ich das früher schon ausgeführt habe (S. 122), wiederum einzelne Gruppen unterscheiden, je nachdem das Gewächs mehr einfach oder mehr zusammengesetzt ist, also mehr einem einzelnen Gewebe oder einer Zusammenfassung verschiedener Gewebe zu einem gemeinschaftlichen, organartigen oder in den höheren Entwickelungen geradezu systemartigen Gebilde entspricht. Auch hier lassen sich Grenzen überaus schwer ziehen, so dass man nicht zu minutiös sein darf in der Classification des Einzelnen. Wenn man etwa nach Art der Botaniker und der Zoologen jede kleine Abweichung aufzeichnen und daraus eine besondere Geschwulstform machen wollte, so würde das zu einer enormen Vervielfältigung unserer Terminologie Veranlassung geben. Wir werden gleich im Anfange sehen, dass es nicht einmal möglich ist, vollkommen scharf die Grenzen zwischen den eigentlich gewebsartigen, einfach histioïden

und den mehr zusammengesetzten organoiden Gewächsen zu ziehen.
Wir sind häufig genöthigt, für die praktische Betrachtung die Dinge
etwas mehr zusammenzunehmen und die Gruppen nach den Haupt-
charakteren, nach den wesentlichen Merkmalen zu bilden, durch
welche die Erscheinung und der Verlauf des Gewächses hauptsächlich bestimmt wird.

Wie schwer eine solche Scheidung ist, das wird leicht er-
hellen, wenn man in Erwägung zieht, dass der grösste Theil der
Bildungen, um die es sich hier handelt, nahe verwandte Muttergewebe oder Matrices hat. Die grosse Mehrzahl der Proliferationsgeschwülste geht hervor aus den bindegewebigen Grundlagen
des Körpers, wozu wir ausser dem eigentlichen Bindegewebe
noch Knorpel, Knochen, Fett, Mark, Neuroglia und manches Andere rechnen *). Indess stehen sich diese Gewebe doch verhältnissmässig nahe, ja sie gehen in einander über, und so geht auch
innerhalb der einzelnen Geschwülste das eine Gewebe in das andere über. Dann ist es ausserordentlich schwierig, in manchen
Fällen zu sagen, ob wir die Geschwulst nach diesem oder jenem
ihrer Bestandtheile benennen sollen. Eine Geschwulst enthält
Knorpel und Knochen; sollen wir sie eine Knochen- oder Knorpelgeschwulst nennen? Ein anderes Mal enthält sie vielleicht Bindegewebe, Knorpel und Knochen; dann geräth man natürlich in noch
grössere Verlegenheit, in welche Gruppe man sie rechnen soll;
ist es eine fibröse, eine cartilaginöse oder eine Knochengeschwulst? Hier muss man die alte Regel festhalten: A potiori
fit denominatio. Dasjenige, was den Hauptcharakter ausmacht,
was den wesentlichen Antheil darstellt, was die physiologische
und pathologische Bedeutung der Geschwulst für den ganzen Körper bedingt, das muss uns bestimmen, ihr den Namen zu geben.
Der Name kann also nicht immer hergenommen werden von dem
Theile, der die grösste Masse bildet, sondern oft nur von dem Theil,
der die grösste Dignität hat. Wenn eine Geschwulst Muskeln
und Bindegewebe führt, so werden wir sie niemals eine Bindegewebsgeschwulst nennen, weil die Entwickelung der Muskeln das
Höhere, das Charakteristischere, das für den Geschwulsttypus
Wichtigere ist, wenn auch der Masse nach vielleicht das Bindegewebe prävalirt.

---

*) Cellularpathologie. 3. Aufl. S. 38, 66, 257, 388.

Diese Mannichfaltigkeit muss uns vielmehr veranlassen, die einzelnen Geschwulstspecies in eine Reihe von Unterarten und Varietäten zu zerlegen *). Da findet dann derjenige Charakter, der innerhalb der einzelnen Geschwulstform als etwas Besonderes hervortritt, seinen Ausdruck. Nehmen wir eine Muskelgeschwulst, ein Myom. Ist es mit sehr viel Fasergewebe versehen, so werden wir es eine fibromusculäre Geschwulst, ein Myoma fibrosum nennen. Haben wir ein Gewächs, welches seiner wesentlichen Bedeutung nach eine Knorpelgeschwulst ist, welches sich also verhält wie permanenter Knorpel, so mögen wir es ein Enchondrom nennen. Hat es eine Neigung zur Verknöcherung, so nennen wir es Enchondroma ossificans, denn es hört durch die theilweise Verknöcherung nicht auf, eine Knorpelgeschwulst zu sein, ebenso wenig als die Rippenknorpel, wenn sie anfangen zu verknöchern, dem Namen nach aufhören, Rippenknorpel zu sein. Schreitet dagegen ein Gewächs frühzeitig zur Knochenbildung, so ist es eine Knochengeschwulst **), und nimmt diese eine besondere Modalität an, so dass z. B. in dem Knochen grosse Quantitäten von Mark oder von Gefässen sich entwickeln, so werden wir von diesen Umständen her die Knochengeschwulst als eine markreiche, medulläre oder als eine gefässführende, vasculäre, telangiectatische, bezeichnen können.

Dies sind die allgemeinsten Gesichtspunkte für die Trennung und Bezeichnung der Proliferationsgeschwülste, und man darf sich nicht wundern, wenn bei den verschiedenen Arten allerlei Uebergangsstadien hervortreten, wenn es sich gelegentlich herausstellt, dass man eine gewisse Geschwulst sowohl in diese, wie in jene Gruppe hineinrechnen kann. Die grossen Streitigkeiten, welche in den beschreibenden Naturwissenschaften in der neuesten Zeit namentlich über den Begriff der Species geführt worden sind, und die in der Darwin'schen Theorie ***) eine bis jetzt so streitige Lösung gefunden haben, existiren für die Pathologie ganz und gar nicht. Wir haben keine Species, welche sich in einer so scharfen

---

*) Verneuil. Quelques propositions sur les fibromes ou tumeurs formées par les éléments du tissu cellulaire, avec des remarques sur la nomenclature des tumeurs. Gaz. méd. de Paris. 1856. No. 5. p. 59. No. 7. p. 95.

**) Virchow. Ueber ossificirende Geschwülste. Deutsche Klinik. 1858. Dec. No. 49.

***) Virchow. Ueber Erblichkeit. Deutsche Jahrbücher für Politik u. Literatur. 1863. Bd. VI. S. 339.

und ausschliesslichen Erblichkeit fortpflanzen, wie man das in der pflanzlichen und thierischen Welt vorausgesetzt hat, sondern wir haben entschieden Verwandftschaten, so dass eine Species der Geschwülste in die andere Species unmittelbar übergehen kann. —

Wir wollen unsere Einzelbetrachtungen beginnen mit der Reihe (Familie) derjenigen Geschwülste, welche ihrem Hauptantheile nach eines der Gewebe der Bindesubstanz enthalten. Innerhalb dieser Geschwülste, die eine nähere Verwandtschaft unter sich, als mit den Geschwülsten einer anderen Reihe haben, kann man so viele Gattungen oder Species unterscheiden, als wir verschiedene Gewebe der Bindesubstanz haben, und da diese Gewebe an verschiedenen Stellen manche grosse Verschiedenheiten darbieten, so begreift man, dass auch noch jede einzelne Geschwulst je nach den Localitäten und Specialverhältnissen wieder eine Reihe von Eigenthümlichkeiten darbieten kann, welche eine Reihe von Unterarten aufzustellen gestattet.

Das bekannteste unter den Geweben dieser Gruppe ist das früherhin sogenannte Zellgewebe, oder, wie wir gegenwärtig sagen, Bindegewebe, und die Geschwulst, welche wesentlich daraus zusammengesetzt ist, wird man also Zellgewebsgeschwulst, Bindegewebsgeschwulst, fibröse Geschwulst, Tumor fibrosus nennen können. Vielfach hat man auch Fibroid gesagt und Joh. Müller *) hat für die festeren Formen, welche man im vorigen Jahrhunderte und im Anfange des gegenwärtigen gewöhnlich Steatome nannte, den Namen Desmoid, sehnige Fasergeschwulst, vorgeschlagen. Zweckmässiger ist vielleicht als allgemeiner Gattungsname der wenn auch etymologisch schlecht gebildete Ausdruck, der von Herrn Verneuil **) aufgestellt ist: Fibroma. Wir haben in der alten griechischen Anatomie keinen bestimmten Ausdruck für das Gewebe, um welches es sich hier handelt, und wir können wohl auch in dieser Beziehung dem Vorbild der Chemiker folgen und unsere Namen aus der Sprache bilden, in der uns die bequemsten Grundlagen geboten sind. Mit dem Bewusstsein also vollständigster etymologischer

---

*) Müller. Ueber den feineren Bau der Geschwülste. S. 60.
**) Verneuil. l. c. p. 60.

Ketzerei empfehle ich den Namen des Fibroms, weil ich keinen besseren weiss.

In dieser Kategorie hat man bis vor nicht sehr langer Zeit eine grosse Masse von Geschwülsten zusammengebracht, welche sich allerdings ihrem äussern Aussehen nach so nahe stehen, dass es ohne genauere Kenntniss der Oertlichkeit, von woher sie genommen sind, vom blossen Auge kaum möglich ist, eine Unterscheidung zu machen. Gerade diejenige Art, welche man als den Typus der Bindegewebsgeschwülste, der Tumores fibrosi oder Fibroide aufgestellt hat, und welche auch Joh. Müller vorzüglich im Auge hatte, nehmlich die am Uterus vorkommenden, die „Corps fibreux" der Franzosen, hat sich bei der genaueren Untersuchung als eine zusammengesetzte, mit Muskelelementen reichlich versehene Bildung erwiesen, so dass sie aus dieser Gattung ausgeschieden werden muss. Liest man die gebräuchlichen Handbücher über Geschwülste nach, so muss man sich wohl daran erinnern, dass gerade von diesen, nicht hierher gehörigen Gewächsen die gangbare Darstellung der Geschichte der Fibrome abgeleitet worden ist. Aehnlich verhält es sich mit einer andern Art, die man als eine Hauptform der Fibrome betrachtete, nehmlich mit den in den Nerven vorkommenden, häufig unter dem Namen der Neurome bezeichneten Knoten, die wir gegenwärtig auch aus dieser Kategorie ausscheiden müssen.

Es verkleinert sich also die Gattung in dieser Richtung um einen ziemlich erheblichen Theil. Wenn man hinzunimmt, dass, wie ich im Laufe der voraufgegangenen Vorlesungen vielfach geschildert habe, eine Menge von Geschwülsten, welche ursprünglich reine Cysten sind und theils den Retentions-, theils den Exsudationsformen angehören, sich in einer späteren Zeit ihres Bestehens mit Bindegewebsbildung compliciren, indem ihre Wandungen sich verdicken und aus ihnen bindegewebige Gebilde, Excrescenzen allerlei Art in die Höhle hervorwachsen, also Bindegewebsgeschwülste aus Bildungen hervorgehen, die von Anfang an keine Bindegewebsgeschwülste sind, so bleibt uns für das Fibrom nur ein relativ kleiner Bestand übrig. So weit das Bindegewebe an sich im Körper verbreitet ist und so viele Organe sich auch finden, in welchen eine Geschwulstbildung durch einfache Hyperplasie aus diesem Bindegewebe erfolgen könnte, so zeigt doch die Erfahrung, dass die grosse Mehrzahl der Organe keine besondere Disposition besitzt, gerade diese Geschwulstart hervorzubringen.

Wenn wir nachforschen, wo die gewöhnlichen Entwickelungsstätten dieser Geschwülste liegen, so ergiebt sich, dass es namentlich die grösseren dichten und derben Bindegewebsausbreitungen sind, welche in Form von Häuten auftreten, vor allen die äussere Haut und die Fascien, dann die Beinhäute, die Schleimhäute, die serösen Häute, die Synovialhäute. Es sind aber wiederum diejenigen Geschwülste, welche unmittelbar der Oberfläche angehören, in einer sehr grossen Zahl von Fällen nicht einfach, insofern die bedeckenden epidermoidalen und epithelialen Strata bei ihrer Bildung nicht unerheblich mitbetheiligt werden. Ja, in nicht seltenen Fällen erreichen diese epidermoidalen oder epithelialen Bekleidungen eine solche Mächtigkeit, dass sie einen grösseren Antheil an der Geschwulst ausmachen, als die bindegewebige Grundlage. Hier ist der Zweifel gerechtfertigt, ob man eine solche Bildung eine Bindegewebsgeschwulst, ob man sie nicht vielmehr eine epidermoidale oder epitheliale Geschwulst nennen soll. Eine Scheidung lässt sich hier allerdings insofern machen, als es manche Gewächse giebt, bei welchen die Bindegewebsbildung so sehr in den Hintergrund tritt, dass man sie nur mit Mühe nachweisen kann; diese lassen sich sehr passend in die Reihe der epidermoidalen Geschwülste hineinrechnen, während man diejenigen, wo noch ein sehr erkennbarer und erheblicher Theil von Bindegewebe sich findet, in die Reihe der Bindegewebsgeschwülste zählen sollte.

Man ist begreiflicherweise am längsten bekannt mit denjenigen Fibromen, welche an der Oberfläche der äusseren Haut vorkommen und zum grossen Theil in das Gebiet der Dermatologie hineingehören; auch ist man im Allgemeinen immer mehr geneigt gewesen, eine Reihe von Dingen an der Oberfläche des Körpers zu den Geschwülsten zu zählen, welche eine mehr diffuse Ausdehnung haben, während man dieselben Formen, wenn sie in inneren Theilen vorkommen, nicht Geschwülste zu nennen pflegt. Dahin gehört ein grosser Theil der elephantiastischen Bildungen an der äusseren Haut, Bildungen, die allerdings in manchen Fällen in Form der allerausgezeichnetsten Geschwülste sich darstellen, so dass man nicht umhin kann, ihrer bei den Geschwülsten zu gedenken, während

wiederum andere Fälle vorkommen, wo die Veränderungen so
sehr über grosse Flächen gleichmässig verbreitet sind, dass der
Charakter einer eigentlichen Geschwulst ganz in den Hintergrund tritt.

Solche elephantiastischen Zustände, die mit reicher, fortschreitender Bindegewebsbildung und Induration der Theile ein-
hergehen, kommen in vielen inneren Organen vor; da rechnet
man sie aber ganz einfach in die Kategorie der entzündlichen
Processe. Wenn ein solcher Process in der Lunge vorkommt,
so nennt man ihn eine chronische Pneumonie; kommt er an der
Leber vor, so nennt man ihn eine interstitielle Hepatitis oder
eine Hypertrophie oder auch wohl eine Cirrhose, obwohl es
sich um dieselben Zustände handelt. Man nennt sie nicht Geschwülste, weil möglicherweise zu keiner Zeit das Bindegewebe
in einzelnen Heerden sich so entwickelt, dass es relativ selbständige Knoten bildet. Kommt aber derselbe Zustand an einem
mehr nach aussen gelegenen Organ, z. B. an der Milchdrüse
vor, dann ist sofort die Neigung vorhanden, ihn als Geschwulst
aufzufassen. Kämen die gewöhnlichen Indurationen der Lungen-
spitzen an der Milchdrüse oder den Hoden vor, so würden daraus
alsbald Corps fibreux oder Fibroide werden.

Die elephantiastischen Formen gehen so unmerklich in die
entzündlichen über oder so entschieden aus entzündlichen Zuständen hervor, dass man über den Charakter ihrer Anfangs-
stadien keinen Zweifel haben kann. Allein auch bei anderen Bildungen, bei denen uns manchmal die unmittelbare
Beobachtung ihres Anfanges entgeht, kann doch kein Zweifel
sein, dass sie mehr oder weniger den chronisch entzündlichen
Processen analog sind, und wenn wir nachher die einzelnen
Formen durchmustern, wird sich mehrfach Gelegenheit bieten, zu
zeigen, wie bestimmt sich dieser irritative Ursprung der
Bindegewebsgeschwülste zu erkennen giebt. —

Die Fibrome erscheinen im Allgemeinen in drei Hauptformen,
nehmlich entweder in der mehr diffusen, elephantiastischen Form, oder in der mehr begrenzten, knotigen,
tuberösen, oder, wie man gewöhnlich in der Dermatologie
sagt, tuberculösen Form, oder endlich in der Form von papillären Auswüchsen, in der eigentlichen Warzenform. Diese
letztere ist es besonders, bei welcher die Epidermis- und Epi-

thelialbildungen häufig eine so grosse Bedeutung gewinnen, dass man einen Theil der Warzen in die Gruppe der Epidermoidalgeschwülste setzen und eine bestimmte Scheidung zwischen den verschiedenen Arten von Warzen in dieser Richtung vornehmen muss. Andererseits darf man nicht erwarten, die vorher angegebene Eintheilung genau durchführen zu können. Vielmehr ist es nicht ganz selten, dass alle drei Hauptformen in einem und demselben Falle zusammen vorkommen, dass insbesondere auf einer diffusen Elephantiasis sich knotige und warzige Auswüchse der Oberfläche erheben. Auch ein einzelner Knoten kann warzig sein. Genug, die eine Form verbindet sich mit der anderen und geht in sie über.

Wenn wir mit den elephantiastischen Formen beginnen, so handelt es sich da um einen, auch bei uns ziemlich häufigen Process, der bald auf sehr kleine Punkte des Körpers beschränkt vorkommt, bald in einer sehr grossen Verbreitung nicht bloss ganze Extremitäten, sondern noch grössere Abschnitte des Körpers überzieht. Seine Entstehung ist begreiflicherweise, je mehr sie sich über grosse Abschnitte des Körpers verbreitet, immer mehr allgemeinen Einflüssen zuzuschreiben, und so sehen wir denn auch, dass gerade die am meisten diffusen Formen nicht bloss als erworbene und sporadische, sondern auch als congenitale und namentlich als endemische vorkommen.

Was die congenitalen anbelangt, so wird in manchen Fällen eine ganze Extremität davon getroffen; in anderen zeigt sich das gleiche Leiden an sehr vielen Stellen der Körperoberfläche, bald in Form von gleichmässigeren Anschwellungen, die einen Theil der Extremitäten oder des Rumpfes treffen, bald in Form von wirklichen Tumoren, welche an der Oberfläche der Haut in kleineren und grösseren Massen hervortreten. Es giebt einzelne Beispiele, wo eine ganze Menge von bald soliden, bald cystischen Geschwülsten dieser Art über verschiedene Stellen des Körpers hervortritt*).

---

*) Ed. Sandifort. Observationes anatomico-pathologicae. Lib. IV. Lugd. Bat. 1781. p 21. Tab. IV. et V. Veit. Berliner geburth. Verhandl. 1852. VI. S. 172. Schuh. Pathologie u. Therapie der Pseudoplasmen. Wien. 1854. S. 252. Friedberg. Deutsche Klinik. 1856. No. 7. Lotzbeck in meinem Archiv. 1858. Bd. XV. S. 383. Ward. Med. Times and Gaz. 1860. Vol. I. p. 496.

Was die endemischen *) angeht, so sind es insbesondere die tropischen und subtropischen Zonen sowohl in der alten wie in der neuen Welt, wo sie ausserordentlich verbreitet vorkommen, und wo sie sowohl die Eingebornen als auch die Einwanderer, aber allerdings in einem ganz besonderen Maasse die Eingebornen zu treffen pflegen. Am häufigsten leiden dabei die Unterextremitäten, und daher findet man auch je nach den einzelnen Territorien, wo diese Zustände häufiger sind, davon die Bezeichnungen hergenommen: Barbadosbein, Cochinbein. Nächst den unteren Extremitäten sind am meisten ausgesetzt die äusseren Genitalien, und zwar am meisten das Scrotum beim Manne, die Brüste und die Labia majora bei der Frau, in einigen Fällen auch die weiteren Oberflächen, das Praeputium und die Haut des Penis beim Manne, bei der Frau die Clitoris und die kleinen Nymphen. Weiterhin findet man diese Zustände an den Oberextremitäten, zuweilen am Gesicht und Rumpf.

Der Name Elephantiasis ist aber in mancher Beziehung sehr trügerisch **), indem die ursprüngliche Bedeutung dieses Wortes, wie es sich bei den älteren griechischen Autoren vorfindet, sich nicht sowohl auf diese Affection bezieht, als vielmehr auf diejenige, welche man im Deutschen am deutlichsten mit dem Namen des Aussatzes belegt. Ich ziehe letzteren Ausdruck allen anderen vor, da er am wenigsten missverstanden werden kann. Man meint damit dieselbe Affection, die sonst vielfach unter dem Namen Lepra oder, wie das in neuerer Zeit in England ganz zweckmässig Sitte geworden ist, der Leprosy bezeichnet worden ist. Lepra bedeutet in der alten, griechischen Terminologie ein squamöses Exanthem, wie es denn auch späterhin wieder durch Willan und Bateman in die allgemeine dermatologische Sprache eingeführt worden ist. Als aber während der früheren Zeiten des Mittelalters die directe Tradition der alt-griechischen Medicin verloren war und die Vermittelung nur durch die Araber erhalten

---

*) Joh. Frid. Cartheuser. De morbis endemiis liber. Francof. ad Viadr. 1771. p. 258. J. Ch. M. Boudin. Traité de géographie et de statistique médicales et des maladies endémiques. Paris. 1857. T. II. p. 445. Duchassaing. Etudes sur l'Elephantiasis des Arabes et sur la spiloplaxie. Arch. génér. 1854. Oct — Dec. 1855. Janv.

**) Petr. Petit. Commentarii et animadversiones in octo Aretaei Cappadocis libros. (Aretaei Opera. ed. Kühn. Lips. 1828. p. 548). Bierling. Disp. inaug. de Elephantiasi. Argentorati. 1665. Cartheuser l. c. p. 225, 259, 265.

wurde, als dann die Kenntniss der griechischen Autoren durch Rückübersetzungen aus dem Arabischen vermittelt wurde, so machte sich durch allerlei Missverständnisse der Gebrauch, dass man die alte Elephantiasis, den Aussatz, in den neuen Uebersetzungen aus dem Arabischen Lepra nannte. Daraus ging natürlich eine sehr nahe liegende Gefahr zur Verwechselung hervor und es wurde mehr und mehr Sitte, zur genaueren Bezeichnung zu sagen: Elephantiasis Graecorum und Elephantiasis Arabum, Lepra Graecorum und Lepra Arabum, wobei Elephantiasis Graecorum gleichbedeutend mit Lepra Arabum oder zu deutsch Aussatz ist. Das soll heissen, dass die Elephantiasis der griechischen Schriftsteller identisch ist mit der Lepra der aus dem Arabischen übersetzenden Schriftsteller, nicht etwa, dass die Lepra in Arabien identisch wäre mit der Elephantiasis in Griechenland. Lepra Graecorum ist das squamöse Exanthem, was die Dermatologen noch heut zu Tage mit diesem Namen belegen. Für Elephantiasis Arabum (das ist eben der Zustand, mit dem wir uns in diesem Augenblicke beschäftigen) giebt es in der alten griechischen Literatur gar keinen bestimmten Ausdruck, und es ist daher nicht ganz unwahrscheinlich, dass, wie es auch heut zu Tage nicht selten geschieht*), die beiden Affectionen miteinander verwechselt worden sein mögen.

Eine solche Verwechselung liegt überall da sehr nahe, · wo beide Krankheiten neben einander vorkommen, wie es in den meisten wärmeren Ländern der Fall ist. Ja, nach einzelnen Mittheilungen zuverlässiger Beobachter**) scheint es sogar, dass beide bei demselben Individuum auftreten können, und es ist gewiss zu entschuldigen, wenn daraus eine innere Beziehung beider abgeleitet, eine Verwandtschaft derselben gefolgert wird***). Im Norden, wo die Elephantiasis Arabum höchstens sporadisch er-

---

*) Vgl. Danielssen et Boeck. Traité de la spedalskhed ou élephantiasis des Grecs. Paris. 1848. p. 4. Kjerulf. Mein Archiv. 1853. Bd. V. S. 25.

**) Landré in Bijdragen tot de Bevordering van de kennis der Nederlandsche West-Indische kolonien. D. II. Afl. 3. Bl. 228. A. van Hasselaar. Beschrijving der in de kolonie Suriname voorkomende Elephantiasis en Lepra (Melaatscheid). Amsterd. 1835. Bl. 11. J. P. ter Beek. De elephantiasi Surinamensi. Lugd. Bat. 1841. p. 31.

***) Berncastle. The Lancet. 1851. Sept. p. 257. Hasselaar. l. c. Andr. Verga. Sulla lebbra. Milano. 1846. p. 55. Schönfeld. Verhandeling over de lepra in' t algemeen en de Elephantiasis tuberculosa in't bijzonder. Inaug. diss. Groningen. 1857. Bl. 2, 15.

scheint, während die Lepra Arabum in verschiedenen kalten Ländern endemisch ist, tritt die Frage der Beziehung beider zu einander kaum an die Beobachter heran, und wo beide selten oder die eine von ihnen gar nicht gesehen werden, wie in Mitteleuropa, da kommen selbst die besten Autoren leicht dahin, die Namen durch einander zu werfen. So hat noch neuerlich Carl Hecker*) in seiner Monographie alles hierher gehörige Material zusammengeworfen, so hat selbst Duchassaing in Westindien Fälle von Lepra anaesthetica für Elephantiasis Arabum genommen, und ähnliche Irrthümer habe ich in meinen Jahresberichten öfter zu bemerken gehabt**). Am meisten bezeichnend ist aber wohl die Thatsache, dass noch heutigen Tages in Aussatzhäusern (Leproserien) Kranke sowohl mit Elephantiasis Arabum***), als auch solche mit Lepra Graecorum****) neben den Aussätzigen gefunden werden.

Fuchs†) hat neuerlich vorgeschlagen, für die Elephantiasis Arabum zu sagen Pachydermie, indess ist die Elephantiasis keinesweges eine blosse Verdickung der Haut, sondern ein Process, der sehr viel tiefer greift. Auch der von Mason Good††) gewählte Name der Bucnemia hat wenig Beifall gefunden, und ebenso die von Kämpfer†††) gebrauchte Bezeichnung der Hypersarcosis. Und wenn man den Ausdruck Elephantiasis als solchen betrachtet, so muss man sagen, dass er am allerzweckmässigsten für diese Form in Anwendung kommt. Manche haben allerdings die Deutung gegeben, dass der Name Elephantiasis, Elephantia oder kurzweg Elephas gewählt sei, weil Aussatz die grösste Krankheit, wie der Elephant das grösste Thier sei; sie sei gleichsam der Elephant unter den Krankheiten. Daher auch der Name der herculischen Krankheit††††). Indess ist es sehr unwahrschein-

---

*) Carl Fr. Hecker. Die Elephantiasis oder Lepra arabica. Lahr. 1858.

**) Canstatt's Jahresbericht für 1859. Bd. IV. S. 276, für 1860. Bd. IV. S. 276.

***) Echeverria in Bulletin de l'Acad. de méd. T. XVI. No. 17. Ameglio. Gazz. med. ital. Stati Sardi. 1860. No. 26. p. 212.

****) Samarzides. Notizie ed osservazioni pratiche intorno alla elefantiasi, ottenute e ricavate nell' isola di Lesbo. Ermopoli. 1852. p. 12.

†) C. H. Fuchs. Die krankhaften Veränderungen der Haut. Götting. 1840. S. 656, 702.

††) John Mason Good. The study of medicine. Ed. II. Lond. 1825. Vol. II. p. 583.

†††) Kämpfer. Amoenitates exoticae. Fasc. III. obs. 8. p. 552.

††††) Aretaeus Cappadox. De causis et signis acutorum morborum. Lib. II. cap. 13. Alii morbum Herculeum nominant, quoniam illo nullus

lich, dass man ursprünglich davon ausgegangen ist. Wenn man ein solches Bein betrachtet, so liegt gewiss der Gedanke sehr nahe, dass es nicht wie das eines Menschen, sondern wie das eines Elephanten aussieht *). Es verliert fast ganz seine äussere Gestalt, es bekommt das plumpe, walzenförmige Aussehen eines Elephantenbeins, der Fuss kriecht in den höheren Graden des Uebels so sehr in die Dicke des Beines zurück, dass er gleichsam nur die Platte eines unförmlichen Ständers bildet, welcher auf dem Boden steht. Bei dem Aussatz findet sich nichts Aehnliches. Man darf daher nie vergessen, dass alle die Discussionen über Elephantiasis tuberculosa und anaesthetica (Lepra Arabum) sich auf ganz andere Zustände beziehen, und man muss sich, wenn man etwas über diese Sachen liest, erst genau orientiren, was der Einzelne meint. In der deutschen Literatur bezeichnet Elephantiasis seit Jahrhunderten **) die mehr localen oder wenigstens beschränkten, besonders an den Gliedern vorkommenden Anschwellungen, Lepra dagegen einen in der Regel als constitutionell betrachteten Gesammtprocess. In diesem Sinne werde auch ich die Bezeichnungen gebrauchen, und ich halte mich dazu für berechtigt, weil offenbar in früherer Zeit auch die Elephantiasis Arabum unter dem gemeinschaftlichen Namen der Elephantiasis mit dem Aussatz (Lepra Arabum) zusammengefasst worden ist, und weil an solchen Orten, wo gegenwärtig beide Krankheiten zusammen vorkommen, wie in den holländischen Colonien, der Name Elephantiasis durch allgemeines Einverständniss und auf ganz natürliche Weise für die hier in Rede stehende fibromatöse Form, Lepra dagegen für Aussatz in Gebrauch gekommen ist ***).

Die Elephantiasis im Sinne der Araber, die Pachydermie, mit der wir uns hier zu beschäftigen haben, ist ein Zustand, der,

---

major sit aut validior. — Aemilius Macer. Lib. de viribus herbarum. cap. 14.: Est leprae species Elephantiasisque vocatur, quae cunctis morbis major sic esse videtur, ut major cunctis elephas animantibus exstat.

*) Aretaeus l. c. Prosper Alpinus. De medicina Aegyptiorum. Venet. 1591. p. 25 vers. G. G. Schilling. De lepra commentationes. Lugd. Bat. 1778. p. 17.

**) Paracelsus. Chirurgische Bücher u Schrifften. Ausg. von Huber. Strassburg. 1618. S. 601. Hebra. Allg. Wiener Medic. Zeitung. 1857. No. 42. S. 206. No. 47. S. 231.

***) Rob Easton. Diss. inaug. de nonnullis morbis cutaneis, qui in Indiis occidentalibus inveniuntur. Lugd. Bat. 1834. p. 42. Hasselaar l. c. Bl. 11.

wenn man seine Entwickelung verfolgt, regelmässig beginnt mit
entzündlichen Vorgängen, welche in der Regel den Charakter des
Erysipels an sich tragen*), das heisst, welche gewöhnlich durch
einen Fieberanfall eingeleitet werden, schnell von dem ersten Orte
ihres Auftretens aus sich verbreiten, fortkriechen, über grosse
Strecken wandern, welche ferner von vorn herein mit einer nur
mässigen Röthung der Oberfläche verbunden zu sein pflegen und
eine mehr tief sitzende, derbe, ödematöse Anschwellung der
Theile setzen. Diese Anschwellung begreift sich, wenn man bedenkt, dass meistentheils sehr frühzeitig der Lymphgefässapparat
mit betheiligt ist, dass insbesondere in der Richtung der Lymphgefässe sich rothe, heisse, empfindliche, oft harte Streifen zeigen
(Lymphangioitis, Angioleucitis) und dass die Lymphdrüsen der
Gegenden, an welchen sich die Erkrankung macht, in eine beträchtliche, acute Anschwellung gerathen. So erklärt es sich, dass
Hendy **) den Namen der Drüsenkrankheit dafür einzuführen suchte, einen Namen, der jedenfalls schlechter ist, als der
in der holländischen Colonie Surinam gebräuchliche Roos oder
Roosbeen ***), welcher auf die Entstehung deutlich hinweist.

Schneidet man die geschwollenen Theile ein, so entleert sich
aus ihnen spontan oder bei leichtem Druck eine klare, gelbliche
Flüssigkeit, welche kurze Zeit, nachdem sie ausgedrückt ist, spontan gerinnt und deutliche Fibrinmassen (das Phlegma, die Pituita
der Alten) abscheidet. Es ist eine ähnliche Flüssigkeit, wie
wir sie in der Lymphe selbst kennen †): eine fibrinogene
Flüssigkeit, die, so lange sie innerhalb der Theile selbst abgeschlossen von der atmosphärischen Luft ist, nicht coagulirt, sondern flüssig bleibt. Wie es kommt, dass diese Substanz sich innerhalb der Theile in grosser Menge anhäuft, das erklärt sich
wohl auf eine doppelte Weise; zunächst nehmlich dadurch, dass
sie, wie ich wenigstens glaube, innerhalb der Theile selbst erzeugt
wird in Folge der irritativen Vorgänge, welche die Gewebe tref-

---

*) Mein Handbuch der spec. Path. und Therapie. Bd. I. S. 218—219.
Dalton. The Lancet. 1846. Oct. II. 17. F. Pruner. Die Krankheiten des
Orients. Erlangen. 1847. S. 326. Rayer. Traité des mal. de la peau. 1827.
T. II. p. 424.

**) J. Hendy und J Rollo. Die Drüsenkrankheit von Barbados. Aus
dem Engl. Frankf. 1788.

***) ter Beek l. c. Landré l. c Bl. 222. Note 2.

†) Gesammelte Abhandlungen. S. 111.

fen, dass also innerhalb der Theile ein grösseres Quantum von anderweitigem Material in fibrinogene Substanz umgewandelt wird; dann aber auch daraus, dass diese Substanz, welche im normalen Zustande als Bestandtheil der Lymphe fortbewegt werden sollte, in den Theilen liegen bleibt, weil die Lymphgefässe frühzeitig nicht mehr leiten. Dieses Aufhören der Leitung durch die Lymphgefässe erklärt sich wiederum durch die Anschwellung der Lymphdrüsen, welche ihrerseits durch eine Vermehrung der zelligen Theile im Innern der Drüse bedingt ist; es scheint, dass durch das rasche Wachsthum der Drüsenmasse der Durchgang der Lymphe gehemmt und dadurch wieder die Lymphe rückwärts angestaut wird. Wir finden daher frühzeitig eine Erweiterung der Lymphgefässe, welche sich, wie Teichmann *) gezeigt hat, bis in die Papillen der Haut fortsetzen kann, welche aber keinesweges constant ist und bald nur die kleinen, bald nur die grösseren Gefässe trifft.

Es kommt also wahrscheinlich sehr viel weniger auf die Lymphgefässe an, als auf die Lymphdrüsen, welche durch ihre Zustände die Fortleitung der Lymphe hindern und so eine Lymphstauung innerhalb der Theile mit sich bringen. Es ist das kein gewöhnliches Oedem, wie es in solchen Theilen besteht, welche im Zustande des Hydrops anasarca sind, sondern eine Leukophlegmatie **), Phlegmatia alba, Hydrops pituitosus oder genauer ein lymphatisches Oedem ***), welches sich schon dadurch von dem gewöhnlichen Oedem unterscheidet, dass die davon befallenen Theile nicht die teigige, leicht eindrückbare Consistenz haben, wie ödematöse, sondern dass sie in der Regel

------

*) L. Teichmann. Das Saugadersystem. Leipzig. 1861. S. 62. Taf. VI. Fig. 4.

**) Die Ausdrücke λευκὸν φλέγμα, λευκοφλεγματίας, λευκοφλεγματοῦντες kommen schon bei Hippocrates (Coacae prognoses. Ed. Kühn. I. p. 314. De morbis vulgar. Lib. III. Sect. III. Ed. Kühn. III. p. 491. De aëre, aquis et locis, ibid. I. p. 533) vor, aber eine genauere Bestimmung gegenüber dem Anasarca haben erst Aretaeus (l. c. Lib. II. cap. 1.) u. Galenus (Comment. III. in lib. III. Hippocr. de morb. vulg. 70.) gegeben. Indess blieb doch auch bei ihnen noch vieles dunkel, da der Begriff der leukophlegmatischen Constitution sich mit dem des leukophlegmatischen Zustandes vielfach vermischte, während doch nur der letztere die besondere Art des Hydrops bezeichnet, um den es sich hier handelt. Erst van Swieten (Comment. I p. 102. IV. p. 158) hat die Unterschiede sicherer festgestellt.

***) Mein Archiv. 1847. Bd. I. S. 581. Handbuch der spec. Path. u. Ther. Bd. I. S. 184, 205, 216. Gesammelte Abhandl. S. 108.

sich härter und derber anfühlen, dem Fingerdruck einen stärkeren Widerstand leisten, und demnach mehr den Habitus des Sklerems *) an sich haben. Auch von dem Erysipelas oedematosum **) der Autoren unterscheidet sich diese Form, insofern sie nicht eine rosenartige Entzündung schon vorher wassersüchtiger Theile ist, sondern das Oedem sich erst mit der Entzündung einstellt. Nur in einem Falle ist es schwer, diese zwei Zustände zu scheiden, nehmlich bei derjenigen Elephantiasis, welche sich nach Obstruction oder Unterbrechung des Venenstroms so häufig einstellt. Hier geht häufig ein lange bestehendes Oedem dem Sklerem vorauf, aber es lässt sich doch die blos ödematöse Periode

---

*) Das Wort Sklerem ist erst in unserem Jahrhundert in die medicinische Nomenklatur eingeführt worden, und zwar von Chaussier, um die sogenannte Induratio telae cellulosae neonatorum zu bezeichnen. Das Wort ist auch gegenüber dem alten Ausdrucke des Oedems ganz gut gewählt, zumal da die in der pseudogalenischen Isagoge Cap. 15. erwähnte Skleriasis sich auf einen ganz ähnlichen Zustand bezieht. Denn es heisst von ihr: Est tumor palpebrae cum rubore doloreque, difficulter aboletur, durat magis quam inflammatio. Ich halte den Vorschlag, lieber Sklerom zu sagen, in keiner Weise für zweckmässig. Letzteres Wort wird in den pseudogalenischen Definitiones medicae als eine härtliche, aus chronischer Entzündung hervorgegangene Geschwulst des Uterus erläutert. Um so weniger dürfte daher gerade jetzt ein Wort mit dieser Endigung, welche wir für die eigentlichen Geschwulstarten anzuwenden uns gewöhnt haben, für eine allgemeine Verdichtung der Haut passen. Schon Alibert (Nosologie naturelle ou les maladies du corps humain distribuées par familles. Paris (1817) 1838. p. 494.) beschreibt unter dem Namen der Skleremie nicht bloss die Zellgewebsverhärtung der Neugebornen und gewisse partielle Indurationen der Haut, sondern er giebt auch einige Fälle von „Skleremie der Erwachsenen". Indess, diese Beobachtungen sind ziemlich unbemerkt geblieben und erst durch die Mittheilungen von Thirial, Bouchut und Gillette ist die allgemeine Aufmerksamkeit auf die sonderbare Krankheit der Erwachsenen gelenkt worden. Nun will ich gern zugestehen, dass nach den vergleichenden Arbeiten von Nordt (Ueber das einfache Sklerom der Haut. Inaug.-Diss. Giessen. 1861.), Arning (Würzburger med. Zeitschrift. 1861. Bd. II. S. 186) und Mosler (Mein Archiv. 1862. Bd. XXIII. S. 167) Zweifel darüber entstehen können, ob diese Hautaffektion mit dem Sklerem der Neugebornen wirklich identisch ist, da fast in allen Fällen der lymphatische Hydrops dabei nicht beobachtet ist, und es wird daher vielleicht zweckmässiger sein, das alte Wort der Skleriasis oder das neue der Sklerodermia für die Krankheit der Erwachsenen anzuwenden, um nicht vorzeitig eine Uebereinstimmung auszusprechen, welche noch nicht ganz erwiesen ist. Dass aber sowohl diese Skleriasis, als auch das Sklerem der Neugebornen, welches schon von den ersten deutschen Beobachtern dem Erysipel angereiht wurde (vgl. W. Winterswyk Kutsch Diss. inaug. de erysipelate neonatorum et induratione telae cellulosae. Groning. 1816. p. 5.), den elephantiastischen Formen sehr nahe stehen, kann nicht bezweifelt werden.

**) Galenus. Method. medendi lib. XIV. cap. 3, 4. Reil. Ueber die Erkenntniss und Cur der Fieber. Bd. II. Halle. 1799. S. 339. Mein Handbuch der spec. Pathol. u. Therapie. I. S. 171.

von der sklerematösen oder, wie man auch gesagt hat, skirrhösen *) deutlich unterscheiden.

Dass in den Theilen selbst schon von Anfang an ein irritativer Zustand besteht, das sehen wir nicht allein aus der Röthung
und Temperatursteigerung, den Zeichen der bestehenden Hyperaemie, sondern man findet auch die Elementarzellen des Bindegewebes vergrössert und häufig in Kernwucherung, in Theilung,
in Vermehrung. Diese Vermehrung lässt sich in manchen Fällen
auch sehr deutlich in den Anfängen der Lymphgefässe erkennen,
so dass man neben den wuchernden Bindegewebselementen die
kleinen Lymphgänge unterscheidet, welche mit einem sehr reichen,
ungewöhnlich dichten Epithelialstratum ausgekleidet sind.

Unsere deutschen Schriftsteller der früheren Zeit begriffen
diese Art der Rose mit unter dem vielsagenden Namen des Erysipelas nothum s. spurium, welches auch wohl die Bezeichnung des scorbutischen erhielt. So berichtet Friedrich Hoffmann **) von dem häufigeren Vorkommen einer hartnäckigen,
chronischen, selbst ulcerirenden Rose in Westphalen, indem er
zugleich beifügt, dass dort das Aderlassblut eine Cuticula gelati-
nosa zeige, wie sonst bei Pleuritis. Dadurch nähert sich diese
Form dem Sklerem der Neugebornen, bei welchem Chevreul ***)
gefunden hat, dass das Blutserum, wie es nach Abscheidung des
gewöhnlichen Faserstoffes aus der Leiche gewonnen wird, noch
wieder spontan coagulirt, sowie der tropischen Elephantiasis, von
der Mazaé Azéma†) auf der Insel Réunion berichtet, dass
sie mit chylösem Harn, sowie mit Dilatation oberflächlicher Lymphgefässe und spontanem Erguss von Lymphe zusammenfalle. Später
hat man die Grundkrankheit Erysipelas gelatinosum genannt,
zum Unterschiede von dem gewöhnlichen, einfachen oder legiti-
men Erysipel. Das sollte bedeuten, dass die Theile eine mehr
gallertartige Beschaffenheit bekämen, und in der That, wenn man
sie anschneidet, so sieht es auf den ersten Augenblick aus, als

---

*) Gabr. Faloppius. Libelli duo, alter de ulceribus, alter de tumo-
ribus. Venet. 1563. p. 93. Reil a. a. O. S. 346.

**) Frid. Hoffmanni. Medicinae rationalis systematicae T. IV. Hal.
1734. p. 304, 319.

***) Chevreul. Considérations générales sur l'analyse organique et sur
ses applications. Paris. 1824. p. 218. Billard. Arch. génér. 1827. T. XIII.
p. 210.

†) Gaz. méd. de Paris. 1858. No. 2.

ob die ganze Masse, namentlich des Unterhautgewebes, von einer Gallerte durchsetzt sei. Es ist das die lymphatische Flüssigkeit, welche die Theile tränkt.

In vielen Fällen geht dieses Erysipel nach einiger Zeit unter Desquamation vorüber, ohne dass es einen erheblichen Rückstand hinterlässt. Anderemal verschwindet es nicht ganz, sondern hinterlässt eine gewisse Härte und Anschwellung der Theile, die mit Röthung verbunden sein kann. Aber selbst eine gewöhnliche Rose kann solche Indurationszustände (Scirrhositas der Alten) zurücklassen, zumal wenn sie neuen Reizen ausgesetzt wird. Schon früher habe ich darauf hingewiesen, dass nach unrichtiger, reizender Behandlung z. B. mit heissen Umschlägen ein solcher Ausgang vorkommt*). Indess ist dies wohl der seltnere Fall; meist ist es eben kein einfaches, sondern ein lymphatisches Erysipel, welches die Grundlage bildet. Dieses mag einmal und mehrmal zurückgehen, aber die Theile bleiben in einem Zustand von grosser Vulnerabilität, und es geschieht daher nicht selten, dass sich an demselben Orte nach kürzerer Zeit wiederum ein analoges Erysipel entwickelt.

Wie die meisten Formen der Rose, so entsteht auch diese „spontan", d. h. auf wenig bemerkbare Reize. In den endemischen Formen werden am häufigsten Erkältungen angeschuldigt, jedoch setzen diese, um eine solche Rose hervorzurufen, wiederum eine ganz besondere Prädisposition voraus. Auf eine solche deutet insbesondere die erbliche Disposition hin, welche freilich von manchen bestritten ist, für welche wir aber ein sehr charakteristisches, mehrfach beschriebenes Beispiel**) besitzen. Man könnte sich nun dabei beruhigen, diese in einem besonderen Zustande der Haut zu suchen, indess entspricht es mehr der humoralpathologischen Tendenz der meisten Aerzte, sie in einem besonderen Allgemeinzustande zu suchen. So ist schon seit den ältesten Zeiten für das Erysipel überhaupt ein gewisser biliöser Zustand als Grund angenommen worden, und die entschieden gelbliche

---

*) Mein Handbuch der spec. Path. u. Ther. I. S. 219.
**) L. Höpner. Elephantiasis exemplum memorabile. Diss. inaug. Berol. 1846. p. 12. Lebert. Abhandlungen aus dem Gebiete der prakt. Chirurgie und der pathol. Physiol. Berlin. 1848. S. 77. Bernh. Brandis. De hypertrophiae cutis specie vulgo Elephantiasis Arabum nominatae. Diss. inaug. Bonn. 1849. p. 4.

Färbung der in den geschwollenen Theilen enthaltenen Lymphe führt diese Vorstellung immer wieder nahe. Andere haben sich auf gewisse Schädlichkeiten der Nahrung oder des Getränkes bezogen, und einzelne sind so weit gegangen, geradezu einen scorbutischen Zustand vorauszusetzen. Diese Fragen lassen sich wissenschaftlich sehr schwer behandeln, zumal da es nicht bezweifelt werden kann, dass die Blutmischung secundär durch die erysipelatösen Localprocesse und durch die Ueberführung der in den gereizten Theilen gebildeten Stoffe in die Circulation bedeutende Veränderungen erfahren muss. Dahin möchte ich insbesondere die lymphatische (fibrinogene) Beschaffenheit des Blutserums rechnen, mit welcher auch der im Süden vorkommende spontan coagulable Harn zusammenhängen mag. Freilich findet sich dieser auch ohne Elephantiasis und Erysipel, aber gerade das scheint darauf hinzudeuten, dass es (lymphatische) Constitutionen giebt, bei denen die Vorgänge im Lymphgefässapparat und den Theilen, aus welchen er sich zusammensetzt, eine ungewöhnliche Lebhaftigkeit erreichen, und bei denen entsprechend auch eine grössere Vulnerabilität dieser Theile besteht.

Für eine solche Auffassung spricht insbesondere diejenige Art von Elephantiasis, welche sich erst secundär in einem Theile entwickelt, in welchem der Lymphstrom besonders belastet ist. Dahin gehören insbesondere die nach Venenverstopfung und nach Fussgeschwüren auftretenden Formen der Phlegmatia alba, zu denen nach Rigler*) auch die Elephantiasis nach eiternden Bubonen zu zählen sein möchte. Freilich sind manche Autoren nicht geneigt, diese Formen zur eigentlichen Elephantiasis zu rechnen, allein im endlichen Ergebniss stimmen beide ganz überein. Dies gilt insbesondere von den im Umfange chronischer Ulcerationen der Unterschenkel, namentlich unterhalb der sogenannten chronischen Fussgeschwüre vorkommenden Skleremen. Hier wird zuerst, sei es durch die Ausdehnung der Ulceration, welche viele venöse und lymphatische Gefässe zerstört, sei es durch die Narbenschrumpfung die Circulation am Fusse, namentlich die oberflächliche, beeinträchtigt. Oft ist dies schon vor der Verschwärung der Fall, indem durch zahlreiche Varicen die meisten oberfläch-

---

*) L. Rigler. Zeitschrift der k. k. Gesellschaft der Aerzte zu Wien. 1855. XI.

lichen Venen verunstaltet sind. Diese venöse Stauung führt demnächst von der venösen Hyperämie zum Oedem und damit zu einer gesteigerten Lymphströmung oder, wie man gewöhnlich sagt, zu einer vermehrten Thätigkeit der Lymphgefässe*). Die letzteren erweitern, ihre Drüsen vergrössern sich. Innerhalb der ödematösen Stellen entstehen dann bei leichten mechanischen oder anderen Irritationen nicht selten erysipelatöse Entzündungen, wie ja ödematöse Theile zu derartigen Entzündungen in hohem Maasse disponiren. Ist der Reiz stark, so nimmt dieses Erysipel gern den phlegmonösen Charakter an und geht in schlechte Eiterung oder Brand über. Bei geringerer Reizung dagegen geschieht etwas ähnliches**), wie in den primär und ursprünglich mit Erysipel auftretenden Formen.

Es wäre hier endlich noch eine Art von elephantiastischer Anschwellung zu erwähnen, welche sich im Umfange eiternder Stellen, insbesondere um cariöse und nekrotische Knochen entwickelt. Es gehört in diese Kategorie manches von dem, was man gewöhnlich unter dem Namen der weissen Geschwulst (Tumor albus) zusammenfasst***). Hier entsteht unter wiederholten Entzündungen nach und nach eine Reihe von Veränderungen, welche denen der Elephantiasis ganz vollkommen gleichen können†). Liegt der Process an einem Gelenk oder ist die primäre Knochenaffection bekannt, so wird man freilich nicht leicht den Zustand als Elephantiasis bezeichnen, weil er zu wenig von einem „Gewächs" an sich hat. Ist er aber mehr umschrieben, betrifft er einen kleineren Knochen, ist die Knochenaffection selbst latent oder scheinbar gegenüber der grossen Veränderung der Weichtheile unbedeutend, so liegt es nahe, den Namen der Elephantiasis anzuwenden ††). In der Veterinärmedicin †††) ist dies viel-

---

*) Handbuch der spec. Path. u. Therapie. I. S. 203.

**) A n d r a l. Grundriss der path. Anat. Deutsch von F. W. Becker. Leipz. 1829. Bd. I. S. 129. C r u v e i l h i e r. Traité d'anat. path. génér. T. II. p. 353. W e d l. Grundzüge der path. Histologie. S. 460.

***) A l a r d. De l'inflammation des vaisseaux absorbans - lymphatiques dermoïdes et sous-cutanés. Paris. 1824. p. 292. J. C r o c q. Traité des tumeurs blanches des articulations. Bruxelles. 1854. p. 76, 106.

†) L o b s t e i n. Traité d'anat. path. I. p. 392.

††) K ä m p f e r nannte umgekehrt die Elephantiasis (Perical) von Malabar eine Paedarthrocace.

†††) E. F. G u r l t. Lehrbuch der pathol. Anat. der Haussäugethiere. Berlin. 1831. Th. I. S. 45, 110. J. M. K r e u t z e r. Grundriss der gesammten

fach geschehen. Ich selbst habe einigemal beim Rindvieh und beim Schwein ausgedehnte nekrotische Caries am Unterkiefer gesehen, um welche herum die stärksten, knotigen Schwielen bestanden*), welche ätiologisch offenbar eine ganz andere Bedeutung hatten, als der bei Pferden durch veraltete Mauke entstehende „Elephanten- oder Igelfuss", oder die gleichfalls beim Pferde von mir gesehene „spontane" Elephantiasis **). Aber auch in der scheinbar spontanen, nicht osteopathischen Elephantiasis, wie ich es sowohl am Unterschenkel (Fig. 52.), als an den grossen Schamlippen beobachtet habe, stösst man beim Einschneiden auf grosse, alte Eitersäcke, und es ist noch keineswegs ausgemacht, dass diese durchgängig secundärer Entstehung, Folgen des Erysipelas sind; im Gegentheil spricht ihr Vorkommen in tropischen Formen ***) dafür, dass sie ein erregendes oder wenigstens begünstigendes Moment für Erysipel sind.

Wiederholen sich solche Zufälle im Laufe der Zeit, was in Folge äusserer localer Reize geschehen kann †), so entsteht, gleichviel ob das Erysipel primär oder secundär war, allmählich eine bleibende Verdichtung und Verdickung des Gewebes, und damit beginnt dann die Elephantiasis im engeren Sinne des Wortes. Unter den Tropen nimmt man vielfach an, dass mit dem dritten Anfalle der Process confirmirt sei. Auch diese nächsten Anfälle sind gewöhnlich noch fieberhaft; mit der fortschreitenden Verdichtung wird die Krankheit mehr continuirlich, fieberlos, behält aber sehr häufig noch den progressiven Charakter.

Die Verdichtung selbst hat, je nach den einzelnen Fällen, eine sehr verschiedene Ausdehnung. Manchmal beschränkt sie sich auf die Oberfläche, zuweilen blos auf das äusserste Stratum der Cutis. In anderen Fällen greift der Process sehr frühzeitig in die Tiefe, und es wird nicht blos die Cutis, sondern auch das Unterhautgewebe, das Fettgewebe mitbetheiligt, die Fascien ge-

---

Veterinärmedicin. Erlang. 1853. S. 649. Röll. Lehrb. der Path. u. Therapie der nutzbaren Hausthiere. Wien. 1856. S. 662.

　　*) Präparat unserer Sammlung No. 60. vom Jahr 1857.

　　**) Präparat No. 5. vom Jahr 1862.

　　***) L'Herminier. Gaz. méd. de Paris. 1850. No. 35. Rayer et Davaine. Mém. de la Soc. de Biol. T. II. p. 67. Vgl. Heyfelder a a. O. S. 347.

　　†) Rud. Martini. Diss. inaug. rariorem erysipelatis exitum elephantiasin simulantem sistens. Lips. 1824. p. 5.

Fig. 52.

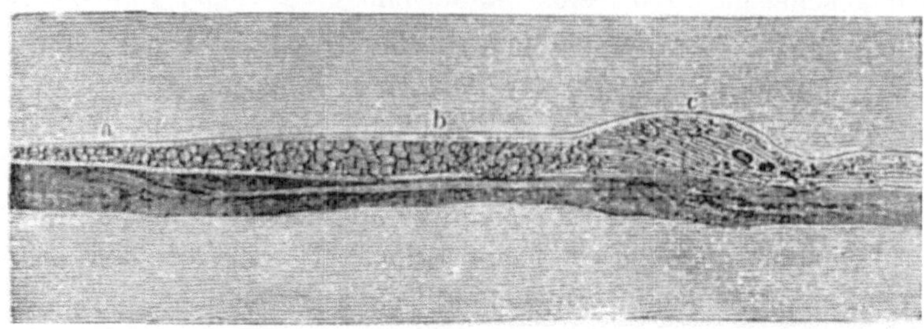

rathen in denselben Reizungs-Zustand, ja der Process geht unter die Fascien in das intermusculäre Bindegewebe, entwickelt sich um die Gefässe und Nerven herum und greift häufig auf das Periost der Knochen über, um hier Veränderungen zu erzeugen, wie wir sie bei periostitischen Zuständen kennen.

Je nachdem der Process sich nach der einen oder anderen dieser Richtungen hin entwickelt, gestaltet sich auch seine äussere Erscheinung gewöhnlich etwas verschieden. Ist er mehr oberflächlich, dann wird auch in der Regel die Oberfläche ungleich, indem die Papillen sich überwiegend vergrössern und die äussere Erscheinung des geschwollenen Theiles die einer Papillarhyperplasie wird*). Ist dagegen der Process mehr in der Tiefe, so kann die Oberfläche möglicherweise ganz glatt bleiben und der Theil nur im Ganzen anschwellen und verhärten. In dem letzteren Falle entsteht eine Elephantiasis laevis s. glabra, in dem anderen eine Elephantiasis papillaris s. verrucosa. Dazu kommt ferner, dass die Veränderung sich zuweilen ganz gleichmässig, diffus und continuirlich über die befallenen Stellen erstreckt, anderemal dagegen ungleichmässig fortschreitet, entweder so, dass auf einer diffus erkrankten Stelle einzelne Punkte sich stärker erheben und in Form von Knoten oder Höckern hervortreten, oder dass überhaupt die Erkrankungsstellen discontinuirlich liegen und die einzelnen Knoten sich aus einer übrigens normal erscheinenden Haut er-

---

Fig. 52. Elephantiasis dura cruris. Ausgedehnte Sklerose, welche von der Haut immer tiefer in das Unterhautfettgewebe, endlich in die Fascie, die Muskeln und die Beinhaut greift. Bei *a* normaler Zustand, bei *b* Verdickung der Cutis und beginnende interstitielle Induration in dem Panniculus, bei *c* ausgebildeter Zustand mit einigen kleinen Abscessen. (Präparat No. 29. vom Jahre 1863).

*) Th. Chevalier. Med. chir. Transact. Vol. XI. p. 63. L'Herminier l. c.

heben. Das giebt eine Elephantiasis tuberosa (tuberculosa) s. nodosa, welche insbesondere dem knotigen Aussatz höchst ähnlich ist. Die einzelnen Knoten (Tuberkel) können wiederum eine glatte oder eine warzige*) Oberfläche haben. Die Stellen des Körpers sind dabei von keiner entscheidenden Bedeutung. An denselben Regionen können je nach Umständen die verschiedensten Formen vorkommen; ja man findet nicht selten bei demselben Individuum am Umfange der erkrankten Stellen die glatte (Fig. 52.), im Centrum derselben die warzige oder knotige Form (Fig. 53.). Der Process selbst bleibt immer derselbe, so verschieden er sich auch äusserlich darstellen mag.

Ist die papilläre Form überwiegend, so bleibt auch das Rete Malpighii und die Epidermis, welche den Theil bedeckt, nicht frei. Sehr häufig nimmt das Rete allmählich eine dunklere Pigmentirung, namentlich ein bräunliches, bronzefarbenes und zuletzt schwärzliches Aussehen an**). In dieser Elephantiasis fusca et nigra hat die Farbe wesentlich ihren Sitz in den Zellen des Rete; nur in untergeordnetem Maasse und sehr viel seltener nehmen die Bindegewebszellen daran Antheil. Der Grad und das Vorhandensein der Pigmentirung wechselt aber nach den einzelnen Fällen: bei gleichem Grade der Papillenbildung zeigt sich bald diese, bald jene Färbung, ja es kann bei einer Elephantiasis laevis dunkle Pigmentirung, bei einer Elephantiasis verrucosa oder papillaris helle Färbung sich finden.

Auch die Dicke des Epidermislagers über den elephantiastischen Stellen ist sehr verschieden. Zuweilen zeigt es kaum eine Abweichung vom Normalen, und das ist meiner Erfahrung nach hauptsächlich bei den weicheren Formen der Fall. Anderemal dagegen erreicht es eine sehr beträchtliche Dicke. Ist der Papillarkörper nur mässig entwickelt, so bildet die Epidermis einen glatten Ueberzug über demselben, der in den höchsten Graden entweder eine dichte, hornartige oder eine mehr lockere, blätterige Beschaffenheit annimmt. Wachsen die Papillen stark und verästeln sie sich, so folgt auch die Epidermis ihren Erhebungen:

---

*) Rob. Fränkel. De Arabum elephantiasi in partibus genitalibus observationes duae maxime memorabiles, addita analysi microscopica. Diss. inaug. Vratisl. 1857. p. 36, 44.
**) C. J. Ilille. Diss. inaug. rarioris morbi elephantiasi partiali similis historiam sistens. Lips. 1828. p. 7. Tab. — Präparat No. 69. vom Jahre 1860.

Fig. 53.

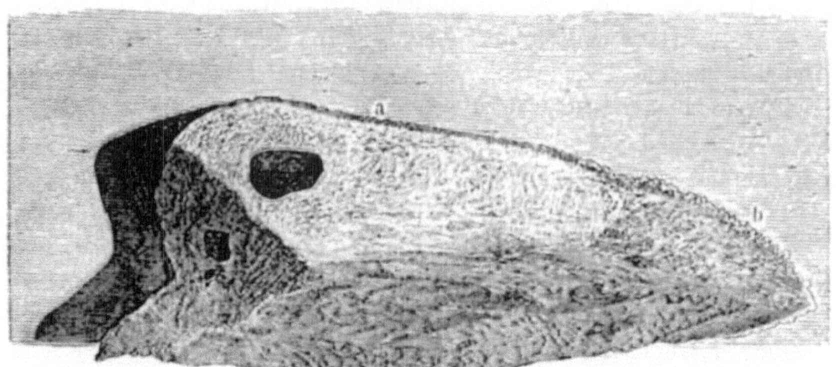

es entsteht ein warziges Aussehen, und wenn die Epidermislage
sehr stark und dicht ist, eine fast stachelige Beschaffenheit der
Oberfläche, wie bei der Ichthyosis cornea acuminata*). Ich habe
Fälle gesehen, wo diese hornigen Auswüchse eine Höhe von
2 — 3 Linien hatten und einzelne Stellen ganz dicht damit besetzt
waren (Fig. 53, b). Macerirt man diese Massen in Wasser, so löst sich
der Hornüberzug sehr leicht ab, und man sieht die theils einfach
verlängerten, theils verästelten Papillen in grosser Zahl nackt.
Einmal bei einem alten Manne (in der Praxis des Herrn Dr.
Albrecht) habe ich den grössten Theil beider Unterschenkel
mit gelben, durchscheinenden Hornplatten von 2 — 3 Linien Dicke
und $1 — 1\frac{1}{2}$ Zoll im Durchmesser besetzt gesehen, so dass sie eine
nicht geringe Aehnlichkeit mit der Ichthyosis cornea congenita
hatten. Das Uebel war ein erworbenes, die elephantiastische
Anschwellung sehr bedeutend und die starke Betheiligung der
Hautdrüsen an dem Process machte sich nicht nur durch die
fettige Beimischung zu den Hornplatten, sondern auch durch einen
höchst widerlichen und penetranten Geruch bemerkbar.

Alle diese Veränderungen der Oberfläche sind aber unter-

Fig. 53. Elephantiasis dura cornea apostematosa cruris. Durchschnitt
in der Gegend des Fussgelenkes. Die speckige Sklerose reicht tief durch
das Fettgewebe bis nahe an die Knochen; hier und da sind noch einzelne
Fettläppchen erhalten. In dem verdichteten Unterhautgewebe einige Ab-
scesshöhlen. Die Haut selbst stark verdickt und von einem filzigen Geflecht harter sehniger Faserzüge durchsetzt. An der Oberfläche Papillarhyperplasie mit horniger Epidermis-Wucherung (Ichthyosis cornea). Das
Rete Malpighii stark pigmentirt. Von demselben Individuum, wie Fig. 52.;
eine stärker erkrankte Stelle.

*) Rayer. Traité des mal. de la peau. 1827. T. II. p. 430. v. Bären-
sprung. Beiträge zur Anatomie u. Phys. der menschl. Haut. Leipz. 1848. S. 26.

geordneter Natur; die Hauptsache bleibt die Entwickelung von immer neuen und immer reichlicher werdenden Bindegewebs- massen, welche im Innern der Theile, der Cutis oder des sub- cutanen Gewebes u. s. w. entstehen und aus einer fortschreitenden Hyperplasie des präexistirenden Bindegewebes hervorgehen. Das ist das Wesentliche des Processes, weshalb wir ihn eben bei den Fibromen besprechen. Die Beschaffenheit des neugebildeten Binde- gewebes ist aber nicht immer dieselbe, und man kann im Groben nach der grösseren oder geringeren Dichtigkeit zwei verschiedene Erscheinungsformen der Krankheit unterscheiden: Elephantia- sis dura und Elephantiasis mollis.

In den höheren Graden der ersteren findet man auf Durch- schnitten durch die erkrankten Theile von der Oberfläche bis auf den Knochen hindurch oft nur eine einzige, zusammenhängende, harte, fibröse Schwiele von jener Consistenz, welche man nach einem alten Sprachgebrauch als speckig zu bezeichnen pflegt. Daher geben die früheren Schriftsteller*) geradezu an, das Ge- webe sei in Specksubstanz (substance lardacée) umgewandelt. Diese Substanz ist nichts anderes, als sklerotisches, mit klarem, ausdrückbarem, an runden Zellen sehr reichem**) Serum durch- tränktes Bindegewebe. In demselben kann man kaum noch die ein- zelnen früheren Gewebe unterscheiden; theils gehen sie zu Grunde, wie namentlich das Fett- und Muskelgewebe, theils verwachsen sie unter sich in einer innigen Weise und bilden einen einzigen Kör- per. Je mehr dieser sich verdichtet, um so mehr wird durch den Druck der harten Masse eine Atrophie der noch übrig gebliebe- nen, eingeschlossenen Gewebe erzeugt; inbesondere die musku- lösen und nervösen Theile leiden in manchen Fällen sehr erheb- lich, und so kann es wohl vorkommen, dass unvollkommene paralytische und anästhetische Zustände und damit eine neue Aehnlichkeit mit dem Aussatz eintreten. Indess ist mir kein Fall vorgekommen, wo namentlich die Anästhesie einen so hohen Grad erreicht hätte, wie es bei dem wahren Aussatz der Fall ist.

Schreitet der Process bis auf den Knochen fort, so ist es überaus häufig, dass aus den tieferen Lagen des Periostes, welche unmittelbar auf dem Knochen liegen, allmählich neue Knochen- schichten sich erzeugen, dass also die Bindegewebsbildung sich

---

*) Lobstein. Traité d'anat. path. I. p. 392.
**) Vulpian. Mém de la Soc. de Biologie. 1857. Sér. II. T. III. p. 309, 313.

complicirt mit einer wahrhaften Knochenbildung, dass sie gleichsam eine knöcherne Basis bekommt. Diese Knochenbildungen zeigen dieselben Verschiedenheiten, die wir an der äusseren Haut besprochen haben. In manchen Fällen findet sich eine glatte Periostose, in anderen eine unregelmässig warzige, ja stachelige Bildung von dem sonderbarsten Aussehen. Für die Geschichte der pathologischen Ossification überhaupt sind diese Processe von nicht geringem Interesse, insofern als man sich überzeugen kann, wie ich es auch in anderen Fällen bewiesen habe*), dass die Knochenbildung sich nicht auf das Periost beschränkt, sondern weit in die extraperiostealen Schichten, hier in die elephantiastischen Schwielen hineingreift. In höheren Graden verschmelzen die hervorwachsenden Knochenmassen untereinander und es entstehen dadurch Synostosen, welche benachbarte Knochen miteinander in Verbindung setzen. Bei der harten Elephantiasis des Unterschenkels ist es ganz gewöhnlich, dass Tibia und Fibula sich an verschiedenen Stellen untereinander vereinigen, dass Calcaneus und Astragalus zu einer gemeinschaftlichen Masse verschmelzen (Fig. 54.).

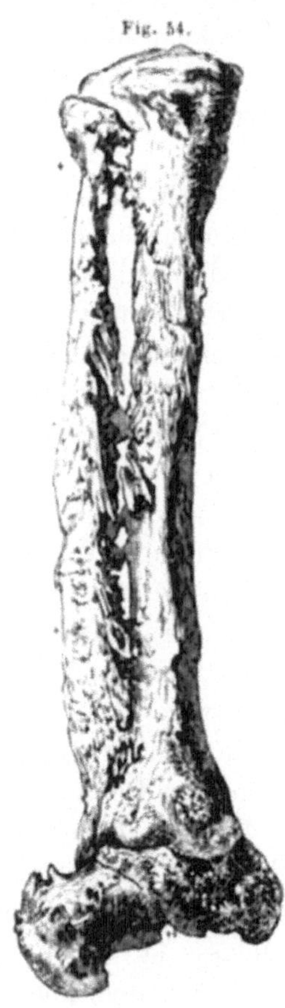

Während diese Veränderungen an den befallenen Stellen, namentlich den Gliedmassen, sich ausbilden, zeigen auch die entsprechenden Lymphdrüsen ähnliche Veränderungen. So findet man namentlich an den Drüsen der Kniekehle und der Leistengegend beträchtliche Anschwellungen, welche in der ersten Zeit aus einer Wu-

Fig. 54. Hyperostosis et synostosis ossium cruris et pedis nach Elephantiasis. Die Knochen sind überall mit theils platten, theils stacheligen Exostosen besetzt, im Ganzen verdickt. Bei +, + sind Tibia und Fibula in der Richtung des Ligam. interosseum durch Exostosen verwachsen; dasselbe ist der Fall dicht über dem Sprunggelenk. Bei + + findet sich eine Synostose zwischen Talus und Calcaneus. (Präparat No. 439.).

*) Mein Archiv. I. S. 137. Cellularpathologie. 3. Aufl. S. 404.

cherung der Lymphkörperchen bestehen, später jedoch mehr und mehr eine ähnliche fibröse oder geradezu fibromatöse Induration erfahren, wie sie in dem Parenchym der Glieder selbst besteht*). Ungleich seltener und mehr den heftigeren tropischen Formen eigenthümlich ist die Vereiterung der Lymphdrüsen, wie sie schon Hendy beschrieben hat. An den grösseren Lymphgefässen selbst findet sich in der Regel keine erhebliche Verdickung der Wandungen; im Gegentheil geht mit der Erweiterung derselben öfters eine entsprechende Verdünnung einher. Dagegen leiden nicht selten die Nerven in grosser Erstreckung an einer, von ihren Hüllen und ihrem interstitiellen Gewebe ausgehenden, zuweilen ungleichmässigen und knotigen fibrösen Verdickung**), welche über die Grenzen der zunächst befallenen Region hinausreicht. Auch die Wandungen und Scheiden der Venen fand ich mehrfach in ähnlicher Weise verändert.

Wenn man absieht von den vorher berührten Fällen, die freilich bei uns sehr häufig vorkommen, dass in der Umgebung und namentlich unterhalb alter Fussgeschwüre, im Umfange kranker Knochen oder alter Abscesse elephantiastische Indurationen sich entwickeln, so ist die Elephantiasis in der Regel ein nicht ulceröser Process, der ausserordentlich fortschreiten und enorme Anschwellungen der Theile erzeugen kann, während die Oberfläche im Wesentlichen unversehrt bleibt. Es kann auch der Gebrauch der Theile immer noch in einem ziemlich vollständigen Maasse stattfinden, da nur durch die grosse Last, durch die Schwere, durch die Steifheit der Articulationen eine Behinderung eintritt. Gelegentlich trifft man Leute mit solchen dicken Beinen, welche damit umherwandern, und was die Thiere anlangt, so sah ich im vorigen Herbst, als ich durch die Pfalz reiste, in Oggersheim ein Pferd, welches das eine ganze Hinterbein zu einem mehr als elephantenbeindicken Ständer umgewandelt hatte, dabei aber ganz munter seinen Wagen zog.

Dadurch unterscheidet sich die Elephantiasis sehr wesentlich von dem Aussatz, bei dem alle grösseren Anschwellungen in ulce-

---

*) Lud. Höfer. De Elephantiasi Arabum adjecta historia morbi. Diss. inaug. Gryphiae. 1851. p. 36.
**) Chelius. Heidelberger klinische Annalen. Bd. II. S. 359. Mettenheimer. Archiv des Vereins für gemeinsch. Arbeiten zur Förderung der wissensch. Heilkunde. Götting. 1854. Bd. I. S. 88. Hecker a. a. O. S. 12. vgl. Höfer l. c. p. 39.

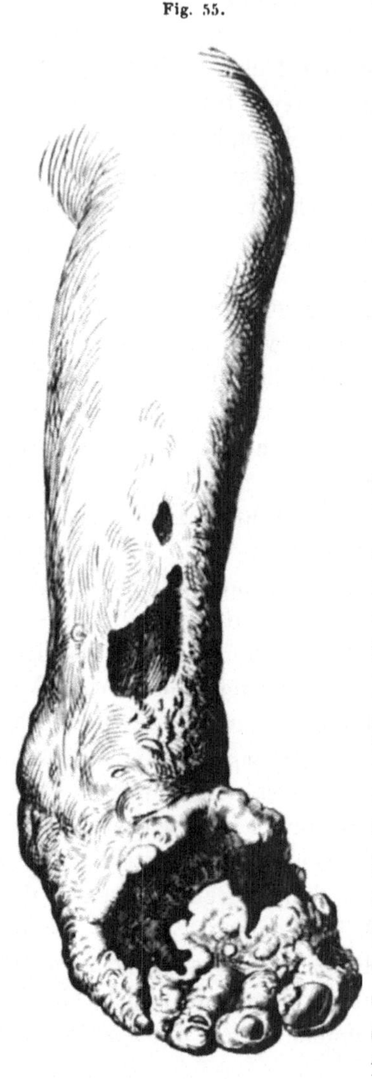

Fig. 55.

röse Processe auszugehen pflegen. Indessen kommen doch zuweilen auch bei uns, viel häufiger in den tropischen Gegenden Fälle vor, wo neben gleichmässigen Anschwellungen, namentlich der Unterextremitäten und innerhalb der geschwollenen Region Knoten oder Einrisse entstehen, welche in Ulcera übergehen. Hier handelt es sich also nicht, wie am häufigsten, um primäre Geschwüre mit secundärer Elephantiasis, sondern um primäre Elephantiasis mit secundären Geschwüren. Diese Form ist es namentlich, bei der die Möglichkeit einer Unterscheidung von den Aussatzformen überaus schwer wird, und wo gewiss sehr häufig selbst in Aussatzländern Verwechselungen in der Diagnose vorkommen. Wie ich glaube, muss das wesentlichste Kriterium darin gesucht werden, dass die Elephantiasis (Arabum) ein mehr localer Process zu sein pflegt, der gewöhnlich nur einen oder einige bestimmte Theile befällt, während der Aussatz, wenn er zu einer einigermaassen vollständigen Ausbildung kommt, stets als eine Constitutionskrankheit mit vielfachen Eruptionsstellen erscheint.

Fig. 55. Elephantiasis dura ulcerosa pedis. Amputirt bei einem 17jährigen, in seiner ganzen Entwickelung sehr zurückgebliebenen Menschen von dem Gesundbrunnen bei Berlin, der seit seinem 3. Lebensjahre an mancherlei Knochen- und Gelenkentzündungen (Arm u. s. w.) gelitten hatte. Ein Geschwür an der vorderen Fläche des unteren Theils des Unterschenkels, welches längere Zeit bestanden hatte, war 4 Jahre vor der Amputation geheilt. Ein halbes Jahr später Verstauchung des Fussgelenkes, seitdem zu-

Diese Elephantiasis ulcerosa entsteht nicht immer auf gleiche Art. Manchmal geben äussere Verletzungen oder auch therapeutische Anlässe, z. B. die Anwendung von Blasenpflastern auf die erkrankten Stellen die Gelegenheitsursache ab. Anderemal kommt sie mehr spontan zu Stande. Zuweilen bilden sich, wie bei der Mauke der Pferde, Blasen, welche platzen, ihren Inhalt ergiessen und eine excoriirte Stelle hinterlassen, welche nach und nach geschwürig wird. Anderemal entstehen an der sehr harten und steifen Oberfläche in Folge der Bewegungen, namentlich an den Füssen, Sprünge (Rhagaden, Fissuren), aus welchen zunächst Flüssigkeit aussickert, welche aber allmählich in eine schlechte Suppuration gerathen. Anderemal endlich ist es eine Elephantiasis tuberosa oder tuberculosa, bei welcher inmitten der ausgedehnteren Erkrankung einzelne Knoten entstehen, erweichen und endlich aufbrechen. Einen ausgezeichneten Fall dieser Art*) habe ich erst in diesem Winter untersucht. Schneidet man die Knoten an, so findet man in ihnen eine Wucherung der zelligen Elemente; das Bindegewebe wandelt sich in Granulationsgewebe um, und dieses schmilzt, indem es theils in fettige Metamorphose theils in Eiter übergeht. Diese Geschwüre in den verdichteten Theilen bestehen gewöhnlich sehr lange fort, erweisen sich als sehr refractär gegen alle Behandlung, sondern eine dünne, wässerige Masse ab und fressen nach und nach im Umfange und in die Tiefe

---

nehmende Anschwellung und Verdickung. Seit 2 Jahren vor der Operation Aufbruch und Ulceration. Die Anschwellung beginnt eine Hand breit unter dem Knie und nimmt von da abwärts schrittweise zu, um ihre grösste Ausbildung am Fussrücken und an den Zehen zu finden. Letztere sind zu unförmlichen, höckerigen Körpern angewachsen, indem sich die geschwollenen und von unten platt gedrückten Weichtheile neben den übrigens gesunden Nägeln in Form dicker knotiger Wülste hervordrängen. Am grossen Zehen liegt ein grosses Geschwür mit glattem, hartem Grunde und bis zu 4 u. 5 Linien hoch aufsteigenden schwieligen Rändern. Ein grosses buchtiges Geschwür mit etwas mehr unebenem, aber gleichfalls speckigem Grunde und noch viel stärker aufgeworfenen und verhärteten Rändern bedeckt den grössten Theil des Fussrückens. Am inneren Knöchel und an der äusseren Seite des unteren Abschnittes des Unterschenkels liegt noch je ein altes, flaches, hartes Geschwür mit zugeschärften und verheilenden Rändern. Schon von der Mitte des Unterschenkels an verschwindet der Panniculus adiposus in einer weissen, knorpelharten Schwiele, welche von der Haut bis zu den Knochen reicht. Die Hautoberfläche ist im Allgemeinen hügelig, aber glatt; nur am Fussrücken und um den äusseren Knöchel herum erheben sich aus der diffusen Geschwulst einzelne grössere, flachrundliche Knoten. Am oberen Theil des Unterschenkels hat die Haut überall ein ungewöhnlich glattes, wie narbenartiges Aussehen. (Präparat No. 148. vom Jahre 1861).

*) Präparat No. 42. vom Jahre 1862.

fort. Es sind wahre Ulcera rodentia (Esthiomenos). Das ist ein anderer wesentlicher Unterscheidungspunkt von den eigentlichen Aussatzgeschwüren, welche ziemlich leicht heilen und sehr bald in Narbenbildung übergehen. Eine ganze Masse von Beispielen, die als sporadischer Aussatz in den letzten Jahrhunderten beschrieben worden sind, gehört, glaube ich, in diese Kategorie der ulcerösen Elephantiasis hinein. —

Die bisherige Darstellung bezog sich überwiegend auf die harte, sklerotische Elephantiasis, wie sie hauptsächlich an den unteren Extremitäten, gewöhnlich von der Knöchelgegend und dem Fussrücken heraufsteigend, vorkommt. Ihr zunächst steht die sehr viel seltenere Elephantiasis der Oberextremität, welche zuweilen gleichzeitig mit ihr vorkommt*), in der Regel aber für sich besteht und auch nur an einer Seite vorkommt. Verhältnissmässig häufig erscheint sie in der tuberösen Form**), meist so, dass die Hand mit den Fingern den Hauptsitz des Leidens darstellt.

Dem gegenüber haben wir jetzt noch die theils congenitalen, theils erworbenen Formen der weichen Elephantiasis zu betrachten.

Was nun zunächst die congenitalen Formen angeht, so kommen sie zuweilen in einer fast allgemeinen Ausbreitung über den ganzen Körper vor. Dies ist namentlich bei acephalen und aniden Missgeburten der Fall, wo die unvollkommene Circulation vielleicht das prädisponirende Moment abgiebt***). Etwas Aehnliches findet sich auch bei anderen lebensunfähigen Neugeborenen†). Diejenigen Fällen von congenitaler Elephantiasis, welche in das spätere Leben hineingetragen werden, sind stets partielle. Ein ausgezeichnetes Präparat der Art von der Unterextremität besitzt unsere Sammlung††). In fast allen derartigen Fällen ist eine solche speckige, sehnige Härte, eine solche Sklerose des Gewebes, wie sie bei den bisher besprochenen erworbenen Zuständen vorkommt, nicht vorhanden.

---

*) Rayer. Traité des mal. de la peau. 1827. T. II. p. 438.

**) Heyfelder in den Nova Acta Acad. Caes. Leop. nat. curios. Vol. XIX. P. II. p. 345. Tab. LXII. G. Schouten. Diss. inaug. exhibens observationem de Elephantiasi. Traj. ad Rhen. 1841. L'Herminier l. c. Rayer et Davaine l. c.

***) Vgl. den von mir beobachteten Fall allgemeiner Lymphgefässerweiterung nach Thrombose der Vena jugularis beim Kalb. Archiv. VII. S. 130.

†) Präparat No. 51. vom Jahre 1862, übersendet von Dr. Küss in Rogasen.

††) Präparat No. 142. vom Jahre 1860.

Es erklärt sich dies vielleicht daraus, dass der Hauptsitz der Veränderung im Unterhautgewebe zu sein pflegt. Je nachdem der krankhafte Vorgang früher oder später während des Intrauterinlebens beginnt, ist auch das Resultat ein etwas verschiedenes. Beginnt er später, zu einer Zeit, wo schon das Fett im Unterhautgewebe ausgebildet ist, so hat die ganze Erscheinung mehr den Habitus einer Polysarcie. Tritt er dagegen sehr früh ein, wo noch Schleimgewebe unter der Haut liegt, so bleibt auch später ein mehr lockeres, weiches, zuweilen gallertartiges, ödematöses Gewebe fortbestehen, welches die Hauptmasse der Anschwellung darstellt. In ihm findet sich in der Regel eine Reihe von anderen Eigenthümlichkeiten, die in dem Maasse nicht bei der erworbenen Elephantiasis vorkommen. Es sind namentlich hyperplastische Entwickelungen der in das Bindegewebe eingelagerten Theile, und zwar insbesondere der Gefässe, häufig auch der Nerven, ja zuweilen auch der Muskeln und Knochen.

Was die Gefässe angeht, so unterscheiden sich wieder die einzelnen Fälle darin, dass manchmal die Blutgefässe, und insbesondere die Venen eine colossale Ausbildung zeigen, anderemal, jedoch viel seltener, die Lymphgefässe. Die Formen, unter welchen sie sich vergrössern, sind in beiden Fällen dieselben; die Vergrösserung findet sowohl der Länge wie der Dicke nach statt, und daher bilden die erweiterten Blutgefässe ein dichtes, variköses Netz, in welchem die einzelnen Gefässe gewöhnlich rosenkranzförmig erweitert sind und eine Grösse erreichen, dass die ganze Substanz wie cavernös erscheint: Elephantiasis telangiectodes. Diese Formen vergrössern sich auch nach der Geburt, so dass sie nach und nach stärker hervortreten und dadurch die Veranlassung zu operativen Eingriffen werden. Man findet ein ausserordentlich schönes Beispiel davon in der mit vortrefflichen Abbildungen ausgestatteten Abhandlung des Prof. Hecker in Freiburg*). Von der lymphatischen Form, welche ganz ähnliche Zustände an den Lymphgefässen darbietet, ist der bekannteste Fall die sogenannte Makroglossie, auf welche ich bei den Angiomen zurückkommen werde.

Nächstdem kommt es nicht selten vor, dass man cystische Bildungen in den congenitalen Elephantiasisknoten antrifft.

---

*) Hecker a. a. O. Taf. I.

Man kann sie nicht mit Deutlichkeit verfolgen in Lymphgefässe; sie erscheinen wie abgeschlossene Säcke, die mit einer klaren, meist gerinnbaren Flüssigkeit gefüllt sind. Es ist allerdings nicht unwahrscheinlich, dass sie aus Lymphgefässen hervorgehen; ja es ist wohl möglich, dass sie in manchen Fällen noch durch feine Oeffnungen mit Lymphgefässen communiciren, was schwer nach-zuweisen ist; jedenfalls machen sie den Eindruck, als ob es ab-geschlossene Lymphräume wären. —

An diese congenitalen Formen schliessen sich die circum-scripten, weichen elephantiastischen Bildungen an, welche mehr den Geschwulstcharakter im engeren Sinne des Wortes darbieten. Unter ihnen sind die verhältnissmässig häufigsten diejenigen, welche sich an den äusseren Genitalien entwickeln.

Bei uns sind dieselben beim Manne sehr selten und dann oft nicht ganz rein. So besitzt unsere Sammlung ein Präparat vom Scrotum*), welches über einem alten Scrotalbruch sich ent-wickelt hat und mehr der harten Form angehört. Anders verhält es sich in tropischen Gegenden, wo die Elephantiasis scroti der Frequenz nach unmittelbar hinter dem Elephantenbein kommt. Früher hat man sie daher häufig als endemische Hydrocele**) beschrieben, was zu eben so vielen Verwechselungen Veranlas-sung giebt, wie die Bezeichnung von Prosper Alpinus***) und Larrey†), welche sie eine Hernia carnosa oder Sarcocele nannten. Allerdings handelt es sich auch hier um eine An-schwellung, welche unter rosenartigen Zufällen mit einem harten Oedem beginnt, und die wassersüchtige Infiltration erhält sich noch lange Zeit, nachdem schon die Bindegewebs-Wucherung einen höheren Grad erreicht hat. Wesentlich sitzt auch hier die Affection in dem Unterhautgewebe, und die Haut selbst pflegt nur in geringerem Maasse betheiligt zu sein. Warzige und kno-tige Erhebungen sind nicht ungewöhnlich ††), aber sie bilden mehr eine Ausstattung der in der Tiefe bestehenden Anschwellung. Das

---

*) Präparat No. 473.

**) Kämpfer l. c.

***) Prosper Alpinus l. c. p. 26.

†) D. J. Larrey. Mémoires de chirurgie militaire et campagnes Paris. 1812. T. II. p. 88, 110.

††) G. Wiedel. Drei Beobachtungen über Elephantiasis scroti mit Er-giessung lymphatischer Flüssigkeit. Inaug. Diss. Würzburg. 1837. Abbildung. B. J. Redlich. De Elephantiasi scroti, addita morbi historia. Diss. inaug. Berol. 1838. Tab. I. et III. Heyfelder l. c. Tab. LXIII. Fränkel l. c. p. 27.

Unterhautgewebe des Hodensackes enthält bekanntlich im normalen Zustande fast kein Fett; es ist ein an sich lockeres, saftreiches, maschiges Bindegewebe, und die elephantiastische Vergrösserung desselben gelangt daher in der Regel nicht zu jenen harten, fast faserknorpeligen Härtegraden, wie sie das gewöhnliche Unterhautfettgewebe der Extremitäten darbietet. Dafür ist aber auch die Anschwellung um so stärker. Gewöhnlich umfasst sie das ganze Scrotum und erzeugt daran eine solche Vergrösserung, dass es in manchen Fällen, zumal unter endemischen Verhältnissen, als ein enormer Körper zwischen den Beinen bis zu den Knien, ja manchmal noch weiter herabhängt. Man hat solche von 100 (Clot-Bey), ja bis 165 (Titley) Pfund Schwere beobachtet. In Aegypten, wo nun schon seit längerer Zeit die europäische Chirurgie ihre Siege feiert, ist das eine ziemlich häufige Sache, und die Exstirpation solcher Geschwülste gehört dort zu den gewöhnlicheren Erscheinungen. Die angegebene Schwere dieser Massen wird für die Kranken eine Ursache grosser Unbequemlichkeiten. Je tiefer das Scrotum hinabsinkt, um so mehr zieht es die Haut des Penis mit sich; der Penis selbst kriecht gleichsam in die Geschwulst hinein, und nur eine excoriirte Rinne zeigt noch den Weg, den der Harn nach seinem Austritt aus dem Orificium cutaneum urethrae durch die Geschwulst hindurch zu nehmen hat *).

Zuweilen setzt sich die Elephantiasis auf den Penis selbst fort, und verwandelt ihn in einen unförmlichen, gewundenen Körper **), der über das geschwollene Scrotum gelagert ist. Anderemal ist der Penis unabhängig der Sitz der Erkrankung. Am häufigsten wird die Vorhaut ergriffen, welche bei einer gewissen Enge so vielen Reizungen ausgesetzt ist. In dem einzigen Fall, den ich davon untersucht habe, war das Gewebe verhältnissmässig derb und von einer Weisse, welche durch die schwärzliche Färbung des Rete noch mehr gehoben wurde. Das Mikroskop zeigte in dem Gewebe eine ganz unglaublich grosse

---

*) Larrey l. c. Pl. IX. Pruner a. a O. S. 327. Fig. IV. Clot-Bey in Alibert's Vorlesungen über die Krankheiten der Haut. Aus dem Franz. Leipzig. 1837. Th. II. S. 216.

**) Ketwig bei Alard l. c. p. 208. Pl. II. fig. 3. Heyfelder l. c. p. 349. Tab. LXIII. Pruner a. a. O. Fränkel l. c. p. 27. A. Krämer. Ueber Condylome und Warzen. Göttingen. 1847. S. 60. Taf. II. Fig. 6.

Zahl elastischer Fasern, mehr als ich jemals in einer Geschwulst gesehen habe. Es entspricht diess einer längeren Dauer und einer gewissen Consolidation des Gewächses, welches als solches sich dauernd erhält.

Bei dem weiblichen Geschlecht waren ähnliche Geschwülste der äusseren Genitalien früher kaum bekannt, was wohl nur von dem Mangel unmittelbarer Untersuchungen abhängig war. In der neueren Zeit hat sich die Zahl der Beobachtungen schnell gemehrt[*]), und ich selbst habe ziemlich oft Gelegenheit gehabt,

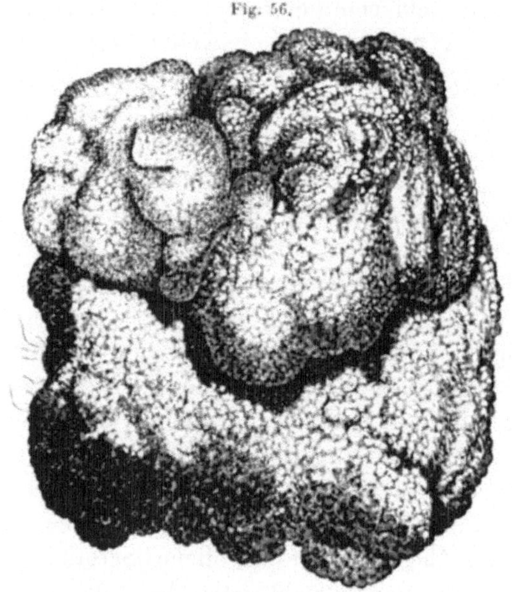

Fig. 56.

derartige Geschwülste zu untersuchen. Am häufigsten sind es die Labia majora[**]), welche in ganz ähnlicher Weise anschwellen,

---

Fig. 56. Elephantiasis verrucosa tuberosa labii majoris. Eine Kindskopfgrosse im Ganzen rundliche Geschwulst, welche mit einer schmalen Basis aufsass. Ihre Oberfläche ist in gröbere und feinere Lappen eingetheilt und jeder Lappen wieder mit warzigen Erhebungen besetzt, von denen einzelne ganz fein und zart, andere dick und kolbig sind. Der Epidermisüberzug ist überall von mässiger Stärke; der innere Theil der Geschwulst aus ziemlich derbem, filzigem, ödematösem Bindegewebe gebildet. (Präparat No. 671. Von Hrn. Jüngken 1851 exstirpirt).

[*]) Kiwisch. Klinische Vorträge über spec. Path. u. Therapie der Krankheiten des weiblichen Geschlechts. Prag. 1852. Th. II. S. 499. Fränkel l. c. p. 30. Fig. 2. et 3. C. A. Martin. Gaz. hebdom. de méd. et de chir. 1861. T. VIII. No. 17. p. 262. No. 19. p. 293.

[**]) Larrey l. c. p. 127. Pl. X.

wie das Scrotum beim Manne. Nächstdem das Praeputium clitoridis und die ganze Clitoris, von welcher Dalton angiebt eine 6 Unzen schwere Geschwulst entfernt zu haben. Auch die innere Beschaffenheit dieser Formen stimmt mit den skrotalen überein; es ist ein sehr reichliches, von Flüssigkeit durchtränktes, mässig gefässreiches Bindegewebe, welches sich in immer grösserer Anhäufung unter der Haut entwickelt. Diese selbst bleibt zuweilen ganz glatt, und auch der epidermoidale Ueberzug zeigt keine andere Veränderung, als eine dunklere, bronzefarbene Pigmentirung*). Anderemal dagegen nimmt die Haut selbst einen reichlicheren Antheil; ihre Oberfläche erhebt sich in einzelne Höcker, diese besetzen sich wiederum mit vergrösserten Papillen, und die äussere Erscheinung gewinnt mehr und mehr eine oft täuschende Aehnlichkeit mit spitzen Condylomen (Fig.56). Diese Aehnlichkeit erhöht sich noch dadurch, dass die Geschwulst sehr häufig nur partiell hervorwächst, und dass die Basis, mit welcher sie aufsitzt, sich mehr und mehr verdünnt und am Ende sogar stielförmig wird. Statt der gewöhnlichen, diffusen, kaum in der Gestalt eines Tumors auftretenden Elephantiasis findet sich hier ein scheinbar ganz umgrenztes Gewächs, welches im höchsten Maasse allen Erfordernissen eines Tumors entspricht**). Manchmal verlängert und verdünnt sich der Stiel so sehr, dass ein förmlicher Polyp von der Nymphe herabhängt***). Dieser Umstand erhöht das allgemeine Interesse dieser Form in hohem Maasse. Wir sehen hier, wie ein diffuser Reizungsvorgang in immer engere Grenzen eingeengt und sein Erzeugniss mehr und mehr den „parasitischen" Gewächsen ähnlich wird. Wir gewinnen damit einen Uebergang zu anderen Formen der Elephantiasis, welche meist ihre richtige Stellung nicht gefunden haben, weil man sie zu sehr isolirt betrachtete.

Es ist endlich zu erwähnen, dass auch an der weiblichen Brust ähnliche elephantiastische Zustände existiren. Sie sind gewöhnlich mit einer Reihe anderer Geschwülste unter dem Namen der Hypertrophia mammae abgehandelt worden†), und es ist

---

*) Präparat No. 672. (Krieger. Caspers Wochenschr. 1851. No. 22.).
**) Vgl. die Abbildung von Martin. Gaz. hebd. 1861. p. 293.
***) Präparat No. 197. vom Jahre 1860.
†) Alard l. c. p. 242. A. Cooper. Krankheiten der Brust. Aus dem Engl. Weimar. 1836. S. 29. Velpeau. Traité des maladies du sein. 1854. p. 232. Veit in meinem Handb. der spec. Path. u. Ther. Bd. VI. Abth. II. S. 374.

in der That sehr schwer, ihre Grenzen genau zu ziehen. Zunächst ist zu bemerken, dass es sich bei ihnen nicht um die Haut und das Unterhautgewebe, sondern um das interstitielle Bindegewebe der Drüse selbst handelt. Damit entfernt sich diese Form von der gewöhnlichen Elephantiasis, welche wesentlich der Oberfläche angehört, und es wird ein weiterer Uebergang gewonnen zu analogen Erkrankungen innerer Organe, welche man kurzweg als chronische Entzündungen zu bezeichnen pflegt, z. B. zu den entzündlichen Hyperplasien der Eierstöcke, die ebenso gut Elephantiasis heissen können. Aber ein gewisser Unterschied liegt darin, dass auch hier das neugebildete, gewöhnlich milchweisse Bindegewebe sehr saftreich und verhältnissmässig weich ist. Allerdings kommen auch an der Brust Formen vor, welche der harten Elephantiasis verwandt sind, wie wir noch später sehen werden, aber diese bringen in der Regel keine so beträchtlichen Vergrösserungen mit sich, wie der in Rede stehende Vorgang. Denn hier sind Fälle bekannt, wo das Gewicht der Brüste bis zu 60 Pfund betrug, und wo sie über den Unterleib bis zu den Knieen herabreichten.

Manche haben versucht, feinere Unterschiede zwischen den verschiedenen Formen zu machen, und namentlich Birkett *) hat sehr sorgfältig zwischen wahrer und falscher Hypertrophie unterschieden. Bei jener sollte das Drüsengewebe (die mit Epithel gefüllten Kanäle) mit vergrössert sein, bei dieser nur das interstitielle und umgebende Gewebe leiden. Allein es finden sich hier ähnliche Differenzen, wie an der Oberfläche in Beziehung auf das Rete Malpighii und die Epidermis: die interstitielle Reizung verbindet sich sehr oft mit epithelialer, und die falsche oder unvollständige Hyperplasie geht unmerklich in die wahre oder vollständige über. Die ersten Anfänge davon sieht man bei chlorotischen Mädchen nicht ganz selten; die höheren Grade finden sich sowohl neben endemischer Elephantiasis, als auch sporadisch, jedoch überwiegend bei jüngeren Personen. —

Fast alle genannten Zustände der Generationsorgane unterscheiden sich also von der gewöhnlichen Elephantiasis der Extremitäten, namentlich der unteren, in der Regel dadurch, dass das constituirende Gewebe eine weichere Beschaffenheit besitzt. Zu-

---

*) Birkett. Diseases of the breast. 1850. p. 108, 119, 145.

weilen verharrt dasselbe fast ganz in dem gallertartigen Zustande, in dem Zustande des Erysipelas gelatinosum, und es kommt vor, dass die Geschwülste schon äusserlich ein mehr durchscheinendes Aussehen zeigen. Diese Form hat man in der neueren Zeit vielfach Collonema genannt, — ein Name, der zuerst von Joh. Müller*), aber freilich für eine ganz andere Gruppe von Geschwülsten, nehmlich für einen Theil der von mir als Myxome bezeichneten, aufgestellt worden ist. Andere meinen damit eine Bindegewebsgeschwulst, welche sich dadurch auszeichnet, dass das Bindegewebe voll von albuminöser Flüssigkeit steckt, dass also die Masse, wenn man sie anschneidet, einen reichlichen Saft austreten lässt, der, wenn man drückt, sich vollständig entleert; sie verhält sich also nahezu wie einfach ödematöses Gewebe. Nicht selten kommt es dabei vor, dass einzelne grössere Maschenräume des lockeren Bindegewebes, wie Cysten, in der gallertig aussehenden Masse hervortreten und beim Anschneiden grössere Mengen von Flüssigkeit entleeren**).

Vielleicht hängt dieser Zustand mit der Störung der Lymphcirculation zusammen. Denn gerade an derartigen weicheren Elephantiasisformen ist eine besondere Eigenthümlichkeit mehrfach beobachtet worden, welche mit der Lymphretention in Zusammenhang steht, nehmlich ein anhaltender Ausfluss lymphatischer, zuweilen chylöser Säfte. Gewöhnlich erheben sich über der Oberfläche zunächst Blasen, welche bersten und eine excoriirte Fläche zurücklassen, von der manchmal ganz unglaubliche Mengen von Flüssigkeit hervorquellen. In einem Falle***) wurden in einer Nacht 70 Unzen Flüssigkeit gesammelt. Dabei zeigt der ausgetretene Saft zuweilen eine milchige Farbe, und Löwig fand darin alle wesentlichen Bestandtheile der Milch, nehmlich Butter, Käse und Milchzucker†). Die meisten Fälle dieser Art, welche von Fuchs††) unter dem Namen der Pachydermia lactiflua zusammengefasst sind, betreffen die Elephantiasis des Scrotums. Indess hat man meist übersehen, dass Cannobio†††) auch in der

---

*) Müller. Archiv f. Anat., Phys. u. wiss. Medicin. 1836. S. CCXIX.
**) Gesammelte Abhandlungen. S. 463.
***) Wiedel a. a. O. S. 10.
†) F. Koller. Diss. inaug. de lactis e scroto secretione anomala. Turici. 1833.
††) Fuchs. Die krankhaften Veränderungen der Haut. S. 707.
†††) Journ. de Chimie et de Pharmacie. 3 sér. T. VIII. p. 123. Chemisches Centralblatt. 1846. No. 5.

Flüssigkeit aus dem Oberschenkel einer säugenden, an vernachlässigter Phlegmatia alba dolens leidenden Frau Butter, Lactin, Casein nachgewiesen hat, und dass Pohl und Höfer*) in den erweiterten Lymphgefässen eines elephantiastischen Beines selbst eine milchige Flüssigkeit fanden. Mehrere neue Beobachtungen von Carter**) beweisen übrigens den Zusammenhang dieser Form mit Chylurie.

Diese Fälle schliessen sich sehr genau an eine gewisse Reihe von Beobachtungen***) über Lymphorrhoe an, wobei entweder gar keine Anschwellung der Haut stattfand oder doch nur kleinere Geschwülste vorhanden waren, wobei aber die chemische Untersuchung neben den Albuminaten gleichfalls Fett und Zucker als regelmässige Bestandtheile nachwies. Seitdem man weiss, dass Zucker zu den gewöhnlichen Vorkommnissen in der Lymphe gehört, haben diese Fälle viel von ihrem Auffallenden verloren; sie sind aber besonders werthvoll, weil sie die lymphatische Natur der elephantiastischen Flüssigkeit noch genauer darthun.

Bei der harten Elephantiasis sind die Säfte, welche in den Theilen enthalten sind und sich zuweilen auch an der Oberfläche, namentlich wenn Geschwüre vorhanden sind, entleeren, noch nicht in gleicher Weise untersucht. Die oberflächlichen Absonderungen, die meist sehr spärlich sind, zersetzen sich sehr schnell und verlieren ihre besonderen Qualitäten. Unter diesen Verhältnissen scheinen zuweilen parasitische Entwickelungen in den Geschwüren vor sich zu gehen. Wenigstens haben wir in der letzten Zeit aus Ostindien eine gewisse Zahl von Beobachtungen über den sogenannten Madura-Fuss†) mitgetheilt erhalten, bei denen pflanzliche Parasiten in grosser Zahl in den Geschwüren gefunden wurden. Mir scheint die ganze Affektion zu der Elephantiasis ulcerosa zu gehören und die Pilzbildung nur secundär zu sein. Die chemische Natur der Flüssigkeit muss ihre Entwickelung ja im höchsten Maasse begünstigen. —

Es bleibt mir jetzt noch übrig, eine gewisse Gruppe von Fällen zu besprechen, welche ich kein Bedenken trage, der Ele-

---

*) Höfer l. c. p. 37.

**) Carter. Med. chir. Transact. 1862. Vol. XLV. p. 189. Pl. III.

***) Vgl. die Zusammenstellung von Lebert in meinem Handbuch der spec. Path. u. Ther. Bd. V. Abth. II. S. 134.

†) Vgl. die Zusammenstellung von A. Hirsch in meinem Archiv. 1863. Bd. XXVII. S. 98. Carter. Brit. and for. med. chir. Review. 1863. July. p. 198.

phantiasis Arabum anzureihen, obwohl sie von den erfahrensten Beobachtern bald in diese, bald in jene Kategorie herübergezogen sind. Ich rechne dahin zunächst eine Reihe von Erkrankungen, welche selbst von solchen Beobachtern, die in Aussatzgegenden gelebt haben, zu der Elephantiasis Graecorum (Lepra Arabum) gezählt worden sind*). Ferner zähle ich dahin den schon früher (S. 222) erwähnten Fall von Tilesius**), welcher von vielen neueren Autoren als Molluscum contagiosum gedeutet wird. Endlich ist unzweifelhaft eine gewisse Zahl von Fällen des Steatoms, der Speckgeschwulst***) dieser Gruppe beizufügen.

Die hier in Betracht kommenden Fälle haben das Eigenthümliche, dass in der Regel eine viel grössere Körperregion, zuweilen sogar der ganze Körper befallen wird dass ferner die entstehenden Geschwülste vielfach, ja häufig so vielfach sind, dass daraus das Vorurtheil einer besonderen Dyskrasie hervorgeht, und endlich dass sie ganz überwiegend häufig am Rumpf und Gesicht vorkommen, also an Stellen, wo die gewöhnliche Elephantiasis sehr selten ist. Dabei gehören sie fast ohne Ausnahme der weichen Art an, bestehen überwiegend aus einer fortschreitenden Hyperplasie des Unterhautgewebes, erreichen eine colossale Grösse, bis zu 40 Pfund und darüber, und sind an ihrer Oberfläche meist glatt, zuweilen aber auch mit zahlreichen Secundärknoten besetzt. Sie haben daher die grösste Aehnlichkeit mit den elephantiastischen Scrotalgeschwülsten.

Ein ausgezeichneter Fall dieser Art †) gab mir Gelegenheit, die Einzelnheiten genau zu verfolgen. Eine 47jährige Frau trug auf ihrem ganzen Körper zerstreut eine grosse Masse kleinerer und grösserer Gewächse, welche sich seit Jahren langsam entwickelt hatten. Viele von ihnen waren ganz klein, erbsen- bis kirschkerngross, rund und von glatter Haut bedeckt; andere waren grösser, wallnussgross und darüber, übrigens von gleicher Be-

---

*) Heymann. Ein Fall von Lepra tuberculosa s. nodosa. Mein Archiv. 1859. Bd. XVI. S. 176. Taf VII.

**) (Tilesius) Historia pathologica singularis cutis turpitudinis. Praef. Chr. Frid. Ludwig. Lips. 1793. p. 10.

***) J. P. Weidmann. Annotatio de steatomatibus. Maguntiaci. 1817. Tab. I., III. et IV. Cerutti. Pathologisch-anatomisches Museum. Leipzig. 1823. Jahrg. I. Heft 4. S. 33. Taf. XX.—XXIII.

†) Vgl. das Titelkupfer dieses Bandes.

schaffenheit. Das grösste sass links in der unteren Rippengegend mit breiter Basis auf; es hatte 48 Zoll im Umfang und erstreckte sich von der Linea alba bis etwa 2 Zoll vom Rückgraht. Es hing von da tief nach unten über die Hüfte herab. An seiner Oberfläche und in seinem Umfange trug es mehrere kleine Secundärknoten; im Ganzen war die es bedeckende Haut aber glatt und verhältnissmässig dünn. Dabei fühlte es sich weich, fast fluktuirend an. Nachdem es (von Herrn Kreisphysikus Dr. Heyland in Guben) exstirpirt war, wog es $32\frac{1}{2}$ Pfund. Neun Jahre früher war es Kindskopfgross gewesen.

Die Untersuchung ergab auch hier wieder ein sehr saftreiches, im Allgemeinen nur wenig gefässreiches, lockeres Bindegewebe, welches hauptsächlich die Region des alten Panniculus adiposus einnahm. Aus ihm liess sich eine grosse Menge gelblicher, eiweissreicher Flüssigkeit mit Leichtigkeit ausdrücken. Das Gewebe selbst zeigte schon für das blosse Auge eine gewisse Ungleichmässigkeit. Derbere, weissliche Züge, in welchen etwas grössere Gefässe verliefen, umschrieben grössere Räume (Areolen), welche ihrerseits wieder von einem feinmaschigen Fasernetz durchzogen waren und, von demselben umschlossen, den ausdrückbaren Saft enthielten. Bei einer schwachen Vergrösserung zeigte sich diese Anordnung überaus deutlich (Fig. 57.). Die feineren Fasernetze gingen mit breiteren Ansätzen aus den dichteren und breiteren Faserzügen der Umgebung hervor, und es entstand so eine Art von lappiger Anordnung, welche auf die Entstehung dieser Maschen aus den früheren Fettlappen hinwies. Bei stärkerer Vergrösserung fand sich nur Bindegewebe mit beträchtlich gewachsenen Körperchen vor.

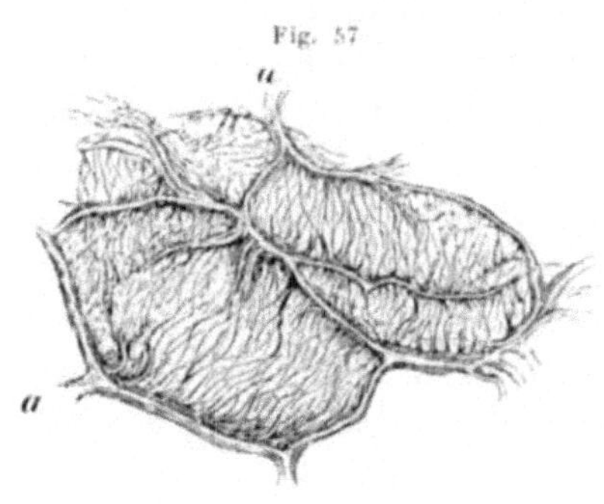

Fig. 57. Fibroma molluscum. Von dem auf dem Titelkupfer abgebildeten Falle; ein bei 20facher Vergrösserung gezeichneter Durchschnitt aus der inneren Substanz der grossen, hängenden Geschwulst. *a, a* grössere Balken mit Gefässen; dazwischen das maschige Fasernetz von bald dichteren und breiteren, bald feineren und weiteren Balken. (Präparat No. 32. vom Jahre 1862).

Die kleineren Knoten der Oberfläche ergaben sich bei Einschnitten als ganz unabhängige, mit den grossen Gewächsen in gar keinem Zusammenhange stehende Gebilde. Sie lagen theils in der Tiefe, zum grossen Theil aber ganz oberflächlich in der Cutis selbst. Manche gingen offenbar von der äussersten Schicht der Cutis aus, denn sie berührten beinahe das übrigens unveränderte Rete Malpighii, während sie von dem Unterhautfettgewebe noch durch eine gewisse Derma-Lage getrennt waren (Fig. 58). Sie hatten frisch ein blassgelbröthliches, weiches und feuchtes Ansehen; das Mikroskop zeigte darin ein zellenreiches, in voller Wucherung begriffenes Granulationsgewebe.

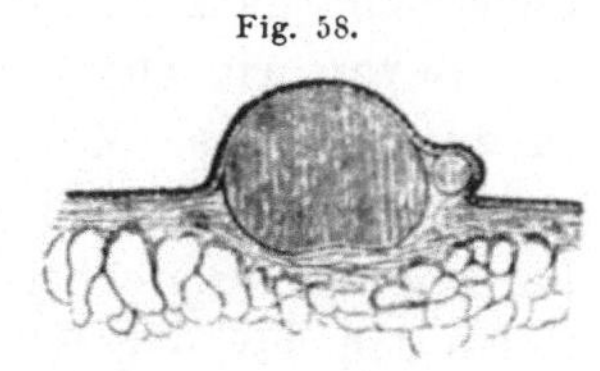

Fig. 58.

Vergleicht man diese Bildung mit der Elephantiasis der Genitalien, so leuchtet die Analogie ein, nur stimmt der in der Regel ganz fieber- und entzündungsfreie Verlauf nicht. Denn die Entwickelung erfolgt meist ganz langsam und unmerklich. Trotzdem lässt sich eine Grenze nicht ziehen, da auch die Elephantiasis vulvae nicht selten in ähnlicher Weise verläuft. Nichtsdestoweniger habe ich nichts dagegen einzuwenden, wenn man diese Form abtrennen will; der passende Name würde dann Fibroma molluscum sein.

Zu dieser Varietät gehört eine der interessantesten und mit am meisten discutirten Erscheinungen, nehmlich die schon von Galenus und Aretaeus erwähnte Leontiasis. Ich will damit nicht sagen, dass es nicht auch eine Aussatzform gebe, welche in der Erscheinung der Leontiasis auftreten könne; im Gegentheil, ich habe sie in Norwegen oft genug gesehen. Aber gerade die grösste Difformität, und zwar in der Regel ohne Ulceration, gehört dem Fibroma molluscum oder der Elephantiasis mollusca an. Mit Recht hat Alard*) daher die natürliche Zusammengehörigkeit wieder hergestellt. Pruner**) schildert einen solchen Fall aus Aegypten, und die Präparate von einem anderen

---

Fig. 58. Fibroma molluscum. Zwei accessorische Hautknoten, inmitten der Cutis entwickelt. Natürliche Grösse. Von demselben Fall wie Fig. 57.

*) Alard l. c. p. 242. Pl. I.
**) Pruner a. a. O. S. 333. Fig. III.

finden sich in der Würzburger Sammlung*); Kjerulf hat sie
neuerlich untersucht und beschrieben**). Hier bestand neben
zahlreichen kleineren Knoten ein speckiger Auswuchs der Wange
von solcher Grösse, dass er durch seinen Druck die eine Unter-
kieferhälfte ganz atrophirt hatte. —

Bevor wir aber die warzigen und knotigen Fibromformen,
zu welchen diese Mollusken einen natürlichen Uebergang bilden,
weiter verfolgen, wird es gerathen sein, noch einige mehr diffuse
Formen zu besprechen, welche der Elephantiasis näher stehen.
Unter den davon befallenen äusseren Organen ist für chirurgische
Zwecke keines so wichtig, wie die weibliche Brust. Es giebt
ein **Fibroma mammae diffusum**, oder, man kann auch wohl
sagen, eine **Elephantiasis mammae dura**, oder, endlich, wie
die älteren Chirurgen sagten, eine **Induratio benigna**, welche
in dem interstitiellen Gewebe der Brust sich entwickelt, und
welche sich von der Elephantiasis mollusca dadurch unterscheidet,
dass sie ein derbes, zur Retraction geneigtes und die Drüsenstructur mehr und mehr vernichtendes Gebilde darstellt. In der
Regel beginnt der Process unter entzündlichen Erscheinungen,
namentlich unter einer schmerzhaften Anschwellung. Dieselbe
kann sehr lange Zeit fortbestehen, und dabei Perioden der Recrudescenz und der Ruhe haben, bis allmählich eine immer derbere
und dickere Masse entsteht. Im Grunde ist das derselbe Process,
den wir in den Lungen, in der Leber, in den Nieren unter dem
Namen der interstitiellen Entzündung kennen; aber wenn die Brust
davon befallen wird und ein harter Knoten sich ausbildet, so macht
das den Eindruck eines selbständigen Tumors. Nicht wenige
Knoten der Art werden als scirrhöse betrachtet und mit grossem
Glück exstirpirt, so dass man allerdings, wie Rust***) sehr richtig
bemerkt hat, aus dem Resultat sehr oft schliessen kann, dass das
Exstirpirte kein Krebs, sondern eine gutartige Verhärtung war.
Man muss indess bedenken, dass die anhaltende Schmerzhaftigkeit,

---

*) A. K. Hesselbach. Beschreibung der pathologischen Präparate,
welche in der Königl. anatomischen Anstalt zu Würzburg aufbewahrt werden. Giessen. 1824. S. 4, 309, 405.

**) Kjerulf. Mein Archiv. V. S. 25.

***) J. N. Rust. Aufsätze und Abhandlungen aus dem Gebiete der Me-
dicin, Chirurgie und Staatsarzneikunde. Berlin. 1836. Bd. II. S. 447. vgl.
Bd. I. S. 281.

welche durch kein äusseres Mittel zu besänftigen ist, die Individuen ängstlich und es in der That für sie äusserst wünschenswerth macht, die Exstirpation vorgenommen zu sehen.

Manchmal schrumpft dieses Gewebe, wenn es eine gewisse Zeit lang bestanden hat, in einer ähnlichen Weise zusammen, verdichtet und retrahirt sich, wie das bei inneren Organen der Fall ist. Wie man den zuerst auf die Leber angewendeten Ausdruck der Cirrhose später auf andere Organe übertragen hat, z. B. auf die Lungen, so hat Wernher*) diesen Namen auch für die Mamma vorgeschlagen. Ich halte denselben nicht für glücklich gewählt, weil Cirrhosis einen gelben Zustand (Status flavus) bedeutet, wovon hier gar nicht die Rede sein kann; sodann weil auch der granuläre Zustand, den wir in neuerer Zeit an der Leber mit diesem Namen bezeichnen, in der Brust gewöhnlich nicht vorhanden ist, indem entweder die ganze Brust einen einzigen grossen Knoten bildet, oder einzelne Theile in besondere, meist kugelige Knoten umgewandelt werden. Ich bemerke übrigens, dass diese Form insofern noch ein besonderes Interesse hat, als es manchmal kaum möglich ist, zu entscheiden, ob das, was man vor sich hat, ein ursprüngliches Fibrom oder ein rückgängiger Krebs, ein Carcinoma regressivum ist, bei welchem solche Verdichtungen ebenfalls vorkommen**). Cruveilhier***), welcher die Möglichkeit einer Verwechselung vollkommen anerkennt, glaubt doch, dass durch das Ausdrücken von Krebssaft sich jedesmal die anatomische Diagnose leicht herstellen lasse. Ich kann dies nicht anerkennen. Auch bei den blossen Fibromen lässt sich zuweilen ein zelliger Saft ausdrücken, indem die noch vorhandenen, manchmal sogar hyperplastischen Drüsensäckchen ihr Epithel und etwas flüssigen Inhalt über die Schnittfläche ergiessen. Selbst die mikroskopische Untersuchung dieses Saftes genügt nicht immer, da auch die Krebszellen einen ganz epithelialen Bau haben können; nur die Verfolgung der Drüsensäckchen im Zusammenhange mit den Milchgängen oder der Nachweis abgeschlossener Areolen mit zelligem Inhalt entscheiden. Indess kann ich hinzufügen, dass bei dem atrophischen Krebs in

---

*) Zeitschrift für rationelle Medicin. 1851. Bd. X. S. 153. Taf. IV. 1854. Neue Folge Bd. V. S. 29. Taf. I.—III.

**) Mein Archiv. I. S. 187, 190. Taf. I. Fig. V. u. VI.

***) Cruveilhier. Traité d'anat. path. génér. T. III. p. 605.

der Regel die nächsten Lymphdrüsen und andere Nachbartheile die besten Anhaltspunkte für die Diagnose darbieten.

Im Verlaufe dieser Geschwülste muss man zwei Stadien wohl auseinanderhalten. In dem ersten, eigentlich entzündlichen Stadium ist neben dem wuchernden Bindegewebe die eigentliche Drüsensubstanz (Milchkanäle und Terminalbläschen mit Epithel) nicht blos vollständig vorhanden, sondern zuweilen sogar in vergrössertem Maasse, indem namentlich das Epithel reichlicher wird. In dem zweiten Stadium retrahirt sich das Bindegewebe und in demselben Maasse leidet die Drüsensubstanz. Zuweilen bilden sich dabei partielle Ektasien der Milchkanäle (S. 284), und es entstehen allerlei cystische Einsprengungen. Sehr häufig aber atrophirt das Drüsenepithel oder geht fettige (milchige) Metamorphosen ein, um später zu zerfallen und resorbirt zu werden. Dann verschwinden allmählich die Terminalbläschen und die feineren Milchkanäle, und es bleiben nur die grösseren Milchgänge und Sinus, jedoch oft auch in einem comprimirten und geschrumpften Zustande übrig. Sowohl durch die Retraction des interstitiellen Gewebes, als durch die Atrophie der Drüsensubstanz verkleinert sich die Geschwulst, die Warze zieht sich ein, und die ganze Drüse kann endlich kleiner werden, als sie im normalen Zustande war, so dass man genau genommen eher von einer Atrophie, als von einer Geschwulst sprechen sollte.

Ausser der diffusen Fibrombildung oder, wie Velpeau*) sagt, Induration chronique en masse giebt es nicht ganz selten eine partielle, welche in einzelnen Theilen der Drüse, besonders gegen ihren Umfang, besondere, harte, knotige Geschwülste hervorbringt. Sie sind zuweilen solitär, zuweilen multipel, sehr häufig schmerzhaft, meist beweglich, und erregen um so leichter den Verdacht eines krebsigen Ursprunges, als sie nach der Exstirpation wiederkehren können. Es ist namentlich das Verdienst Cruveilhier's**), der ihnen den Namen der Corps fibreux beigelegt hat, und der sie mit den Uterusfibroiden vergleicht, sie bestimmt unterschieden zu haben. Später hat man sie mit den partiellen Hyperplasien der Brustdrüse, den Adenoiden Velpeau's

---

*) Velpeau. l. c. p. 255.
**) Bulletin de l'Acad. de méd. Paris. 1844. T. IX. p. 330.

zusamm engeworfen. Allein mit Recht besteht Cruveilhier*) noch jetzt darauf, sie als etwas besonderes aufrecht zu erhalten. Er gesteht zu, dass sie namentlich in der ersten Periode ihres Bestehens regelmässig Drüsengewebe enthalten, und dass sich Theile desselben sehr lange erhalten können, aber dieses Gewebe bildet nicht den Hauptantheil und noch weniger den bestimmenden, den gleichsam activen Antheil der Geschwulst. Freilich ist der verdiente Forscher andererseits zu weit gegangen, indem er nicht nur die partiellen Hyperplasien (Hypertrophien) in den Hintergrund gedrängt hat, sondern auch Formen, welche der cystoiden Degeneration, dem Myxom und dem Colloidkrebs angehören, mit ihnen zusammengeworfen hat. Allein die Thatsache bleibt doch bestehen, dass es Geschwülste in der Milchdrüse giebt, welche überwiegend aus hartem, zuweilen knorpelartigem Bindegewebe bestehen und durch seine Zunahme wachsen, dass diese Geschwülste ohne Gefahr Decennien, ja das ganze Leben hindurch getragen werden können, und dass, wenn sie nach der Exstirpation wiederkehren, dies mehr ihrer Multiplicität, als ihrer Reproduction zuzuschreiben ist.

Offenbar handelt es sich dabei ursprünglich um eine Mastitis interstitialis, welche einzelne Lappen oder Läppchen der Drüse betrifft (Fig. 50, b) und den Kanälen und Bläschen derselben folgt. Sie hat deshalb selbst eine lappige Form und besitzt gewissermaassen einen Stiel. Zu der diffusen Form verhält sie sich, wie sich die Elephantiasis tuberosa zu der Elephantiasis laevis s. diffusa verhält, und es ist gerade in Beziehung auf diese Vergleichung nicht ohne Interesse, dass, wie wir bald sehen werden, auch eine der Elephantiasis papillaris analoge Form vorkommt. Ist dieses Fibroma mammae tuberosum s. lobulare ganz beschränkt, so sind die Knoten natürlich leicht beweglich, und sie hängen nur an dem Theil der Drüse fest an, wo die aus ihnen hervortretenden Milchgänge sich zu den grösseren Stämmen begeben. Ist es dagegen mit einer diffusen Fibrombildung geringeren Grades combinirt, gleichsam eine blosse Theilerscheinung davon, so adhärirt es seinen Umgebungen inniger, ist fixirt und erscheint dann besonders leicht als ein verdächtiger Skirrh.

---

*) Cruveilhier. Traité d'anat. path. génér. T. III. p. 63, 715. Atlas d'anat. path. Livr. XXVI. Pl. 1. Vgl. Billroth. Mein Archiv. XVIII. S. 56.

Auch diese Formen sind einer ähnlichen, wenngleich nicht so beträchtlichen Schrumpfung und Rückbildung fähig, wie das diffuse Fibrom, und sie erreichen schliesslich eine fast steinerne Härte, indem nicht nur ihr Gewebe einen dichten, sehnigen Filz darstellt, sondern auch wirkliche Verkalkungen in ihrem Innern vor sich gehen.

Aehnliche Processe kommen auch an der männlichen Brust vor, nur sind sie fast nie tuberös, sondern über das ganze Organ ausgebreitet. Geringere Grade davon finden sich, wenn man einigermassen darauf achtet, namentlich bei jugendlichen Individuen nicht selten *). Zu einer bedeutenden Grösse wachsen sie allerdings, wie es wenigstens nach dem Schweigen der meisten Schriftsteller scheint, ziemlich selten an. Nur Cruveilhier erwähnt den Fall eines 25 jährigen Mannes, dessen rechte Brust das mittlere Maass einer weiblichen Milchdrüse erreichte. Velpeau schildert diese Form als sehr gleichgültig und leicht durch Behandlung zu beseitigen. Ich erkenne dies für die Mehrzahl der Fälle an, aber ich habe selbst einmal bei einem 18 jährigen Menschen die Brust amputiren müssen, nachdem er Monate lang vergeblich allen möglichen antiphlogistischen und derivatorischen Behandlungen unterworfen gewesen war, und die grosse Schmerzhaftigkeit der Geschwulst sich in keiner Weise änderte. Die Brust hatte Durchmesser von $2\frac{1}{2}$ Zoll und bestand überall aus dem dichtesten, ganz weissen Bindegewebe**).

An die Betrachtung der Brustfibrome liesse sich eine ähnliche Darstellung fibröser Hyperplasien des Eierstockes anknüpfen. An demselben giebt es ebenfalls einen Zustand, den man als Cirrhose oder Granulardegeneration bezeichnen kann; es giebt eine allgemeine interstitielle Hyperplasie, und es kommen Corpora fibrosa vor, indem die Wand der Graaf'schen Follikel sich mehr und mehr verdickt und verdichtet***). Allein alle diese Zustände rechnet man gewöhnlich zu der chronischen Oophoritis und nicht zu den Tumoren.

Wie sehr aber solche Formen den Uebergang zu eigentlichen

---

*) Velpeau l. c. p. 708. Cruveilhier. l. c. T. III. p. 54. Bertherand. Ann. méd. de la Flandre occid. 1856. (Canst. Jahresber. für 1857. Bd. IV. S. 309.).

**) Präparat No. 135. vom Jahre 1860.

***) Wiener med. Wochenschrift. 1856. No. 12. S. 182, 183.

tuberösen Geschwülsten bilden können, dafür haben wir ein besonders günstiges Beispiel an einem inneren Organ, wo die Complication des mehr diffusen Processes mit dem mehr tuberösen in der allerklarsten Weise beobachtet werden kann; das ist die Niere. Es giebt eine interstitielle Nephritis, die gewöhnliche, welche sich über mehr oder weniger grosse Theile des Organs diffus verbreitet. Es giebt aber auch eine Nephritis interstitialis tuberosa, welche sich blos auf kleine Bezirke beschränkt und in diesen fibröse Geschwülste erzeugt, welche durch fortschreitende Hyperplasie des interstitiellen Gewebes mit allmählicher Atrophirung der in diesen Theilen enthaltenen Harnkanälchen sich entwickeln. Betrachtet man den mikroskopischen Durchschnitt eines solchen Knotens in der Richtung vom Rande gegen das Centrum, so kann man sehr deutlich sehen, wie die Harnkanälchen, die am Umfange noch gross sind, während das Zwischengewebe schon erheblich verdickt ist, allmählich kleiner und kleiner werden, ihre Epithel verlieren und zuletzt vollständig verschwinden. Sie verhalten sich also ganz ebenso wie die Fibrome der Brust, nur erreichen sie selten eine beträchtliche Grösse. Meist überschreiten sie nicht den Umgang einer Erbse oder eines Kirschkerns, und wenn man sie nicht genau ansieht, so mag man sie leicht mit Tuberkeln verwechseln. Man findet sie gewöhnlich mitten in der Niere, und zwar am häufigsten in den Coni medullares gegen ihre äussere Grenze hin, wo sie als ganz isolirte, harte, grauweisse, etwas durchscheinende Knoten hervortreten *).

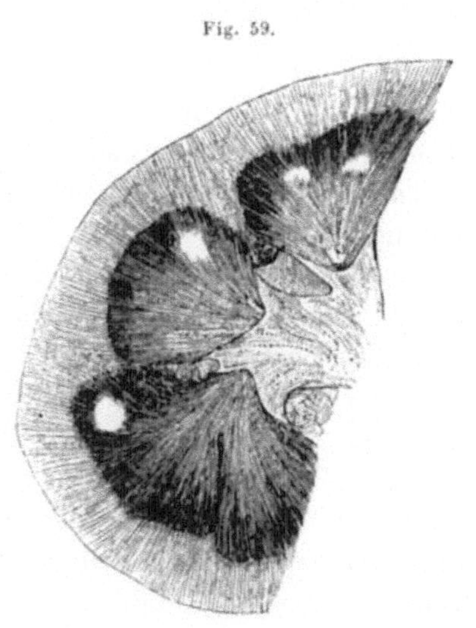

Fig. 59.

Fig. 59. Fibrome der Nieren bei diffuser interstitieller Nephritis. (Präparat No. 37a. vom Jahre 1861).

*) Rayer. Traité des maladies des reins. Paris. 1841. T. III p. 606. Atlas Pl. XXXVI. fig. 5. A. Beer. Die Bindesubstanz der menschlichen Niere im gesunden und krankhaften Zustande. Berlin. 1859. S. 42.

Häufig erscheint die übrige Nierensubstanz ganz unverändert; anderemal findet sich eine Masse solcher Knoten inmitten einer über das ganze Organ verbreiteten diffusen interstitiellen Nephritis. Trotz ihres oft isolirten Vorkommens ist man gewiss berechtigt, diese Knoten auch für nephritische Bildungen zu halten; sie sind nichts weiter als ein Excess der interstistiellen Bindegewebswucherung, welche in der ganzen Niere vor sich gehen kann. Indem aber dieser Excess stattfindet, so geht das eigentliche Nierenparenchym zu Grunde, und es bleibt nichts anderes übrig, als die fibröse Neubildung. Dann haben wir eine ganz unzweifelhafte Geschwulst vor uns, aber eine entzündliche Geschwulst. —

Wenden wir uns nun zu den papillaren, warzigen oder zottigen Fibromen, so finden wir sie hauptsächlich an der Oberfläche häutiger Theile, namentlich solcher, welche schon im normalen Zustande Papillen oder Zotten tragen. Allein die Papillarbildung ist nicht etwa blos eine Hypertrophie, wie man gewöhnlich sagt, oder ein Excess der normalen Papillenbildung, so etwa dass jedesmal die pathologische Papille aus einer präexistirenden physiologischen hervorgegangen wäre, sondern jede Oberfläche kann auch unabhängig für sich Papillen hervorbringen, sogar an Orten, wo vorher keine Papillen existirten*). Es kommt daher an sich sehr wenig darauf an, was für eine Oberfläche man ursprünglich hat, und ich glaube, es ist in dieser Beziehung von keiner Bedeutung, wenn man sich bemüht, an allen Stellen, wo krankhafter Weise Papillen vorkommen, auch normale Papillen oder Zotten zu finden. So meint Luschka**), die Arachnoides des Gehirns wäre regelmässig an gewissen Stellen der Oberfläche mit kleinen Zotten besetzt. Andere haben an allen möglichen Schleim- und serösen Häuten Papillen gesucht. Darauf kommt in der That nichts an, denn es entstehen sicherlich Papillen an Orten, wo normal absolut keine vorhanden sind. Wir haben ja

---

*) Man sehe meine Bemerkungen gegen Rokitansky in Canstatt's Jahresbericht für 1852. Bd. IV. S. 304. Vgl. Bruch. Archiv. für physiol. Heilk. 1855. XIV. S. 103.

**) Luschka. Müller's Archiv. 1852. S. 101. Taf. IV. Mein Archiv. 1860. Bd. XVIII. S. 166. Die Adergeflechte des menschl. Gehirns. Berlin. 1855. S. 66.

gesehen (S. 162, 208), dass selbst neugebildete oder in den verschiedenen Formen der cystischen Bildung erst sich ausweitende Höhlen an ihrer inneren Oberfläche warzige Auswüchse, Papillen hervorbringen; und wenngleich nicht bezweifelt werden kann, dass eine Haut, welche normal Papillen oder Zotten besitzt, einen günstigeren Boden für die Papillarhyperplasie abgiebt, so wäre es doch nicht richtig, wenn man glauben wollte, dass alle solche Häute der häufigste Sitz derartiger Processe wären. Die Darmschleimhaut hat eine Masse von Zotten, und trotzdem kommen derartige Processe äusserst selten an ihr in solcher Ausdehnung vor, dass Geschwülste dadurch gebildet werden. Die Schleimhaut der Harnblase, der Gallenblase, die Synovialhäute sind nur wenig mit Papillen besetzt, und trotzdem werden sie die allerwichtigsten Bildungsstätten für solche Excrescenzen. Man muss also wohl im Auge behalten, dass Warzen an jeder beliebigen Oberfläche, mag sie eine alte oder neue sein, entstehen können, wenn die Haut nur bindegewebiger Natur ist; ja selbst diese Beschränkung ist mit einer gewissen Vorsicht auszusprechen, da es knorpelige Warzen giebt, die an Knorpelflächen hervorwachsen.

Das Wesentliche bei der Papillarbildung bleibt, dass das oberflächliche Gewebe durch Wucherung*) irgendwie eine Masse erzeugt, die in der Regel zuerst als ein kleiner, rundlicher Knopf, oder als eine kleine, flache Erhebung an der Oberfläche hervortritt. Wie ich schon vor längerer Zeit nach Untersuchungen an der äusseren Haut und an der Albuginea des Eierstockes gefunden habe**), sind die ersten Auswüchse ganz kleine, amorphe, körnige oder homogene Knospen, in denen erst später Zellen sichtbar werden. Nach und nach wachsen sie unter Vermehrung der Zellen, und allmählich können sie sich zu grossen Papillen oder Zotten erheben. Dasselbe, was an einer ebenen Haut vorkommt, kann aber auch an einer präexistirenden Papille geschehen. Die Papillen können selbst wieder Knospen treiben, diese können sich vergrössern, und es können so endlich ästige Papillen entstehen. Auch neugebildete Papillen können Knospen treiben, Anschwel-

---

*) Von einer Exsudation ist auch hier nicht die Rede. Damit fällt ein Haupteinwand Luschka's gegen die pathologische Entstehung solcher Gebilde.

**) Würzburger Verhandl. 1851. Bd. II. S. 315.

lungen und Auswüchse bekommen, und zuletzt in ganz grosse
vielästige Vegetationen übergehen.

Der ganze Vorgang hat die grösste Aehnlichkeit mit demjenigen, welcher regelmässig an der Oberfläche des Chorions
beim menschlichen und Säugethier-Ei stattfindet und zur Bildung
der Placenta foetalis führt*). Der zottige Theil des Chorions ist das physiologische Beispiel für die Papillarhyperplasie, denn man kann gewissermassen die Placenta foetalis
als eine grosse Papillargeschwulst betrachten, und sie den unter
diesem Namen beschriebenen Neubildungen parallel stellen, welche
man unter krankhaften Verhältnissen an anderen Oberflächen antrifft. Wie ähnlich diese Dinge sich werden können, das beweisen namentlich die warzigen Entwickelungen, die so häufig an
der Oberfläche der Arachnoides gefunden werden**), und die man
so lange Zeit unter dem Namen der Pacchionischen Drüsen
bezeichnet hat, weil der italienische Anatom, der sie beschrieb***),
sie für Drüsen hielt, ungefähr so, wie Havers die kleinen Fettläppchen im Knochenmark für Fettdrüsen ansah (S. 206). Eine
Pacchionische Drüse oder besser Granulation ist eben nur eine
Papillarexcrescenz, eine Warze, welche in Folge einer leichten
Reizung an der Oberfläche der Pia entsteht und einen soliden
Bindegewebszapfen mit schönen, meist sternförmigen Zellen dar-
stellt†). Sie gehen regelmässig von der Pia mater (Arachnoides)
aus, und ihre Menge und Entwickelung steht jedesmal in einem
gewissen Verhältniss zu der voraufgegangenen Reizung, welche
sich nicht selten diffus an der Pia verbreitet und sehnige Trü-
bungen derselben bedingt. Sie sind daher wesentlich pathologischer Natur††). Indem sie stärker anwachsen, drängen sie die
Dura mater auseinander und erzeugen die bekannten Gruben an
der inneren Schädelfläche. Diejenigen aber, welche in der Nähe
der Sinus liegen, wachsen allmählich durch die Dura mater
und die Gefässwand in dieselben hinein, und erscheinen darin

---

*) Virchow. Ueber die Bildung der Placenta. Würzb. Verhandl. 1853.
Bd. IV. S. 370. Gesammelte Abhandlungen. S. 779.

**) Haller. Elementa physiologiae. Laus. 1762. T. IV. p. 104.

***) Pacchioni. Diss. epistol. ad L. Schrökium de glandulis durae
matris humanae indeque ortis lymphaticis ad piam matrem productis. Romae.
1705.

†) Würzburger Verhandl. (1851) Bd. II. S. 158.

††) Ludw. Meyer. Mein Archiv. 1860. Bd. XIX. S. 175, 288, 308.

mit freien Enden, genau so, wie die Zotten der Placenta foetalis in die Placentarsinus der Mutter hineinwachsen*).

Manche haben nun geglaubt, das Wesentliche bei jeder warzigen Bildung sei die Ausstülpung der oberflächlichen Gefässe**). Namentlich die Capillaren der Haut, besonders die der Papillen erweiterten und verlängerten sich, und schöben allmählich die Theile weiter hinaus. Das ist entschieden unrichtig, ebenso unrichtig für die pathologische Papillarbildung, wie für die Chorionzotten. Denn wenn man sie einigermassen genau studirt, so findet man immer, dass vor der Anwesenheit des Gefässes eine Bindegewebsentwickelung, manchmal auch eine stärkere Epidermisbildung vorhanden ist, und dass das Gefäss sich immer erst nachher ausbildet. Untersucht man kleinere Papillen, wie z. B. die Pacchionischen Granulationen, die knotigen und warzigen Excrescenzen, die sich an der Oberfläche der Leber, des Eierstockes, der Hoden bilden, die an den Herzklappen, an der Synovialhaut der Gelenke, so ist immer das erste die Bindegewebswucherung, und viele von ihnen, wie namentlich die Warzen der Pia mater, erhalten niemals Gefässe. Ueberall findet an den Stellen, wo das Ding am meisten wächst, eine Vermehrung der Kerne und Zellen statt; ja bei den grossen dendritischen Excrescenzen, wo ganze Büschel herauswachsen, wie an den Synovialhäuten und Herzklappen, kann man nicht selten wahrnehmen, dass an ihrer Spitze, am letzten Ende die Wucherung geschieht, und dass, während an der Basis die Elemente in weiterer Entfernung liegen, die Spitze fast ganz aus zelligen Theilen zusammengesetzt ist, genau so, wie ich es von den Chorionzotten nachgewiesen habe***).

Jede Papillenbildung wird durch eine Vermehrung der zelligen Theile oder der Intercellularsubstanz eingeleitet. Die Zellenbildung kann so reichlich werden, dass ein wirklicher Granulationszustand sich ausbildet, in derselben Weise, wie wenn von der Oberfläche einer Wunde aus die kleinen Fleischwärzchen (Carunculae) d. h. das wuchernde Bindegewebe in Form von Granulationen und Papillen hervorschiessen, und, wenn sie sich noch stärker entwickeln, sogenannte fungöse Auswüchse bilden.

---

*) Jo. Dom. Santorini. Observationes anatomicae. Venet. 1724. p. 52. Virchow. Archiv 1851. Bd. III. S. 450.
**) De la Mettrie. Oeuvres de médecine. Berlin. 1755. p. 252.
***) Gesammelte Abhandl. S. 789.

Zuweilen ist es ausserordentlich schwierig, dieses wuchernde Gewebe von dem Rete Malpighii zu trennen, welches über ihm liegt, und dies mag bei manchen die Vorstellung erzeugt haben, die Gefässe schöben sich in das Rete Malpighii selbst hinein. Untersucht man genau, so kann man die Grenze sehr wohl finden, und man überzeugt sich, dass anfangs nur ein solider Zapfen aus Bindegewebe vorhanden ist. Erst wenn dieser eine gewisse Grösse erreicht hat, entwickelt sich von unten her in ihn hinein eine Gefässschlinge, oder, wenn die Papille an ihrem Ende anschwillt und kolbig wird, auch wohl ein vollständiges capillares Netz, wie man es an den zottigen Vegetationen vieler Gelenkhäute in der prächtigsten Weise beobachten kann.

An den einzelnen Orten zeigen sich in Beziehung auf dieses Verhältniss der Gefässe zu dem Bindegewebe sehr grosse Differenzen. Manche Papillen und Zotten behalten auch in späterer Zeit ihren überwiegend bindegewebigen Charakter, ja es kommt vor, dass sie ein ungewöhnlich dichtes, derbes, sklerotisches Bindegewebe darstellen, und dass hier und da sogar Uebergänge in Knorpel vorkommen, wie es namentlich an manchen Auswüchsen der Synovialhäute an den Gelenken der Fall ist. Ebenso sind die sehr ähnlichen Vegetationen an den Herzklappen bei Endocarditis verrucosa, papillaris et villosa*) in der Mehrzahl ganz gefässlos. — In anderen Fällen nehmen die Gefässe einen sehr wesentlichen Theil des Zapfens in Anspruch, und es ist dann schon schwer, das kleinere Stück von Bindegewebe, welches sie wie eine Membran umgiebt, zu unterscheiden. Ja es kommt vor,

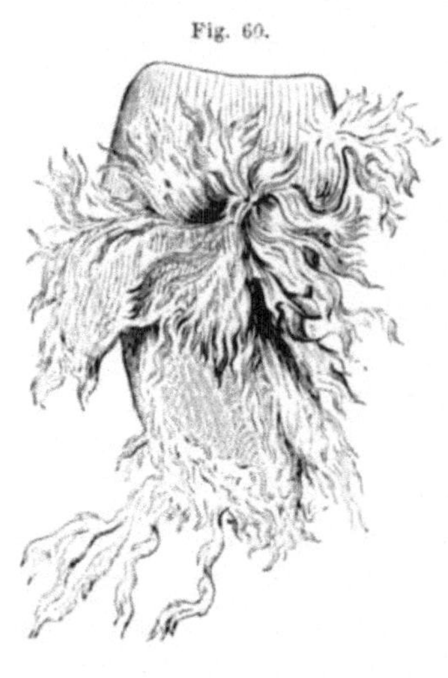

Fig. 60.

Fig. 60. Ein Stück der Synovialhaut des Schultergelenks, bedeckt mit zottigen Vegetationen. Die meisten von ihnen sitzen auf schmalen, hohen Blättern, welche von der Synovialis ausgehen und zum Theil knorpelig sind. Viele der Vegetationen sind ästig und gefässlos. (Präparat No. 6. vom Jahre 1862).

*) Gesammelte Abhandlungen. S. 510. Cellularpathologie. 3. Aufl. S. 360. Fig. 129.

dass das Gefäss so gross wird, dass es überall bis dicht unter die Oberfläche reicht, und dass der ganze Auswuchs nur eine Gefässausstülpung zu sein scheint. Ist nun das Ding von Epithel oder Epidermis überzogen, so schliessen sich die Epithelialzellen unmittelbar an, und wenn man einzelne Schlingen herausreisst, so kann es scheinen, als wenn die Epithelien direct auf der Wand des Capillargefässes aufsässen. Aber wenn man die Theile specieller ins Auge fasst und namentlich ihre Entwickelung studirt, so ergiebt sich, dass ein feines Stratum, eine Art von Adventitia aus Bindegewebe immer noch persistirt, und dass ein wirkliches Herausschieben von Gefässen in das Epithel, so dass das Epithel selbst vascularisirt wäre, nicht vorkommt.

Ist das Epithel sehr weich, wie namentlich an Schleimhäuten, so können natürlich diese sehr weiten und dünnen Gefässe ausserordentlich exponirt sein*). Wenn namentlich die Zotten sehr weit, einen halben oder ganzen Zoll über die Oberfläche hervorragen, so sind sie allerhand Insultationen ausgesetzt, und es erfolgen oft überaus hartnäckige Blutungen, welche sogar das Leben durch ihre Dauer bedrohen können, und welchen oft sehr schwer beizukommen ist, weil in ganz zurückgelegenen Organen derartige Entwickelungen stattfinden können. So giebt es Papillargeschwülste der Harnblase, welche gar keine maligne Natur haben, welche aber mit solchen Capillaren versehen sind, wo immer wieder Blutungen eintreten, und wo dann die Diagnose leicht auf ein malignes Uebel, auf einen sogenannten Zottenkrebs gestellt wird**). Solche Bildungen können leicht missverstanden werden, indem sie mit gewissen Geschwülsten grosse Aehnlichkeit haben, für welche Henle***) den Namen Siphonoma, Röhrengeschwulst, erfunden hat. Nicht selten findet man die Gefässe leer, das Blut geht heraus, oder wird bei der Untersuchung durch Wasser aufgelöst, und man findet nur Röhren, welche durch die Geschwulst hindurchgehen, und neben welchen sich Zellen finden. Aber dies sind die Gefässröhren, und das Siphonoma der Oberfläche ist entweder eine Form der vasculären Warze†) oder ein wirklicher Krebs††).

---

*) Würzburger Verhandlungen. Bd. II. S. 26.
**) Cellularpathologie. 3. Aufl. S. 434. Bruch a. a. O. S. 106.
***) Zeitschrift für rationelle Medicin. 1845. Bd. III. S. 130.
†) Lehmkuhl. De tumore villoso vesicae urinariae. Diss. inaug. Dorpat. 1855.
††) Kamen. De siphonomate vesicae. Diss. inaug. Wirceb. 1848.

Es erhellt also, dass alle diese Bildungen, mögen sie nun viel oder wenig Bindegewebe enthalten, doch wesentlich bindegewebiger Natur sind und als Auswüchse des präexistirenden Bindegewebes zu betrachten sind. Dieser Charakter ist so augenfällig, dass man gerade sie seit langer Zeit mit dem Namen der Vegetationen belegt hat. Neuerlich hat man auf die papilläre Form einen besonderen Werth gelegt und nach dem Vorgange von Krämer*) sie als Papillome bezeichnet. Dies ist einmal

Fig. 61.

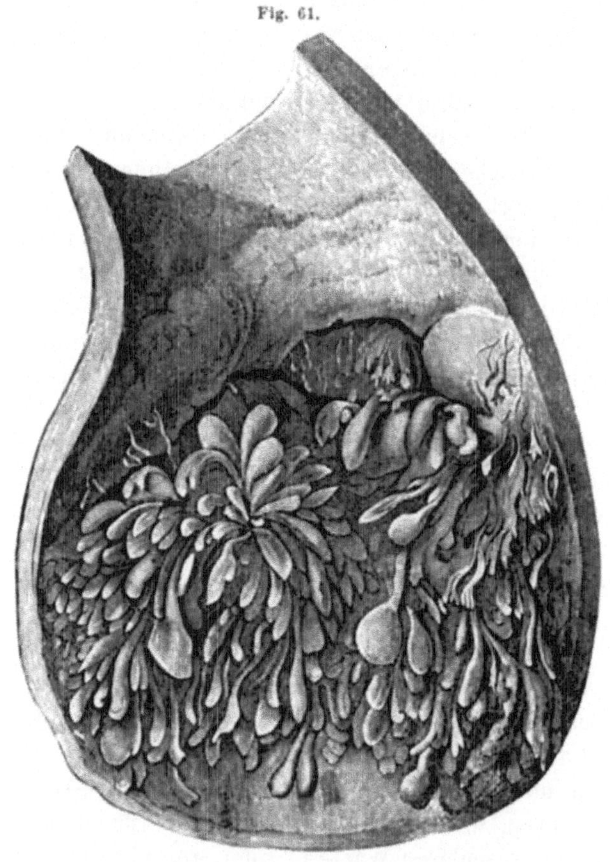

Fig. 61. Fibroma papillare der Gallenblase einer Kuh. Die Wandungen der Blase sind stellenweise 4—5 Linien dick, ganz schwielig und sehnig; ihre innere Oberfläche besetzt mit grossen, kolbigen, zum Theil verästelten Excrescenzen, von denen manche eine weichere, mehr durchscheinende, andere eine harte, derbe Beschaffenheit besitzen. (Präparat No. 127. vom Jahre 1858).
*) Krämer a. a. O. S. 4, 65.

überflüssig, weil man Bezeichnungen genug für die einzelnen Formen besitzt; zum andern falsch, weil die Geschwulst ihrem Wesen nach bindegewebig ist und nur in papillärer Form auftritt. Der generische Name muss also Fibroma sein und das papillare kann nur als adjectivischer Zusatz gebraucht werden, wie die Geschichte der Elephantiasis uns ja deutlich genug gelehrt hat (S. 295, 308). Ein Fibroma papillare kann weiterhin mit Gefässen oder Epithelbekleidung reichlich versehen sein und darnach in eine besondere Unterabtheilung gehören; seinem eigentlichen Wesen nach bleibt es immer ein Fibroma und diejenigen Formen sind die am meisten typischen, wo beinahe nur Bindegewebe darin enthalten ist. Dafür besitzt unsere Sammlung ein klassisches Beispiel von der Gallenblase einer Kuh (Fig. 61). Auf der sehr verdickten Wand sitzt eine so grosse Menge theils zottiger, theils cylindrischer, solider Auswüchse auf, dass die Schleimhautfläche in einer gewissen Zone ganz verschwunden zu sein scheint. Zugleich sind die einzelnen Vegetationen so gross, dass sie für das blosse Auge ein Bild gewähren, wie wir es sonst nur unter dem Mikroskop zu sehen pflegen. Beim Menschen kommen papilläre Auswüchse der Gallenblase nicht selten vor, aber sie sind gewöhnlich ganz klein und so mit Fett infiltrirt, dass sie ein ganz anderes Aussehen darbieten.

In dieselbe Kategorie von festeren Warzen gehört ein grosser Theil der kleinen Auswüchse, welche in den feineren Kanälen des Körpers vorkommen. Manche Formen davon haben wir schon bei den cystischen Geschwülsten mit abgehandelt, namentlich diejenigen, wo die Vegetationen in eine mit Flüssigkeit oder sonstigen Secreten ausgefüllte Höhle hineinwachsen. Hier haben wir nur noch diejenigen zu besprechen, welche, indem sie sich in den Kanälen ausbreiten, dieselben vollständig ausfüllen, so dass scheinbar solide Geschwülste gebildet werden.

Der einfachste Typus für diese Bildungen ist das sogenannte Condyloma subcutaneum, oder, wie man richtiger sagen sollte, C. folliculare. In den Haarbälgen geschieht es nemlich öfters, dass von der Wand eine Excrescenz hervorwächst, welche den Follikel ausdehnt, ihn aber zugleich so füllt, dass er sich wie ein fester Körper in oder unter der Oberfläche darstellt. Drückt man ihn von unten her, so kann man die kleine Warze

über die Oberfläche hervorspringen lassen.*) Solche Bildungen
findet man nicht selten an den Schenkeln, aber auch an anderen
Punkten. Ich habe z. B. einen Fall gesehen, wo die Follikel am
Halse eines Kindes fast alle in solche Bildungen übergegangen
waren, ja einige von ihnen eine Art von Akrochordon bildeten.**)

Ganz ähnliche Excrescenzen können nun aber in allen
möglichen Gängen vorkommen. Wie jene Gallenblase der Kuh
(Fig. 61) fast ganz mit zottigen und blättrigen Auswüchsen gefüllt ist,
so sieht man auch beim Menschen solche Zotten-Geschwülste,
jedoch nicht in der Gallenblase, sondern in den Gallenwegen.
Ich habe wiederholt Gelegenheit gehabt, Fälle zu untersuchen,
wo dieselben den Ductus choledochus vollständig füllten und die
Ursache eines tödtlichen Ikterus geworden waren.

Nirgends ist eine solche Bildung häufiger als an der weiblichen Brust. Von der Wand der Milchgänge erheben sich
Warzen in oft sehr grosser Zahl, und indem sie immer reichlicher und reichlicher in die Gänge hineinwuchern, dehnen sie
dieselben mehr und mehr aus. Obwohl sie also eine Ektasie erzeugen, so macht die Geschwulst doch den Eindruck, nicht einer
cystischen, sondern einer soliden, weil die Warzen so dicht neben-

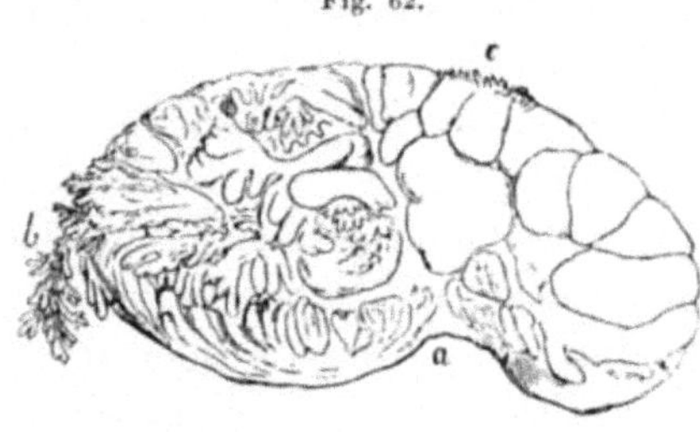

Fig. 62.

einander liegen und den Gang
so vollständig ausfüllen, dass
man erst, wenn man sie auf-
blättert, ihre einzelnen Aeste
und Knospen erkennt.***)
Das ist also eine ganz besondere Art von Bindegewebs-
geschwulst der Brust, ein pa-

Fig. 62. Fibroma papillare intracanaliculare mammae. Ein von Herrn
Wilms exstirpirter Knoten der Brust, der ein ganz festes, dichtes, lappiges
Aussehen darbietet. Letzteres ist durch fibröse Streifen bedingt, die sich
von einem bestimmten Punkte *a* aus durch die Substanz verbreiten. Die
einzelnen Lappen haben hier und da ein feinkörniges Aussehen, bedingt
durch die in den Milchkanälchen liegenden Papillar-Vegetationen. Bei *b* sind
einzelne der Vegetationen herausgezogen und freigelegt. Auch bei *c* zeigt
sich eine feinwarzige Stelle. (Präparat No. 47. vom Jahre 1858).

*) Hauck. Med. Zeitung des Vereins für Heilk. in Preussen. 1840.
No. 51. v. Bärensprung. Beiträge zur Anat. u. Path. der menschl. Haut.
S. 46, 50. Taf. II. Fig. 12. Krämer a. a. O. S. 42. Gust. Simon. Die
Hautkrankheiten. Berlin. 1851. S. 241.

**) Siehe bei Simon a. a. O. S. 242. Note.

***) Cruveilhier. Traité d'anat. path. génér. T. III. p. 722. Birkett.
Guys Hosp. Rep. Vol. VII. P. II. p. 305.

pilläres intracanaliculäres Fibrom, ganz und gar verschieden von den elephantiastischen Fibromen, die ich vorher (S. 328) geschildert habe, obwohl zuweilen damit combinirt. Freilich bildet es ganz ähnliche, lobuläre Anschwellungen von ganz beträchtlicher Härte und meist rundlicher oder rundlich - ovaler, jedoch zuweilen auch höckeriger Form. Schneidet man es durch (Fig. 62.), so sieht man zuweilen keine Spur von Höhlung oder Gang, sondern nur ein dichtes weisses Gewebe, das theils sehnige Faserzüge in vielfacher Verflechtung, theils durchschnittene rundliche und lappige Einlagerungen besitzt. Letztere sind die Excrescenzen, erstere stellen eine interstitielle Induration dar.

Der Hauptsitz der festeren Warzen ist aber die äussere Haut, wo man schon seit den ältesten Zeiten dieselben auf das sorgfältigste zu klassificiren bemüht war. Wir finden bei Celsus, zum Theil schon bei Galen die Gewohnheit, die verschiedenen Warzen in vier Gruppen zu zerlegen, wobei man nicht sowohl die Consistenz, als namentlich die Erscheinung im Grossen ins Auge fasste. Celsus*) unterscheidet ausser der schon neulich (S. 223) berührten Form, dem Akrochordon, noch drei andere, nehmlich den Clavus, das Akrothymion und die Myrmecia oder Formica.

Clavus hat man in der neueren Zeit gewöhnlich blos das Hühnerauge genannt; dem Namen nach bedeutet es eine harte, nagelartige Masse, und es kann das der älteren Terminologie nach auch eine Warze sein, welche über die Oberfläche hervorsteht. In diesem Falle bedeutet der Ausdruck dasselbe, was man in der neueren Zeit eine harte (hornige) Warze genannt hat. Diese aber ist ihrem Hauptantheil nach epidermoïdal, und gehört also eigentlich nicht in diese Kategorie hinein, wenngleich sie öfter mit einer stärkeren Entwickelung der Papillen und ihrer Gefässe verbunden ist.

Akrothymion, oder, wie man kurz gesagt hat, Thymos, bedeutet eine Warze, welche an der Oberfläche eine Menge von einzelnen kleinen Hervorragungen hat, also zum Theil dasjenige, was man in der neueren Zeit unter dem Namen eines Blumenkohlgewächses (Tumor cauliflorus) bezeichnet. Man bezieht sich dabei auf die Vergleichung mit den Blüthen des Thymian, an welchen bekanntlich eine Menge von dicht an einander gedrängten

---

*) A. Cornelius Celsus. Medicinae Lib. V. 14.

Knöpfchen zu sehen sind. Eine Vergleichung damit lag um so
mehr nahe, als diese Warzen nicht selten eine bräunliche oder
schwärzliche Färbung besitzen.

Myrmecia oder Formica, Ameisenwarze, ist eine Bezeichnung, welche im Laufe der Zeit vielfach streitig geworden ist und
daher in der neueren Literatur meistens nicht mehr erwähnt wird.
Warum sie diesen Namen trägt, das wird auch verschieden angegeben; im Allgemeinen aber scheint es, dass man es auf eine
gewisse Hyperaesthesie bezogen hat, welche dieser Warze eigenthümlich ist, und wodurch sie bei Temperaturwechsel oder nach
Anderen bei der Exstirpation eine Empfindung erzeugen soll, wie
wenn der Mensch von einer Ameise gebissen sei. Das erstere
ist wohl die wahrscheinlichere Deutung. Später, seit Plenck*),
hat man angenommen, dass die Myrmeciae feuchte Warzen seien,
welche an ihrer Oberfläche etwas absondern. Da nun die Absonderungen weniger der Oberfläche der Haut als den Drüsen zuzurechnen sind, so würde man solche Formen dahin zu rechnen
haben, in welchen die Talg- und Schweissdrüsen sich in einem
Reizungszustande befinden.

In Beziehung auf diese Terminologie ist heut zu Tage weder
unter den Dermatologen, noch unter den Schriftstellern verschiedener Länder eine Uebereinstimmung. Dies ist nicht einmal bei
den so häufigen Formen der Fall, für welche man den Namen
der Feigwarze, Ficus, Condyloma zu gebrauchen pflegt.
In Deutschland hält man daran fest, zwei Arten von Condylomen
zu trennen: das spitze (C. acuminatum), wo die einzelnen Papillen in Form von Spitzen oder Körnchen zu Tage treten, würde
die Akrothymionform sein, das breite (C. latum), welches ein
nässendes ist (Verruca madida, feuchte Warze) würde in manchen
Beziehungen sich der Myrmecia anschliessen. In Frankreich ist
die Bezeichnung des breiten Condyloms nicht gebräuchlich; weil
man seit langer Zeit schon die Ueberzeugung gewonnen hat,
dass diese Art ein specifisch syphilitisches Product ist, so hat
man sich daran gewöhnt, sie auch als syphilitische Geschwulst
unter dem Namen des Schleimtuberkels (Schleimpapel, Tu-
bercule muqueux) von der andern zu trennen. Auch mir scheint

---

*) Plenck. Doctrina de morbis cutaneis. p. 88.

es zweckmässig, sie nicht in diese Gruppe hineinzumengen und ich werde daher später darauf zurückkommen.

Das acuminirte Condylom ist gewöhnlich aus einzelnen Verästelungen zusammengesetzt, von denen jede in eine besondere Spitze ausgeht. Ist es, wie gewöhnlich, klein, so ist die Basis, mit welcher es aufsitzt, sehr schmal und das Ganze gleicht einer kleinen Beere (daher Ficus). Manchmal wird es aber, zumal an dem Praeputium penis oder den Schamlippen sehr gross und bildet wallnuss- oder apfelgrosse Gewächse von blumenkohlartiger Oberfläche und breiterer Basis. Kommt es noch dazu gruppirt vor, so ist die Grenze gegen die Elephantiasis verrucosa (S. 308, 320) mit Sicherheit kaum festzustellen. Im Allgemeinen muss man sich an die innere Zusammensetzung halten. Bei der Elephantiasis ist das Bindegewebe stets der vorwiegende Antheil; bei dem Condylom tritt es mehr in den Hintergrund. Allerdings besitzt jeder Ast (Papille) einen innern Grundstock von Bindegewebe*), in welchen in der Regel Capillargefässe bis hoch hinauf reichen, aber dieser Grundstock ist an sich verhältnissmässig sehr fein, während die um ihn herum gelagerte Epidermis oft das 10 — 20fache an Masse beträgt. Nimmt man dazu, dass von dem innern Raum des Grundstocks (der eigentlichen Papille) wieder das Capillargefäss den grösten Theil hinwegnimmt, so erhellt leicht, dass das Bindegewebe kaum in Betracht kommt und das Gewächs fast mit mehr Recht zu den Epidermoidalgeschwülsten gerechnet werden kann. Der fibromatöse Grundstock bestimmt nur die äussere Form, denn er treibt die neuen Knospen und Aeste, welche die zunehmende Unebenheit der Oberfläche und die Ausbreitung des Gewächses über seine Basis hinaus bedingen.

Ganz ähnlich verhält sich eine Reihe anderer Warzen, welche

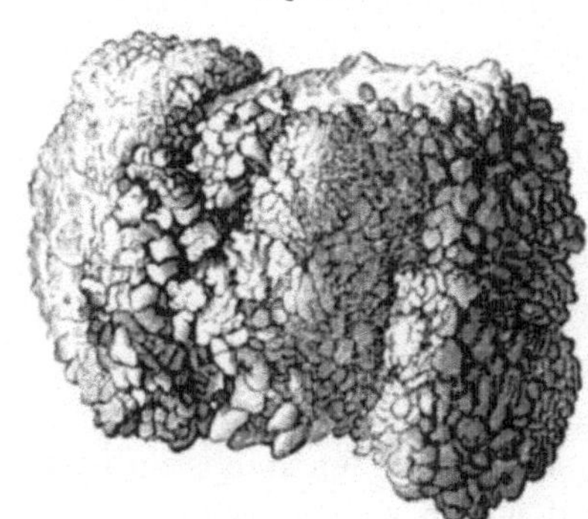

Fig. 63.

Fig. 63. Condyloma acuminatum lobulare, vom Scheideneingang. (Präparat No. 147. vom Jahre 1860).

*) Cellularpathologie. 3. Aufl. S. 229. Fig. 91. Die dort gegebene Zeichnung ist von demselben Präparat, wie obige Fig. 63.

sich oft vielfach zerstreut an der Oberfläche des Körpers finden,
aber mehr flach der Haut ansitzen*). Bei dem Condylom setzt
man immer voraus, dass es sich von seiner Basis aus frei über die
Oberfläche erhebt; bei diesen anderen Formen dagegen mag sich
immerhin die Oberfläche papillär oder ästig erheben, das Ganze
bleibt flach und platt. Diese Art hat man häufig als Po r r e n (Porrum
oder Porrus) bezeichnet**), weil ihre Oberfläche eine gewisse Aehn-

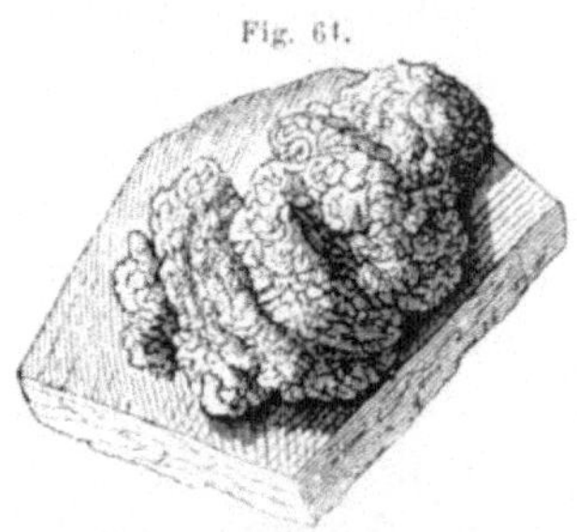

Fig. 64.

lichkeit mit den Blüthenköpfchen von
Lauch (Porrum) hat, nur dass sie nicht
gestielt sind. Viele Porren haben einen
langen Bestand und Neigung zur Vergrösserung***); viele sind angeboren, gehören also in die Kategorie des N a e v u s.
Häufig ist ihre Oberfläche stark pigmentirt
und die Epidermis häuft sich zwischen
den Papillen in grossen Klumpen an.

Aehnliche Bildungen können auch an Schleimhäuten vorkom-
men, nur sind dann die Ueberzüge nicht aus einem so derben,
trocknen und anhaftenden Epidermoïdalstratum gebildet, wie bei
Condylomen und Porren, sondern aus einem leicht abstreifbaren
Epithel zusammengesetzt. Nur an den Uebergangsstellen, wo die
Haut in Schleimhaut übergeht, finden wir noch die eigentliche
Condylomform, so an der Vagina der Frau, an den Lippen, an
der Conjunctiva des Auges; je weiter nach innen, um so
weicher werden die Epithelialstrata, um so mehr bildet das
Ganze eine weiche Masse, die sich sehr leicht zertrümmert und
ganz aus Epithel besteht. Auf die einzelnen Fälle dieser Art
wollen wir daher hier nicht näher eingehen, da bei den Epithelial-
geschwülsten ihrer Erwähnung geschehen soll.

Andere sind schon angeführt, so insbesondere die papillären

Fig. 64. Naevus papillaris progressivus von der Haut der Brustgegend
eines Mannes. Congenital, aber wachsend. In eigenthümlichen Streifen und
Zügen, letztere wieder in parallele Wülste mit feinrunzeliger Oberfläche abgetheilt. Das Ganze von hellgraubräunlicher Farbe. Auf dem Durchschnitt
mässige Verdickung der Cutis, starke, verästelte Papillenwucherung, dicker
Epidermisüberzug. (Präparat No. 35 vom Jahre 1863).

*) A s c h e r s o n, Casper's Wochenschr. 1835. S 513. G. S i m o n, Müller's
Archiv. 1840. S. 169.

**) Verruca sessilis seu porrum est verruca cuti immersa seu vix extra
cutem prominens. P l e n c k. p. 87.

***) A. W e r n h e r, Zeitsch. f. ration. Med. 1855. Neue Folge. Bd. VI. S. 109.

Proliferationen der serösen Häute und die Corpora libera, welche als die letzten Stadien solcher Erzeugnisse sich darstellen. Es mag daher genügen, noch darauf hinzuweisen, dass in selteneren Fällen sowohl an der äusseren, als an inneren Häuten einzelne stärkere und nicht verästelte Papillarauswüchse vorkommen, welche schon mehr den Uebergang zu tuberösen und polypösen Formen bilden. Ein besonders günstiger Punkt dafür ist die Vulva und die Umgebung alter, fistulöser Narben. Dem Aussehen nach sind diese Bildungen von Akrochorden kaum zu unterscheiden. —

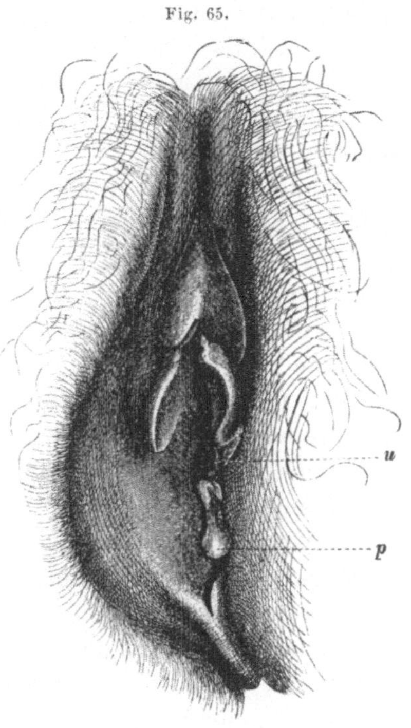

Es bleiben jetzt noch die eigentlich tuberösen Formen übrig, diejenigen, die, wenn sie an Oberflächen erscheinen, in Form von Tuberkeln, oder, wie man zweckmässiger sagt, um Verwechselungen mit der eigentlichen Tuberculose vorzubeugen, in Form von Tubera auftreten. Tuberculum ist ein kleines Tuber, und da diese Knoten in der That manchmal sehr gross werden, so ist es um so mehr zu empfehlen, tuberös zu sagen, weil dadurch die Verwechselung mit der wahren Tuberculose, welche bei den Tuberkeln der Dermatologen gar nicht in Betracht kommt, vermieden werden kann. Wir werden später bei der Betrachtung der eigentlichen Tuberkel auf diese Verschiedenheit zurückkommen, und ich bemerke daher hier nur, dass das tuberöse Fibrom die Acme seiner Entwickelung in der Erzeugung von Bindegewebe,

---

Fig. 65. Polypus fibrosus (Fibroma polyposum) vulvae. Narbige Stenose des Introitus vaginae (nach Diphtheritis?) bei alter Perimetritis, Anteflexion und Steinbildung im Nierenbecken. Der Polyp sitzt dicht unter dem Orif. urethrae, das selbst durch eine kleine Vegetation verengt ist. (Präparat No. 826.).

der Tuberkel dagegen in der Erzeugung lymphoider Zellen findet, und dass demnach die Hauptverschiedenheit darin liegt, dass das erstere ein Gewächs von permanentem, das letztere ein solches von transitorischem Charakter darstellt.

Manches von den tuberösen Fibromen hatte ich schon bei Gelegenheit der elephantiastischen und entzündlichen Formen erwähnt. Auf sie namentlich bezog sich meine Bemerkung (S. 294), dass eine Reihe von Bindegewebs-Geschwülsten unmittelbar an gewisse Entzündungsformen angereiht werden müssen. Rechnet man sie hier ab, so bleibt nur noch ein verhältnissmässig kleiner Theil von mehr selbständigen Fibromen übrig, und ich will nicht einmal sagen, ob nicht dieser Theil hier und da noch eine Verkleinerung erfahren kann, wenn man genauer, als es bis jetzt geschehen ist, unterscheidet. Bei der grossen, Unsicherheit der Beschreibungen ist nichts schwieriger, als sich aus der Literatur ein Urtheil über das Vorkommen und die Bedeutung der Fibrome zu bilden. Nicht nur sind, wie ich schon hervorhob (S. 292), die meisten Myome und Neurome hierher gezählt worden, sondern namentlich auch zahlreiche Fälle von Sarcomen und Skirrhen, was sich zum Theil aus den früher sehr mangelhaften Untersuchungsmethoden, zum Theil aus der sehr langsam fortschreitenden Erkenntniss der normalen Histologie, zum Theil aber auch aus der ungemein häufigen Combination des Fibroms mit anderen Geschwulstarten erklärt. Denn keinerlei Combination ist häufiger, als diese, und nichts gibt leichter zu Missverständnissen und Täuschungen Veranlassung, als der Umstand, dass gewisse Theile einer Geschwulst ganz und gar aus Bindegewebe zusammengesetzt sind, während andere eine ganz abweichende Struktur besitzen. Beschränkt man sich bei der Untersuchung darauf, nur bestimmte, kleine Punkte des Gewächses einer genaueren Prüfung zu unterwerfen, so kann es leicht sein, dass man nur die einen oder die anderen der constituirenden Theile zu Gesicht bekommt und danach den Character der Geschwulst bestimmt. Ist dies gerade der bindegewebige Antheil, so wird man natürlich im Allgemeinen günstig über die Natur des Gewächses urtheilen, in der Regel günstiger, als man gethan haben würde, wenn man auf die anderen Theile gestossen wäre. Mir selbst ist dies begegnet, und ich habe mich zum Theil erst dann von meinem Irrthum überzeugt, wenn ich durch ein Recidiv auf den suspecten Charakter des Prozesses aufmerksam wurde. So erinnere ich mich insbesondere eines „recurrirenden Fibroms" der Infraorbitalgegend, bei dessen erster Exstirpation durch Cajetan v. Textor ich eine einfache Bindegewebsgeschwulst diagnosticirte; als ein Recidiv eintrat, fand ich kankroide Struktur, und als ich nun die in Alkohol aufbewahrte erste Geschwulst von Neuem untersuchte, so zeigte sich, dass ganz kleine Stellen darin den kankroiden Bau besassen, während fast der ganze übrige Tumor fibromatös war.

Solche Fälle sind es auch zum Theil gewesen, welche einerseits wegen der falschen prognostischen Auffassung, andererseits wegen der Widersprüche verschiedener Untersucher über dieselbe Geschwulst die Mikrographie bei manchen Praktikern in so grossen Misskredit gebracht haben. Sehr wesentlich fällt dabei in das Gewicht, dass auch die Grenzen der tuberösen Fibrome gegen andere Geschwülste, besonders gegen das Sarkom, nicht scharf sind, indem wirkliche Uebergangsformen*) bestehen. Es bedarf nur einer zunehmenden Entwickelung des zelligen Antheils des Gewebes in der Art, dass die Zellen nicht bloss zahlreicher, sondern auch grösser und selbständiger werden, während die Intercellularsubstanz in gleichem Maasse zurücktritt, um das Fibrom zu einem Sarkom zu machen. Wo hier die Grenze zu ziehen ist, das wird immer mehr oder weniger der Willkür der einzelnen Beobachter überlassen bleiben, und es wird wahrscheinlich niemals möglich sein, ein allgemeines Kriterium zu finden, um das faserige Sarkom von dem weichen Fibrom zu scheiden. Die „fibrocelluläre" und die „fibroplastische" Geschwulst werden immer streitige oder neutrale Grenzgebiete darstellen. Meine Ansicht über die Demarkationslinie werde ich bei der Besprechung der Sarkome genauer darlegen.

Bei diesen Uebergangsformen handelt es sich um genetisch ganz verschiedene Dinge. Zunächst kommt die meiner Meinung nach nicht zweifelhafte Degeneration der Geschwülste in Betracht, wie sie von den älteren Beobachtern vielfach, namentlich für Polypen in Anspruch genommen, von den meisten neueren dagegen geleugnet wurde. Gerade die fibromatösen Geschwülste

---

*) Virchow. Combinations- und Uebergangsfähigkeit krankhafter Geschwülste. Würzb. Verhandl. Bd. I. S. 134. vgl. Archiv (1849) Bd. III. S. 223.

sind zu einer solchen Degeneration besonders geeignet*), weil sie aus demselben Gewebe zusammengesetzt sind, welches, wie wir gesehen haben (S. 92), die gewöhnlichste Matrix der Aftergewächse ist. In diesen Fällen ist also zuerst das Fibrom vorhanden und dies wird erst secundär krebsig, knorpelig, cystisch u. s. w. — Anderemal ist die Bildung des fibrösen Antheils gleichzeitig mit der Bildung des krebsigen, knorpeligen u. s. w., so dass die Geschwulst sofort als eine zusammengesetzte erwächst. Von mehreren gleichartigen, neben einander gelegenen Theilen erzeugt der eine diese, der andere jene Neubildung. Namentlich ist es sehr gewöhnlich, dass die peripherischen Theile mehr die fibröse, die inneren mehr die specifische Entwickelung erfahren, dass also die Geschwulst gewissermaassen eine fibröse Hülle, einen Balg, bekommt. Frühere Autoren haben aus diesem Grunde manche Lipome, Enchondrome u. s. w. als Balggeschwülste (Tumores cystici) beschrieben. Diese Erscheinung erklärt sich aus der geringeren Reizung der peripherischen Theile, ganz ebenso, wie die Entstehung kleiner fibröser Knoten, welche als unvollständige Aequivalente für tuberkulöse, skirrhöse und syphilitische Bildungen betrachtet werden müssen, aus der verhältnissmässig unzureichenden Intensität oder Menge des Infektionsstoffes (S. 77). In diesem Falle simulirt demnach die fibröse Geschwulst eine mehr gutartige Natur, während sie aetiologisch in eine ganz andere Reihe hineingehört, und man kann daher z. B. von einem syphilitischen **) Fibrom sprechen, was wohl zu unterscheiden ist von der im engeren Sinne so zu nennenden syphilitischen Geschwulst.

Nach diesen Bemerkungen wird es nicht mehr auffallen, wenn ich in meiner Darstellung viel weniger von fibrösen Geschwülsten spreche, als es Gebrauch ist, und wenn ich mich zugleich mehr darauf beschränke, die Ergebnisse meiner eigenen Beobachtung zusammenzufassen und nur in sehr bedingter Weise auf die Erfahrungen anderer zurückgreife.

Was zunächst die Fibrome der Haut und des Unterhautgewebes anlangt, so habe ich zu dem, was ich bei Gelegenheit

---

*) C. O. Weber. Chirurgische Erfahrungen und Untersuchungen. Berlin. 1859. S. 291, 295.

**) Senftleben im Archiv für klinische Chirurgie. 1861. Bd. I. S. 107.

der Elephantiasis, des Molluscum und der Papillargeschwülste erwähnt habe, nur wenig hinzuzufügen. Die meisten der Fälle,
welche als Fibroide oder fibröse Geschwülste der Haut beschrieben worden sind, und namentlich diejenigen, bei denen eine ausgezeichnete Multiplicität beobachtet worden ist *), gehören zum
Molluscum oder zur knotigen Elephantiasis (S. 309, 327). Letzteres
gilt insbesondere von den congenitalen Formen, bei welchen eine
anfangs kleine Geschwulst sich nach und nach immer weiter im
Umfange und in der Fläche ausbreitet. **) Zuweilen sind freilich
auch diese Formen ganz beschränkt, solitär und nach einer gewissen Zeit stationär, aber dies ist nicht das Gewöhnliche, und
es begreift sich daher leicht, dass man darauf geführt worden
ist, eine Art von constitutioneller Begründung zu suchen. Diese
Vorstellung wird noch mehr dadurch begünstigt, dass Fälle von
ausgemachter erblicher Uebertragung fibromatöser Dispositionen
vorkommen. Ich habe einen jungen Mann gesehen ***), dessen
Körper ganz übersäet war mit Knoten von der Grösse eines
Stecknadelknopfs bis zu der von Taubeneiern, und in dessen Familie diese Besonderheit schon in der dritten Generation in erblicher Weise vorhanden war.

Manche dieser Knoten sind mehr weich und elastisch anzufühlen; manche dagegen bestehen aus einem ausserordentlich
dichten, vielfach verfilzten Fasergewebe, welches an manchen
Orten so dicht wird, dass es eine beinahe knorpelartige Consistenz annimmt, am meisten vergleichbar mit der Beschaffenheit,
welche die sogenannten Cartilagines semilunares im Kniegelenk,
die keine eigentlichen Knorpel sind, sondern nur Bandscheiben †),
besitzen. Man hat sie deshalb früher ebenfalls Speckge-
schwülste (Steatome) oder auch wohl Chondroide oder Skle-
rome genannt. Diese härteren Formen haben gewöhnlich eine

---

*) G. Simon. Hautkrankheiten. S. 235. Taf. V. Fig. 2. u. 3. v. Bä-
rensprung. Observationes microscopicae de penitiore tumorum nonnullorum
structura. Diss. inaug. Halis. 1844. p. 27. Lebert. Traité d'anat. pathol.
T. I. p. 171. Pl. XX. fig. 13. et 14. Sangalli. Storia clinica ed anatomica
dei tumori. Pavia. 1860. T. II. p. 150. Busch. Lehrbuch der allg. Chirurgie. Berlin. 1857. S. 157. fig. 53.
**) Lebert. Abhandlungen aus dem Gebiete der Chirurgie und path.
Phys. S. 76. Senftleben a. a. O. S. 95. V. Mott. Med. chir. Transact.
1854. Vol XXXVII. p. 158. Bruns. Prakt. Chirurgie. I. S. 91. II. S. 134.
***) Mein Archiv. 1847. Bd. I. S. 226.
†) Cellularpathologie. 3. Aufl. S. 84.

indolente Beschaffenheit; sie wachsen meistens langsam, zeigen
überhaupt keine Neigung zu einem sehr weit fortschreitenden
Wachsthum oder zur Verschwärung, bleiben gewöhnlich auf einer
gewissen Grösse stationär und erhalten sich als bleibende Bestandtheile des Theiles, an dem sie sitzen. Da sie aus Bindegewebe
mit viel Intercellularsubstanz und wenig Zellen bestehen, welches
an sich nicht sehr zu spontanen Veränderungen neigt, so begreift
es sich leicht, dass sie als bleibende Bestandtheile der Haut in-
corporirt, von derselben ernährt und so das ganze Leben hindurch getragen werden können. Die Mehrzahl von ihnen giebt
daher zu einem operativen Eingreifen keine unmittelbare Veranlassung.

Ein anderer Hauptsitz der Fibrome sind die Fascien, wo
sie sich oft zu beträchtlicher Grösse ausbilden. In der Regel
sitzen sie mit einem gewissen Theil ihres Umfanges der Fascie
auf, während der grössere Theil mehr lose in das umgebende
Bindegewebe dringt. Sie entsprechen daher der von Cruveilhier *) unter dem Namen der Fibrophytes parasitaires implantés

Fig. 66.

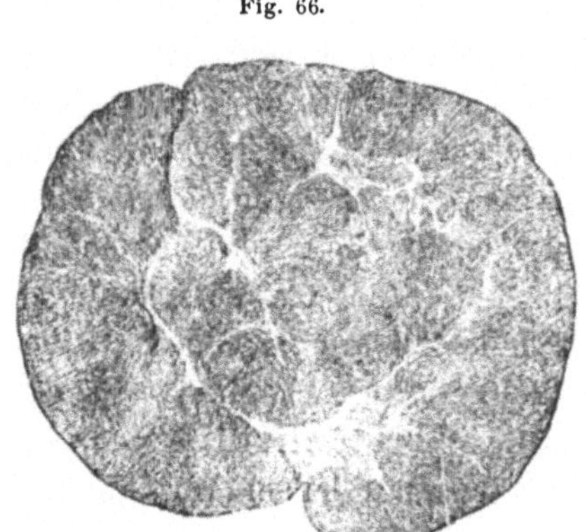

aufgeführten Form. Ihre
Gestalt ist im Allgemeinen
rundlich und ihre Einrichtung lappig. Zuweilen
sind sie unilobulär und
dann zeigen sie ein sehr
gleichförmiges, wenig ge-
fässhaltiges, weisses oder
röthlichweisses Gewebe.
Meist jedoch sind sie
multilobulär (Fig. 66.)
und durch derbere, weiss-
liche Faserzüge, an denen
die einzelnen Lappen auf-
sitzen, abgetheilt. Jeder

Fig. 66. Fibroma lobulare fasciculatum aus der Gesässgegend, von
Herrn Wilms exstirpirt. Man sieht von einem Punkte aus die Ausstrahlung
sehniger Faserzüge, an welche sich die einzelnen Lappen anschliessen, deren
Fasermassen regelmässig gegen die Peripherie ausstrahlen. (Präparat No. 35.
vom Jahre 1863).

*) Cruveilhier. Traité d'anat. path. génér. T. III. p. 610, 778.

Lappen für sich hat gewöhnlich wieder einen radiären und fasciculären Bau, indem die einzelnen Faserzüge sich verbreiternd
gegen den Umfang ausstrahlen. An der Oberfläche des Körpers
würde daraus die Form eines Fungus hervorgehen, aber meist
erreichen sie die Oberfläche gar nicht. Viele wachsen von der
Fascie nach innen zwischen die Muskeln oder gar gegen die
Gelenke hin*).

Man kann sie nach ihren inneren Eigenschaften in drei Unterabtheilungen bringen. Neben dem einfachen, gewöhnlichen Fibrom,
das ganz ähnlich ist dem vorher beschriebenen harten Fibrom der
Haut, kommt eine Abart vor, welche sich ihrer Zusammensetzung
nach mehr den Schleimgeschwülsten annähert: Fibroma mucosum. Seine Consistenz ist gewöhnlich nicht so hart, ja es
bietet oft eine leicht fluctuirende Beschaffenheit dar; auf dem
Durchschnitt tritt eine sehr schlüpfrige, dem Hühnereiweiss ähnliche
Masse hervor, die bei der chemischen Untersuchung die Eigenschaften des Mucins, des wirklichen Schleims darbietet. Dieser
Schleim durchdringt die Intercellularsubstanz, aber er ist nicht so
überwiegend, dass man berechtigt wäre, die Geschwulst geradezu
eine Schleimgeschwulst zu nennen. Diese Form ist mehr zum
Wachsen geneigt; sie enthält auch in der Regel mehr Gefässe
als die andere. Sie bedingt daher öfters das operative Eingreifen,
und wenn die Beseitigung an Ort und Stelle nicht ganz vollständig geschieht, so folgen sehr leicht locale Recidive. Manche
Fälle davon werden unter dem Namen des Sarkoms (S. fasci-
culare) beschrieben, weil allerdings die zelligen Elemente eine
stärkere Entwickelung erreichen und die ganze Zusammensetzung
sich durch die weichere Beschaffenheit des intercellularen Gewebes
von der gewöhnlichen fibrösen Geschwulst entfernt.

Eine dritte Unterart bilden die ossificirenden und petrificirenden Fibrome, die sich von den eigentlichen Osteomen
dadurch unterscheiden, dass die Ossification keine vollständige zu
werden pflegt, sondern dass die Kalkmasse in einzelnen Körnern und
Säulen durch die Geschwulst hindurch abgelagert wird. In Folge
dessen fühlt diese sich hart an, schneidet sich schwer, aber auf dem
Schnitt erscheinen nur einzelne Punkte, Linien oder Knoten, welche
vollständig verkalkt sind, während dazwischen eine mehr oder

---

*) Senftleben a. a. O. S. 104.

weniger grosse fibröse Masse vorhanden ist. Sie bleiben meist klein und stören nur in dem Maasse, als sie etwa an Stellen sitzen, wo sie durch Druck häufiger getroffen werden, und ihrerseits auf die unterliegenden Theile einen analogen Druck ausüben, z. B. am Fussrücken*), wo sie in Wahrheit „Ueberbeine" darstellen. —

An die fascialen Fibrome schliessen sich unmittelbar die des Periosts**), die keineswegs häufig sind, aber zuweilen recht gross werden. Gewöhnlich entwickeln sie sich gegen die Weich-theile hin, so dass der Knochen entweder ganz intact bleibt, oder eine flache Depression, eine grubige Atrophie erfährt, die aber keineswegs einen hohen Grad zu erreichen pflegt. Dies gilt aber nur für die Knochen, von denen sie ausgehen; auf andere können sie einen solchen Druck ausüben, dass die ausgedehntesten Zer-störungen dadurch hervorgerufen werden. Auch bei ihnen kann man ähnliche Unterscheidungen wie an den Fascien machen; namentlich sind ossificirende Formen nicht selten. Sie können einen sehr erheblichen Umfang erreichen, so dass sie von aussen betrachtet leicht den Eindruck einer Periostose oder Hyperostose machen, wovon sie sich aber dadurch unterscheiden, dass die Ge-schwulst auf der Oberfläche des Knochens etwas verschiebbar ist, wenngleich sie sonst so gleichmässig von dem Knochen hervorgeht, dass sie wie eine unmittelbare Production desselben erscheinen mag.

Von manchen und zwar gerade den schlimmsten Formen der Fibrome bleibt es oft zweifelhaft, ob man sie mehr zu den fascialen oder zu den periostealen rechnen soll. Dies gilt namentlich von einer gewissen Zahl derjenigen, welche an der vorderen Seite der cerebralen und spinalen Wirbelkörper vorkommen. Ja, zuweilen bleibt es sogar unentschieden, ob nicht die Knochen primär ergriffen sind, da ihre Zerstörung einen sehr hohen Grad erreicht. Cruveilhier***) erwähnt einen Fall, wo die Geschwulst gestielt am Körper des zweiten Rückenwirbels sass; ich habe einen ganz ähnlichen beobachtet†). Der gewöhnlichste Sitz ist aber die

---

*) Präparat unserer Sammlung No. 370. vom Jahre 1858. vgl. Cru-veilhier l. c. p. 775.

**) Joh. Müller in seinem Archiv. 1843. S. 436. Stanley. A treatise on diseases of the bones. Lond. 1849. p. 179. Cruveilhier l. c. T. III. p. 639. Demarquay. Traité des tumeurs de l'orbite. Paris. 1860. p. 426.

***) Cruveilhier l. c. T. III. p. 641.

†) Im December 1845 fand ich bei der Autopsie einer alten, an Gan-graena senilis gestorbenen Frau in der Brusthöhle über den Körpern des

obere Hals- und die Basilargegend, und das Gewächs erscheint dann entweder als Retropharyngealgeschwulst*), oder in der so gefürchteten Form des Nasen-Rachenpolypen, oder endlich als eine mehr verborgene Anschwellung des Halses**), der Orbital-, Temporal- oder Sphenopalatinalgrube. Offenbar ist die polypöse Form die bei Weitem wichtigste; sie hat zugleich das historische Interesse, dass es sich hier um die Polypen $\varkappa\alpha\tau'$ $\dot{\varepsilon}\xi o\chi\dot{\eta}\nu$ (S. 10) handelt, und dass dieselben hier nicht nur vielästig, sondern auch wirklich vielfüssig sind, d. h. mit mehrfachen Wurzeln festsitzen.

Die vor einigen Jahren in der chirurgischen Gesellschaft zu Paris gepflogenen Discussionen***) über diese so schwer zu operirenden Formen und die späteren Beobachtungen†) haben auch zugleich die anatomische Kenntniss erweitert. Insbesondere wies Robert darauf hin, dass diese Geschwülste von der Aponeurose am Foramen lacerum anterius ausgingen; andere††) überzeugten sich, dass sie zuweilen an dem ganzen Os tribasilare und selbst noch an dem Atlas und den oberen Halswirbeln anhingen, von wo sie sich in den Schlund, die Nase u. s. w. hervordrängen. Lebert†††) hat mehrere der damals discutirten Fälle in seinem grossen Atlas abbilden lassen. Ob einer oder der andere dem Sarkom näher stehen dürfte, möchte man vermuthen, da die Schädelknochen zum Theil ganz zerstört waren. Ebenso verhält es sich

---

3. und 4. Rückenwirbels nach der linken Seite hin eine Hühnereigrosse, harte, runde Geschwulst, welche den Knochen etwas atrophirt hatte, mit dem Intervertebralknorpel nicht zusammenhing, von dem Ligam. longit. ant. bedeckt wurde und damit zusammenfloss. Durchschnitten zeigte sie sich aus einer Menge grösserer Lappen zusammengesetzt, welche aus sehr hartem Fasergewebe bestanden.

*) Syme. The Lancet. 1856. No. 2. Berr. Bayrisches ärztliches Intelligenzblatt. 1861. S. 419.

**) Maisonneuve. Gaz. des hôp. 1854. No. 69.

***) Giraldès. Gaz. des hôp. 1850. No. 46. p. 183. Forget. l'Union méd. 1850. No. 149. Robert et Gerdy. l'Union méd. 1852. No. 25. p. 105. Huguier. Gaz des hôp. 1852. No. 32. p. 127.

†) Schuh. Pseudoplasmen. 1854. S. 105. d'Ornellas. Des polypes fibreux de la base du crâne. Thèse de Paris. 1854. Middeldorpf. Die Galvanokaustik. Breslau. 1854. S. 146. Th. John. De polypis narium eorumque diversis operandi methodis. Diss. inaug. Vratisl. 1855. p. 4.

††) Nélaton. Gaz. des hôp. 1853. No. 5. Michaux ibid. No. 13.

†††) Lebert. Traité d'anat. path. T. I. p. 172. Pl. XX. fig. 18. Pl. XXI. fig. 1—3.

mit einigen späteren Fällen*). Indess muss die polypöse Form im Grossen den Fibromen zugezählt werden. —

An den meisten anderen bindegewebigen Theilen des Körpers kommen tuberöse Fibrome entweder gar nicht vor, oder wenigstens ganz vereinzelt, wie z. B. am Herzen**), oder sie sind so klein, dass man sie mit ebenso viel Grund zu den papillären rechnen kann. Dahin gehören insbesondere die fibrösen Polypen des Larynx***), welche am gewöhnlichsten an den derben Theilen der Stimmbänder sitzen, und bald mehr die eigentliche Condylomform tragen, bald als einfache, solide Auswüchse hervortreten. Sie haben verhältnissmässig viel Aehnlichkeit mit den Excrescenzen der serösen und Synovialhäute. —

Alle diese Formen sind im Wesentlichen hyperplastische, also vollständig homologe, oder, wie man sonst wohl sagte, hypertrophische, die auch in den Fällen, wo an denselben Theilen, z. B. an der Haut, sehr viele vorkommen, doch nicht einfach auf eine besondere fibromatöse Dyskrasie bezogen werden dürfen. Viele erklären sich genügend aus einem besonderen, veränderten Zustande des Gewebes, in welchem sie entstehen. Man muss sich nur erinnern an das typische Beispiel, das ich von der Niere (S. 333) geschildert habe, wo neben einer leichten interstitiellen Nephritis, welche durch das ganze Organ geht, an gewissen Stellen Fibrome bestehen, die in jedem Markkegel zu einzelnen oder mehreren vorkommen. Das ist genau derselbe Fall, wie wenn Jemand die äussere Haut mit solchen Geschwülsten durchsetzt hat. An den serösen Häuten kommt es manchmal vor, dass man an einer derselben einen ganzen Haufen grösserer und kleinerer fibröser Knoten findet. Jedermann betrachtet sie als den Ausdruck einer entzündlichen Reizung, die über die ganze Fläche verbreitet war, wenngleich dieselbe nicht an allen Stellen dasselbe

----

*) C. O. Weber a. a. O. S. 384. Taf. IV. fig. 11. E. Nöggerath. Spicilegium casuum nonnullorum. Diss. inaug. Bonn. 1852. H. R. Arndt. De specimine quodam polypi narium fauciumque. Diss. inaug. Berol. 1859.
**) Albers. Atlas der path. Anat. Bd. III. Taf. 10. Fig. 1—2. Luschka in meinem Archiv. Bd. VIII. S. 343. Kottmeier. Ebendas. Bd. XXIII. S. 434. Taf. IV. Fig. 3.
***) Ehrmann. Histoire des polypes du larynx. Strasb. 1850. Rokitansky. Zeitschr. Wiener Aerzte. 1851. Mai. S. 166. Middeldorpf. Galvanokaustik. S. 176. G. Lewin. Deutsche Klinik. 1862. No. 12. ff.

Resultat hervorbringt. Bei einer chronischen Perisplenitis ist nichts gewöhnlicher, als dass Knoten sich bilden; es kommt vor, dass kleine knorpelartige Fibrome, manchmal zu Hunderten, auf der Oberfläche einer Milz vertheilt sind, ohne dass eine gleichmässige Verdickungs-Schicht sich bildet.

Diese Fälle beweisen, dass innerhalb einer grösseren häutigen oder bindegewebigen Ausbreitung ein Zustand von Vulnerabilität, von Verletzbarkeit bestehen kann, der unter verhältnissmässig leichten Einwirkungen isolirte Eruptionen hervorbringt. Die knotigen, tuberösen Fibrome stehen darin vollständig parallel den warzigen, welche sehr häufig multipel sind und nicht allein an den Händen in grosser Zahl hervorwachsen, sondern auch am übrigen Körper in grosser Verbreitung sich finden. Man kann da nicht ohne Weiteres auf eine warzige Dyskrasie oder eine warzige Constitution des Körpers im Ganzen schliessen, denn nur die Haut nimmt an dieser Disposition Theil. Studiren wir aber diese Fälle genauer, so ergiebt sich, dass an den Händen die Gelegenheitsursachen immer in äusseren Reizen bestehen, und dass solche Personen, welche wenigen Reizen ausgesetzt sind, auch wenige oder keine Warzen haben. Es ist ja kein Zweifel, dass diejenigen Klassen des Volkes, welche mit ihren Händen nicht gerade sehr schwierige Arbeiten zu verrichten haben, auch sehr wenig an Warzen leiden, während Köchinnen, Kutscher, Handwerker, Arbeitsleute oft in hohem Maasse davon geplagt sind. Das ist offenbar die Wirkung ihrer besonderen Beschäftigung, und jeder andere Theil des Körpers kann unter gewissen Verhältnissen ähnliche Dispositionen erleiden. Vor einigen Jahren habe ich hier einen jungen Menschen vorgestellt, der mit congenitalem Defecte der Arme zur Welt gekommen war; dieser hatte sich mit den Füssen zu allerlei Dingen exercirt, welche sonst mit den Händen gemacht werden, z. B. Nähen, Schreiben. Bei ihm waren die Füsse ebenso mit Warzen bedeckt, wie bei anderen Leuten die Hände es sind. Es ist dies um so mehr charakteristisch, als sonst gerade die Füsse ausserordentlich wenig von Warzen leiden, da sie nicht jenen beschränkten, feinen, oft wiederholten Reizen ausgesetzt sind, wie sie bei vielen Handarbeiten vorkommen.

Es zeigt sich weiterhin darin eine grosse Verschiedenheit,

dass das eine Individuum unter gleichen Verhältnissen Warzen erzeugt, das andere nicht, ja dass auch bei demselben Individuum in gewissen Zeiträumen leichter Warzen producirt werden. Das lehrt uns, dass in den Geweben, welche der Sitz einer solchen Wucherung werden, eine variable Disposition besteht. Diese muss in dem Zustande der Theile als solcher begründet sein, da sie ja auf bestimmte äussere Reize verschiedene Leistungen hervorbringen. Wird die Störung, welche stattgefunden hat, leicht ausgeglichen, dann wird sie auch ohne Resultat vorübergehen. Daher glaube ich, dass man in allen diesen Fällen zunächst auf eine locale Prädisposition zurückgewiesen wird, und dass damit auch die Multiplicität dieser Geschwülste sich vollständig erklärt. Will man aber consequent im Sinne der Humoralpathologen vorwärts gehen, dann kommt man zu dem Resultat, was heut zu Tage noch im Volke vielfach lebt, dass die Warzen anstecken, und dass das Ansteckende im Blute liegt. Es ist ja ein altes Vorurtheil, dass, wenn man eine Warze abschneidet und Blut davon auf die Haut kommt, eine neue Warze entsteht. Das ist eine Folge der alten, im Volke steckenden humoralpathologischen Doctrinen, die consequenter Weise nicht anders durchgebildet werden können, als dass man auch das Blut in der Warze als den eigentlichen Träger des Contagiums und der Dyskrasie ansieht (S. 39).

Für die örtliche Prädisposition sprechen ferner jene zahlreichen Fälle von congenitalen Fibromen, welche auf geringe Reize in vermehrtes Wachsthum gerathen und sich zu grossen Geschwülsten ausbilden. Es sprechen dafür die freilich viel selteneren erblichen Formen, die sich erst nach der Geburt entwickeln und deren Multiplicität sich immer auf ein einziges System beschränkt. Es sprechen endlich dafür die zahlreichen Fälle, wo geringe Traumen die veranlassende Ursache für die Entwickelung von Fibromen abgeben, oder wo die eigentliche Geschwulstbildung, wie das bei der Elephantiasis so scharf hervortritt, auf einem durch voraufgegangene Krankheitsprocesse prädisponirten Boden stattfindet.

Zu wiederholten Malen habe ich hervorgehoben (S. 41, 60, 75), dass ich damit die Frage nach einem dyskrasischen Grunde nicht ausschliesse, ja dass ich nicht einmal die specifische

Natur einer solchen Dyskrasie leugne. Die Syphilis dient hier als bestes Beispiel. Sowohl bei den spitzen, als breiten Condylomen hat man sie herangezogen. Von den breiten ist es unzweifelhaft, dass sie der constitutionellen Lues angehören, und wir werden darauf zurückkommen. Von den spitzen ist es unzweifelhaft, dass ein unreiner Beischlaf sehr häufig die Veranlassung dazu abgiebt. Sind sie deshalb syphilitisch? Gewiss nicht. Irgend ein scharfes Secret, mag es nun syphilitisch sein oder nicht, dient als örtlicher Reiz, und es entsteht eine Bindegewebsgeschwulst, wie ein anderes Mal eine „syphilitische“ Exostose sich bildet, die doch als nicht specifisches Ergebniss einer schwachen Reizung einer specifischen Dyskrasie erscheint. Der specifische Stoff, das besondere Virus wirkt hier nicht als Specificum, sondern als allgemeines Acre.

Mag daher auch eine Dyskrasie der Träger des Reizes sein, so ist das Fibrom wesentlich als ein Gebilde von durchaus localer Bedeutung, und daher im gewöhnlichen Sinne als gutartig zu betrachten. Mag es auch wachsen und sich ausbreiten, so hat es doch wenig Neigung zu ulceriren und noch weniger zu inficiren. Im Gegentheil, viele der hier in Betracht kommenden Gebilde, namentlich Warzen und Condylome, jedoch auch die leichteren elephantiastischen Formen (Scleriasis, Fibrome der Brust) bilden sich häufig spontan zurück, indem sie einer langsamen Atrophie und Resorption unterliegen. —

Ausser den hyperplastischen Formen giebt es endlich noch eine, freilich sehr viel kleinere Gruppe von Fibromen heteroplastischer Natur, — heteroplastisch nicht in dem Sinne des Bösartigen genommen, sondern im Sinne einer Entwickelung, welche einen anderen Typus hervorbringt, als das Muttergewebe besitzt. Allerdings ist diese Heteroplasie nur eine niederen Grades, indem das neu entstehende Bindegewebe nicht aus Bindegewebe, sondern aus einem anderen, verwandten Gewebe der Bindesubstanz-Gruppe hervorgeht. Immerhin ist es keine Hyperplasie.

Diese Form findet sich verhältnissmässig am häufigsten in den Knochen, hervorgehend entweder aus dem Knochengewebe selbst, oder aus dem Mark, also aus verwandten Geweben, die aber doch wesentlich vom Bindegewebe verschieden sind. Unter den Knochen, welche der Sitz einer solchen Bildung werden, sind es die **Kieferknochen**, welche sich durch ihre grosse Neigung zu heteroplastischen Formationen vor allen anderen Bestandtheilen des Skelets auszeichnen. Sowohl im Ober- als im Unterkiefer kommen solche Fibrome in sehr grosser Ausdehnung vor*).

Aehnlich wie die Fibrome der Fascien und des Periosts bestehen auch diese meistentheils aus einem sehr dichten, vielfach verflochtenen sehnigen Gewebe, welches, indem es sich nach allen möglichen Richtungen durcheinanderschlingt, kleinere Knoten bildet, die sich miteinander zu dem grossen Gesammttumor zusammensetzen. Der grosse Tumor besteht also eigentlich aus einer Reihe von Lappen oder von einzelnen kleineren Tumoren, und jeder kleinere Tumor wiederholt in sich dasselbe filzige Geflecht, welches die anderen charakterisirt. In diesem filzigen Geflecht findet sich in der grossen Mehrzahl der Fälle eine gewisse Zahl von harten, beim Schneiden grossen Widerstand leistenden Stellen, die, wenn der Schnitt geschehen ist, dem Finger wie eine Einsprengung von Sand oder Kieselstückchen erscheinen. Isolirt man sie, so ergiebt sich, dass sie bald längere Balken bilden, die untereinander in Verbindung treten, bald isolirte kleine Körner oder Stäbchen, kurze Cylinder, oder auch wohl unregelmässig gestaltete, oft sehr spitzige Massen sind. Sie erweisen sich in manchen Fällen als einfache Verkalkungen des Gewebes, in anderen als wirkliche partielle Ossificationen.

Auch hier ist man nicht berechtigt, die Geschwulst eine Knochengeschwulst zu nennen, denn sie kann eine sehr bedeutende Grösse erreichen, ohne dass erhebliche Theile von ihr ossificiren. Ossificirt sie ganz und gar, dann ist sie natürlich zu den Osteomen zu rechnen. Aber gewöhnlich findet sich nur eine zerstreute Zahl von kleinen Kalk- und Knochen-, auch wohl Knorpelinseln, welche den fibrösen Gesammthabitus der Geschwulst nicht

---

*) **Paget**. Lectures on surgical path. II. p. 145. **Stanley**. Diseases of bones. p. 281. A. **Borchert**. Nonnulla de excisione maxillae superioris totali. Diss. inaug. Rost. 1847. p. 18. **Schuh** a. a. O. S. 149. **Billroth**. Deutsche Klinik. 1855. No. 25. **Senftleben** a. a. O. S. 100. **Maisonneuve**. Gaz. méd. 1856. No. 21 p. 322. **Rissmann**. De resectionibus ac duobus resectionis utriusque maxillae superioris exemplis. Diss. inaug. Berolini. 1857. p. 26. C. O. **Weber**. Die Knochengeschwülste. Abth. I. S. 94. Taf. II. Fig. 1.

verändern. Man muss letztere also den ausgesprochenen Grundsätzen gemäss als **Fibroma ossificum** und **petrificum** bezeichnen.

Die Bildung dieser Fibrome geht nicht aus von einer bindegewebigen Matrix, sondern von dem Mark und Knochengewebe; diese verschwinden, und an ihre Stelle tritt die fibröse Masse. Anfangs substituirt sie einfach die früheren Gewebe, bald aber wird sie viel grösser als die frühere Knochenmasse war. Dann wölbt sie sich allmählich an der Oberfläche hervor, und „treibt den Knochen auf." Je nach der Localität kann sich die äussere Beschaffenheit verschieden gestalten.

Entstehen die Geschwülste central, und erhält sich das Periost an ihrer Oberfläche längere Zeit intact, so bildet es immer wieder

Fig. 67.

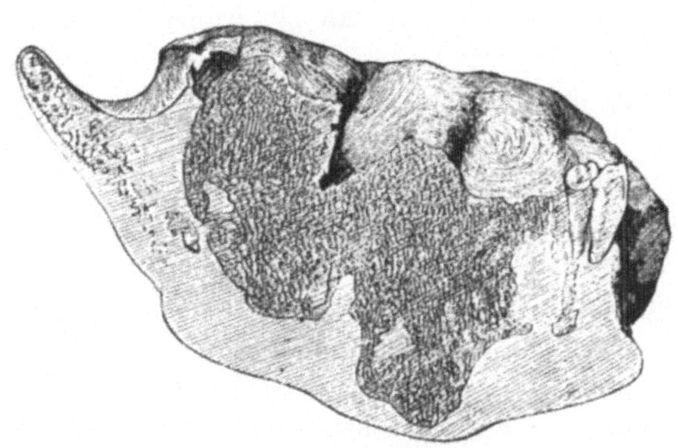

an der Oberfläche neue Knochenschichten, wie beim wachsenden Knochen; die Geschwulst bleibt dann nach aussen umhüllt von einer knöchernen Schale, — ein Verhältniss, welches früher gewöhnlich so gedeutet wurde, dass man annahm, es dehne die Geschwulst den Knochen einfach mechanisch aus, und schiebe die äusseren Schichten nach aussen. Diese Deutung ist um des

---

Fig. 67. Fibroma heteroplasticum petrificum, aus der Markhöhle des Unterkiefers hervorgegangen. Faustgrosse Geschwulst von derbem, filzigem Bau. An vielen Stellen sind die Faserbalken verkalkt. Die Oberfläche lappig, nicht ulcerös, keine Knochenschale. Von Herrn Wilms resecirt. Durchschnitt. (Präparat No. 55. vom Jahre 1857).

Umstandes willen zurückzuweisen, weil die Ausdehnung dieser
Geschwülste so gross ist, dass bei einer blossen Auseinander-
treibung die Knochenschale nicht mehr vollständig geschlossen
bleiben könnte. Es geschieht vielmehr eine Neubildung von Knochensubstanz an den Oberflächen aus dem Periost, ganz nach Art
der Apposition neuer Schichten auf den wachsenden Knochen.

Sitzen die Geschwülste dagegen mehr oberflächlich, so dass
sie frühzeitig an das Periost herankommen, und dass dieses stark
gespannt wird, dann fehlt die Knochenschale. Das ist am Oberkiefer oft der Fall, wo die Geschwülste sich nach der Highmorshöhle hin besonders leicht entwickeln und diese ausfüllen, weil
nach dieser Richtung kein grosser Widerstand besteht*). Auf
diese Weise kann es geschehen, dass die Höhle ganz obliterirt,
und der Oberkiefer in eine compakte dicke Masse verwandelt
wird. Es ist dies eine der derbsten Geschwulstformen, die es
überhaupt giebt. Daher hat man sie früher häufig Osteostea-
toma genannt.

Ausser in den Knochen gehören Fibrome in solchen Theilen,
wo normaler Weise kein Bindegewebe existirt, zu den grössten
Raritäten. Ueberhaupt ist das Fibrom unter allen heteroplastischen Gewächsen relativ das seltenste und zugleich das unschul-
digste, denn selbst die ausgeprägtesten Fälle von heteroplastischem
Fibrom der Kiefer geben bei vollständiger Exstirpation oder Re-
section die günstigste Prognose.

Indess giebt es auch in der Geschichte der Fibrome einen
düsteren Punkt. Paget**) hat zuerst die Aufmerksamkeit auf
einzelne Fälle von malignen fibrösen Geschwülsten gelenkt, wo
theils Recidive an den Narben, theils innere Metastasen, namentlich in den Lungen und an der Pleura nach der Exstirpation vorkamen. Insbesondere schildert er einen solchen Fall von der
weiblichen Brust, einen von dem Schulterblatt. Richard Volkmann***) hat ein paar ähnliche beschrieben, wo die Extremitäten-

---

*) Indess giebt es auch fibroide Geschwülste der Oberkieferhöhle,
welche in ihr selbst entstehen. Nélaton. Compt. rend. de la Soc. de Biologie. T. III. p. 43. W. Lesenberg. Ueber Geschwülste der Oberkieferhöhle. Inaug. Diss. Rostock. 1856.

**) Paget. Lectures on surg. path. II. p. 151.

***) R. Volkmann. Bemerkungen über einige vom Krebs zu trennende
Geschwülste. (Aus dem 4. Bande der Abhandl. der Naturf. Ges. zu Halle).
1858. S. 8.

knochen der primäre Sitz des Uebels waren. Auch unsere Sammlung besitzt ein Präparat*), wo neben einem ungeheuren Tumor des Uterus zahlreiche Secundärgeschwülste des Bauchfelles, des Netzes, des Gekröses, der Pleura vorhanden sind. Einige dieser Fälle schliessen sich dem Sarkom, andere dem Chondrom sehr nahe an, und ich werde darauf zurückkommen; eine genaue Darstellung derselben ist bei der geringen Zahl der bekannten Beobachtungen noch nicht ausführbar.

*) Präparat No. 1270. vom Jahre 1853.

Vierzehnte Vorlesung.

17. Januar 1863.

———

Lipome.

Unzweckmässigkeit des Namens Steatom. Unterschied der Lipome von talgartigen Atheromen
Cholestearincysten, fetthaltigen Kystomen und Cholesteatomen. Zusammensetzung.
Das hyperplastische Lipom. Verhältniss zur Polysarcie (Obesitas). Lappiger Bau. Varietäten: L. molle s. vulgare, L. durum s fibrosum, L. teleangiectodes, L. ossificum et petrificum, L. gelatinosum s. colloides, L. cysticum. Neubildung im Vergleich zur Fötalentwicke-
lung. Irritativer Ursprung. Vorkommen: subcutan, subfascial und intermusculär, intraorbital,
subserös und subsynovial, submucös.
Verschiedene Formen:
1. Lipoma simplex tuberosum. Aeusserer Balg. Wurzel oder Stiel.
2. Lipoma capsulare. Auge. Herz. Nieren: Verhältniss zur Nierenschrumpfung. Weibliche Brust: gewöhnliches und capsuläres Lipom. Verhältniss des letzteren zu Skirrh
und interstitieller Mastitis. Hernien: Omentallipom, Hernia lipomatosa, Lipoma herniosum capsulare, Complication mit Hydrocele herniosa. Lymphdrüsen.
3. L. polyposum. Physiologische Beispiele: Appendices epiploicae, Synovialfortsätze.
L. arborescens: Gelenke, Schleimbeutel. Hautpolypen: Ortsveränderung. Magen
und Darm. Seröse und Synovialhäute: Ablösung des Stiels, halbknorpelige Sklerose, Petrification, Schmelzung des Fettes. Freie Körper der Bauchhöhle, der Schleimbeutel und Gelenke.
Das heteroplastische Lipom. Nieren. Hirn- und Rückenmarkshäute. Transformation von
Knorpel, Bindegewebe u. s. w. in Fettgewebe. Lipome der Conjunctiva bulbi, des Scrotums
und der Schamlippen. Discontinuirliche Lipome.
Multiple Lipome. Dyskrasie. Locale Irritation. Prädisposition: congenital und erblich, er-
worben.
Spätere Geschichte der Lipome: Mangelhafte Rückbildung, Verhärtung, Verkalkung, Verschwärung,
Abscessbildung, Erweichung.
Lipome der Wangen. Corpus adiposum malae.

———

Als zweite Art der Gewächse, welche aus einem Gewebe der
Bindesubstanzreihe bestehen, wollen wir die Lipome oder Fett-
gewächse besprechen.

Man hat sich in der neueren Zeit viele Mühe gegeben, neben
den Lipomen noch eine besondere Kategorie von Fettgewächsen

unter dem alten Namen von Steatomen festzuhalten. Ich halte
es nicht für nöthig und noch weniger für zweckmässig, dass man
einen Namen wieder ins Leben ruft, der auf die allerverschieden-
artigsten Geschwülste angewendet worden ist. Während nehmlich bei Galen eine Form des Atheroms, die mit talgartigem
Inhalt, als Steatom bezeichnet wird (S. 13), so hat man späterhin den Namen auf eine Menge von Geschwülsten ausgedehnt,
welche, wie man sich ausdrückte, eine speckige Consistenz hatten,
ohne doch so marmorhart zu sein, wie die Skirrhen. So ist in
den letzten Jahrhunderten Steatom (Speckgeschwulst, Tumor lar-
daceus) eine Bezeichnung geworden, die bald auf fibröse Geschwülste (S. 325), bald auf wirkliche Carcinome, auf Enchondrome und alles Mögliche angewendet worden ist. Die Beziehung auf Fett ist dabei bald festgehalten, bald aufgegeben worden;
immerhin hielt man sich häufiger an die derbe Consistenz, als an
die fettige Natur. Auf alle Fälle war es ein Fortschritt, als
Littré*) den Namen des Lipoms vorschlug, und damit die
eigentliche Fettgeschwulst mit Bewusstsein von dem Steatom
trennte. Freilich hat es lange genug gedauert, ehe die neue
Bezeichnung allgemein verstanden wurde, und noch ein Jahrhundert später berichtet Meckel**), dass man damit Geschwülste
ganz verschiedener Art belegt habe. Indess hat sich doch das
Verständniss mehr und mehr geklärt, und es liegt jetzt am wenigsten ein Grund vor, noch wieder eine neue Bezeichnung einzuführen, und das Lipom nunmehr ein Adipom zu nennen, wie
Cruveilhier***) will. Kein Name schützt an sich vor Irrthümern,
wenn er nicht genau definirt ist und von ununterrichteten Leuten
angewendet wird. Diese Definition ist aber vorhanden, wenn man
unter dem Namen des Lipoms nur ein aus Fettgewebe bestehendes Gewächs versteht, und nicht eine beliebige Geschwulst,
welche überhaupt Fett enthält, also namentlich nicht die talgartigen Atherome, die einfachen Cholestearincysten und die fetthaltigen Dermoidcysten (Kystome).

Auch noch in der neueren Zeit haben viele Chirurgen fort-
gefahren, das Lipom als eine Balggeschwulst (Tumor cysticus)

---

*) Littré. Hist. de l'Acad. Royale des Sciences. Ann. 1709. Observ.
anat. 3.
**) Joh. Fr. Meckel. Pathol. Anat. 1818. II. 2. S. 119. Note.
***) Cruveilhier. Traité d'anat. path. T. III. p. 302.

zu betrachten, und selbst Meckel ist vor der Verwechselung desselben mit Kystomen nicht geschützt geblieben. Daher sind die
älteren Beschreibungen mit grosser Vorsicht zu benutzen, und es
liegt ein neuer Grund darin, durch die Wiedererweckung des
Steatoms die Verwirrung in der Literatur nicht noch mehr zu
steigern. Joh. Müller hat es versucht, wenigstens in dem Cholesteatom eine Form, die wirklich mit Fett etwas zu thun habe,
zu sichern. Allein auch dies ist keine glückliche Bezeichnung,
indem das Cholesteatom eine Epidermisgeschwulst und das Cholestearin, welches darin vorkommt, mehr accidentell ist*). Die
von Fürstenberg**) als Cholesteatom beschriebene Geschwulst
aus den Plexus choroidei der Pferde ist noch wieder verschieden
von dem Cholesteatom Müller's; ich habe sie wiederholt untersucht und darin weder Epidermis, noch Fettzellen gefunden.
Sie muss daher auch von den Lipomen getrennt werden. Endlich sind Einige der Meinung gewesen, dass eine Form von Lipom,
welche sich durch ihre Härte von den übrigen unterscheide, welche
insbesondere eine grössere Quantität von Bindegewebe enthalte,
Steatom zu nennen sei***). Ich meine, dass man besser thut,
wenn man diese Form als eine Varietät unterscheidet, und sie
Lipoma fibrosum s. durum (Fibrolipoma) oder mit Müller†)
Lipoma mixtum nennt. Der Name Steatom würde eine neue Gattung schaffen, die in nichts Charakteristischem von den Lipomen
unterschieden wäre.

Die eigentliche Fettgewebsgeschwulst, um die es sich hier
handelt, besteht also aus wirklicher Tela adiposa††). Sie enthält
beim Menschen ein Fett von mehr flüssiger, öliger Beschaffenheit,
und verdankt diesem Umstande ihre verhältnissmässig weiche,
bewegliche und nachgiebige Beschaffenheit. Allerdings ist das
Fett manchmal mehr talgig, und nähert sich der Consistenz der
festeren, margarinreicheren Fette, aber niemals ist es stearinreich,
wie Hammel- oder Ochsentalg. Dieses Fett ist in wirklichen

---

*) Mein Archiv. Bd. VIII. S. 414.
**) Fürstenberg. Die Fettgeschwülste und ihre Metamorphose. Berlin.
1851. S. 29.
***) Gluge. Atlas der pathol. Anat. Jena. 1843. Lief. 8. S. 3. J. Vogel.
Pathol. Anat. 1845. S. 179. Schrant. Goed- en kwaadaardige gezwellen.
1851. Bl. 221.
†) Joh. Müller. Ueber den feineren Bau u. s. w. S. 50.
††) Cellularpathologie. 3. Aufl. S. 43, 301. Fig. 112 A.

Zellen mit Membranen und Kernen enthalten, welche im Allgemeinen mit den Zellen des gewöhnlichen Fettgewebes übereinstimmen, aber in der Regel um ein Beträchtliches grösser sind,
als die Zellen des benachbarten Fettgewebes*).

In der Regel ist das Lipom ferner eine hyperplastische Geschwulst, welche aus präexistirendem Fettgewebe hervorgeht und
sich als eine excessive Vermehrung des Fettgewebes innerhalb
einer gewissen Localität darstellt, oder, wie Morgagni**) von
dem gewöhnlichen Lipom sagte, eine Excrescentia membranae
adiposae. Es ist also im Kleinen, was die sogenannte Polysarcie
oder Obesitas im Grossen ist. Betrachtet man z. B. den Durchschnitt der vorderen Bauchwand von einem sehr fetten Manne
und denkt man sich, dass ein magerer Mensch an einem kleinen,
beschränkten Theil der vorderen Bauchwand eine gleiche Vermehrung des Fettgewebes bekäme, so würde das ein Lipom sein.
Während bei Polysarcie eine zuweilen 2 — 3 Zoll und mehr dicke
Schicht von Fett im Unterhautgewebe liegt und subperitonäal
wieder eine 1 — 2 Zoll dicke Fettschicht folgt, so finden sich bei
Lipom nur an einzelnen beschränkten Stellen solche Anschwellungen, sei es nach innen, sei es nach aussen, subcutan oder subperitonäal. Das Lipom verhält sich demnach zur Polysarcie, wie das Fibrom zur Elephantiasis, und schon
aus dieser Analogie begreift es sich, wie man dazu gekommen
ist, Lipom und Fibrom unter dem Namen des Steatoms miteinander zu vereinigen, oder, genauer gesagt, zu verwirren.

Die ausgemachten Lipome sind immer Neubildungen. Kleinere lipomatöse Zustände scheinen aber kaum etwas anderes zu
sein, als sehr reichliche Anfüllungen der vorhandenen Fettzellen
mit Fett, eine Art von partieller Hypertrophie, wodurch die Fettzellen sehr viel grösser werden und die Läppchen des Gewebes
anschwellen. Denn das gewöhnliche Fettgewebe besteht aus
Läppchen, welche dicht nebeneinander liegen und von denen
jedes wieder aus einer grösseren Zahl von Fettzellen zusammengesetzt ist. Zwischen diesen Läppchen befindet sich eine gewisse
Quantität von Bindegewebe; darin liegen Gefässe, welche sich im
Umfange der einzelnen Lobuli verästeln, so dass ein jeder Lobulus

---

*) Verneuil. Gaz. méd. de Paris. 1854. No. 16. p. 242.
**) Morgagni. De sedibus etc. Lib. IV. Epist. I. Art. 24, 25.

Fig. 68.

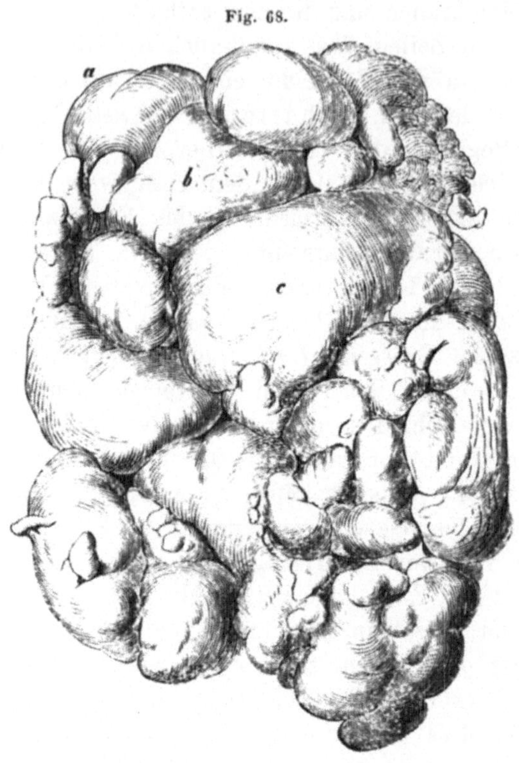

wie in einer gefässreichen Bindegewebskapsel eingeschlossen ist.
Dieses Verhältniss wiederholt sich im Grossen bei jedem Lipom,
denn jedes Lipom ist lappig*), es besteht aus einer Reihe
von Fettlappen, zwischen welchen Bindegewebe mit Gefässen
liegt.

Die Varietäten gestalten sich nach dem Verhältniss der einzelnen constituirenden Theile zu einander. In einzelnen Fällen
ist das Fett so überwiegend vorhanden, dass man von dem Bindegewebe und den Gefässen fast gar nichts wahrnimmt. Das ist das
gewöhnliche Lipoma molle. In anderen Fällen ist das Bindegewebe sehr reichlich, es bildet in einzelnen Richtungen sehr breite

<hr>

Fig. 68. Lipoma multilobulare molle. Aus der Unterhaut einer fettreichen Frau, auf und in der Fascia superficialis, neben dem Musculus rectus. Einzelne grössere, zahlreiche kleinere Lappen. Bei *a* und *b* leichte
Verhärtung. (Präparat No. 1131.).
*) Phil. v. Walther. System der Chirurgie. Berlin. 1833. S. 393.

und feste Züge, während die Fettlappen klein und unerheblich sind. Dann fühlt sich die Geschwulst natürlich sehr hart an: das ist das vorher besprochene Lipoma fibrosum (Tumeur adipo-fibreuse Cruveilhier). Unter Umständen kommt es auch vor, dass, namentlich in dem congenitalen Naevus lipomatodes, an einzelnen Stellen die Gefässe sich sehr stark entwickeln, so dass sie die Ueberhand bekommen über das Bindegewebe. Dann haben wir ein Lipoma telangiectodes *). Endlich kann das Bindegewebe der Sitz von Verkalkungen und Verknöcherungen werden: Lipoma ossificum oder petrificum **). Dazu kommen noch gewisse Formen, wo das Bindegewebe allmählich übergeht in Schleimgewebe, und wo die interstitielle Bindegewebsmasse eine weiche, gallertartige Beschaffenheit annimmt. Das giebt die Form, die Gluge unter dem Namen Lipoma gelatinosum oder colloides beschrieben hat ***). Was in der Literatur unter diesem Namen aufgeführt ist, gehört aber meiner Ansicht nach mehr in das Genus des Myxoms hinein; ich werde dort darauf zurückkommen. Dagegen ist hier noch des selteneren Vorkommens eines Lipoma cysticum zu erwähnen, welches, wie das Fibroma cysticum, congenital ist und sich dem Molluscum nähert.

Vergleicht man die Grösse dieser Geschwülste mit dem Umfange des Fettgewebes, aus welchem sie hervorgehen, so kann man darüber nicht in Zweifel sein, dass es in der Regel nicht blosse Hypertrophien sind, dass nicht bloss die präexistirenden Fettzellen sich vergrössern, sondern dass eine wirkliche Neubildung die Grundlage wird. Es sind in der That Wucherungsprocesse, welche den Vorgang einleiten, und es müssen neben den alten Fettzellen neue Zellen, neben den vorhandenen Fettlappen neue Lappen sich bilden. Diese Neubildung geht zum Theil von den Fettzellen selbst aus, zum Theil von dem benachbarten Bindegewebe, in welchem sich ein Reizungszustand

---

*) Gosselin. Bullet. de la Société anatomique. 1842. p. 208. Lebert. Abhandlungen S. 84. C. O. Weber. Müller's Archiv. 1851. S. 74. Schuh. Pseudoplasmen. S. 132. Prat. Considérations sur les tumeurs graisseuses en général et les lipômes en particulier. Thèse de Strasb. 1858.

**) Bouteiller. Bulletins de la Soc. anat. 1849. p. 24. Fürstenberg a. a. O. S. 56. Cruveilhier. Traité d'anat. path. T. III. p. 320. B. Beck. Mein Archiv. 1858. Bd. XV. S. 153. Paget. Lectures II. p. 100.

***) Gluge a. a. O. S. 4, 6. Anat. mikr. Unters. Jena. 1838. I. S. 132. II. 1841. S. 187.

entwickelt. In Folge dessen nimmt die Zahl der zelligen Elemente gruppenweise zu, und in diese Elemente geschieht die Fettablagerung, wie bei der fötalen Entwickelung. Das fötale Fettgewebe entsteht aus Schleimgewebe; die Elemente des Schleimgewebes wuchern, und wenn man einen Fötus aus jüngeren Zeiten untersucht, so findet man an Stellen, wo nachher Fettläppchen liegen, nichts anderes, als Gruppen von kleinen runden Zellen*). Ein solcher Haufen geht hervor aus einer ursprünglichen Schleimzelle. In diese Zellen lagert sich das Fett zuerst in kleineren, dann in grösseren Tropfen ab, diese fliessen zusammen, und nach einer gewissen Zeit findet man die einzelnen Zellen vergrössert und mit Fett vollständig gefüllt**). Jeder einzelne Fettlappen entspricht also genetisch einer einzigen Zelle, er ist das Product einer proliferirenden Zelle. Es haben aber die Lipome die ganz durchgehende Eigenthümlichkeit (S. 367), dass ihre Zellen ein viel beträchtlicheres Maass von Grösse zu erreichen pfle-

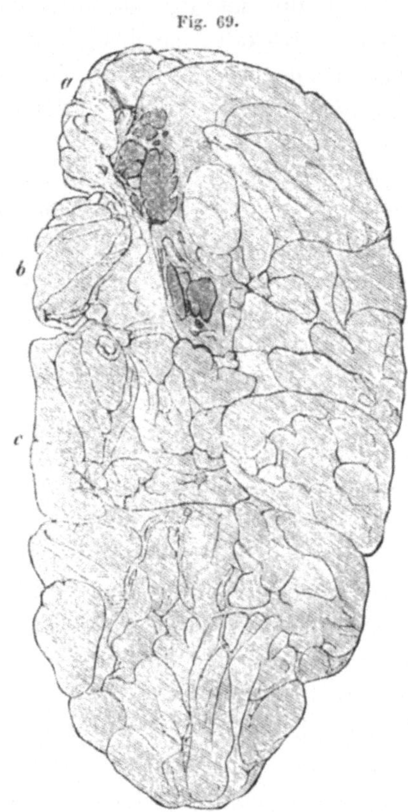

Fig. 69.

Fig. 69. Durchschnitt durch das Lipom in Fig. 68. in der Richtung, welche dort durch die Buchstaben *a*, *b* und *c* angedeutet ist. Man sieht, dass innerlich die Lappen viel zahlreicher sind, als der äussere Anschein ergab. Zwischen *a* und *b* die derbere Stelle, von wo sich festere Faserzüge nach innen begeben. Die dunkleren Stellen zum Theil pigmentirt, zum Theil ölig erweicht.

*) Virchow. Untersuchungen über die Entwickelung des Schädelgrundes. Berlin. 1857. S. 49.

**) Virchow Archiv. 1855. Bd. VIII. S. 538. v. Wittich. Mein Archiv. 1856. Bd. IX. S. 194. A. Förster. Ebendaselbst. 1857. Bd. XII. S. 203. Taf. VIII. Fig. 4, 8.

gen, als die Zellen des benachbarten Fettgewebes. Daraus schon allein begreift es sich, dass die Lappen des Lipoms um so viel grösser sind, als die Lappen des gewöhnlichen Fettgewebes.

Es muss also an diesen Stellen irgend ein Irritament vorhanden sein, welches die Zellen zu einer stärkeren Entwickelung anregt, ein Irritament, welches an sich ein kräftigeres Wachsthum begünstigt. Wie anhaltend dieses ist, das sieht man am besten bei atrophischen Zuständen. Wenn ein Mensch, der Lipome besitzt, der Abmagerung verfällt, so magern die Lipome nicht etwa in demselben Maasse ab, wie das übrige Fettgewebe, und wollte man die Lipome beseitigen durch Hungerkuren, so kann man sicher sein, dass man eher den ganzen Menschen auslaugt, als dass man die Lipome aushungert. Diese scheinen das Fett, was sie einmal haben, mit einer Zähigkeit zurückzuhalten, welche in dem übrigen Fettgewebe gar keine Analogie findet.

Wenn nun die Bildung des Lipoms inmitten des existirenden Fettgewebes geschieht, so muss man sich zunächst daran erinnern, dass ein zur Fettaufnahme prädisponirtes Gewebe an sehr vielen Stellen des Körpers in ähnlicher Weise wie unter der Haut verbreitet ist, wo man jedoch nicht gewöhnt ist, daran zu denken. Ich will nicht davon sprechen, dass auch unter den Fascien, zwischen den Muskeln, in der Augenhöhle, reichliche Mengen von Fettgewebe vorkommen, aus dem Lipome hervorwachsen können; aber ich muss kurz erwähnen, dass viele innere Eingeweide unter ihrem serösen Ueberzuge Fett tragen. Auf dem Herzen liegt subpericardiales Fett in grosser Menge; an der Pleura findet sich wenigstens an vielen Stellen subpleurales Fett; vom Peritonäum ist das Gleiche bekannt; bekannt ist endlich das subsynoviale Fett, welches sehr häufig an der Oberfläche Hervorragungen bildet, welche in die Cavität einer Gelenkhöhle oder eines Schleimbeutels hineinhängen (S. 206).

Allein es sind nicht blos die subserösen und subsynovialen Schichten, sondern auch die submucösen, in denen wir an vielen Orten in derselben Art eine Disposition der Bindegewebszellen zur Fettaufnahme finden, so dass man sie als Parallelgewebe oder Aequivalente*) für das Unterhautfettgewebe betrachten muss. Freilich besteht an diesen Stellen normal niemals ein

---

*) Cellularpathologie. 3. Aufl. S. 66.

zusammenhängendes Fettlager; aber bei etwas gut genährten Individuen findet man doch gewöhnlich einzelne Fettläppchen. So ist die Submucosa des Magens und Darms, wie die der Trachea und der Bronchien, eine Haut mit der Möglichkeit der Fetterzeugung, und man wird niemals ein gut genährtes Individuum untersuchen, ohne an gewissen Stellen derselben Fettzellen zu finden. Daher ist es leicht begreiflich, dass unter pathologischen Verhältnissen Fettgewebe an allerlei Stellen reichlich vorkommen kann, wo man

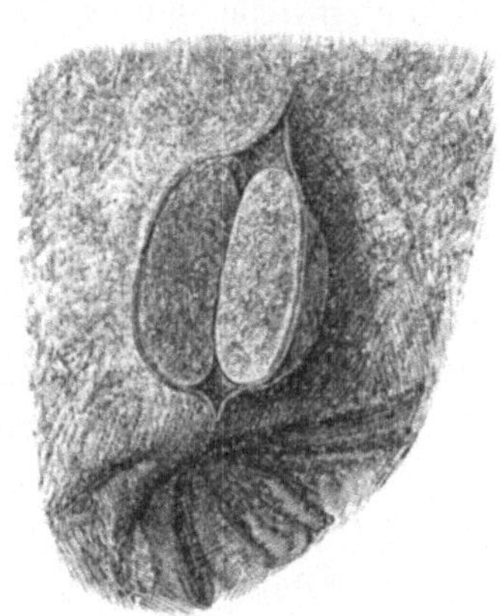

Fig. 70.

es vielleicht nicht erwartet, und dass diese Arten von Lipomen mit dem Eindruck heteroplastischer Bildungen sich darstellen, während sie doch ebenso hyperplastischer Natur sind, wie die des Unterhautgewebes. Unter ihnen sind diejenigen des Digestions - Kanales und namentlich des Magens und oberen Theiles des Dünndarms die häufigsten[*]. Lebert[**] bildet ein submucöses Lipom der Unterlippe ab; Marjolin[***] sah ein submucöses Lipom am Boden der Mundhöhle, das eine Ranula simulirte; Joh. Fr. Meckel erwähnt eines vom unteren Ende der Speiseröhre; Rokitansky[†] eines aus einem Bronchialast.

Eine weitere Abtheilung der zur Fettbildung prädisponirten Gewebe bildet das interstitielle Bindegewebe der Muskeln, welches bei fetten Menschen und Thieren an so vielen Orten in wahres Fettgewebe umgewandelt wird[††]. Manche Muskeln sind besonders geneigt dazu, so vor allen die Zungen und Herzmuskeln. Freilich ist dies in der Regel eine diffuse

---

Fig. 70. Lipoma unilobulare submucosum ventriculi. Nahe am Pylosus, haselnussgross. Natürliche Grösse. (Präparat No. 85. vom Jahre 1859).

[*] Joh. Fr. Meckel. Pathol. Anat. II. 2. S. 124. Hodgkin. Lectures on the morbid anatomy of the serous and mucous membranes. Lond. 1840. II. 1. p. 322. Rokitansky. Path. Anat. 1861. Bd. III. S. 171, 231.

[**] Lebert. Anat. path. T. I. p. 128. Pl. XVI. Fig. 4.

[***] Cruveilhier l. c. p. 312 Vgl. Paget. Lect. on surg. path. II. p. 98.

[†] Rokitansky a. a. O. S. 25.

[††] Cellularpathologie. S. 303. Fig. 113.

„Infiltration“, eine Obesität (Mästung), allein zuweilen kommen doch auch wirkliche Lipome vor. Solche der Zunge erwähnen Paget *) und Bastien **). Am Herzen sind kleine Fettlappen sowohl zwischen der Muskulatur, als an ihrer inneren Oberfläche, subendocardial ***), nicht selten, jedoch hat Albers †) auch ein grösseres, fibröses Lipom in der Herzsubstanz selbst gefunden. Diesen Formen entspricht ein Theil der tiefsitzenden intermusculären Lipome, welche so vielfach am Rumpf und den Extremitäten beobachtet sind, und von welchen Cruveilhier und Paget ††) grössere Zusammenstellungen gegeben haben. Sie bieten bei der Operation wegen der Gefahr der Verletzung wichtiger Theile manchmal grosse Schwierigkeiten dar. — Ob man dieser Lipomform das von Lebert †††) einmal beobachtete Vorkommen einer fibrösen Fettgeschwulst im Uterus zurechnen darf, muss vor der Hand dahingestellt bleiben, da das interstitielle Gewebe der glatten Muskulatur sonst nicht als ein zur Fettaufnahme prädisponirtes bekannt ist.

Nach der Art der weiteren Entwickelung kann man die Lipome wieder in mehrere, der äusseren Erscheinung nach differente Formen eintheilen. Zunächst haben wir das einfache tuberöse Lipom, welches in dem Fettgewebe, in welchem es sich entwickelt, sich gleichmässig ausdehnt, die benachbarten Theile allmählich dislocirt, wenn es an der Oberfläche sitzt, eine flache Geschwulst bildet, im Uebrigen seinen Ort nicht wesentlich ändert und besondere Beziehungen mit anderen Organen nicht eingeht. Es sitzt verhältnissmässig lose in seinen Umgebungen, lässt sich daher leicht hin- und herschieben, bei der Operation leicht ausschälen, und erscheint, wenn es bloss gelegt ist, von einer dünnen Bindegewebshülle mit Gefässen (Balg) bedeckt. Sehr selten ist diese Hülle verdickt und mit der Nachbarschaft fest verwachsen. Damit darf aber der Fall nicht verwechselt werden, wo das Lipom aus der Tiefe hervorgewachsen ist und wo Fortsetzungen desselben noch bis an den Ursprungsort reichen. So kann ein Li-

---

*) Paget. Lect. on surg. path. II. p. 98.
**) Bastien. Bullet. de la Soc. anat. de Paris. 1854. Nov.
***) Klob a. a. O.
†) Albers. Mein Archiv. Bd. X. S. 215.
††) Cruveilhier. Traité d’anat. path. T. III. p. 306. Paget. Lectures II. p. 98.
†††) Lebert. Atlas d’anat. path. Pl. XVI. Fig. II. T. I. p. 128.

pom des Beckens aus der Incisura ischiadica an das Gesäss, ein Lipom des vorderen Mediastinums an die vordere Brustwand hervortreten, was für die Exstirpation wohl zu beachten ist.

In diese erste Kategorie gehört das gewöhnliche Lipom der Unterhaut, welches an solchen Orten, wo das Fett am lockersten ist, sich am häufigsten vorfindet, namentlich wo die Haut mehr schlaff ist, z. B. an dem Umfange der Achsel und Schulter, am Gesäss, an den Oberschenkeln, welches indess möglicherweise an allen fetthaltigen Theilen vorkommen kann. Je straffer die Haut ist, um so mehr hindert ihr Druck die Entwickelung des Lipoms. Daraus erklärt sich wohl die ausserordentliche Seltenheit desselben in der Hohlhand und Fusssohle, sowie am Kopf. Ist die Haut dagegen locker, so ist das Wachsthum ein oft sehr starkes, und man hat einzelne Beispiele von Lipomen, welche mit die grössten Geschwülste geliefert haben, die überhaupt am Menschen beobachtet sind, 20 — 40 Pfund schwer und noch darüber. — Dieselbe, zuweilen überaus umfangreiche Bildung geschieht aber auch in der Tiefe, unter den Fascien, namentlich der Extremitäten (L. subfasciale s. subaponeuroticum).

Eine andere Kategorie bilden die Formen, wo das Fett im Umfange eines bestimmten Organes sich ganz besonders entwickelt und dadurch scheinbar eine Geschwulst bildet, welche dem Organ als solchem anzugehören scheint: Lipoma capsulare. Am häufigsten sehen wir dies am Auge, wo das intraorbitale Fettpolster sowohl partielle, als allgemeine Hyperplasie erleiden kann*), sowie an inneren Theilen, wo die Hyperplasie des Fettes freilich weniger den Eindruck einer eigentlichen Geschwulst hervorbringt, z. B. am Herzen, welches zuweilen ganz und gar von einem grossen zusammenhängenden Fettklumpen umgeben wird, und noch häufiger an den Nieren, wo die Dicke der Fettkapsel ebenso stark sein kann, wie die Dicke der Niere selbst. Es kommt diese sonderbare Bildung manchmal bei allgemeiner Polysarcie ohne specielle Erkrankung oder gar mit Vergrösserung der Nieren vor; sehr viel häufiger als ein particulares Ereigniss bei Nierenschrumpfung, Hydronephrose, Nierenstein u. s. w. **).

---

*) Demarquay. Traité des tumeurs de l'orbite. Paris. 1860. p. 175, 359.
**) Rayer. Traité des maladies des reins. T. III. p. 614. Cruveilhier. Traité d'anat. path. T. III. p. 296. Carswell. Pathological anatomy. Lond. 1838. Art. Atrophy. Pl. I. fig. 4, 5.

Am sonderbarsten erscheint es, wenn die Fetthyperplasie nur partiell ist, wie in einem interessanten Falle von Godard*), wo nur das Fett des Nierenbeckens und des unteren Endes der einen Niere die Veränderung erfahren hatte.

Von den äusseren Theilen bietet namentlich die weibliche Brust häufiger eine ganz analoge Veränderung dar. Ich meine damit nicht den sehr seltenen Fall, dass sich in einem beschränkten Theile des die Drüse umgebenden Fettgewebes ein Lipomknoten bildet**). Vielmehr spreche ich von der allgemeinen Zunahme des ganzen, die Milchdrüse umgebenden Fettes. Dadurch entsteht eine der grössten Anschwellungen der gesammten Brust, die man wohl nach ihrem äusseren Ansehen als Hypertrophia mammae bezeichnet, die aber in Wahrheit eine Polysarcie der Mamma ist. Auch diese Form kommt, wie die Polysarcie der Nieren, in zwei Varietäten vor. Entweder ist neben einer ungeheuren Vergrösserung der Fettkapsel die Drüse selbst unverändert oder gleichfalls vergrössert***). So amputirten Robert und Amussat†) beide Brüste einer 21jährigen Dame, die eine $30\frac{1}{2}$, die andere $20\frac{1}{2}$ Pfund schwer; das Körpergewicht betrug nach der Operation 101 Pfund. Oder die Hyperplasie des Fettgewebes trifft mit einer erheblichen Erkrankung der Brust selbst zusammen. Die beiden dabei in Betracht kommenden Fälle habe ich schon in der letzten Vorlesung (S. 329) erwähnt: es sind die an sich so schwer zu unterscheidenden skirrhösen und fibromatösen Formen.

Was den Skirrh betrifft, so ist es gar nicht ungewöhnlich, dass bei gutgenährten Frauen mit der Ausbreitung der in seinen späteren Stadien so häufigen Schrumpfung das umgebende Fettgewebe sich in colossaler Weise vermehrt. Während die Drüse einschrumpft, die Warze sich zurückzieht, die Haut sich verdickt, drängen sich grosse Fettlappen von den Seiten her zwischen die einzelnen Drüsenlappen hinein. Diese verkleinern sich bis auf schmale, sehnige Züge, welche wie Wurzeln in die Nachbarschaft

---

*) E. Godard. Recherches sur la substitution graisseuse du rein. Paris. 1859. p. 25. Pl. II. et III.
**) Velpeau. Traité des maladies du sein. 1854. p. 249. Sangalli. Storia dei tumori. II. p. 298.
***) A. Cooper. Illustrations of the diseases of the breast. Lond. 1829. p. 67, 68. John Warren. Surgical observations on tumours. Boston. 1848. p. 228. Rostan. l'Union méd. 1851. Mai.
†) l'Union méd. 1851. Mai.

Fig. 71.

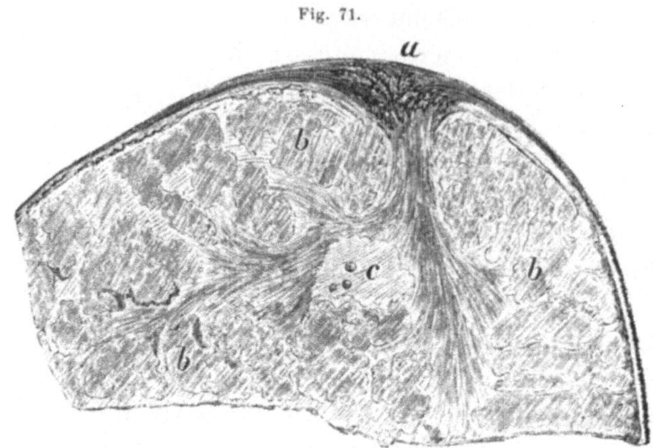

ausstrahlen, und es entsteht ein Bild, welches der nächst zu beschreibenden Form sehr ähnlich ist. Diagnostisch wichtig ist,
dass in der Regel die Basis der Drüse der Fascie und den Muskeln adhärent wird, und dass sich sehr gewöhnlich sowohl in der
Haut, als in den interstitiellen Bindegewebszügen, welche sich
durch die Fettkapsel fortsetzen, einzelne krebsige Heerde erkennen lassen. Selbst in den Fettlappen selbst kommen sie vereinzelt vor, aber sie sind zuweilen so klein, dass nur die auf-
merksamste Betrachtung sie erkennen lässt.

Die zweite, zum Verwechseln ähnliche Form ist die Complication des capsulären Lipoms mit einer chronischen interstitiellen Mastitis. Das Fett füllt auch hier die Interstitien
zwischen den indurirten und geschrumpften Lappen der Drüse,
welche auf einen verhältnissmässig kleinen Raum zurückgeführt
ist. Zwischen den Drüsenkanälen besteht die Entzündung des
interstitiellen Bindegewebes, welches durch seine Zunahme die
einzelnen Züge der Milchgänge stärker hervortreten lässt, und
zuweilen eine Art von fibröser Geschwulst (S. 328) hervorbringt,
welches aber später eine Verdichtung und innere Retraction er-
leidet. Neben dieser Entwickelung beginnt zugleich die Hyperplasie des umliegenden Fettgewebes, welche die Brust mehr und

____

Fig. 71. Lipoma capsulare mammae scirrhosae. *a* die trichterförmig
eingezogene Warze. *b* die hyperplastischen Fettlappen, zwischen denen über-
all sehnige, hier und da mit skirrhösen Knötchen besetzte Züge verlaufen.
Bei *c* festere Substanz, in welcher mikroskopisch noch Spuren von zelliger
Einlagerung zu sehen sind. Um ⅔ verkleinert. (Präparat No. 373. vom
Jahre 1858).

mehr in die Höhe drängt und so eine wirkliche „Hypertrophie„ der Drüse simulirt. Daher kommt es vor, dass in dem Maasse, als die Anschwellung wächst, die Warze sich einzieht; sie erscheint zurückgezogen oder trichterförmig eingesenkt, und die ganze Brust gleicht einer grossen Halbkugel. Auf dem Durchschnitt sieht man zwischen grossen Fettlappen die strahlige Figur der veränderten Mamma. In der fibrösen Masse geht die eigentlich drüsige Structur zu Grunde; die Terminalbläschen atrophiren, die Milchsecretion hört auf, und es entsteht eine ganz wichtige Geschwulstform, die nichts weniger als eine Hypertrophie der Brustdrüse ist. Im Gegentheil, in Bezug auf den zelligen Theil der Drüse ist es eine Atrophie; die Vermehrung betrifft nur Theile, welche functionell werthlos sind.

Wird die Geschwulst sehr gross, so kann sie durch ihre Last für das Individuum in hohem Maasse unbequem sein. Andererseits wird aber auch zuweilen durch die chronische Mastitis leichtes Fieber oder anhaltende Schmerzhaftigkeit hervorgebracht; letztere, in Verbindung mit der Anschwellung, kann leicht zu der Anschauung führen, man habe einen Krebs vor sich. In der That ist das eine Verwechselung, die nicht selten vorkommt, so dass öfters unter dieser Voraussetzung die Amputation vorgenommen wird. Gerade die Schmerzhaftigkeit wird ja von vielen Chirurgen als ein pathognomonisches Zeichen des Carcinoms betrachtet und zur Unterscheidung von anderen Arten von Tumoren ausserordentlich hoch angeschlagen. Zuweilen entstehen ausserdem noch an einzelnen Stellen cystoide Abschnürungen der Milchgänge, Retentionscysten (S. 283), die, indem sie sich mit den schon bestehenden Zuständen zusammensetzen, eine Geschwulst herstellen, die für einen nicht erfahrenen Beobachter die grössten Schwierigkeiten in der Deutung bedingt. Ich mache um so mehr darauf aufmerksam, als in der Literatur genauere Angaben über diese Form überhaupt fast ganz fehlen. Velpeau*) beschreibt einen Fall davon, ohne ihn in Beziehung auf die chronische Mastitis richtig zu deuten. Cruveilhier**) lässt die Drüse einfach durch Atrophie verschwinden. —

Zu dieser Geschwulstform, wo das Lipom an ein bestehendes

---

*) Velpeau l. c. p. 247.
**) Cruveilhier l. c. T. III. p. 299.

Organ sich anschliesst, so dass es gleichsam einen Körper damit
bildet, gehört noch ein anderer Fall, der ebenfalls zu Irrthümern
in der Diagnose Veranlassung geben kann; das ist das Lipoma
herniosum.   Darunter hat man Verschiedenes verstanden *).
Nicht selten wird ein gewöhnlicher Bruch, z. B. ein Inguinal-
bruch, von einem Theil des Omentum erfüllt. Es kann sein, dass
dieses sehr fettreich ist, ja dass sich geradezu ein lipomatöser
Zustand darin ausbildet, so dass das Bruchcontentum ein Omentallipom ist. Anderemal bildet sich ohne Bruch, jedoch in der
gewöhnlichen Richtung der Bruchsäcke, eine Fettgeschwulst**).
Am häufigsten und grössten wird sie am Nabel, am Inguinalkanal
und am Samenstrang***), doch habe ich sie auch am Cruralring
und am Foramen obturatorium gesehen. Diesen Zustand hat man
wohl Hernia lipomatosa genannt. Davon verschieden ist der
Fall, den ich im Sinne habe, wo sich um einen Bruchsack herum
eine lipomatöse Wucherung bildet. Das geschieht namentlich an
alten Bruchsäcken†), besonders an solchen, die an ihrer Mündung
zum Theil oder ganz verheilen, und wo um den sehr klein gewordenen Bruchsack äusserlich herum eine grosse Fettkugel entsteht, so dass man beim Einschneiden erst sehr tief auf den sehr
kleinen Bruchsack kommt††). Dieser Sack kann aber auch der
Sitz einer wässerigen Anhäufung, einer Hydrocele (S. 167) werden,
und dann hat man die Complication von Hydrocele herniosa mit
peripherischem Lipom†††).

---

*) Morgagni. De sedibus. Lib. III. Epist. 43. No. 10. Monfalcon.
Dict. des sc. méd. 1818. T. XXIX. p. 82. Art. Loupe.
  **) Jules Cloquet. Recherches sur les causes et l'anatomie des her-
nies abdominales. Thèse de concours. Paris. 1819. p. 25, 26.
  ***) Unsere Sammlung enthält ein von Herrn Wilms 1854 exstirpirtes,
19½ Pfd. schweres, stellenweise ulcerirtes Lipom des Samenstranges (Präp.
No. 1137).
  †) Scarpa. Sull' ernie. Milano. 1809. p. 9. Note 3.
  ††) Cloquet l. c. p. 121—123.
  †††) Im Juni 1846 sah ich Herrn Jüngken einen solchen Fall operiren.
Eine 36jährige Dienstmagd war mit einer stark faustgrossen, mässig weichen, etwas fluktuirenden Geschwulst, welche über dem Ligam. Poupartii
und dem Ansatze des rechten Musculus rectus abd. bis gegen die Schamlippe hin lag, in die Charité gekommen. Nach ihrer Aussage hatte sie vor
fast 20 Jahren wegen eines Bruches ein Bruchband getragen und später eine
Wallnussgrosse Geschwulst an derselben Stelle gehabt. Plötzlich sei diese
schmerzhaft geworden und stark angeschwollen. Bei der Untersuchung fand
sich ringsum eine grosse Schmerzhaftigkeit, die sich auch auf den inneren
Umfang des Os pubis und ischii erstreckte. Beim Einschneiden kam man unter
einem starken Fettlager in einen glattwandigen Sack, aus dem 6—8 Unzen

Endlich sind von Organen, die bei den capsulären Lipomen in Frage kommen, noch die Lymphdrüsen zu erwähnen, die allerdings seltener der Gegenstand chirurgischer Verwechselung werden, da dieser Zustand meist nur bei inneren Lymphdrüsen vorkommt. Aber es giebt an ihnen einen Zustand, welcher der Milchdrüsenaffection ganz analog ist, wo mit einer Adenitis lymphatica, welche anfangs eine Vergrösserung, später eine Schrumpfung der Drüse mit sich bringt, eine Fettmasse im Umfange sich ausbildet, die oft reichlicher und grösser wird, als die durch die Schrumpfung verkleinerte Drüse vor ihrer Schrumpfung war. —

Eine dritte Kategorie bilden die polypösen Lipome, wo das Fettgewächs anfangs eine flache Protuberanz erzeugt, sich allmählich immer mehr hervordrängt, und endlich an einem Stiele hervorhängt. Diese Form ist an gewissen Orten physiologisch. Wir finden sie ganz regelmässig an der serösen Oberfläche des Colon, wo die Appendices epiploïcae nichts anderes sind als polypöse, ursprünglich flache, subseröse Fettmassen. Es ist dieselbe Form, die ich früher (S. 206) von den Synovialhäuten erwähnte, wo sie unter dem Namen der Haversischen Drüsen bekannt war. Diese sind nichts weiter, als vorgeschobene Fettmassen, welche ursprünglich subsynovial lagen.

Die gestielten Lipome können unter Umständen Hypertrophien oder Hyperplasien dieser normalen Gebilde sein, welche mehr und mehr hervorwachsen. Statt eines kleinen minutiösen Fettanhanges entstehen ganz dicke Kolben, die möglicherweise wieder an ihrer Oberfläche neue kleine Protuberanzen bekommen, wieder Polypen erzeugen. So entsteht das, was man nach Joh. Müller*) gewöhnlich mit dem Namen des Lipoma arborescens bezeichnet, wo also eine fortschreitende Multiplication an dem schon bestehenden Tumor auftritt. Diese Massen haben in der Regel keine erhebliche Bedeutung; indessen giebt es einen

---

einer klaren, gelblichen, alkalischen Flüssigkeit ohne Harngeruch ausflossen. Am oberen Umfange des Sackes traten mehrere Hasel- bis Wallnussgrosse, aus dichten Fettlappen bestehende, kugelige, glatte Hervorwölbungen hervor, von denen die eine noch einen cylindrischen, dicken Fortsatz in den Sack aussendete. Der Sack liess sich zum Theil ausschälen, nach oben und innen in der Gegend der Fettknoten sass er jedoch sehr fest auf. Nachdem der grösste Theil des Sackes und die Knoten ausgeschnitten waren, erfolgte vollständige Heilung.

*) Müller. Ueber den feineren Bau der Geschwülste. S. 50.

Fall, wo sie Irrthümer in der Diagnose veranlassen können. Das
ist eben der Fall, wo sie sich zuerst subsynovial entwickelt haben
und in die bestehenden Gelenkhöhlen oder Schleimbeutel hineinwachsen. Es kann dadurch eine Gelenkgeschwulst oder eine
Schleimbeutelgeschwulst entstehen. Unter den Schleimbeuteln ist
es namentlich einer, wo das nicht selten eintritt. Es ist der unter
dem Ligamentum patellare über dem Kopf der Tibia gelegene *).
Wachsen diese Massen sehr stark, so kann sich der Sack sehr
stark ausdehnen, aber durch das Nachwachsen der Lipommassen
beinahe ganz solide ausgefüllt werden.

Aehnliehe Formen, wie wir sie an diesen gleichsam normalen
Theilen haben, kommen aber auch an anderen Oberflächen vor,
wo es keineswegs solche normalen Appendices giebt. Das ist in
sehr grossem Maassstabe zuweilen selbst an der äusseren Haut

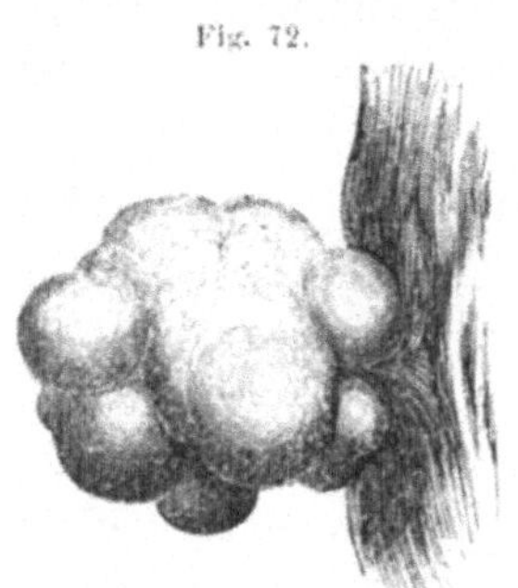

der Fall. Ein Lipom der Unterhaut kann
sich zu einem lipomatösen Hautpolypen umgestalten. Man findet diese
in den verschiedensten Grössen und an
den verschiedensten Theilen des Körpers.
Manchmal sind sie glatt und kugelig,
manchmal haben sie eine lappige, hügelige oder knotige Beschaffenheit (Fig. 72).
Die Haut, welche über sie fortläuft, ist
meist blass, dünn und glänzend. In der
Regel sitzen sie an einem engen Stiel,
durch welchen die Ernährungsgefässe in mässiger Menge und
Grösse eintreten. Den grössten Theil ihrer Masse macht das ge-
wucherte Fettgewebe aus, welches gewöhnlich noch continuirlich
mit dem Panniculus adiposus, aus dem es hervorgewachsen ist, zusammenhängt (Fig. 73). Zuweilen bildet sich aber auch eine Unterbrechung, und der Stiel enthält nichts anderes, als Bindegewebe.

Diese allmähliche Dislocation eines ursprünglich subcutanen
Tumors, der sich gleichsam aus der Haut hervorstülpt, findet in
der Geschichte des Akrochordon (S. 223) und der polypösen

Fig. 72. Lipoma polyposum pendulum cutis. Eine mit engem Stiel
aus der Haut hervorhängende, stark lappige Geschwulst. Natürliche Grösse.
(Präparat No. 5. vom Jahre 1836).

*) Malgaigne. Journ. de chir. 1844. Mai.

Fibrome (S. 321) ihre Analogie. Die Schwere des Gewächses begünstigt natürlich die Ortsveränderung erheblich. Zuerst hängt die Geschwulst einfach herab (Fig. 72); nach und nach rückt sie tiefer hinab. Paget*) hat mehrere Fälle zusammengestellt, wo das Gewächs förmlich wanderte. Von Lloyd wurde ein polypöses Lipom am Perinäum, zwischen Scrotum und Oberschenkel, exstirpirt, welches nach Aussage des Kranken 10 Jahre früher in der Leistengegend sass. Lyford entfernte ein Lipom vom oberen und inneren Theil des Oberschenkels, das an der Bauchwand, mitten zwischen Spina ilium und Schambein, angefangen hatte.

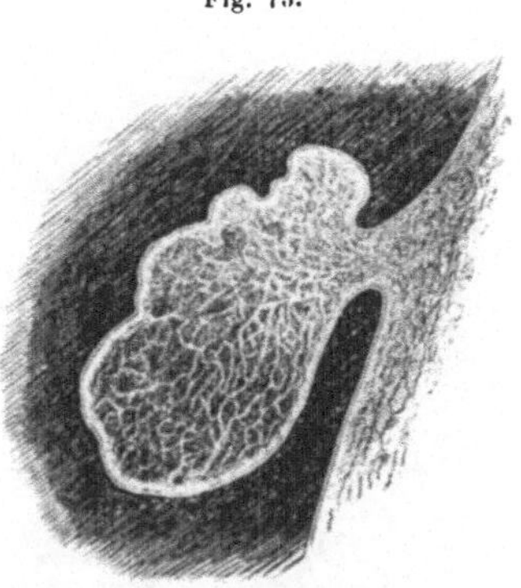

Allein die erste Hervorstülpung hat mit der Schwere nichts zu thun. Der Grund davon liegt in den Spannungsverhältnissen der Theile. Polypöse Lipome finden sich besonders häufig an Stellen, wo die Haut verhältnissmässig straff und wenig verschiebbar ist. Der kleine Theil der Haut, welcher die Geschwulst bedeckt, verdünnt sich allmählich und lässt die Geschwulst über die Oberfläche hervortreten. Es sind das, mit Ausnahme des Molluscum und des Myxoms, die verhältnissmässig grössten Formen, die wir überhaupt von Hautpolypen haben. Kommen wallnuss- und faustgrosse gestielte Geschwülste, namentlich mit etwas lockerer Consistenz, an der Haut vor, so kann man ziemlich sicher darauf rechnen, dass es solche Bildungen sind. Die grosse Beweglichkeit der Fettmasse, die manchmal den Eindruck einer fluctuirenden Beschaffenheit giebt, kann möglicherweise zu der Vermuthung einer Cyste führen.

Ganz ähnliche Formen finden sich auch am Magen und Darm. Ich erwähnte schon, dass es submucöse Lipome des

----

Fig. 73. Durchschnitt von Fig. 72. Man sieht die etwas verdünnte Haut über den ganzen Polypen fortlaufen und von da derbere, etwas sehnige Züge zwischen die Lappen des Lipoms eintreten. Letztere waren beträchtlich viel grösser, als die stark atrophischen, gelbbräunlich gefärbten Läppchen der Unterhaut, mit denen sie durch den Stiel der Geschwulst continuirlich zusammenhingen. Natürliche Grösse.

*) Paget. Lectures. II. p. 97.

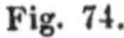
Fig. 74.

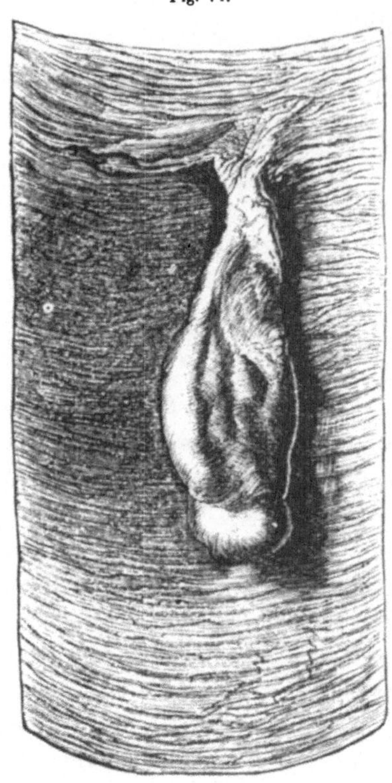

Magens, des Jejunums und des Colons giebt (S. 372), und auch hier können sie Polypen bilden. Namentlich die grossen Polypen des Jejunums (Fig. 74) sind gewöhnlich gestielte Lipome, die sich aus der Schleimhaut hervordrängen und manchmal zolllang in den Darm hineinragen. Sie sind an sich unschädlich, können aber unter Umständen sehr unangenehm werden, wenn sie sich so sehr verlängern, dass der Darm bei seinen peristaltischen Bewegungen sie fasst; die sich contrahirende untere Darmpartie zerrt den Polypen herunter, und das giebt zu Dislocationen und Reizungen Anlass, die neue Bewegungen auslösen. Sangalli[*]) erzählt sogar einen Fall, wo im Colon descendens zwei submucöse Lipome sassen, eines hühnereigross und gestielt, und wo dadurch Invagination und schliesslich Prolapsus erfolgt war.

Sind lipomatöse Polypen sehr lang gestielt, ziehen sie sich immer mehr aus der Haut heraus, unter welcher sie entwickelt waren, so kommt hier endlich dasselbe vor, was wir schon früher wiederholt bei Excrescenzen anderer Art gesehen haben (S. 163, 206), nehmlich dass der Stiel sich mehr und mehr verdünnt, und dass endlich das Lipom abfällt. An der äusseren Haut und am Darm, wo die Stiele gewöhnlich eine dickere Beschaffenheit haben, ist das allerdings weniger der Fall, aber an den serösen und Synovialhäuten ist es eben keine Seltenheit, und man kann da Schritt für Schritt verfolgen, wie der Stiel sich in einen feinen

---

Fig. 74. Lipoma polyposum jejuni. (Präparat No. 35. vom Jahre 1858). Natürliche Grösse.

[*]) Sangalli l. c. p. 247.

Faden auszieht. Bei der wechselnden Lage
der Theile dreht sich der Stiel um seine Axe
(Fig. 75), ja zuweilen verschlingt er sich mit
anderen benachbarten, und dies trägt zur endlichen Atrophie und vollständigen Lösung das
seinige bei.

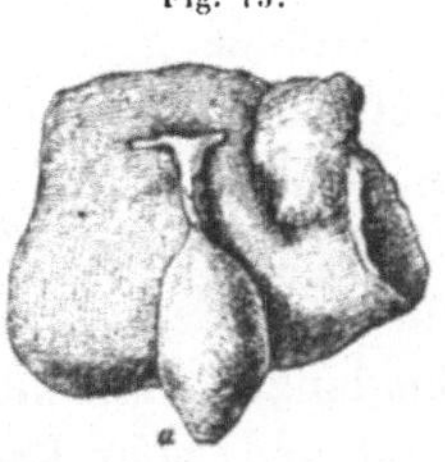

Fig. 75.

Gleichzeitig tritt gewöhnlich an der Oberfläche dieser sich abschnürenden Lipomknoten
eine wesentliche Veränderung ein, nehmlich
eine knorpelartige Sklerose. Die anfangs ganz dünne Haut
verdickt sich allmählich und nimmt eine knorpelartige Consistenz
an, während zugleich eine Art Stratification der Haut entsteht,
so dass man Schicht um Schicht von ihr ablösen kann. Manchmal kann man glauben, einen wirklich knorpeligen Anhang zu

Fig. 76.

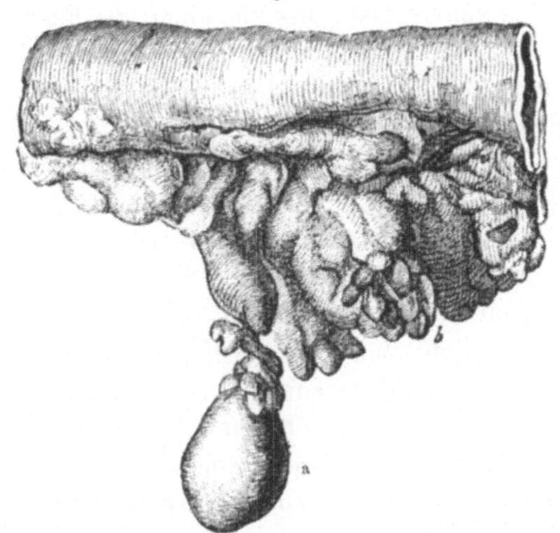

sehen (Fig. 76, a) Während diese Veränderungen stattfinden,
atrophiren die Gefässe, welche früher durch den Stiel des Lipoms

---

Fig. 75. Lipoma epiploicum coli. Ein flach aufsitzender subseröser
Fettlappen und bei a ein gestielt hervorhängender. Der Stiel zweimal um
seine Axe gedreht und ganz dünn. (Präparat No. 74. vom Jahre 1859).

Fig. 76. Lipoma epiploicum arborescens coli. Zahlreiche vergrösserte, mit
neuen Fettauswüchsen versehene Appendices epiploicae. Bei a ein grosser Knoten mit halbknorpeligem, sehr glattem Ueberzuge und stark verdrehtem Stiel.
Bei b eine grosse Zahl kleiner Vegetationen mit gleichfalls sklerosirtem
Ueberzuge. Von demselben Falle wie Fig. 75. Natürliche Grösse.

in seinen Körper eintraten, mehr und mehr, und wenn sie
zu Grunde gegangen sind, so zerfällt das Fett im Innern, die
Fettzellen lösen sich auf, das Fett wird frei, und wenn man einschneidet, so hat man scheinbar eine mit flüssigem Fett gefüllte
Cyste vor sich. Später kann diese Masse verkalken. War viel
flüssiges Fett vorhanden, so entstehen allerlei seifenartige Verbindungen, namentlich fettsaure Kalksalze. War dagegen weniger
Fett und mehr knorpelartige Masse da, so giebt das harte Petrificationen ab, die sehr umfangreich werden können. Solche Bildungen lösen sich nachher ab und fallen frei in die Cavität, in
welche sie hineinhängen. Das geschieht am
häufigsten am Peritonäum. Die freien Körper
der Bauchhöhle sind meistens abgeschnürte
und sklerosirte Lipome (Fig. 77), jedoch giebt
es auch ziemlich grosse Gebilde der Art (Fig. 78),
welche fast ganz aus einer wie Faserknorpel aussehenden, geschichteten Masse und einem stei-
nigen Kern bestehen *). Nächstdem sind es die Schleimbeutel,
zuweilen auch die Gelenkhöhlen, in welchen dies stattfindet, denn
ein Theil der freien Körper in den Schleimbeuteln und der Gelenkmäuse gehört allerdings in diese Kategorie hinein**). Wir werden
späterhin bei den Knorpelgeschwülsten sehen, dass dies nicht
die gewöhnliche Art der Gelenkmäuse ist, und daher haben diejenigen im Allgemeinen Recht gehabt, welche behaupteten, dass
die Gelenkmäuse nicht auf diese Weise entstehen; aber ebenso
haben sie Unrecht gehabt, wenn sie behaupteten, dass Gelenkmäuse auf diese Weise nicht entstehen können.

    Unter Umständen können diese abgelösten Lipome sonderbare
Schwierigkeiten erzeugen. Ein solcher Körper (Fig. 77), welcher
im Innern mit Kalkseifen erfüllt und ziemlich hart war, wurde in

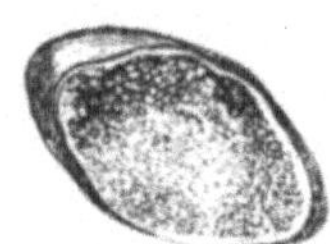

Fig. 77.

<hr>

F i g. 77. Freier Fettkörper der Bauchhöhle. Durchschnitt. Von Herrn
R i e s e geschenkt. (Präparat No. 9. vom Jahre 1862). Aussen eine derbe
Schale, innen eine körnige, halb verkalkte Fettmasse. Natürliche Grösse.
    *) L i t t r é. Mém. de l'Acad. Roy. des sciences. An. 1703. hist. p. 46.
A n d r a l. Grundriss der pathol. Anat. Deutsch von Becker. Leipzig. 1829.
I. S. 225. L e b i d o i s. Arch. génér. 1824. T. IV. p. 579. H o d g k i n. Lec-
tures on the morbid anatomy of the serous and mucous membranes. Vol. l.
p. 160. L a v e r a n. Gaz. des hôp. 1845. Oct. No 119.
    **) H y r t l. Med. Jahrb. des österr. Staates. 1842. Bd. 39. S. 261.
E. G u r l t. Beiträge zur vergl. pathol. Anatomie der Gelenkkrankheiten.
Berlin 1853. S. 54.

der Bauchhöhle gefunden in einem Fall, wo der Tod unter peritonitischen Erscheinungen erfolgt war, und die Vermuthung vorlag, dass der Körper aus dem Processus vermiformis stamme. Aber es war kein Kothstein, wie gewöhnlich, dagegen war der Wurmfortsatz mit lipomatösen Appendices besetzt, und an seiner Spitze fand sich ein kleinerer atrophirter und verkalkter Körper, so dass wahrscheinlich auch der grössere freie Körper von da herstammte. — Anderemal findet man Körper, welche so aussehen, als wären sie an dem Organ entstanden, wo sie gerade angetroffen werden, während sie sich nur dislocirt haben, wie die Gelenkmäuse, und endlich an dieser Stelle fixirt worden sind. Ich habe solche mehrmals an der Oberfläche der Leber gefunden. Charakteristisch ist für sie das seifenartige, fettige oder steinerne Centrum und die concentrisch-schalige Umhüllung. Diese braucht nicht immer kugelig zu sein; je nach der Gestalt des Auswuchses kann es auch ein platter, linsenförmiger oder ein unregelmässiger, höckeriger, warziger Körper sein (Fig. 78). —

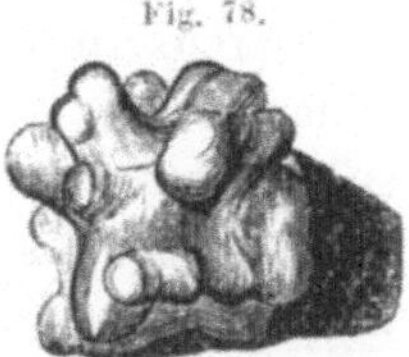

Alle bisher besprochenen Lipomformen sind einfach hyperplastische Bildungen. Allein es bilden sich ähnliche zuweilen auch an Orten, wo Fettgewebe oder ein zur Fettansammlung angelegtes Gewebe nicht als präexistirend angenommen werden kann, also heteroplastische Formen. Wo man ihre Entwickelung deutlicher verfolgen kann, da entstehen sie allerdings auf dieselbe Art wie Fettgewebe überhaupt, nehmlich so, dass in dem Bindegewebe zuerst eine zellige Wucherung stattfindet, und dass der neugebildete kleine Zellenhaufen sich durch Aufnahme von Fett in das Innere der Zellen in einen Fettlappen verwandelt.

So kommen bis kirschengrosse Fettknoten an der Niere, namentlich an der Rinde vor*). Sie bestehen aus vollkommen entwickeltem, mässig gefässreichem, zuweilen lappigem Fett-

---

Fig. 78. Freier Körper der Bauchhöhle, fast ganz knorpelartig, aussen mit höckerigen Vorsprüngen, innen verkalkt. Natürliche Grösse. (Präparat No. 4. vom J. 1862).

*) Cruveilhier. Atlas d'anat. path. Livr. XXXVI. fig. 2. et 2'. Houel. Manual d'anat. pathol. Paris. 1857. p. 588. Godard. l. c. p. 21 (Beobachtung von Robin). A. Beer. Die Bindesubstanz der menschlichen Niere. Berlin. 1859. S. 83.

Fig. 79.

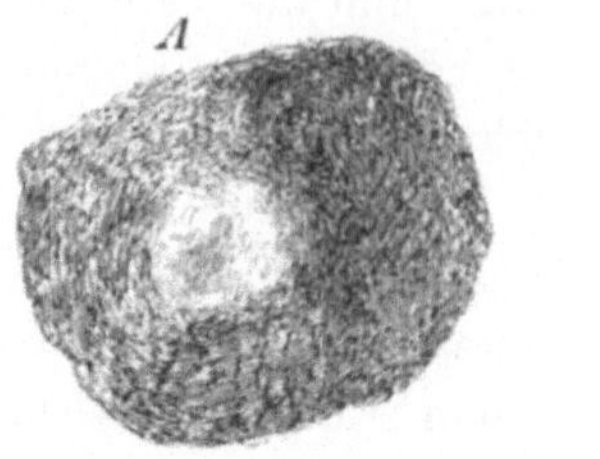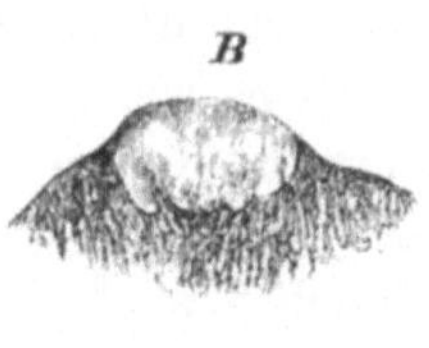

gewebe. Regelmässig liegen sie innerhalb der Nierensubstanz dicht unter der Albuginea, nicht, wie die grossen Fettmassen der Polysarcie, ausserhalb der Albuginea. Das Fett ist in dem eigentlichen Parenchym, und zwar aus dem interstitiellen Bindegewebe, so entwickelt, dass es einen lockeren, weichen Tumor bildet, der einen Theil des Parenchyms ersetzt. Nun wissen wir bestimmt, dass niemals unter physiologischen Verhältnissen in der Substanz der Niere Fettgewebe vorkommt; es ist dies also eine unzweifelhaft heteroplastische Lipomform.

An anderen Orten kann es zweifelhaft sein, in welche Kategorie ein solches Ding gehört. Das ist bei manchen Lipomen der Fall, die am Gehirn vorkommen. Meckel*) beschreibt einen Fall, wo sich unter der Vereinigungsstelle der Schnerven, dicht vor dem Hirnanhange, eine in einem zarten Balge enthaltene Fettgeschwulst von der Grösse einer Haselnuss gebildet hatte. Bei einem 48 Jahre alten Geisteskranken fand ich ein erbsengrosses Lipom dicht vor dem linken Corpus mamillare (April 1845). Klob**) schildert ein bohnengrosses Lipom, welches bei einem schwerhörigen Manne zwischen dem Pons und der linken Kleinhirn-Hemisphäre sass, gerade oberhalb der linken Olive begann

---

Fig. 79. Heteroplastisches Lipom aus der Rinde der Niere. *A* Aufsicht der Rinde nach Abzug der Kapsel, *B* Durchschnitt. Natürliche Grösse. (Präparat No. 7. vom Jahre 1862). Von einem Geisteskranken, der in der Unterhaut und im Bauch viel Fett hatte. Leichte Granularatrophie der Nieren. Die Lipome erbsen- bis kirschengross, an der Oberfläche ziemlich gefässreich, innen gelbweisslich, sehr weich und leicht auszulösen.

*) J. Fr. Meckel. Handb. der path. Anat. 1818. Bd. II. Abth. 2. S. 126. Derselbe Fall wird von Müller (Ueber d. feineren Bau u. s. w. S. 50) und von Siegert (De steatomate ante glandulam pituitariam cerebri sito. Diss. inaug. Berol. 1849. p. 28) erwähnt. — Hooper citirt einen Fall von Hirnlipom aus Wenzel de penitiori structura cerebri. p. 104.

**) Klob. Zeitschr. der Wiener Aerzte. 1859. No. 43.

und sich längs des Acusticus und Facialis, welche davon beinahe umschlossen waren, bis zum Meatus auditorius internus erstreckte. Die kleine Geschwulst am Pons, welche Sangalli*) bei einem blödsinnigen Epileptischen antraf, scheint ein Myxolipom gewesen zu sein. Cruveilhier**) erwähnt einer kleinen Fettgeschwulst der Pia mater von der Medulla oblongata in der Nähe der Olive; Obré***) einer umschriebenen Fettanhäufung innerhalb der Rückenmarkshäute bei einem 3jährigen Kinde.

Alle diese Fälle gehören im Wesentlichen der Pia mater (Arachnoides) an. Nur in einer, übrigens sehr merkwürdigen Beobachtung von Athol Johnson †) fand sich unter dem Bilde der Spina bifida bei einem neugeborenen Kinde am Rücken ein Lipom, welches durch ein Loch im Kreuzbein bis auf die Dura mater reichte. Dies begreift sich aber leichter, wenn man sich erinnert, dass die Dura mater spinalis den Knochen nicht eng anliegt, sondern durch eine Schicht von (extra- oder submeningealem) Fett davon getrennt ist. Dieses Fett war offenbar die Matrix der Geschwulst. Allein nach Eröffnung der Dura mater fand sich auch innerhalb der Höhle derselben eine rundliche, eingekapselte Fettmasse, welche das Rückenmark comprimirte. Diese steht den vorher erwähnten Formen ganz parallel, und um sie zu erklären, müsste man auch die Pia mater oder das Subarachnoideal-Gewebe für eine Art von unvollständigem Panniculus erklären. So wenig dies sonst den bekannten Erfahrungen entspricht, so muss ich doch erwähnen, dass es am Gehirn eine Region giebt, wo, wie es scheint, Fett ohne besonders grosse Abweichung öfters vorkommt: das ist die Rhaphe des Corpus callosum und die des Fornix††). In einem unserer Präparate†††) liegt ein magerer, fettig-fibröser Streifen in der Rhaphe des Corpus callosum. Wenn dagegen eine stärkere Entwickelung stattfindet, so kann dadurch eine lipomatöse Geschwulst entstehen, wie wir ein solches

---

*) Sangalli. Storia clin. ed anat. dei tumori. 1860. Vol. II. Punt. I. p. 248.

**) Cruveilhier. Traité d'anat. path. T. III. p. 312.

***) Transactions of the London Patholog. Society. 1851—1852. Vol. III. p. 248.

†) British medical Journal. 1857. VII. XII. (Canstatt's Jahresbericht für 1857. Bd. IV. S. 287).

††) B. Reinhardt. Pathologisch-anatomische Untersuchungen, herausgegeben von Leubuscher. Berlin. 1852. S. 10.

†††) Präparat No. 1222. (von einem 20jährigen Mädchen).

Präparat*) besitzen, wo längs des Fornix ein dicker Fettwulst liegt. Rokitansky**) erwähnt ein erbsengrosses Lipom in dem „Ependym des Balkens nächst dem Wulste" aus der Wiener Sammlung. Aehnliches haben Wallmann und Häckel***) an den Plexus choroidei gesehen.

Diese Fälle sind indessen trotz ihrer Heterologie nicht als malign aufzufassen. Sie erklären sich vollständig, wenn man erwägt, dass die zelligen Elemente aller derjenigen Gewebe, welche mit der Bindesubstanz verwandt sind, die Fähigkeit besitzen, Fett aufzunehmen. Knorpelzellen können so viel Fett aufnehmen, dass sie geradezu in Fettzellen verwandelt werden, und wenn die chondrinhaltige Intercellularsubstanz erweicht oder faserig wird, so entsteht manchmal unmittelbar aus dem Knorpelgewebe Fettgewebe. In den Larynxknorpeln verwandelt sich nicht selten ein Theil des Knorpelgewebes in fetthaltiges Mark, dessen Zellen dieselben Elemente sind, die vorher Knorpelzellen waren. Dass also einmal unter solchen Verhältnissen ein Lipom entstehen kann, ohne dass eine grosse Abweichung in der Bildung geschieht, ist begreiflich. Wenn sich in dem subconjunctivalen Bindegewebe des Auges ein Fettläppchen (Pinguecula) oder gar eine Fettgeschwulst†) entwickelt, während wir sonst kein Fett dort finden, so kann man zweifelhaft sein, ob man das geradezu eine heteroplastische Form nennen soll.

Noch viel mehr tritt dieses Bedenken bei den Lipomen des Scrotums hervor, welche zuweilen eine sehr beträchtliche Grösse erreichen, und bald von der Scheidenhaut der Hoden, bald von der Tunica dartos ausgehen††). Diese Häute sind normal fettlos und bestehen eigentlich nur aus Bindegewebe, welches unter der Haut ein sehr lockeres und weiches Polster bildet. Allein dieses Polster steht sowohl genetisch, als anatomisch vollkommen parallel dem Panniculus adiposus; es ist ein nicht in Fettgewebe umgewandelter Rest des ursprünglichen, subcutanen Schleimgewebes, und es verhält sich zu den daraus hervorgehenden Lipomen, wie

---

*) Präparat No. 556.
**) Rokitansky. Path. Anat. 1856. Bd. II. S. 468.
***) Wallmann. Mein Archiv. Bd. XIV. S. 385. E. Häckel. Mein Archiv. 1859. Bd. XVI. S. 272.
†) A. v. Gräfe. Archiv für Ophthalmologie. 1860. Bd. II. Abth. II. S. 6.
††) J. Fr. Meckel. Path. Anat. II. 2. S. 126. Cruveilhier. Traité d'anat. path. T. III. p. 311. A. Förster. Mein Archiv. Bd. XII. S. 205.

die permanenten Knorpel zu den möglicherweise aus ihnen entstehenden Knochen. Dasselbe gilt von den Lipomen der Schamlippen *). Genau genommen ist hier allerdings Heterologie vorhanden, aber eine sehr untergeordnete, gleichsam physiologische
Heterologie, nicht viel mehr, als wenn ein mageres und fettarmes
Netz (Omentum) sich über und über mit Fett erfüllt.

Paget **) hat diese Verschiedenheit der Lipome, wenngleich
nicht deutlich und zutreffend, dadurch angedeutet, dass er sie in
Fettauswüchse oder continuirliche Gewächse und Fettgeschwülste
oder discontinuirliche Gewächse zerlegt. Seine Eintheilung ist nicht
scharf, weil er eigentlich alle deutlich abgegrenzten Lipome, auch
die subcutanen, als discontinuirliche Bildungen betrachtet. Wollte
man einmal eine solche Scheidung aufrecht erhalten, so müsste man
nur die durch wirkliche Heterologie ***) ausgezeichneten Formen
zum Lipom rechnen. Diese haben in der That mit vielen malignen
Bildungen eine grosse Aehnlichkeit, und sie sind es namentlich,
welche eine ausgesprochene Neigung zu Combinationen mit anderen
Geschwulstarten, namentlich mit Myxom darbieten, und welche
zuweilen in den sonderbarsten Verbindungen in teratoiden Geschwülsten auftreten. Bei ihnen liegt die Frage nach einer
besonderen Dyskrasie wenigstens eben so nahe, wie bei einer
grossen Zahl wirklich bösartiger Geschwülste.

Allein die crassen Humoralpathologen sind damit nicht zu-
frieden gewesen. Wie ich schon früher erwähnte (S. 39), haben
sie für alle Lipome einen dyskrasischen Ursprung mit mehr oder
weniger Bestimmtheit angenommen, und geradezu von einer lipomatösen Dyskrasie gesprochen. Diese Auffassung stützt sich auf
nichts weiter, als auf die Multiplicität †) vieler Lipome.
Es kann dasselbe Individuum 4, 5, 6, 10, ja Hunderte von Lipomen haben, gerade wie das bei den Fibromen der Fall ist.
Das beweist weiter gar nichts, als dass im Fettgewebe ein irritativer Zustand, vielleicht sehr leichter Art, besteht, der nicht an
allen seinen Theilen in gleicher Weise existirt. Wie das Colon
nur an einzelnen Stellen Appendices entwickelt, so bilden sich

---

*) Gluge. Atlas der path. Anat. Lief. VIII. Taf. I. Fig. 1. C. O. Weber.
Chirurgische Erfahrungen und Untersuchungen. S. 394.
**) Paget. Lectures II. p. 92.
***) Cellularpathologie. 3. Aufl. S. 60.
†) D. Craigie. Elements of general and pathological anatomy. Edinb.
1848. p. 71. Paget. Lectures II. p. 96. Cruveilhier l. c. T. III. p. 325.

auch am Unterhautgewebe nur einzelne Lappen weiter aus. Dies geschieht manchmal gleichzeitig, manchmal dagegen successiv, in der Art, dass längere Zeit nur ein Knoten besteht, nach und nach aber immer mehrere folgen. Auch vergrössern sich die einzelnen Geschwülste offenbar dadurch, dass in ihrem Umfange neue Lobuli entstehen, welche sich der Collectivgeschwulst anschliessen und sie verstärken. Dabei treten aber nicht etwa Lipome in der Lunge*), oder in der Leber, oder in irgend einem der Organe auf, wo sonst maligne Geschwülste ihre Metastasen machen. Freilich kommen sie bei ihrer Vervielfältigung nicht blos im Panniculus adiposus subcutaneus vor, sondern sie entwickeln sich auch zugleich subserös, submucös, intermusculär, so dass sie in diesem Punkte von den Fibromen eine gewisse Verschiedenheit darbieten, aber immerhin pflegen sie sich doch auf gewisse prä- destinirte Gewebe zu beschränken. Es ist also kein Zweifel, dass diese Art von Multiplicität eine ganz andere ist als die Multiplicität, welche wir bei malignen Geschwülsten und bei infectiöser Dyskrasie treffen.

Gerade für die strengere Unterscheidung dieser in sich so verschiedenen Fälle ist das multiple Lipom ein ebenso vor- treffliches Beispiel wie die Warzen, denn mit derselben Bestimmt- heit können wir darthun, dass bald in einem gewissen Bezirk des Körpers, bald um ein bestimmtes Organ herum, bald in einer grösseren Verbreitung .über verwandte Organe sich Rei- zungszustände festsetzen. Wir wissen auch, dass manche dieser Formen ganz unmittelbar bedingt werden durch einen localen entzündlichen Process. Die Verdickung der Fettkapsel der Niere fällt ebenso häufig zusammen mit einer chronischen interstitiellen

---

*) Verschiedene Schriftsteller berufen sich auf Rokitansky, als habe er das Vorkommen von Lipomen in der Lunge behauptet. Dies ist unrichtig. An der betreffenden Stelle (Path. Anat. 1861. Bd. III. S. 80) ist nur von sub- pleuralen Fettlappen der Lungenoberfläche die Rede, die wohl zweckmässiger an einer anderen Stelle hätten erwähnt werden sollen. Wirkliches Lipom in der Lunge ist meines Wissens beim Menschen für sich nie beobachtet worden. Ebenso kann die Bezeichnung gewisser Anhäufungen fetthaltiger Zellen in der cirrhotischen Leber als Lipom (Ebend. S. 261) nur Verwirrung erzeugen. Hier handelt es sich einfach um Fettinfiltration der vorhandenen Leberzellen (vgl. Cellularpathologie. 3. Aufl. S. 308). Viel mehr könnte man berechtigt sein, eine gewisse lobuläre Fettinfiltration in sonst normalen Lebern, welche wirklich ein geschwulstartiges Aussehen erzeugt, als Lipom zu bezeichnen. Indess muss man immer daran festhalten, dass das Lipom aus Fettgewebe bestehen soll und dass fettgefüllte Leberzellen noch lange nicht Fettgewebszellen sind.

Nephritis, die zur Granularatrophie führt, wie die capsuläre Lipombildung um die Glandula mammaria zusammenfällt mit chronischer interstitieller Mastitis. Da haben wir in diesem irritativen Verhältniss auch den nächsten Grund zur Lipombildung.

Ganz ähnlich verhält es sich mit der capsulären Lipombildung um alte Bruchsäcke, sowie mit der lipomatösen, manchmal 4 bis 5 Pfund schwer werdenden Wucherung des Netzes in chronischer Epiplocele, von der schon Hesselbach *) erwähnt, dass sie auch bei mageren Personen entsteht. Wie oft findet sich zugleich eine ganze Reihe von Spuren entzündlicher Reizung! Verdickungen, Verwachsungen, Zottenbildungen der verschiedensten Art zeigen sich an den entsprechenden Theilen der Serosa.

Cruveilhier **), der kein Bedenken findet, für die multiplen Lipome eine Art von Diathese zuzugestehen, hält es doch für ebenso augenfällig, dass die solitären Lipome häufig die Folge einer Contusion oder eines mässigen, habituellen oder sich wiederholenden Druckes sind. Er führt eine Reihe von Beispielen an, wo der Druck enger Kleidungsstücke, namentlich der Kopfbedeckung, oder das Tragen von Lasten die Veranlassung der Geschwulstbildung abgab. Diese Fälle lassen sich leicht vermehren, und gegen ihre Beweiskraft ist nur das anzuführen, dass in vielen anderen solche Ursachen nicht aufzufinden sind. Auch hier muss meines Erachtens der Grundsatz gelten, dass man von den bekannten Thatsachen zur weiteren Aufklärung der noch unbekannten fortschreiten soll, und nicht umgekehrt.

Jede Lipombildung muss eine örtliche Ursache haben. Diese kann sehr unerheblich scheinen und doch grosse Wirkungen erzeugen, wenn die Prädisposition (Diathese) sehr ausgebildet ist. Eine solche Prädisposition kann congenital, sie kann erblich sein, wie dies von der Polysarcie hinlänglich anerkannt ist. Murchison ***) berichtet von einer Familie, wo der Vater und zwei Töchter an nahezu entsprechenden Theilen der Arme Lipome hatten; bei der einen Tochter war das erste Lipom im 16., bei der anderen im 20. Lebensjahre bemerkt worden. In dem früher erwähnten Fall von Johnson (S. 387) hatte der Vater

---

*) A. K. Hesselbach. Die Erkenntniss und Behandlung der Eingeweidebrüche. Nürnb. 1840. S. 25.

**) Cruveilhier l. c. T. III. p. 328.

***) Murchison. Edinb. med. Journ. 1857. Juni.

gleichfalls ein Lipom der Rückengegend gehabt. Die congenitalen Lipome hat Phil. v. Walther*) in seiner bekannten Monographie unter dem Namen des Naevus lipomatodes beschrieben.

Allein die Prädisposition kann auch eine erworbene sein, und dann mag sie immerhin durch eine Dyskrasie bedingt sein. Dahin gehört sicherlich der Einfluss der Nahrung auf die Zustände des Fettgewebes, und zwar nicht bloss der Einfluss einer sehr fettreichen Nahrung, sondern auch der des Biers und Brantweins. Nichts ist gewöhnlicher, als bei Säufern die Appendices epiploicae in stattliche Lipome umgewandelt, die Fettkapseln der Nieren zu umfangreichen Geschwülsten angewachsen zu sehen. Vermindert sich nachher wieder das Fett, wie es ja nach dem Zeugnisse von Huss**) im chronischen Alkoholismus der Fall zu sein pflegt, und hält ein Theil in Folge eines localen Reizes dasselbe zurück, so wird dieser Theil von selbst wie ein Lipom erscheinen; jedenfalls bleibt aber das sich zurückbildende Fettgewebe in einem Zustande der Reizbarkeit. Es lässt sich darüber bis jetzt wenig Bestimmtes sagen, obwohl eine Eigenthümlichkeit des Lipoms besonders darauf hinweist, in dieser Richtung genauer zu untersuchen. Das ist der Umstand, wodurch sich das Lipom so sehr von manchen anderen Geschwülsten, z. B. dem Enchondrom, unterscheidet, dass es im kindlichen Alter verhältnissmässig selten vorkommt, vielmehr recht eigentlich eine Geschwulst der mittleren oder höheren Altersklassen ist. Schon dieser Umstand sollte ausreichen, um die Wahrscheinlichkeit zu begründen, dass die Disposition häufiger eine erworbene ist. —

Wir haben nun noch ein paar Worte hinzuzufügen in Beziehung auf die weitere Geschichte des Lipoms. An sich ist das Fettgewebe ein permanentes Gewebe. Es kann also ein Lipom möglicherweise beliebig lange existiren, so lange als das andere Fettgewebe oder das Individuum. Manchmal unterliegt aber das Lipom gewissen Veränderungen. Unter diesen ist die erwünschteste die spontane Rückbildung. Leider ist diese, wenn sie überhaupt vorkommt, gewöhnlich nur eine theilweise; die Ge-

---

*) Phil. v. Walther. Ueber die angebornen Fetthautgeschwülste und andere Bildungsfehler. Landshut. 1814.

**) Magnus Huss. Chronische Alkoholkrankheit. Aus dem Schwedischen von G. v. d. Busch. Stockh. und Leipz. 1852. S. 20.

schwulst verkleinert sich etwas, aber sie verschwindet nicht. Selbst bei Phthisischen, wo alles Fett verloren geht, behalten die Lipome ihren Turgor, und man kann namentlich bei polypösen Lipomen (Fig. 73) zuweilen sehr deutlich sehen, wie in dem Stiel derselben der hypertrophische Zustand des Lipoms in den atrophischen des Panniculus übergeht.

Nicht selten kommt es bei denjenigen Lipomen, die stark an der Oberfläche hervortreten, vor, dass sich allerlei irritative Processe, zuerst an der bedeckenden Haut, später auch in der Geschwulst selbst ausbreiten, davon abhängig, dass an diesen Stellen durch die Prominenz der Geschwulst eine Menge von Insultationen stattfindet, insbesondere durch die Reibung an den Kleidungsstücken, durch die Berührung mit äusseren Gegenständen. Wenn Jemand z. B. am Gesäss ein solches Gewächs hat, auf welches er sich immer setzen muss, so erfährt dasselbe eine stärkere Reizung, als die Umgebungen. Diese kann sich zu einer wirklichen Entzündung steigern, und gerade auf diese Art verwandelt sich nicht selten ein weiches Lipom in ein hartes, indem die zwischen den Fettlappen vorhandenen Bindegewebszüge sich verdicken, und endlich auch einzelne Fettlappen sich induriren. Möglicherweise kann nach der Verhärtung die Verkalkung eintreten.

Was die Verkalkung angeht, so kommt diese in zwei Formen vor. Manchmal entsteht eine mehr bröcklige, mörtelartige Masse, indem das Fett sich verseift, die entstandenen Fettsäuren sich mit Kalk und Natron verbinden, und ausserdem noch phosphorsaure Erden in grösserer Menge abgelagert werden. Dabei entstehen, wie namentlich Fürstenberg *) bei Thieren genauer dargethan hat, nicht selten einzelne Höhlen, die mit flüssigem oder zum Theil verseiftem Fett gefüllt sind. Anderemal dagegen geschieht eine derbe, mehr knochenartige Verkalkung von grosser Härte und Dichtigkeit, in welcher jedoch das Mikroskop keine Knochenkörperchen nachweist. Dies ist namentlich der Fall bei harten, fibrösen Lipomen, am häufigsten an äusseren Theilen, die viel gereizt sind. Jedoch habe ich in unserer Sammlung ein vorzügliches Präparat**) aufgestellt, wo ein mehrlappiges Lipom an der kleinen Curvatur des Magens im Omentum minus sitzt, das

---

*) Fürstenberg a. a. O. S. 58.
**) Präparat No. 34. vom Jahr 1863.

ganz harte, gelbliche Knoten von flachrundlicher Form bis zu einem Durchmesser von $1\frac{1}{2}$ Zoll besitzt. Hier geht die Verkalkung durch die ganze Dicke, während in der Mehrzahl der Fälle sie entweder mehr peripherisch ist und eine Art von Schale bildet, oder mehr balkenartig mit den Bindegewebszügen in das Innere dringt und ein inneres Skelett des Lipoms darstellt. Mit der Verkalkung ist natürlich ein Stillstand, zuweilen eine deutliche Verkleinerung der Geschwulst gegeben.

Anderemal kommt es zur Verschwärung. Erwägt man, dass die Circulation in der bedeckenden Haut in Folge der Spannung sich erschwert, ferner dass gerade die Haut den äusseren Angriffen am meisten ausgesetzt ist, so begreift man, dass ulcerative und unter Umständen gangränescirende Processe entstehen können. Diese erzeugen leicht den Eindruck einer malignen Ulceration, um so mehr, wenn man es mit der telangiektatischen Abart zu thun hat. Der Process kann dann durch Absonderung, Blutung, Sepsis sehr gefährlich werden. Aber ein Uebergehen in eigentlich maligne Formen, wovon man viel gesprochen hat, kommt hier doch wohl kaum jemals vor, es müsste denn sein, dass die Geschwulst ursprünglich nicht ein reines Lipom, sondern eine Combinationsgeschwulst war. Selbst die grössten Lipome werden doch nur bedenklich durch die schlechten Ernährungsverhältnisse, die, wenn ihr Inneres einmal der Luft exponirt ist, stattfinden.

Zuweilen bilden sich in Lipomen in ganz ähnlicher Weise, wie in Fibromen (S. 307), Abscesse aus *). Diese liegen mitten in der Geschwulst und enthalten regelmässigen Eiter. Man muss davon einen anderen Fall wohl unterscheiden. Wenn nehmlich eine Geschwulst dieser Art sehr gross wird und die Fettlappen einen sehr beträchtlichen Umfang erlangt haben, so kommt es vor, dass in Folge der mehr und mehr erschwerten Circulation in einzelnen Lappen das Gewebe abstirbt, ähnlich wie das in den freien Körpern stattfindet. Dann tritt eine Erweichung ein (Fig. 69 bei +): die Zellmembranen gehen zu Grunde, das Fett wird frei, und wenn man einschneidet, so kommt man in

---

*) Michon. Gaz. des hôp. 1846. Janv. Hébert. Thèse sur l'inflammation du lipôme. Paris. 1849. p. 11. Broca. Bulletin de la Soc. anat. de Paris. 1852. p. 234. Birkett. Guys Hospital Rep. 1851. p. 298. Vgl. oben S. 378. Note ***.

eine Cavität, die mit Oel gefüllt ist. Unter Umständen kann diese Form Veranlassung zur Verwechselung mit anderen cystischen Geschwülsten geben; man kann sie insbesondere verwechseln mit Meliceris und anderen Fettcysten, namentlich mit Dermoidkystomen. Allein in der Regel findet die Erweichung nur in einzelnen Abschnitten der Geschwulst statt, und die Hauptmasse bleibt im unveränderten Zustande, so dass die Diagnose nicht zu schwierig ist.

Schliesslich will ich, anknüpfend an ein Präparat unserer Sammlung*), noch den besonderen Fall hervorheben, der öfters zu Verwechselungen Veranlassung giebt, dass sich nehmlich aus einem bestimmten Fettgebilde, das nicht besonders beschrieben zu werden pflegt, ein solches Gewächs entwickelt. Es giebt in der Wange eine besondere Fettmasse, welche beim Erwachsenen in der Regel weniger hervortritt, als bei Kindern, namentlich neugebornen, eine Fettmasse, welche von der Fossa canina sich wie gestielt in die Dicke der Wange fortsetzt, und welche schon Heister (1741) u. A. beschrieben haben, welche aber immer wieder vergessen worden ist. Sie trägt den Namen des Fettkörpers der Wange, Corpus adiposum malae**). Dieser Körper entwickelt sich zuweilen zu einer lipomatösen Geschwulst, die sich dann in der Wange bald mehr nach vorn, bald mehr nach hinten hervordrängt, und, wie man aus der Zusammenstellung, die Bruns***) über diese Fälle geliefert hat, ersehen kann, nicht selten Veranlassung gegeben hat, sie mit Parotisgeschwülsten zu verwechseln. Indem das Gewächs von hinten her die Parotis hervorschiebt, so ist es manchmal nicht wohl möglich, die Drüse davon zu unterscheiden. Sehr leicht kann man daher eine solche Bildung als eine Parotisgeschwulst behandeln, und bei der Exstirpation die Parotis selbst unnöthigerweise mit entfernen.

---

*) Präparat No. 122. vom Jahre 1861.

**) Gehewe. De corpusculo quodam adiposo in hominum genis obvio. Diss. inaug. Dorpat. 1853.

***) V. v. Bruns. Handbuch der praktischen Chirurgie. Abth. II. Bd. I. S. 146, 1134. Vgl. Gant. The Lancet. 1856. Vol. II. No. 23.

Fünfzehnte Vorlesung.

21. Januar 1863.

———

Myxome.

Verschiedenheit der Myxome von Schleimcysten und Schleimkystomen. Zusammensetzung aus
Schleimgewebe. Natur und Vorkommen desselben: Nabelstrang. Verhältniss zum Binde-
und Fettgewebe. Persistenz im entwickelten Körper, Rückbildung aus Fettgewebe (colloide
Metamorphose). Beziehung zur Neuroglia und zum Perineurium. Homologe und heterologe
Myxome. Beschaffenheit der intercellularen Flüssigkeit, der faserigen und zelligen Bestand-
theile.
Varietäten: Myxoma hyalinum s. gelatinosum, M. medullare s. cellulare, M. lipomatodes, M. cystoi-
des, M. fibrosum, M. cartilagineum, M. telangiectodes.
Aeltere Terminologie: Colloid, Collonema. Sarcoma gelatinosum s. hyalinum, Carcinoma colloides
s. gelatinosum.
Das Myxom der Chorionzotten (Blasen- oder Traubenmole). Beschreibung und Theorie.
Ausgang von den Chorionzotten: Hyperplasie des präexistirenden Schleimgewebes. Verhält-
niss der Zellen und Gefässe zu der Wucherung. Zustand der Frucht: leere Eier, atrophische
Embryonen. Verhältniss zwischen der Zottenerkrankung und dem Absterben des Embryo.
Allgemeine und partielle Hyperplasie der Zotten: placentares Myxom. Retention der Placenta.
Beziehung der Blasenmole zur Endometritis. Partielles fibröses Placentar-Myxom:
Tuberkel und Skirrh der Placenta. Hämatom, Apoplexie und Thrombose.
Congenitale Myxome.
Myxome der Erwachsenen: Subcutane und intramusculäre Formen. Das Myxom des Ober-
schenkels. Polypöse Myxome der Brust und Schamlippen. Myxom des Nierenbeckens. Myxom
der Knochen.
Heteroplastisches Myxom: Gehirn, Rückenmark, Nerven. Das falsche Neurom: solide
und cystoide Form. Weibliche Brust: Cystosarcoma. Tuberöse und diffuse Form. Das
intracanaliculäre polypöse Myxom: Aufbruch. — Hoden, Lunge, Speicheldrüsen.
Bedeutung der Myxome. Gutartigkeit der hyperplastischen Formen: örtliche Störungen, Ulceration, Recidivirung. Bösartigkeit der heteroplastischen Formen: das maligne Neurom. Ulceration, Multiplicität, Metastase.

———

In der Reihe der Proliferationsgewächse schliesst sich jetzt ganz
natürlich diejenige Geschwulst an, welche wesentlich aus Schleimgewebe, diesem sowohl dem Binde-, als dem Fettgewebe so nahe
verwandten Gliede der Bindesubstanzreihe, besteht. In der That

bildet das Schleimgewebe eine besondere Art von Geschwülsten, wie das Fettgewebe Fettgeschwülste, das Bindegewebe Bindegewebsgeschwülste bildet. Ich habe dafür den Namen der Schleimgewebsgeschwülste oder kurzweg Schleimgeschwülste, Tumores mucosi, Myxome vorgeschlagen*).

Von vorn herein warne ich davor, diese Species nicht zu verwechseln mit Schleimcysten (S. 231) und Schleimkystomen, wo Schleim nicht als Gewebe, sondern als Secret die Geschwulst bildet. Im Myxom ist der Schleim Gewebsbestandtheil, er gehört zu der Intercellularsubstanz eines Gewebes, welches sich in seinen wesentlichen Structurverhältnissen der grossen Reihe der Bindesubstanzen anschliesst**). Bis vor verhältnissmässig kurzer Zeit war es überhaupt unmöglich, diese Geschwülste in ihrer Stellung genau zu erkennen, weil man die eigenthümliche Art von Gewebe, um die es sich hier handelt, überhaupt nicht genauer ins Auge gefasst hatte. Freilich ist der Name Schleimgewebe kein neuer, denn er ist schon im vorigen Jahrhundert von einer Reihe von Schriftstellern gebraucht worden als Ausdruck für die weicheren Bindegewebsmassen überhaupt. Das zeigt namentlich das seiner Zeit ziemlich berühmte Buch von Bordeu***). Allein in dem Maasse, als man die Doctrin des „Zellgewebes" ausbildete, woraus später das Bindegewebe wurde, trat die Vorstellung von dem homogenen, schleimigen Wesen des Gewebes in den Hintergrund, und man betrachtete die weichen Bindegewebsmassen entweder als eine blosse Abart, wie sie von Kölliker †) unter dem Namen des gallertigen oder sternförmigen Bindegewebes unterschieden wurde, oder als ein nicht vollkommen ausgebildetes, junges oder auch wohl als älteres, aber unreifes Bindegewebe, als ein Entwickelungsstadium von Bindegewebe, welches nicht zu voller Ausbildung gekommen sei.

Erst als meine Untersuchungen über die einzelnen Einrichtungen des Bindegewebes einen gewissen Boden geschaffen hatten, wurde meine Aufmerksamkeit auf diese Substanz gefesselt, zu-

---

*) Mein Archiv. 1857. Bd. XI. S. 286. Cellularpathologie. 3. Aufl. S. 444.
**) Cellularpathologie. 3. Aufl. S. 43, 93.
***) Théophile de Bordeu. Recherches sur le tissu muqueux ou l'organe cellulaire. Paris. 1791.
†) Kölliker. Zeitschr. f. wiss. Zoologie. 1849. Bd. I. S. 54. Note. Würzburger Verhandl. (1851.) Bd. III. S. 2.

nächst durch die Eigenthümlichkeit, dass sie Schleim (Mucin), der sonst als Secret vorkommt, in sich enthält, und es trat namentlich ein Gebilde sofort in den Vordergrund, welches diese Beschaffenheit in einem besonders hohen Maasse an sich trägt, nehmlich das Gewebe des Nabelstrangs, — die sogenannte Wharton'sche Sulze oder Gallerte*). Diese besteht aus einer verhältnissmässig starken Anhäufung von Schleimgewebe, welches als subcutanes Polster auftritt und seiner Lage nach genau dem Unterhaut-Fettgewebe entspricht. Auch an anderen Orten findet sich Schleimgewebe beim Fötus überaus verbreitet, aber in seinen ausgesprochenen Formen keineswegs als die Vorstufe zu Bindegewebe, nicht als unreifes Bindegewebe, sondern besonders häufig an solchen Stellen, wo nachher Fettgewebe vorhanden ist. Eher könnte man es daher unreifes Fettgewebe nennen. Denn in der That wandelt es sich in der Mehrzahl der Fälle späterhin in Fettgewebe um, indem seine Zellen entweder einfach Fett aufnehmen, oder, wie ich schon neulich hervorhob (S. 370), zuerst wuchern und dann Fettlappen bilden. Trotzdem kann man das Schleimgewebe nicht einfach zum Fettgewebe rechnen. Es steht zu demselben in dem gleichen Verhältniss, wie Knorpel zu Knochen, aber es hat auch dieselbe Selbständigkeit, wie Knorpelgewebe, und daher muss es als eine besondere Art von Gewebe unterschieden werden**).

An einzelnen Orten bleibt die ursprüngliche Beschaffenheit einigermassen erhalten, wie am Glaskörper des Auges, von dem ich nachgewiesen habe***), dass er in dieselbe Gewebs-Kategorie hineingehört und seiner Entwickelungsgeschichte nach subcutanes Gewebe ist. Auch finden sich kleinere Anhäufungen an der inneren Herzeinrichtung, namentlich an den Herzklappen†). An den meisten Orten, wo es nicht zu Fettgewebe wird, atrophirt es späterhin, und nur an den äusseren Genitalien geht es in ein mehr bindegewebiges, lockeres Unterhautpolster über (S. 388). Man muss daher zugestehen, dass im entwickelten und gut ge-

---

*) Würzburger Verhandl. 1851. Bd. II. S. 160, 317. Mein Archiv. 1853. Bd. V. S. 593.

**) Würzb. Verhandl. (1852.) Bd. III. Sitzungsber. S. V. Canstatt's Jahresbericht für 1852. Bd. IV. S. 316. Mein Archiv. 1859. Bd. XVI. S. 14.

***) Würzb. Verhandl. 1851. Bd. II. S. 317. Mein Archiv. 1852. Bd. IV. S. 468. 1853. Bd. V. S. 278. 1854. Bd. VII. S. 561. Cellularpathol. S. 96.

†) Gesammelte Abhandlungen. S. 509, vgl. S. 500.

nährten Körper allerdings äusserst wenig Schleimgewebe vorhanden ist, selbst wenn man gewisse Schleimhäute diesem Gewebe annähern wollte, die doch in vielen Stücken davon verschieden sind.

Nun ist es aber sehr häufig, dass ebenso wie Schleimgewebe sich zu Fettgewebe umbildet, auch ohne besondere Krankheit das Fettgewebe sich wiederum in Schleimgewebe zurückbildet, dass also das Fettgewebe geradezu wieder Schleimgewebe wird*). Das geschieht im Laufe vieler einfacher Abmagerungszustände, zuweilen in so grosser Ausdehnung, dass man die gallertartigen Massen dieses Gewebes wie eine lose Schleimlage antrifft. Diese Zustände sind meistentheils verkannt worden; man hat sie entweder für blosse Oedeme gehalten, oder für colloide Umwandlungen angesehen. In dieser Weise sieht man an dem subpericardialen Fett an der Oberfläche des Herzens, an dem Fett, welches im Hilus der Niere liegt, an dem Fett, welches ausserhalb der Dura mater im Canalis vertebralis gelegen ist, an die Stelle der gelben Fettläppchen eine durchscheinende, gallertartige, zitternde Substanz treten, welche einen erheblichen Bestandtheil Schleim enthält**). Am aller deutlichsten ist dies aber am Mark der Röhrenknochen, wo die ganze Masse des gelben Fettgewebes zuweilen in ein durchscheinendes Gallertgewebe sich umbildet***). Hier tritt also das alte Gewebe gleichsam wieder in Kraft, und man kann gewissermassen sagen, dass Schleimgewebe und Fettgewebe Parallelzustände desselben Gewebes sind, welches sich je nach Umständen in der einen oder in der anderen Form darstellt. Insofern findet sich dann auch nicht selten im erwachsenen Körper an vielen Stellen Schleimgewebe vor, nehmlich in Abmagerungszuständen, und dieses kann von sich aus in ähnlicher Weise eine Schleimgewebsgeschwulst erzeugen, wie das sonst vorhandene Fettgewebe eine Fettgewebsgeschwulst. Diese Formen haben daher im Allgemeinen einen homologen Typus, und weisen sich als

---

*) Mein Archiv. Bd. XVI. S. 15.

**) Schrant erwähnt (Good- en kwaadaardige gezwellen. Bl. 256), dass Ali Cohen eine Colloidlage im Wirbelkanal beschrieben habe. Dies war offenbar nichts, als das metamorphosirte, extrameningeale Fettgewebe.

***) Wahrscheinlich gehört hierher manches von dem, was Gluge (Atlas der path. Anat. Lief. II.) als Osteophyton gelatinosum schildert.

hyperplastische Entwickelungen aus vorhandenem Schleimgewebe aus.

Davon verschieden ist die zuweilen sehr ausgesprochene heterologe Entwickelung von Schleimgewebe an Orten, wo wir sonst nichts der Art kennen, und wo es aus irgend einem anderen, der Bindegewebsreihe zugehörigen Gewebe hervorgeht. In dieser Beziehung muss ich namentlich auf einen Punkt aufmerksam machen, wo man allerdings zweifelhaft sein kann in Beziehung darauf, ob es sich um eine homologe oder heterologe Form handelt. Das sind die Nerveneinrichtungen. Ueberall nehmlich, sowohl an den Centralapparaten, als an den peripherischen Nerven, findet sich eine eigenthümliche interstitielle Substanz vor, welche von dem Bindegewebe und dessen bekannteren Aequivalenten sich unterscheidet. Sie erreicht ihre grösste und am meisten specifische Entwickelung am Gehirn und Rückenmark, wo ich ihr den Namen Neuroglia beigelegt habe*). Sie findet sich aber auch, jedoch in etwas derberer Weise, zwischen den Primitivfasern der peripherischen Nerven**), wo sie von Robin den Namen des Perineuriums bekommen hat. Sie ist kein Schleimgewebe im engeren Sinne des Wortes, aber sie steht diesem am nächsten. Die Neuroglia ist eine weiche Substanz, die leicht zu zerdrücken und zu zertrümmern ist, und an manchen Orten, wie am Calamus scriptorius, eine äusserst zarte und fast gallertartige Beschaffenheit annimmt. Sie ist ein besonders häufiger Entwickelungsort für wirkliches pathologisches Schleimgewebe. Dabei findet freilich eine Veränderung in dem Typus statt, es ist etwas Heterologes, aber es steht doch verhältnissmässig nicht sehr weit von dem Normalen. Es verhält sich damit ungefähr so, wie wenn im permannten Knorpel Knochen, oder im Knochen Knorpel entsteht, was auch an sich heterolog ist, aber doch nicht eine solche Heterologie ausdrückt, wie wir sie bei den epithelialen Neubildungen kennen.

Alle Schleimgewebsgeschwülste, mögen sie homolog oder heterolog entstanden, hyperplastische oder heteroplastische Formen sein, haben das Gemeinschaftliche an sich, dass sie sich durch grosse Weichheit und Zartheit auszeichnen, dass sie häufig

---

*) Gesammelte Abhandl. S. 890.   Cellularpathologie. 3. Aufl. S. 257.
**) Cellularpathologie. S. 216, 260.

fluctuiren, wie wenn man eine blosse Flüssigkeit oder eine cystische Geschwulst vor sich hätte; dass, wenn man sie anschneidet, sie eine manchmal ganz gallertartige, manchmal etwas mehr derbe, manchmal aber fast flüssige Consistenz zeigen, und dass man durch Druck von den Schnittflächen eine sehr schlüpfrige Flüssigkeit entleeren kann, welche fadenziehend ist, wie gewöhnlicher Schleim oder Hühnereiweiss, und welche entweder ganz farblos oder leicht gelb gefärbt ist.

Diese Flüssigkeit verhält sich chemisch, wie Schleimflüssigkeit. Sie enthält gewöhnlich einen gewissen Antheil von eiweissartigen Körpern und trübt sich daher beim Zusetzen derjenigen Substanzen, welche Eiweiss fällen, und beim Kochen. Charakteristisch ist aber, dass sie, wie die Gallerte des Nabelstranges, eine sehr bedeutende Quantität von Mucin führt, welches sich leicht vom Eiweiss unterscheiden lässt. Wenn man die Fällung durch starken Alkohol vornimmt, so bekommt man einen Niederschlag von Eiweiss, welcher sich beim Zusatz von Wasser nicht wieder auflöst, namentlich wenn der Alkohol längere Zeit damit in Berührung war, während der gleichfalls gefällte Schleim sich wieder auflöst und in den gequollenen oder gelösten Zustand zurückkehrt. Die Niederschläge, welche Alkohol in dem Schleim erzeugt, sind nicht körnig und flockig, wie die des Eiweisses, sondern fadenförmig oder membranös; es bildet sich wie ein Netz durch die Flüssigkeit, so dass die Gerinnung mehr Aehnlichkeit mit der des Fibrins hat und sich wesentlich von der der gewöhnlichen Albuminate unterscheidet. Es ist ferner diese Substanz sehr leicht fällbar durch den Zusatz organischer Säuren, und die Gerinnungen erfolgen auch dann in membranöser Form. Im Ueberschuss dieser Säuren lösen sie sich nicht auf, sondern ziehen sich noch mehr zusammen, während umgekehrt, wenn wir Mineralsäuren nehmen, eine geringe Quantität derselben eine Fällung erzeugt, welche sich im Ueberschuss der Säure löst, ohne dass eine Erhitzung nöthig ist, wodurch sich ein bedeutender Unterschied von den eiweissartigen Körpern ausspricht. Es liessen sich noch viele andere charakteristische Eigenschaften hervorheben, aber die genannten sind schon hinreichend. Nur muss man sich immer erinnern, dass der Schleimstoff ein ausserordentlich starkes Quellungsvermögen besitzt und dass daher sehr geringe Quantitäten genügen, um grosse Mengen von Flüssigkeit fadenziehend oder gar gallertig zu machen. Die Deutlichkeit der chemischen Reactionen steht natürlich in einem gewissen Verhältniss zu der Menge des vorhandenen Schleimes, und sie fällt zuweilen nicht so grob aus, wie mancher es erwartet*).

Ausser dieser Flüssigkeit, welche in dem Gewebe als Intercellularflüssigkeit vorhanden ist, findet sich gewöhnlich noch ein gewisser Antheil von faseriger Grundsubstanz vor, welche in manchen Fällen sich beim Kochen in Leim auflöst, (also ein bindegewebiger Antheil), in anderen Fällen aber der Einwirkung des Kochens Widerstand leistet und sich also nicht wie die gewöhnlichen leimgebenden Substanzen verhält. Diese Fasern oder Fibrillen sehen aus wie Bindegewebsfibrillen, sind aber sehr locker und überall von der mucinhaltigen Flüssigkeit durchtränkt.

Die Intercellularsubstanz umschliesst zellige Elemente in sehr verschiedener Menge. In den einfachsten Formen sieht man ganz vereinzelte spindelförmige, sternförmige oder runde Zellen; das wechselt je nach den Entwickelungszuständen. Je jünger das Gewebe ist, um so mehr sind runde Zellen (Schleimkörperchen) vorhanden; je älter es ist, um so mehr zeigen sich spindel- oder sternförmige, welche letztere mitunter anastomosiren und einen maschigen oder areolären Bau erzeugen, in dessen Maschenräumen nicht selten noch runde Elemente persistiren oder sogar fortwuchern.

So lange diese zelligen Elemente in geringer Zahl vorhanden sind, so lange hat das ganze Gewebe eine durchscheinende, klare Beschaffenheit und gleicht in der That manchmal der Substanz des Glaskörpers im vollsten Maasse: Myxoma hyalinum s. gelatinosum. Werden die zelligen Elemente reichlicher, so trüben sie die Substanz, und wenn namentlich sehr viele Zellen vorhanden sind, wie das manchmal vorkommt, wo Wucherungen der Zellen eintreten, dann wird die Substanz weisslich, ja sie erlangt an manchen Stellen ein markiges, medulläres Aussehen: Myxoma medullare. Nehmen die Zellen Fett auf und ver-

---

*) Ich bemerke dabei, dass nach einer Untersuchung von Köberle (G. Pfeiffer. Etude anat. path. sur une tumeur du genre collonema. Strasb. 1858. p. 6) auch eine Gallertgeschwulst vorzukommen scheint, welche in Beziehung auf ihre Reactionen mehr Aehnlichkeit mit der Gallerte der Sehnenscheiden (vgl. S. 203), als mit gewöhnlichem Mucin besitzt.

wandeln sie sich endlich in wirkliche Fettzellen, während doch noch die gallertige Zwischenmasse sich erhält, so bekommt die Schnittfläche ein fleckiges, gesprenkeltes oder figurirtes Aussehen und einen mehr gelblichen Ton, der stellenweise in ein reines dichtes Gelbweiss übergehen kann: Myxoma lipomatodes. Aber auch die Intercellularsubstanz zeigt sehr häufig weitere Verschiedenheiten. Nicht selten wird sie so weich und beweglich, dass das Gewebe fast wie eine reine Flüssigkeit erscheint, und dass man nicht eine zusammenhängende Structur, sondern eine Höhle oder Cyste mit gallertigem Inhalt zu sehen glaubt. Auch gehen die Zellen zuweilen zu Grunde, und es tritt eine wirkliche Verflüssigung ein: Myxoma cystoides. Manchmal dagegen wird die Intercellularsubstanz strichweise oder in ganzen Abschnitten reicher an faserigen Bestandtheilen, welche ihrerseits wieder elastische Elemente enthalten können; so entstehen derbere, fibröse Züge oder Maschennetze, die mehr und mehr den Habitus von dichtem Bindegewebe annehmen: Myxoma fibrosum. Wieder in anderen Formen finden wir Uebergänge zu knorpelartigen Structuren, wo die Grundsubstanz sich verdichtet, die Zellen sich einkapseln, und das Ganze ein mehr enchondromatöses Aussehen zeigt: Myxoma cartilagineum. Zu diesen Bestandtheilen kommen noch Gefässe hinzu, in manchen Fällen sehr reichlich und zugleich sehr weit, so dass sie in einzelnen Abschnitten eine geradezu telangiektatische Beschaffenheit annehmen: Myxoma telangiectodes.

Das ist das Hauptsächlichste, was von der äusseren Erscheinung dieser Geschwulstart zu sagen ist. Gewiss ist es wunderbar, dass man diese an sich sehr charakteristische Form nicht schon länger festgestellt hat. In der That hat man sie vielfach unterschieden, aber weil man den eigentlichen Typus ihres Gewebes nicht kannte, weil man ihre Beziehung zu dem normalen Schleimgewebe nicht beurtheilen konnte, da man dieses Gewebe überhaupt nicht unterschied, so machte man daraus theils besondere Geschwulstarten, theils besondere Varietäten anderer Geschwulstarten.

Wahrscheinlich gehört gerade in diese Kategorie diejenige Form hinein, für welche Laennec zuerst den Namen Colloid aufgestellt hat, denn das war eben eine Geschwulst oder, wenn man will, ein Gewebe, und nicht eine blosse Substanz, wie die

späteren Beobachter gewöhnlich angenommen haben*). Er hat
den Namen Colloid gewählt, weil die zitternde, weiche, gallertartige Beschaffenheit ihn an das Aussehen von halb erstarrtem
Leim (Colla) erinnerte. Es gehört ferner hierher diejenige
Geschwulst (S. 323), welche Joh. Müller unter dem Namen
der Gallertgeschwulst oder des Collonema beschrieben
hat**). Unter den zwei von ihm erwähnten Fällen aus der
Sammlung von Pockels in Braunschweig befand sich eine Hirngeschwulst; das andere Präparat stammte von der weiblichen
Brust. Allein der Ausdruck Collonema wurde sehr vielfach
missverstanden ***), und namentlich auf weiche Fibrome, Mollusken u. s. w. angewendet. Müller selbst trug etwas zu der
Verwirrung bei, indem er später dieselbe Geschwulst unter dem
Namen des gallertigen Sarkoms erwähnte und abbildete†). So
ist es gekommen, dass hierher gehörige Gallertgeschwülste unter
dem Namen des Sarcoma gelatinosum oder hyalinum ††)
aufgeführt sind. Ja es ist möglich und bei dem Schweigen der
meisten, selbst specialistischen Schriftsteller über die Gallert-

---

    *) Andral. Grundriss der pathologischen Anatomie. Deutsch von
Becker. Th. I. S. 341. Schrant. Goed - en kwaadaardige gezwellen. Bl. 255.
Tijdschrift der Nederl. Maatschappij. 1852. Jan. p. 3. July p. 253.

    **) Müller in seinem Archiv. 1836. Jahresbericht S. CCXIX. Vgl.
Frerichs. Ueber Gallert- oder Colloidgeschwülste. Götting. 1847. S. 13.

    ***) Müller sagt: „Die Geschwulst besteht aus einem ausserordentlich
weichen, wie Gallerte aussehenden Gewebe, welches bei der Berührung zittert. Die organisirte Grundlage bilden sehr sparsame Bündel von Fasern
und Gefässen. Die Hauptmasse besteht aus grauen Kugeln, die zum Theil
viel grösser als Blutkörperchen sind. Durch die ganze Geschwulst liegen
krystallinische Nadeln zerstreut." Diese Krystalle, welche wahrscheinlich
Cholestearin- oder Fett-Nadeln waren, nahm Müller für das Charakteristische, und dadurch wurde seine Aufmerksamkeit auf eine falsche Bahn
gelenkt, denn wenn er frische Präparate und nicht ausschliesslich solche,
die schon im Spiritus gesteckt hatten, untersucht hätte, so würde er diese
Krystalle vielleicht gar nicht gesehen haben. Ich habe schon früher (Berliner geburtsh. Verhandl. 1848. Bd. III. S. 202) mich darüber genauer ausgesprochen. Was die „nicht krystallisirte, thierische Masse" des Collonema
betrifft, so wurde das durch Kochen Gelöste von der Hirngeschwulst von
Gerbstoff, Weingeist, Mineralsäuren, Essigsäure, Cyaneisenkalium, Alaun,
schwefelsaurem Eisenoxyd, essigsaurem Bleioxyd, Chlorquecksilber nicht gefällt und stimmte daher am meisten mit Speichelstoff oder dem sogenannten Mucus der englischen Schriftsteller; das Decoct von der Brustge-
schwulst dagegen enthielt sehr wenig Käsestoff. — Aus dieser Beschreibung
erhellt wenigstens, dass man kein Recht hat, gewöhnliche leimgebende
Bindegewebsgeschwülste Colloneme zu nennen.

    †) Müller. Ueber den feineren Bau u. s. w. Taf. III. Fig. 12. und 13.

    ††) Rokitansky. Lehrb. der pathol. Anat. Wien. 1855. Bd. I. S. 167.
A. Förster. Lehrb. der allg. path. Anat. Leipz. 1855. S. 224. Senftleben.
Archiv für klinische Chirurgie. Bd. I. S. 130.

geschwülste des Gehirns sogar wahrscheinlich, dass manche Formen, die man als Krebs bezeichnet hat, hierher gehören, und es ist dies immerhin verzeihlich, da, wie wir bei den Krebsen sehen werden, eine Abart vorkommt, welche sich geradezu hier anschliesst, der Colloid- oder Gallertkrebs. Endlich Paget*) nennt unsere Geschwulst kurzweg die fibrocelluläre.

Keiner von diesen Namen deckt aber vollständig das, was wir hier zu bezeichnen haben, eben weil keiner von allen ganz scharf und genau definirt worden ist. Gerade deshalb habe ich es für zweckmässig erachtet, einen neuen Namen einzuführen und nicht einen alten zu restauriren, weil damit die bestehende Verwirrung schwerlich gehoben worden wäre. Auch ist die Bezeichnung der Schleim- (gewebs-) Geschwulst, des Myxoms sehr schnell in die Literatur aufgenommen worden, ohne besonders befürwortet zu sein, — ein Umstand, der wenigstens zeigt, dass der Name einem Bedürfniss entsprach. Missverständlich, wie der Name der Gallertgeschwulst, ist er nicht, weil er an einen bestimmten chemischen Körper und an eine bestimmte histologische Grundlage anknüpft.

Das am meisten typische Beispiel für eine Geschwulstbildung dieser Art findet sich schon bei der ersten Entwickelung des Fötus, und zwar an den Eihäuten. Man könnte freilich sagen, diese Form gehöre nicht in die Oncologie, sondern in die Teratologie. Allein gerade das gewöhnliche Myxom der Placenta ist nicht blos für die Schleimgeschwulst, sondern auch für die Geschwülste überhaupt von höchster Bedeutung, und wir würden uns des lehrreichsten Beispieles berauben, wenn wir diese Form auslassen wollten. Ich meine diejenige, die man gewöhnlich unter dem Namen der Trauben- oder Blasenmole (Mola hydatidosa, vesicularis, cystica, botryoides s. racemosa) aufführt **).

---

*) Paget. Lect. on surg. path. Vol. II. p. 106.

**) Der Ausdruck Mola ($\mu\acute{v}\lambda\eta$) bezieht sich ursprünglich nur auf einen der gegenwärtig darunter begriffenen Zustände, nehmlich auf die sogenannte Mola carnosa (Galen. de usu part. lib. 14. cap. 7. Aristoteles. De generatione animantium lib. 4. cap. 7). Die hier in Betracht kommende Form der Blasenmole scheint zuerst von Aëtius (Tetrabibl. 4. Serm. 4. c. 79) als eine Art von Hydrops uteri beschrieben zu sein, jedoch führt sie schon Schenck von Grafenberg (Observ. med. rarior. Lib. IV. Francof. 1665. p. 620) in dem Kapitel der Molen auf, und Tulpius (Obs. med. Amstel. 1652. p. 246) erklärt geradezu, dass manche Schriftsteller sie Mola aquosa nennten.

Fast ohne Ausnahme findet sich dieser Zustand an menschlichen Früchten bei einem Abortus, seltener bei der Geburt vor; innerhalb des Uterus selbst ist er kaum gesehen worden, denn fast alle älteren Beobachtungen der Art*) lassen andere Deutungen zu. Dass gerade die menschliche Frucht zur Molenbildung überhaupt vorzugsweise geneigt ist, war schon lange bekannt**), und die Beobachtungen über Mola vesicularis beim Hunde sind nicht ganz zweifellos***). Der gewöhnlichste Fall beim Menschen

Fig. 80.

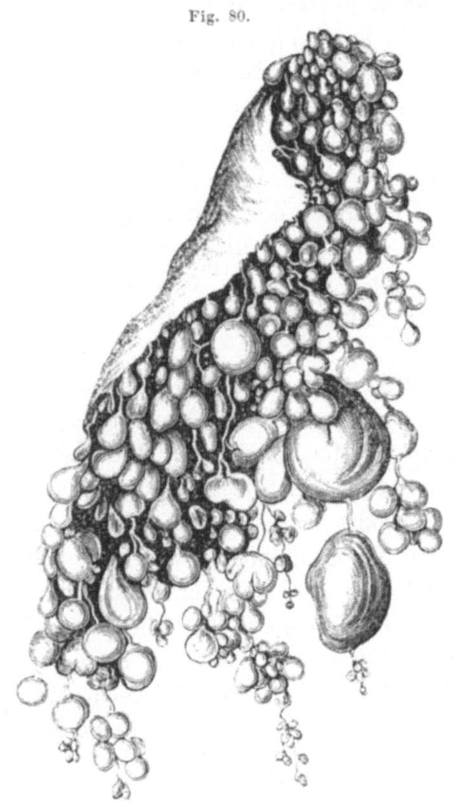

Fig. 80. Myxoma cystoides multiplex der Chorion-Zotten. Natürliche Grösse.

*) Schenk von Grafenberg l. c. p. 621—622. Haller. Elem. phys. Tom. VIII Lib. XXIX. §. XXIII. p. 232.

**) Aristoteles l. c. (Fünf Bücher von der Zeugung und Entwickelung der Thiere, übersetzt und erläutert von Aubert und Wimmer. Leipz. 1860. S. 343). Harder. Apiarium. Basil. 1687. p. 347.

***) Morgagni. De sedibus et causis morb. Lib. III. Epist. 48. art. 14. et 15. Er citirt ausserdem Vallisneri.

ist der, dass ein grosser Klumpen geboren wird, welcher auf den ersten Blick aus nichts als aus einem Gemenge von Blut und Blasen der verschiedensten Grösse zu bestehen scheint. Löst man die Blutgerinnsel ab, so zeigen sich zahllose Blasen zu Trauben zusammengesetzt, in der Art, dass jede Blase einen Stiel hat und dass an der Oberfläche der grösseren Blasen wieder kleinere aufsitzen, die ebenfalls gestielt sind und gewöhnlich wieder neue Blasen tragen. Grosse Quäste oder Trauben von solchen Blasen sitzen schliesslich durch stärkere Stiele dem Chorion an, und zwar manchmal im ganzen Umfange desselben, häufig nur an der Placentarstelle.

Der Gedanke, dass diese Blasen wirkliche Entozoen, Blasenwürmer seien, ein Gedanke, welcher bei den früheren Helminthologen*) öfters wiederkehrt, widerlegt sich leicht durch den unzweifelhaften organischen Zusammenhang dieser Gebilde mit der häutigen Ausbreitung des Chorion**). In der That ist es von dem Augenblick an, wo man die Placentarzotten kennen gelernt hat, kaum noch zweifelhaft gewesen, dass es sich bei der Hydatidenbildung um Entartungen dieser Zotten handelt. Lange haben sich die besten Beobachter für die Ansicht von Ruysch***) erklärt, dass die Blasen aus einer Veränderung der Gefässe hervorgingen. Allein diese Ansicht hatte nur Bedeutung, so lange man an den Zotten fast nichts weiter kannte, als die Gefässe; als das Parenchym bekannt wurde, begann man auch, in ihm den Sitz der Veränderung zu suchen. Wie es scheint, bezog zuerst Grashuis†) die Blasen auf das „Zellgewebe“; die neueren Beobachter haben vielfach geschwankt, ob sie die Entartung

---

*) Göze. Versuch einer Naturgeschichte der Eingeweidewürmer thierischer Körper. Blankenb. 1782. S. 196. Bremser. Ueber lebende Würmer im lebenden Menschen. Wien. 1819. S. 253. (Auf dem Titelblatt ist allerdings eine solche Traube unter den Pseudohelminthen abgebildet). Gluge. Atlas der path. Anat. Jena. 1843. Lief. IV. S. 5.

**) Marc. Malpighi. Opera posthuma. Amstel. 1698. p. 116. Tab. XI. fig. 6. vgl. die älteren Beschreibungen bei Stalpart van der Wiel. Obs. rar. Cent. I. Obs. 70. (Tab. 5.).

***) Fred. Ruysch. Advers. anat. prima p. 7. Thes. anat. VI. No. 102 – 104. Tab. V. fig. 3—6. Alb. Haller. Opuscula pathologica. Laus. 1768. p. 130. Wrisberg. Nov. Comment. Götting. T. IV. p. 73. Ed. Sandifort. Obs. anat. path. Lib. II. cap. 3. p. 89. Tab. VI. Cruveilhier. Atlas d'anat. path. 1829. Livr. I. Pl. I. et II. Traité d'anat. path. T. III. p. 481. Andral. Path. Anat. übersetzt von Becker. Th. II. S. 421.

†) J. Grashuis. De natura, sede et origine hydatidum disquisitio p. 77. (citirt bei Sandifort Obs. anat. pathol. Lib. II. cap. III. p. 87 Not. d.).

mehr dem Grundstock der Zotte oder ihrem Ueberzuge zuschreiben sollten, und im ersteren Falle, ob sie mehr die zelligen Theile oder das ganze Gewebe als Ausgangspunkt ansehen sollten.

Velpeau *) scheint der erste gewesen zu sein, der sich ganz entschieden gegen die Gefässtheorie erhob; zugleich wies er nach, dass die sogenannten Hydatiden keine Blasen in dem gewöhnlichen Sinne seien, dass vielmehr der Zustand der Zotten mehr dem eines mit Flüssigkeit getränkten Schwammes gleiche. Er betrachtete das Ganze daher mehr als eine besondere Missbildung. Joh. Müller **) erklärte geradezu, dass er keine Cysten, sondern nur solide Anschwellungen der Zotten finde. Gierse und H. Meckel ***) wiesen genauer nach, dass eine Hypertrophie der Zotten mit Oedem stattfinde; letzteres betrachteten sie als secundär und verglichen es mit dem gewöhnlichen blasigen Oedem des Anasarca. Dagegen glaubte Heinrich Müller †) den Anfang der Erkrankung in dem äusseren Ueberzuge der Zotten, dem sogenannten Exochorion zu finden, welches sich verdicke und in sich Höhlen erzeuge, welche nachträglich von einer faserigen Schicht des Endochorion überzogen würden. Mettenheimer ††) endlich suchte den Anfang der Blasen gerade umgekehrt in einer Umbildung der in dem Innern der Zotten enthaltenen Zellen zu Cysten, und in Auswüchsen der letzteren sah er den Grund der späteren traubigen Zusammenhäufung. Paget †††) schloss sich dieser Anschauung an.

Die vielen Widersprüche in diesen Angaben erklären sich zum grossen Theil aus der mangelhaften Kenntniss des Baues der Chorionzotten. Ich wies zuerst nach, dass sowohl die normalen Zotten, als auch die hypertrophirten Zotten der Mola hydatidosa aus einer Fortsetzung desselben Schleimgewebes bestehen, welches die Gallerte des Nabelstranges bildet*†). Ferner zeigte

---

*) Velpeau. Révue médicale. 1827. Sept. p. 508. Embryologie und Ovologie des Menschen. Deutsch von Schwabe. Ilmenau. 1834. S. 18.

**) Müller in seinem Archiv. 1843. S. 441. Note.

***) Gierse und H. Meckel in den Berliner geburtshülfl. Verhandlungen. 1847. Bd. II. S. 133.

†) H. Müller. Abhandlung über den Bau der Molen. Würzburg. 1847. S. 41, 46.

††) Mettenheimer in Müller's Archiv. 1850. S. 424. Taf. IX. u. X.

†††) Paget. Lectures on surg. path. II. p. 64.

*†) Würzburger Verhandl. 1851. Bd. II. S. 161.

ich, insbesondere gegenüber den Angaben von Goodsir und
Schröder van der Kolk, dass die Zotten nur aus zwei wesentlichen Theilen bestehen, einem epithelialen Ueberzuge (Exochorion)
und einem schleimgewebigen Grundstock (Endochorion), der zuerst
gefässlos ist, später Gefässe erhält*). Wucherungen des Epithels,
wie sie Heinr. Müller als Anfang der Cystenbildung ansah,
fand ich als regelmässigen Anfang jedes, auch des normalen
Wachsthums; ihnen folgt nach einiger Zeit das knospenartige Hervorwachsen des Grundstockes (der Papille oder Zotte). Allein nur
in der letzteren, und nicht in dem Epithel, findet die besondere
Veränderung statt, welche zu der Molenbildung führt.

Schon ältere Beobachter haben davon gesprochen, dass auch
an anderen Theilen der Eihüllen eine ähnliche Cystenbildung stattfinden könne. Insbesondere Ruysch berichtet von einem Nabelstrang, der wie eine Kette von Blasen ausgesehen habe. Ich selbst
habe Haufen kleiner Blasen an der fötalen Seite der Placenta in
der Nähe der Insertion des Nabelstranges gesehen**). Diese Fälle
sind wohl zu unterscheiden von jenen, wo die Erkrankung sich
ausserhalb der Placentarstelle findet, aber doch an Chorionzotten.
Ursprünglich ist das ganze Ei mit Zotten besetzt. Von diesen
entwickeln sich jedoch nur die an der Placentarstelle unter normalen Verhältnissen weiter, während die anderen stehen bleiben
oder sich zurückbilden. Tritt aber schon sehr frühzeitig d. h. im
ersten Schwangerschaftsmonat ein krankhafter Zustand ein, so
kommt es vor, dass sämmtliche Zotten in Wucherung gerathen
und hyperplastisch werden. In der Regel erfolgt dann Abortus,
aber es kann auch sein, dass die Wucherung fortschreitet und
das ganze Ei ringsum mit „Hydatiden“ besetzt wird. Anderemal
dagegen entwickelt sich gerade umgekehrt die Placenta normal, aber
irgend ein ausser ihr gelegener Zottenbaum wird „hydatidös“***).
Dies ist freilich sehr selten. Viel gewöhnlicher ist es, dass sich
die Erkrankung auf die Placentarstelle beschränkt oder innerhalb
derselben sogar nur einen oder einige Cotyledonen betrifft.

In allen diesen Fällen beginnt der Prozess als ein irritativer

---

*) Würzburger Verhandlungen. 1853. Bd. IV. S. 375. Gesammelte Ab-
handl. S. 784.
**) Präparat No. 136. vom Jahre 1858.
***) Michael in Beale's Archives of medicine. Vol. I. p. 320. Pl. XXX.
fig. 4.

mit Kern- und Zellenvermehrung. Gleichviel, ob es bei einer einfachen Hyperplasie bleibt, oder ob ein hydatidöser Zustand eintritt, in jedem Falle ist nichts gewöhnlicher, als einzelne Zellen mit hellen, blasenförmigen Räumen versehen zu finden. Es sind dies Zellen, wie ich sie unter dem Namen der physaliphoren beschrieben habe[*]). Man findet sie sowohl in dem Epithel, wie H. Müller angiebt, als auch in dem Parenchym der Zotten, wie Mettenheimer und Wedl[**]) es darstellen. Aber mit Recht hat schon Schröder van der Kolk[***]) bemerkt, dass sie zu häufig sind, um in eine besondere Beziehung zur Blasenmole gesetzt zu werden, und Hewitt[†]) hat gezeigt, dass die eigentliche Vergrösserung der Zotten ausserhalb dieser Zellen besteht. Allerdings entspricht der Vorgang dem, was man an anderen Orten als Schleimmetamorphose von Zellen beschrieben hat, und ich will nicht in Abrede stellen, dass manche Zelle auf diese Weise zu Grunde gehen und sich gleichsam in Schleim auflösen mag. Aber anderemal gehen die Zellen durch Fettmetamorphose unter, anderemal endlich persistiren sie in grosser Zahl, und die Hauptmasse der Schleimanhäufung findet in der Intercellularsubstanz statt. Ueberall da, wo die Intercellularsubstanz ihrem grössten Theile nach aus Schleim besteht, nimmt das Gewebe das Ansehen einer cystischen, relativ flüssigen Masse an; wo dagegen eine grössere Menge faseriger Theile bestehen bleibt oder sich zubildet, da erscheint mehr eine einfache Hypertrophie oder richtiger Hyperplasie.

Auf diese Weise verwandeln sich die einzelnen, sonst sehr feinen Zotten der Placenta in wirkliche Geschwülste, und es entsteht in der Regel ein multiples Myxom, welches am meisten vergleichbar ist gewissen Condylomen der äusseren Haut oder Zottengeschwülsten der Schleimhaut. Eine Zotte, die normal vielleicht kaum den Durchmesser einer halben Linie hat, mag dabei den Durchmesser von einem halben Zoll und darüber gewinnen. Je grösser sie wird, um so mehr tritt der Charakter des Schleim-

---

[*]) Cellularpathologie. 3. Aufl. S. 130. Fig. 131.

[**]) Wedl. Grundzüge der pathologischen Histologie. Wien. 1854. S. 202. Fig. 31. und 32.

[***]) Schröder van der Kolk. Waarnemingen over het maaksel van de menschelijke placenta. Amsterd. 1851. p. 49. Taf. V. fig. 26.

[†]) Graily Hewitt in Transactions of the obstetrical Society of London. 1860. Vol. I. p. 254.

gewebes deutlicher hervor. Sie bekommt eine gallertartige, klare, durchscheinende Beschaffenheit, und wenn man sie ansticht, so entleert sich eine schlüpfrige Flüssigkeit, welche die Reactionen des Mucins darbietet. Das blasenförmige Aussehen rührt also hauptsächlich von der Zartheit des mit Flüssigkeit erfüllten Gewebes her, welches man etwa vergleichen kann mit dem zarten Pflanzenparenchym an manchen Früchten, z. B. an Weintrauben, wenn sie recht reif sind und die Haut recht dünn ist.

Diese Entwickelung ist an die Anwesenheit von Gefässen nicht gebunden. Allerdings sind diese in der Regel vorhanden, wenn die Erkrankung erst in einer späteren Periode der Schwangerschaft eintritt; ja es kommt vor, dass sogar eine ganz ungewöhnlich reiche Ausbildung des Capillarnetzes in den Zotten eintritt. Gierse und Meckel*) haben diesen Zustand, der sich leicht mit Anasarca des Fötus verbindet, als Wassersucht der Placenta von der Blasenmole unterschieden. In der Regel fehlen aber die Gefässe, zumal an den Eiern aus den ersten Schwangerschaftsmonaten, wo sehr gewöhnlich zugleich Hydrops amnii stattfindet und der Embryo selbst unter dem Process atrophirt und abstirbt, damit also jede Circulation aufgehoben wird.

Dieses Verhältniss des Embryo hat schon lange die Aufmerksamkeit der Aerzte auf sich gezogen, und es ist gewiss ein Ereigniss von dem höchsten Interesse. Schon die älteren Beobachter**) kannten sogenante leere Eier (ova inania), in welchen jede Spur des Fötus fehlte. Anderemal fand man in dem Ei noch einen zapfenförmigen, zuweilen in Blasen auslaufenden Anhang, dem Nabelstrang vergleichbar***). Anderemal endlich hing an einem kurzen, aber dicken und blasigen, zuweilen auch längeren, aber dann gewöhnlich varicösen Nabelstrang ein Fötus, der entweder zu klein im Verhältniss zu der Grösse der Eihäute und zu der Dauer der Schwangerschaft erschien, oder der ausserdem noch

---

*) Berliner Geburtshülfl. Verhandl. Bd. II. S. 161. Taf. II. Fig. 7. Taf. III. Fig. 10.

**) Die Literatur bei Haller. Elem. physiol. T. VIII. p. 65. und bei Sandifort. Obs. path. anat. Lib. II. p. 77. Vgl. ferner Ruysch. Thes. anat. VI. No. 39—41. Tab. I. fig. 4. u. 5. H. Müller a. a. O. S. 36. Barnes. British and foreign med. chir. Review. 1855. Jan. p. 169. Hewitt. l. c. p. 253. Pl. I. fig. 1.

***) Sandifort l. c. p. 79—81. Tab. VI. fig. 3—4. Wedl a. a O. S.206. fig. 33. Otto. Seltene Beobachtungen zur Anat. Phys. u. Path. Heft I. Breslau. 1816. S. 136.

allerlei Difformitäten darbot*). Es liegt auf der Hand, dass diese
Zustände, welche jedoch nicht immer mit hydatidöser Vergrösserung der Zotten verbunden sind, Gradationen einer und derselben
Störung darstellen, welche von einfachen Defectbildungen bis
zur vollständigen Auflösung von Embryo und Nabelstrang fortschreitet.

Hier wirft sich nun die Frage auf, ist die Veränderung der
Eihäute Folge oder Ursache der Embryostörung? Die meisten
der neueren Beobachter haben sich für die Priorität der Eihaut-
Erkrankung erklärt und den Fötus secundär in Mitleidenschaft
gerathen lassen. Hewitt**) dagegen ist auf die ältere, eigentlich schon von Aristoteles vertretene Meinung zurückgegangen,
dass der Fötus zuerst absterbe und die Eihäute dann noch eine
gewisse Zeit, möglicherweise Monate lang im Uterus zurückgehalten würden und selbständig fortwüchsen. Es stimmt das mit
der Ansicht derjenigen, welche meinten, dass die Placenta oder
ein Theil derselben nach der Geburt des Kindes im Uterus zurückgehalten werden und cystisch entarten könne***).

Allein gewichtige Gründe sprechen dagegen. Niemand hat
bis jetzt dargethan, dass Placenten, welche nach der Geburt des
Kindes zurückgehalten werden, noch fortwachsen. Bei den Hämatomen habe ich solche Fälle beschrieben, wo die Zotten sich
unverändert erhalten (S. 148); dasselbe habe ich bei Extrauterin-
schwangerschaften gesehen, namentlich in einem Falle, wo ich
die Placenta 25 Jahre nach dem Ablauf der Schwangerschaft noch
in der Bauchhöhle fand†). Ruysch selbst bildet sogenannte
Pseudomolen ab, welche nach seiner Meinung zurückgehaltene
und comprimirte Mutterkuchen sein sollen††), und er meint, dass
sie bei Aborten von 2—4 monatlichen Früchten entständen, während bei 7 monatlichen und älteren Früchten die zurückgebliebene

---

*) Ruysch l. c. No. 45, 47. Tab. II. fig. 3, 5. Obs. anat. chir. Cen-
turia. Amst. 1691. p. 20. fig. 15. Sandifort. Obs. Lib. III. p. 91. Tab. VIII.
fig. 4—5. Wedl a. a. O. S. 207. fig. 34. Cruveilhier. Atlas d'anat path.
Livr. I. Pl. II fig. 1. Otto a. a. O. S. 135.

**) Hewitt l. c. p. 258. ibid. Vol. II. p. 112.

***) Ruysch. Obs. anat. chir. Cent. Obs. 28. et 33. Amst. 1691. p. 34
et 43. Sandifort l. c. p. 81.

†) Würzb. Verhandlungen. 1850. Bd. I. S. 104. Gesammelte Abhandl.
S. 790.

††) Ruysch. Obs. anat. chir. Cent. Fig. 25—27. Blosse Blutgerinnsel
aus dem Uterus zeichnet er in Fig. 28—29.

Placenta hydatidös werde. Allein schon Haller hat dagegen bemerkt, was die tägliche Beobachtung bestätigt, dass selbst bei 2 monatlichen Früchten die hydatidöse Degeneration vorkomme. Andererseits kommt dieselbe Compression der retinirten Placenta bei 7 monatlicher Schwangerschaft vor (vergl. S. 146 ff., Fig. 15 u. 16), wie sie Ruysch von 2 — 4 monatlicher abbildet. Auch hat Morgagni sehr richtig darauf hingewiesen, dass Hydatidenmolen neben wohlausgebildeten und ausgetragenen Früchten als Zwillingsformen vorkommen und dass die Mole erst einige Zeit nach dem ausgebildeten Kinde geboren werden kann. Dadurch wird sehr leicht die Vermuthung erregt, dass die Mole aus retinirten Theilen des normalen Mutterkuchens entstanden sei, während sie doch coexistirte.

Ferner spricht gegen Hewitt der Umstand, dass die erwähnten Zustände des Fötus und des Nabelstranges sich ebenso bei Fleisch- oder Blutmolen, wie bei Blasenmolen finden. Allerdings ist es nicht ganz selten, dass an einer Fleischmole einzelne Zotten zugleich myxomatös sind*); es ist aber ungleich wahrscheinlicher, dass nicht die Myxombildung das secundäre Ereigniss ist, sondern die Hämorrhagie, welche die sogenannte Fleischmole bildet. Denn nichts ist bei Blasenmolen-Schwangerschaft gewöhnlicher, als anhaltende, Monate lang fortgehende Blutungen. Endlich, und das ist ein Hauptgrund, giebt es partielle Myxome der Placenta bei gut ausgebildeten, erst in späteren Schwangerschaftsmonaten abgestorbenen Kindern. Ich habe ein ausgezeichnetes Präparat dieser Art in der Würzburger Sammlung aufgestellt und kann für die geringeren Anfänge eine ganze Reihe von Abortiveiern aufweisen. Ruysch hatte schon dieselbe Beobachtung gemacht**). Diese Fälle lassen sich nicht durch die Betrachtung beseitigen, welche Hewitt gegen Michael anwendet, dass ein Theil der Chorionzotten nicht in die Placentarbildung aufgenommen sei, denn ich sah die myxomatösen Zottenbäume mitten in der Placenta.

Da nun aber der ganze Process offenbar ein irritativer ist, so liegt es gewiss näher, den Grund desselben in einer von der

---

*) Präparat No. 166 vom Jahre 1858, 203 von 1859, No. 179 von 1860.
**) Ruysch. Obs. anat. chir. Centuria. Obs. 33. Amst. 1691. p. 43. fig. 34.

Uterusfläche oder von dem mütterlichen Blute direct übertragenen Reizung zu suchen. Dafür spricht namentlich die Erfahrung, dass manche Frauen mehrmals hintereinander Blasenmolen gebären, und dass die Decidua deutliche Spuren entzündlicher Verdickung trägt, ja, wie ich gesehen habe, zuweilen sogar mit kleinen polypösen Auswüchsen besetzt ist. Besteht aber eine Endometritis in mehr oder weniger grosser Ausdehnung, so kann die Entwickelung der mütterlichen Gefässe sehr frühzeitig in ungewöhnlicher Ausdehnung erfolgen, und so der ganzen Oberfläche des Eis ein stärkerer Reiz zum Wachsthum zukommen, während er gewöhnlich nur an der späteren Placentarstelle, der sogenannten Decidua serotina stattfindet. Nimmt die Wucherung der Zotten zu einer Zeit, wo der Embryo noch sehr klein ist, eine grosse Mächtigkeit an, bildet sich aus jeder eine wirkliche Geschwulst, so wird diese auch den selbständigen, parasitischen Charakter gewinnen, welcher alle Geschwulstbildung bezeichnet (S. 18, 104). Nicht nur werden dann die Zotten dem Embryo das Ernährungsmaterial vorenthalten, das sie ihm normal überliefern sollten, das sie aber jetzt in sich selbst verwerthen, sondern sie können auch als lebende Theile fortbestehen, nachdem der Embryo selbst zerstört ist. Denn, ich halte es nach der Kleinheit vieler Embryonen im Verhältniss zur Schwangerschaftsdauer allerdings nicht für unwahrscheinlich, dass die Zotten auch nach dem Tode des Embryo wirklich fortwachsen. Jedenfalls stellen sie in höchster Vollendung das Muster einer wahrhaft parasitischen, dem Mutterkörper selbst fremdgewordenen, heterologen und doch aus ihm hervorgegangenen Geschwulst dar.

Dieser Geschwulst-Habitus tritt für die äussere Erscheinung noch mehr hervor in solchen Fällen, wo die Zotten zu grossen und mehr harten Knollen anwachsen. Die Anfänge dieses Zustandes, die man als einfache Hypertrophie der Zotten zu bezeichnen pflegt, sind in Abortiveiern nicht selten, und für mich waren sie insofern immer besonders charakteristisch, als ich gerade in solchen Fällen die entzündliche Verdickung der Decidua (Endometritis decidua) am deutlichsten fand. Von dem höheren Grade habe ich nur einen einzigen, aber auch einen im höchsten Maasse überraschenden Fall gesehen. Herr Dr. von Pelzer überschickte mir im Jahre 1858 die Placenta eines im 7. Schwangerschaftsmonate, unter starken Blutungen gebornen,

Fig. 81.

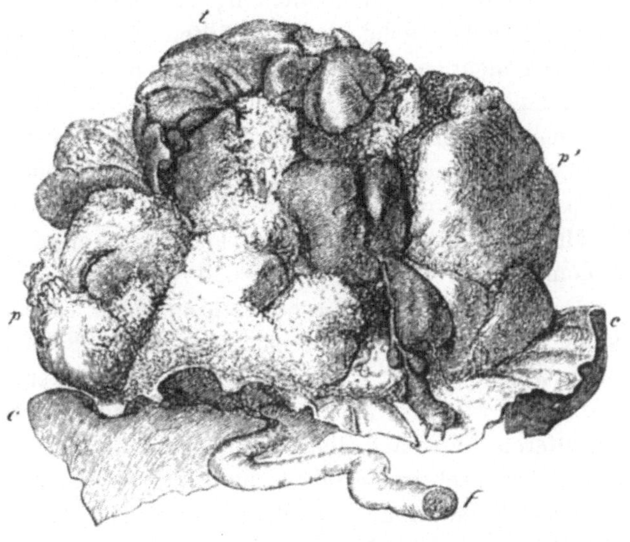

übrigens wohl ausgebildeten Kindes, an welcher mitten zwischen dem losen Zottenparenchym eine gewisse Zahl glatter, rundlicher und derber Knoten hervortrat, welche zusammen einen fast faustgrossen Tumor bildeten. Bei genauerer Betrachtung ergab sich, dass ein Cotyledon mitten aus der sonst normalen Placenta heraus sich als eine scheinbar heterologe Geschwulst entwickelt hatte (Fig. 81, *t*). Die Vergrösserung erstreckte sich über alle Theile des Cotyledons, denn einerseits reichte sie bis unmittelbar an das Chorion, andererseits waren auch die secundären und tertiären Aeste davon betroffen, so dass auf den mehr centralen, bis taubeneigrossen Knoten an dickeren und dünneren Stielen wieder neue haselnussgrosse und endlich hanfkorngrosse Knoten aufsassen. Die mikroskopische Untersuchung ergab, dass im Innern ziemlich grosse und starkwandige Gefässe in grösserer Zahl enthalten waren, was schon das rothe Aussehen der Knoten andeutete, dass

---

Fig. 81. Myxoma fibrosum eines Placentar-Cotyledon *t*, aus welchem verschiedene gestielte und verästelte kleinere Knoten heraushängen. *f* der Nabelstrang, *c c* das gefaltete und ausgebreitete Chorion. *p* ein gewöhnlicher, an der Oberfläche mässig glatter Cotyledon; *p'* ein eben solcher, von verdickter Decidua überzogen. Bei *t* liegt die Oberfläche des myxomatösen Knotens frei, ohne Decidua-Ueberzug vor. Die zwischenliegenden rauhen Stellen sind gewöhnliche Zotten, welche von dem erkrankten Cotyledon ausgehen. (Präparat No. 133. vom Jahre 1858). Halbe Grösse.

aber die Hauptmasse aus einem dichten, areolären, hie und da mit runden Kernzellen sehr dicht erfüllten Gewebe bestand, welches mit den mehr peripherischen Theilen des Nabelstranges die grösste Aehnlichkeit hatte.

Diesen sonderbaren Zustand muss man wohl unterscheiden von den Hämatom-Knoten, die sich so oft in der Placenta finden und durch partielle Thrombosen bedingt sind. Wie es scheint, haben die älteren Beobachter manches hierher gehörige gesehen und unter dem Namen von Tuberkeln und Skirrhen der Placenta beschrieben*). Freilich sind diese Beschreibungen so unsicher, dass es kaum zu entscheiden sein möchte, welche Fälle hierher gehören und welche nicht. Manche neuere Beobachter, insbesondere Simpson**) haben es daher für wahrscheinlicher gehalten, die älteren Fälle auf Blutcoagula, namentlich verdichtete und verfärbte Gerinnsel zu beziehen, und vielfach hat man ganz allgemein diese Zustände als Apoplexien der Placenta gedeutet. Ich leugne nicht, dass wirkliche hämorrhagische Gerinnsel, namentlich an der mütterlichen Seite des Mutterkuchens, vorkommen, aber ich habe schon darauf hingewiesen, dass der gewöhnliche Fall vielmehr eine Thrombose der mütterlichen Placentar-Sinus ist***). Wie ähnlich diese, wenn sie in einer gewissen Beschränkung und multipel vorkommt, der eben beschriebenen Myxombildung sein kann, habe ich namentlich in einem Falle von Transposition der Eingeweide gesehen †). Aber es wird jetzt nicht mehr gestattet sein, alle Fälle von Knoten, selbst wenn diese roth oder röthlich sind, als Hämatome aufzufassen, und wenn auch wirkliche Tuberkel und Skirrhen an der Placenta kaum vorkommen dürften, so muss doch in jedem Falle wohl unterschieden werden, ob es sich um Gerinnungsknoten oder um hyperplastische Myxomknoten handelt††). —

---

*) Troll. De placentae morbis. Diss. inaug. Berol. 1835. p. 28, 89.

**) James Y. Simpson. Obstetric memoirs and contributions. Edinb. 1856. Vol. II. p. 409.

***) Gesammelte Abhandlungen. S. 599.

†) Mein Archiv. Bd. XXII. S. 431. Präparat No. 116 *b*. vom Jahre 1861.

††) Ich mache bei dieser Gelegenheit darauf aufmerksam, dass zuweilen unvollständig entwickelte Zwillinge in der Form der sogenannten Aniden am Nabelstrang kurz gestielt aufsitzen, welche leicht für Myxomknoten genommen werden können. Vgl. die Fälle von Ramsbotham. Transact. of the London Path. Society. Vol. II. p. 87.

Gehen wir von diesen Schleimgeschwülsten der Eihüllen zu denen des Körpers selbst über, so kann ich in Beziehung auf congenitale Formen wenig aussagen. Ich halte es allerdings nicht für unwahrscheinlich, dass manche Formen von umschriebener Elephantiasis, namentlich von cystischer (S. 317), sich hier anreihen. Es kommt ja nur darauf an, dass bei der weiteren Entwickelung des Körpers einzelne Theile des Schleimgewebes sich unverändert erhalten, wie ich das früher von dem Kamm unserer Haushähne nachgewiesen habe*). Allein es fehlt zu sehr an genauen Beschreibungen, und ich selbst habe in neuerer Zeit keine Gelegenheit gehabt, die Sache weiter zu verfolgen. Von besonderem Interesse scheinen mir aber die Beobachtungen von C. O. Weber**), der dreimal Myxome untersuchte, welche aus der Nabelnarbe von Kindern exstirpirt waren. Schuh***) exstirpirte ein angebornes Collonema bei einem 5 Monate alten Kinde in der Gegend des Unterkieferwinkels und der Ohrspeicheldrüse.

Beim Erwachsenen sind Schleimgeschwülste verhältnissmässig nicht häufig, nicht einmal in dem atrophischen und in Schleimgewebe zurückgebildeten Fett. Zuweilen kommen sie freilich in ausserordentlicher Grösse vor und erzeugen Gewächse von der grössten Wichtigkeit. Nachdem ich vor nicht langer Zeit diese Form unterscheiden gelehrt habe, ist auch von anderen Beobachtern†) schon eine gewisse Zahl neuer Fälle bekannt geworden, und es steht wohl sicher zu erwarten, dass dieselbe sich in der Folge beträchtlich vermehren wird. Nur darf man nicht, wie Billroth††), Kropf, Eierstockscolloid und Gallertsarkome in diese oder überhaupt in dieselbe Kategorie zusammennehmen. Am schwierigsten ist die Trennung von den wahren Gallert- oder Schleimsarkomen, jedoch muss man sich daran halten, nur das Myxom zu nennen, was wirklich bekannte Formen des Schleimgewebes reproducirt.

---

*) Würzburger Verhandlungen. Bd. II. S. 318.
**) Weber. Chirurgische Erfahrungen. S. 388.
***) Schuh. Pseudoplasmen. 1854. S. 252.
†) A. Förster. Mein Archiv. Bd. XII. S. 207. B. Beck. Klinische Beiträge zur Histologie u. Therapie der Pseudoplasmen. Freib. 1857. S. 14. Senftleben. Mein Archiv. Bd. XV. S. 339. Billroth. Mein Archiv. Bd. XII. S. 358. Die Eintheilung, Diagnostik und Prognostik der Geschwülste. Berl. 1859. S. 57. C. O. Weber. Chirurgische Erfahrungen und Untersuchungen. 1859. S. 388. E. Neumann. Mein Archiv, Bd. XXIV. S. 316.
††) Billroth. Eintheilung u. s. w. der Geschwülste. S. 18.

Ich selbst habe Schleimgeschwülste am häufigsten von solchen Stellen gesehen, wo grössere Fettlager oder sehr lockere Bindegewebsmassen präexistiren, namentlich vom Oberschenkel, vom Rücken, von der Hand und von den Wangen. Die grösste Disposition scheint der Oberschenkel zu besitzen, denn nicht nur habe ich fünfmal grosse Geschwülste untersucht, welche in dieser Gegend gewachsen waren, sondern auch die meisten anderen Beobachtungen, namentlich die von Förster, Köberle, Beck und eine von Weber beziehen sich auf diese Localität. Dahin gehören ferner drei ältere Fälle von Gluge, die als Lipoma colloides beschrieben sind*), ebenso vier von Paget**) als fibrocellulär aufgeführte, sowie wahrscheinlich ein von Blasius***) als Collonema, ein von Lebert†) und ein von Verneuil††) als Colloid bezeichnetes Gewächs. Auch haben fast alle das gemeinschaftlich, dass sie gewissermaassen einen Rückfall des Schleimgewebes in Fettgewebe darstellten, d. h. dass die Zellen sich stark mit Fett füllten. Der erste Fall dieser Art, welcher mir vorkam, betraf einen 68 Jahre alten Häcker von Ochsenfurt, der im März 1855 wegen einer stark faustgrossen Geschwulst am rechten Oberschenkel in das Juliusspital zu Würzburg kam, dasselbe aber bald wieder verliess. Die Geschwulst wuchs dann sehr schnell, brach auf, sonderte viel Blut und Jauche ab, wurde über Mannskopf gross und wog, als im December der Tod eintrat, 10 bis 12 Pfund. Auf dem Durchschnitt bestand sie aus zahlreichen, bis taubeneigrossen Lappen von sehr weicher Beschaffenheit, so dass ich sie anfangs für eine Geschwulst der Lymphdrüsen hielt. Manche Lappen waren ganz gallertartig, durchscheinend, gelblich, zitternd, andere hatten ein trüberes, weisslich gelbes, maschiges Aussehen; viele enthielten grosse und zahlreiche Gefässe, so dass sie fast cavernös erschienen. Die feinere Untersuchung ergab, dass die gallertigen Stellen ganz aus Schleimgewebe bestanden, die gelben dagegen reichliche Bildung von Fettzellen erkennen liessen†††).

---

*) Gluge. Anat. mikrosk. Untersuchungen. Minden. 1838. Heft I. S. 131, 132, 134. Atlas der pathol. Anat. Lief. VIII. Taf. I. Fig. 3—5.

**) Paget. Lect. II. p. 110, 117, 118 (Fälle von Lawrence, Stanley, Hunter und Skey).

***) Blasius. Deutsche Klinik. 1852. No. 28.

†) Lebert. Physiol. pathologique. T. II. p. 203.

††) Verneuil. Bullet. de la Soc. anat. 1852. p. 414.

†††) Virchow. Untersuchungen über die Entwickelung des Schädelgrundes. Berlin. 1857. S. 49.

Auch die später von mir untersuchten Fälle hatten sämmtlich einen ausgezeichnet lappigen Bau. Eine Geschwulst, welche Hr. Wilms exstirpirt hatte, war so fettreich, dass man sie mit fast ebenso viel Recht ein Lipoma myxomatodes nennen konnte*). Eine andere, weit über Mannskopfgrosse, war so gefässreich, dass sie fast ganz einer cavernösen Bildung glich**). Eine vierte, von Hrn. Berend operirte, war von der grössten Zartheit und dem

Fig. 82.

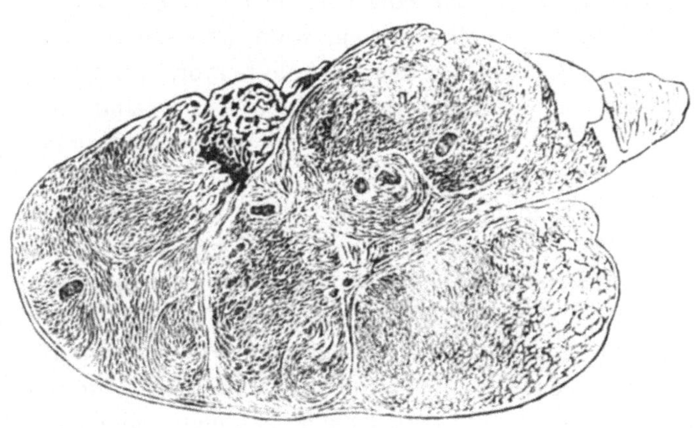

höchsten Schleimgehalte. Sie bestand aus sehr ungleichen Lappen oder Knoten, welche durch ein weiches Zwischengewebe zusammengehalten wurden und welche in ihrem Innern wiederum eine fein- und grobmaschige, weissliche Zeichnung erkennen liessen. Letztere war zum grossen Theil durch die in gewissen Zügen reichlicher werdende Fettzellenbildung bedingt (Fig. 82). Ein fünftes, halb fibröses, halb cystisch-hämorrhagisches Myxom***) war binnen 5 Jahren an dem Oberschenkel einer 30 jährigen Frau bis zur Faustgrösse angewachsen.

Eine andere, wie es scheint, ziemlich häufig befallene Region

---

Fig 82. Myxoma lipomatodes femoris areolare. Die weissen Stellen oben und rechts fast ganz lipomatös, die übrigen mehr schleimig. Das Ganze grosslappig, mit starken Septis. (Präparat No. 161. vom Jahre 1861). Die Zeichnung giebt in natürlicher Grösse einen Abschnitt der Mannskopfgrossen Geschwulst wieder.
    *) Präparat No. 125 vom Jahre 1857.
   **) Präparat No. 183 a vom Jahre 1857.
  ***) Präparat No. 1250 vom Jahre 1853.

ist der Hals, insbesondere die Umgebung des Kieferwinkels[*);
ausserdem finde ich Fälle vom Vorderarm[**]), vom Gesäss[***]),
der Unterlippe[†]) und der Orbita[††]). Nicht selten sind es Mischformen, insbesondere mit Enchondrom und Osteoidchondrom, wie
ich in dem entsprechenden Kapitel weiter ausführen werde.

Der Ausgangspunkt dieser Geschwülste ist nicht selten ein
sehr tiefer, subfascialer oder geradezu intramusculärer. Indess
kommen doch auch solche öfters vor, deren Sitz rein subcutan
ist. Indem sie bald sehr langsam, bald, zumal wenn sie sehr
gefässreich sind, schnell wachsen, wölben sie sich aus dem Unterhautgewebe oder zwischen den Muskeln hervor, drängen allmählich
nach aussen und bilden grosse rundliche Anschwellungen, welche,
wenn sie weicher sind, mehr an Lipome oder geradezu an Cysten,
wenn sie fester sind, mehr an fibröse Geschwülste erinnern.
Liegen sie an Stellen, wo die Haut nicht nachgiebig ist, so kann
es sein, dass die Geschwulst sich nach und nach hervordrängt,
die Oberfläche erreicht, ja endlich in Form einer polypösen
Geschwulst sich herausschiebt. Das merkwürdigste Beispiel davon
sah ich von der weiblichen Brust. Das Myxom hatte sich
bei einem 21jährigen Bauermädchen unmittelbar an der linken
Brustwarze aus einer warzenartigen Erhöhung binnen 2 Jahren
entwickelt und bildete, als Hr. Vogelsang in Minden es exstirpirte, einen Kleinkinderfaustgrossen Tumor, der pendulirend an
der Haut der Brust ansass[†††]). Ein sehr ähnliches Präparat
erhielt ich von Hrn. Hoogeweg in Gumbinnen, der es bei einer
Schwangeren von der Schamlippe abgetragen hatte (Fig. 83).
Es war namentlich dadurch ausgezeichnet, dass die an einem
ziemlich dünnen Stiel hängende Geschwulst äusserlich eine Menge
durchscheinender, weinbeerenähnlicher Lappen besass[*†]). Diese
Fälle schliessen sich an die Beobachtungen von Paget[**†]), sowie

---

[*]) Gluge. Atlas. Lief. XVII. Taf. II. Fig. 1—4. (Lipoma colloides).
W. Adams. Transact. of the London Path. Soc. Vol. I. p. 344. (Colloidkrebs).
Haynes Walton ibid. p. 340. (Colloid). Schuh s. oben S. 417.
[**]) Paget. Lect. II. p. 110 (Fall von Gay).
[***]) Delore. Revue méd. 1855. Juin.
[†]) Frerichs a. a. O. S. 15.
[††]) Paget. Lect. II. p. 118.
[†††]) Präparat No. 65 vom Jahre 1860.
[*†]) Berliner Geburtsh. Verhandl. (1857) Heft X. S. 198.
[**†]) Paget. Lect. II. p. 112, 115.

Fig. 83.

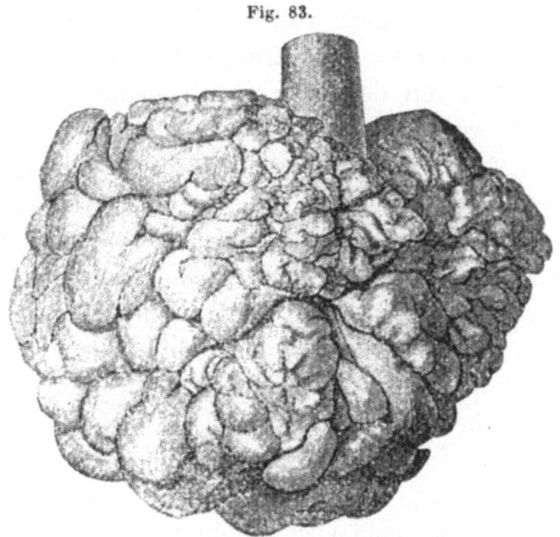

von Blasius, der das Collonema am häufigsten an den Brüsten, den grossen Schamlippen und dem Scrotum gesehen haben will.

Zuweilen bilden sich auch an inneren Theilen ähnliche Geschwülste, namentlich an Stellen, wo normal Fettgewebe liegt, das eine grosse Neigung zu der Umbildung in Schleimgewebe besitzt, wie am Nierenbecken. Besonders bemerkenswerth sind die ganz tief sitzenden, wegen der Gefahr der Operation besonders wichtigen epiperitonäalen Formen*).

An den Knochen kommen Myxome in der mannichfaltigsten Weise vor. Insbesondere sind es die Kiefer, in welchen sich oft sehr beträchtliche Geschwülste dieser Art entwickeln**). Es gehören hierher offenbar viele Fälle von sogenanntem Gallertsarkom und Osteosteatom; wenige Schriftsteller sind so vorsichtig gewesen, wie Stanley***), der einfach von Knochengeschwülsten spricht, die aus weicher Gallertsubstanz gebildet seien. Aber die Grenzen sind gerade bei diesen Geschwülsten sehr schwer zu

---

Fig. 83. Myxoma polyposum botryoides der grossen Schamlippe. (Präparat No. 100. vom Jahre 1857). Nahezu natürliche Grösse.

*) Santesson. Förhandlingar vid Svenska Läkare-Sällskapets Sammankomster. Stockh. 1854. p. 12. Hygiea 1855. April. p. 225. Langenbeck. Archiv f. klin. Chir. Bd. I. S. 105.

**) G. Valentin. Repert. für Anat. und Phys. 1837. Bd. II. S. 275. Heyfelder. Mein Archiv. Bd. XI. S. 520. Billroth. Beiträge zur pathol. Histologie. Berlin. 1858. S. 94. Deutsche Klinik. 1855. Erichsen. St. Petersburger med. Zeitschrift. Bd. I. Heft 11. Taf. VI.

***) Stanley. Diseases of the bones. p. 181.

ziehen, da ausserordentlich viele Uebergänge und Mischformen vorkommen. Insbesondere die knorpeligen Myxome vermischen sich so unmerklich mit den weichen Enchondromen, dass es zuweilen ziemlich willkürlich ist, wohin man den einzelnen Fall rechnen soll. Eine derartige Geschwulst von der Phalanx eines Fingers, welche dem Myxom näher steht, weil nirgends die Zellen inkapsulirt waren, habe ich früher beschrieben*); vortreffliche Beispiele der mehr zum Enchondrom gehörigen Form haben Valentin und Richard Volkmann**) geschildert. Ich werde auf diese Mischgeschwulst bei den Enchondromen zurückkommen, zumal da in den Weichtheilen derartige Uebergänge und Vermischungen noch viel häufiger und wichtiger sind.

Das reine Myxom der Knochen ist eine weiche, leicht zerdrückbare Geschwulst, welche gewöhnlich aus der inneren Substanz hervorgeht und indem sie sich vergrössert, Auftreibungen des Knochens erzeugt, die anfangs noch von einer harten Schale umgeben sind, später aber dieselbe verlieren und als weiche Massen hervorwuchern. Hier und da finden sich im Innern der, meist aus mehreren Lappen bestehenden Knoten noch einzelne Reste des früheren Knochengewebes in Form von Balken, Netzen und dgl. Das Aussehen der Geschwulst ist hellgrau, weisslich oder schwach gelblich, wie Austernfleisch oder wie die Gallertscheibe der Medusen***); Gefässe finden sich in sehr wechselnder Masse vor und geben je nach Umständen der Geschwulst eine hellrosige oder dunkelrothe Färbung.

Der gewöhnliche Ausgangspunkt scheint das Mark zu sein, welches so häufig aus Schleimgewebe besteht (S. 399). Aber ich bin nicht im Stande nachzuweisen, dass diess jedesmal der Fall ist und namentlich nicht, ob der Knochen bloss durch die wachsende Geschwulst absorbirt wird; möglicherweise handelt es sich in manchen Fällen auch um heteroplastische Entwickelung†) aus dem Knochengewebe oder der Beinhaut, und eine weiter-

---

*) Mein Archiv. Bd. V. S. 240.

**) Valentin a. a. O. S 277. R. Volkmann. Deutsche Klinik. 1855. No. 51.

***) Mein Archiv. 1854. Bd. VII. S. 558.

†) Vgl. den Fall von Bickersteth bei Paget, Lectures. II. p. 187, sowie den von Denonvilliers, wo eine fast 20 Pfund schwere Geschwulst des Oberschenkels äusserlich mit dem Knochen in Verbindung stand, jedoch auch innen vorkam (Topinard. Bullet. de la soc. anat. 1857. p. 82).

gehende Untersuchung wird vielleicht darthun, dass das Myxom auch in dieser Beziehung nahe Verwandtschaft mit dem Enchondrom besitzt. Jedenfalls muss man sich davor hüten, spongiöse Osteome mit schleimigem Mark in die Kategorie der Myxome zu beziehen, was ich später noch genauer darlegen werde. —

Die Reihe der heteroplastischen Myxome ist verhältnissmässig, so weit man bis jetzt übersehen kann, die häufigere, und hier, wie ich schon erwähnt habe (S. 400), ist es namentlich die Neuroglia und das Perineurium, in welchen sie sich öfters entwickeln. Ein nicht unerheblicher Theil insbesondere der Gehirngeschwülste gehört in diese Kategorie, und, soweit meine Erfahrungen reichen, namentlich solche an den Grosshirnhemisphären. Es sind das weiche Bildungen *), welche zu sehr umfangreichen Geschwülsten bis zur Grösse einer Mannsfaust oder noch darüber anwachsen, welche oft so zarte, durchscheinende, gallertartige Beschaffenheit haben, dass sie ganz cystisch erscheinen, ja welche sogar unter Umständen einen wirklich cystischen Charakter annehmen, indem an einzelnen Stellen die Zellen atrophiren, die Grundsubstanz zerfliesst, und Höhlungen entstehen, welche mit einer schleimigen Flüssigkeit gefüllt sind. In diese Kategorie gehört der eine von Joh. Müller **) beschriebene und abgebildete Fall; ferner die Beobachtung von E. Wagner ***) sowie wahrscheinlich eine von Rokitansky †) und möglicherweise eine von Leubuscher ††). Auch hier dürfte eine congenitale Entstehung wenigstens zuweilen anzunehmen sein. Ein Präparat unserer Sammlung †††), wo ein grosses Myxoma cystoides des Vorderlappens mit einer Knochengeschwulst des Stirnbeins direct zusammenhängt, lässt kaum eine andere Deutung zu.

Aehnliche Formen kommen auch an den Häuten vor. Rokitansky erwähnt ein fibröses Collonema der Dura mater um den Porus acusticus. In einem von mir untersuchten Falle *†) von der Arachnoides spinalis (Fig. 84) hatte das Myxom durch Druck

---

*) Präparat No. 129 vom Jahre 1861.
**) Joh. Müller in seinem Archiv. 1836. Jahresber. S. CCXIX. Ueber den feineren Bau der Geschwülste. Taf. III, Fig. 12—13.
***) E. Wagner. Mein Archiv. Bd. VIII. S. 532.
†) Rokitansky. Pathol. Anat. 1855. Bd. I. S. 167.
††) Leubuscher. Mein Archiv. Bd. XIII. S. 494.
†††) Präparat No. 129 vom Jahre 1860.
*†) Annalen des Charité-Krankenhauses zu Berlin. Bd. IX. Hft. 2. S. 151.

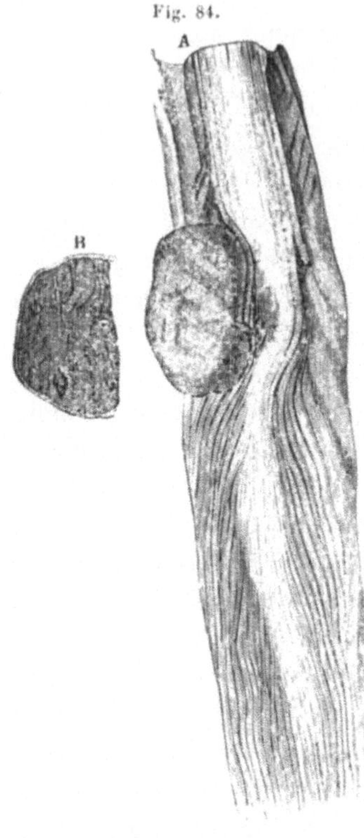

Lähmung der Extremitäten erzeugt. Levrat-Perroton *) hat eine Colloidgeschwulst des vierten Ventrikels, die von dem Plexus choroides ausgegangen sein soll und die Glycosurie bedingte, beschrieben.

An den peripherischen Nerven geht die Geschwulst gewöhnlich nicht aus dem Neurilem, aus der Nervenscheide, sondern aus der interstitiellen Substanz, dem Perineurium hervor, und tritt unter der Form des sogenannten Neuroms auf. Wir werden später sehen, dass das Neurom im engeren Sinne des Wortes etwas anderes ist. Hier handelt es sich um ein falsches Neurom, welches aber unter ganz ähnlichen Formen auftritt, wie die wirklichen Neurome: der Nerv, der davon befallen wird, treibt an einer Stelle spindelförmig auf, oder er schwillt mehr kugelig

Fig. 84. Myxoma fibrosum cystoides aus dem Wirbelkanal. *A* der eröffnete Sack der Dura mater spinalis mit dem Rückenmark, welches kurz oberhalb der Lumbalanschwellung comprimirt und atrophirt ist. Es sah hier gallertartig aus und zeigte mikroskopisch marklose Nervenfasern und Fettdegeneration der Neurogliazellen. Die Geschwulst ist über haselnussgross, mit etwas hügeliger Oberfläche, ringsum an die Pia mater und die Nervenwurzeln angewachsen, insbesondere mit der Dura mater in der Höhe des 10. und 11. Brustwirbels ganz fest verwachsen, so dass es nicht unzweifelhaft ist, von welchen Theilen sie ausgeht. Nur das Rückenmark ist genetisch unbetheiligt. Auf dem Durchschnitt *B* unterscheidet man einen festen, weisslichen, hier und da gelblichen Kern, von dem dicke Balken strahlig ausgehen, um sich in eine ziemlich derbe Rindenschicht zu verlieren. Zwischen den Balken ist graues, theils gallertiges Gewebe, theils Höhlungen mit schleimiger Flüssigkeit. Hier und da finden sich rothe Stellen, in welchen das Mikroskop aneurysmatisch erweiterte, sehr dickwandige, kleine Arterien zeigt; an anderen Stellen liegt gelbes und braunes körniges Pigment in kleinen Haufen. Das Mikroskop zeigt in den derben Stellen mit Schleim infiltrirte Faserzüge mit zahlreichen, runden Kernzellen, die offenbar in der Wucherung begriffen sind; hier und da auch Stellen mit vorgeschrittener Fettmetamorphose. Die gallertigen Massen sind arm an Zellen und fast ganz aus schleimiger Grundsubstanz zusammengesetzt. Aussen geht um das Ganze eine derbere, gefässreiche, mit der Arachnoides zusammenhängende Hülle. (Präparat No. 111. vom Jahre 1861). Natürliche Grösse.

*) Levrat-Perroton. Quelques considérations sur un cas de glycosurie. Thèse de Paris. 1859. p. 14.

oder knotig an. Ausgezeichnete Beispiele dieser Art habe ich am Opticus innerhalb der Orbita*) und an einem oberflächlichen Aste des Maxillaris inferior gesehen **). In der Regel ist der Bau lappig, die einzelnen Lappen aber wenig abgegrenzt und das Ganze von durchscheinender, oft gallertartiger Beschaffenheit. Die netzförmige Anordnung der zelligen Theile tritt bei der mikroskopischen Untersuchung zuweilen wundervoll hervor. Anderemal kommt gerade die Form des lipomähnlichen Myxoms in der vollendetsten Weise vor***). Jedenfalls ist die Consistenz eine verhältnissmässig weiche, und daher kann sehr leicht die Vorstellung entstehen, dass man es mit einer cystischen Bildung zu thun hat, während sich bei dem Anschneiden eine feste Geschwulst findet. Ich selbst hielt einmal eine solche Geschwulst, die ganz unschmerzhaft war und am Unterschenkel sass, für ein Hygrom und stach sie mit einem Troicart an; als aber keine Flüssigkeit sich entleerte und ich mich daran machte, sie zu exstirpiren, zeigte sich, dass sie am Nervus peronaeus ansass. Es gelang, diesen zu erhalten und die Heilung ging günstig von Statten.

Eine Reihe von Beispielen ist in der Literatur früher beschrieben worden unter dem Namen des Neuroma cysticum †). Diese gehören wahrscheinlich alle zu den Myxomen. Da aber in der That cystische Schmelzung der Substanz an den grossen Myxomen des Gehirns vorkommt, so halte ich es nicht für unmöglich, dass auch an den Nerven eine wirkliche Höhlenbildung vorkommt. Wahrscheinlich ist aber die Höhlenbildung in der Mehrzahl nur scheinbar, bedingt durch die Anwesenheit weicher, zarter Stellen, welche sich von aussen weich anfühlen, auch beim Anschneiden Flüssigkeit entleeren und dann eine Cavität oder wenigstens eine Vertiefung zeigen. So hatte Herr Wilms ein „Neurom" des Ulnaris exstirpirt, welches eine länglich ovale, fast spindelförmige Gestalt besass und äusserlich eine so deutliche Fluctuation und zugleich eine hügelige, stellenweise durchscheinende Oberfläche zeigte, dass man bestimmt an Cysten denken

---

*) Im Jahre 1863 von Herrn v. Gräfe exstirpirt. Vgl. den Fall von Breschet bei Gluge. Anat. mikr. Unters. II. S. 133.

**) Präparat No. 1209. Mein Archiv. Bd. XIII. S. 262.

***) Mein Archiv. Bd. XI. S. 281. Schnyder. Schweizer Monatsschrift für praktische Medicin. 1859. No. 4.

†) Houel in den Mém. de la Soc. de chir. de Paris. T. III. p. 259.

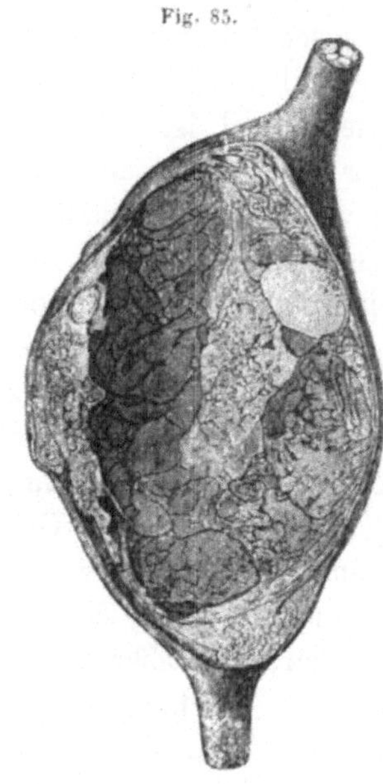

musste. Nachdem das Präparat in Chromsäure gehärtet und dann durchschnitten war (Fig. 85.), sah man wohl eine grosse Zahl von kleineren und grösseren Maschenräumen mit gallertigen Massen gefüllt, aber keine eigentlichen Höhlen, sondern eine Continuität des Gewebes. —

Eine scheinbar noch mehr heteroplastische Form entwickelt sich in drüsigen Organen aus dem interstitiellen Bindegewebe, welches sonst viel mehr Neigung zu fibrösen Bildungen besitzt. Unter diesen ist obenan zu erwähnen die weibliche Brust. Hier findet sich ein Myxom, das verhältnissmässig am häufigsten in die Sarkomreihe gestellt worden ist und namentlich eine Hauptform des sogenannten Cystosarcoms darstellt. Schon Johannes Müller kannte in seiner ersten Mittheilung über das Collonema einen hierher gehörigen Fall; zwei analoge führt Rokitansky unter demselben Namen auf; als Myxoma lipomatodes hat E. Neumann einen dritten beschrieben. In der früheren Literatur ist es natürlich zweifelhaft, wie weit man die einzelnen Beobachtungen hierher ziehen darf, indess glaube ich nicht fehl zu gehen, wenn ich die Fälle von Fibrocolloid bei Lebert *) und die von Cystosarcoma phyllodes bei Mettenheimer **), Heinr. Meckel ***) und Harpeck †) als Myxome auffasse. Sehr wahrscheinlich gilt dies auch für einige von Bruch ††) als Cystosarkome, sowie für eine gewisse Zahl der

---

Fig. 85. Myxoma lobulare cystoides des N. ulnaris. Man sieht grössere und kleinere Lobuli, in der Mitte die grösseren und älteren, im Umfange die kleineren und jüngeren. Letztere entwickeln sich, wie am Umfange deutlich bemerkbar ist, selbständig neben den früheren Knoten. (Präparat No. 31. vom Jahre 1862). Natürliche Grösse.

*) Lebert. Path. phys. T. II. p. 198. Atlas d'anat. path. Pl. CXLIV. et CXLV. Fig. 6 — 7.

**) Mettenheimer. Müller's Archiv. 1850. S. 417.

***) H. Meckel. Münchener illustr. med. Zeitung. 1852. Heft 3. S. 141.

†) Harpeck in den Studien des physiol. Instituts in Breslau, herausgegeben von Reichert. Leipzig. 1858. S. 100.

††) Bruch. Die Diagnose der bösartigen Geschwülste. Mainz. 1847. S. 191. Zeitschrift für rationelle Medicin. 1849. Bd. VIII. S. 135.

von Schuh *) als gallertige Cystosarkome und Bündelkrebse beschriebenen Formen. Da es aber auch wirkliche gallertige Cystosarkome, einfache Gallertsarkome und Gallertkrebse an der Brustdrüse giebt, so darf man hier nicht zu leicht entscheiden.

Die Entwickelung des Schleimgewebes erfolgt aus dem interstitiellen Gewebe, welches die Milchgänge und zum Theil die
Trauben der Terminalbläschen umgiebt und von einander trennt,
und welches normal ein ziemlich derbes und dichtes Gewebe ist.
In Beziehung auf den Ausgangspunkt stimmt das Myxom also mit
dem Fibrom (S. 328) überein, welches an denselben Stellen entsteht. Auch wird nicht selten das gesammte interstitielle Gewebe
der Brustdrüse auf dieselbe Weise verändert, und die Brust schwillt
zu einem überaus grossen diffusen Tumor an. Anderemal werden
nur einzelne Abschnitte oder Lappen befallen, so dass einzelne
rundliche Knoten entstehen. Es erfüllt sich dabei der Raum
zwischen den Milchgängen und Drüsenläppchen mit einer gallertig
aussehenden Masse, die freilich selten jene Zartheit und Weichheit erlangt, welche die Gehirnmyxome zeigen, die aber zuweilen
doch so leicht zerdrückt werden kann, dass, wenn man ein Stück
mässig quetscht, dasselbe einem unter den Fingern zergeht. Die
innere Anordnung der Masse ist seltener die maschige; in der
Regel sah ich die Gewebszüge in der Richtung von innen nach
aussen radiär gestellt, und es liess sich das Gewebe in dieser
Richtung leicht in einzelne Abtheilungen zerreissen. Sind bloss
einzelne Knoten vorhanden, so ist diese Einrichtung weniger deutlich, ja das Ganze erscheint dann wohl als ein lappiges Gallert-
gewächs, dessen Beziehungen zu der Drüse auf so kleine Theile
beschränkt sein können, dass man in Zweifel geräth, ob es nicht
überhaupt ganz und gar ausserhalb der Drüse, in dem umgebenden
Fettgewebe, seinen Ursprung genommen hat.

Manchmal, namentlich bei der Entwickelung einzelner Knoten
und bei sehr weicher Beschaffenheit der Geschwulstmasse geht
die alte Drüsenstructur in der Wucherung ganz verloren. Sehr
viel häufiger dagegen, zumal bei den diffusen Myxomen der ganzen
Brust, persistiren die Milchgänge nicht nur, sondern sie werden
ektatisch. Manchmal erweitern und verlängern sie sich einfach,
so dass sie eine Art von varicöser Schlängelung erfahren, und

---

*) Schuh. Pseudoplasmen. 1854. S. 447.

auf dem Durchschnitt bald hie, bald da ein Stück von ihnen als
Höhle hervortritt. Anderemal entstehen wirkliche cystische Abschnürungen, jedoch sehr viel seltener, als man zu der Zeit annahm, wo der Name des Cystosarkoms aufgestellt wurde. Fast
ohne Ausnahme sind die Cysten die alten, jedoch dilatirten und
dislocirten Cavitäten der Sinus und Ductus lactei.

Fig. 86.

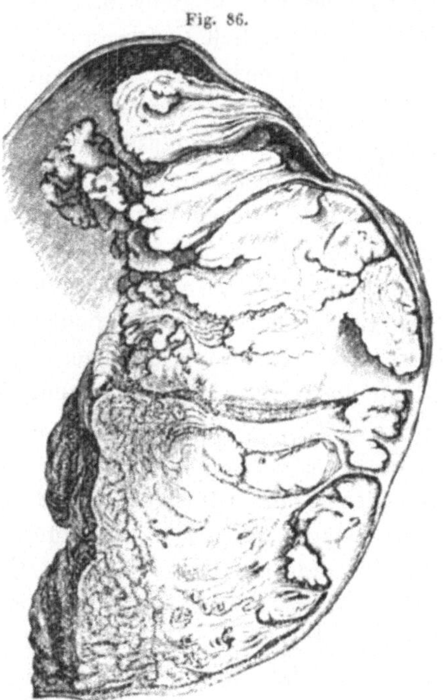

Am meisten verwirrend für die Beobachter ist es gewesen, dass
die myxomatöse Masse sehr oft in Form von Auswüchsen in das
Innere der Milchgänge hineinwächst, und als Myxoma polypo-

Fig. 86. Myxoma intracanaliculare arborescens diffusum mammae, von
Herrn Wilms exstirpirt. Die Zeichnung giebt in natürlicher Grösse einen
Abschnitt der etwa Kindskopfgrossen Geschwulst wieder. Der untere Theil
scheint ganz dicht und solid zu sein, doch erkennt man darin gewisse lappige Figuren, welche dem Durchschnitt der in die Milchgänge hineingewachsenen und dieselben ganz ausfüllenden Geschwulstmassen entsprechen.
Nach oben zeigen sich grössere Spalten zwischen den Wandungen der Milch-
gangs-Ektasien und den intracanaliculären Excrescenzen; letztere treten deutlicher als solche und in ihrem Zusammenhange mit dem Gewebe der Wand
hervor. Am oberen Umfange ist eine grössere Ektasie offen gelegt und die
an ihrem Ende warzigen Auswüchse mehr isolirt. (Präparat No. 105. vom
Jahre 1861).

sum, proliferum, phyllodes oder arborescens die Gänge
erfüllt, in ganz ähnlicher Weise, wie ich es von dem ganz nahe verwandten intracaniculären papillären Fibrom gezeigt habe (S. 342).
Das intracaniculäre Myxom unterscheidet sich nur dadurch, dass
seine Proliferationen gewöhnlich sehr viel mächtiger und schneller
wachsen. Die Drüsengänge werden dabei so erweitert und schlän-
geln sich in so vielfacher Weise, dass, wenn man einen Durchschnitt macht, man niemals den ganzen Verlauf derselben auf
einmal zu sehen bekommt. Indem die aus den Wänden hervorwachsenden Massen die Höhlungen in manchen Fällen ganz und
gar ausfüllen, so entsteht ein ausserordentlich buntes Bild, am
häufigsten ein solches, dass man eine solide Geschwulst mit allerlei
krummlinigen Spalten und Klüften vor sich erblickt. Schneidet
man die Spalten auf, so gelangt man in communicirende, buchtige
Räume, aus welchen man grosse, bald kolbige und glatte, bald
verästelte und warzige oder zottige Excrescenzen herausheben
kann, welche irgendwo, bald an einem dünnen Stiele, bald mit
einer breiten Fläche der Wand aufsitzen und in das interstitielle
Geschwulstgewebe continuirlich übergehen (Fig. 86). Aber immer
behält die Masse, welche hineinwächst, ihren mucösen Charakter,
ja derselbe tritt gerade an den Excrescenzen zuweilen deutlicher
hervor, als an dem mehr fibrösen Interstitialgewebe.

Sind es die oberflächlichen Gänge, welche davon betroffen
werden, so geschieht es nicht selten, dass sie sich in Form von
Knoten nach aussen hervorwölben, namentlich in der Nähe der
Warze. Wächst dann von der Wand Geschwulstmasse in immer
grösserer Masse in sie hinein, so drängt sie allmählich immer
mehr gegen die Oberfläche hin, vergrössert den Tumor, verdünnt
durch die Spannung die Bedeckungen und kann endlich an der
Oberfläche durchbrechen. So entstehen Löcher, durch welche die
Auswüchse zu Tage treten und durch welche man eine Sonde tief
in das Innere der Geschwulst einführen kann. Diese Form hat
man früher für sehr malign gehalten, weil sie nach der gewöhnlichen Vorstellung fungös ist, und weil, sobald die Gewebsmassen an die Luft und mit äusseren Theilen in Berührung
kommen, sie der Sitz stärkerer Hyperämien werden, ulceriren,
an ihrer Oberfläche zerfallen und eine ichoröse Absonderung hervorbringen. So können sie leicht den Eindruck einer sarkoma-
tösen oder krebsigen Bildung machen.

Eine ganz ähnliche Geschwulstform kommt am Hoden vor*) und bildet eine der mit dem Namen der Sarcocele bezeichneten Formen. Auch in der Lunge habe ich Myxomknoten gesehen. Weniger rein sind die besonders von Billroth**) beschriebenen Schleimgeschwülste der Speicheldrüsen, auf welche ich bei den Enchondromen zurückkommen werde. —

Was schliesslich die Bedeutung der Myxome anbelangt, so muss man die verschiedenen Localitäten unterscheiden. Erscheint die Geschwulst mehr als eine hyperplastische, so wird sie von vorn herein als ein Ding von mehr localer Bedeutung sich darstellen, und in Beziehung auf die Operation wird man selten in Zweifel sein, dass man mit der Entfernung der Geschwulst das Uebel vollständig beseitigen kann. Eine grosse Gefahr bringen sie in der Regel nicht mit sich; ihre Neigung zur Ulceration ist ebenfalls gering. Sie sitzen meist so tief, dass sie, während sie allmählich weiter und weiter anwachsen, doch nur durch ihre Grösse, ihren Druck u. s. w. beschwerlich werden. Allein ihre Bedeutung ändert sich, wenn sie der Sitz einer reichen Wucherung und namentlich einer starken Vascularisation werden. Alsdann wachsen sie schnell hervor und selbst die an der Haut sitzenden können in Ulceration übergehen. Es kommt dazu, dass die Grenze zwischen hyperplastischen und heteroplastischen Formen sehr schwer zu ziehen ist. Die intramusculären Myxome stehen auf einer solchen Grenze, und es ist nicht zu übersehen, dass selbst Blasius, der sonst für die absolute Gutartigkeit des Collonema stimmt, doch wiederholte Recidive zugeben muss, und dass in den meisten Fällen um die Muttergeschwulst eine Reihe accessorischer, offenbar erst nachträglich entstandener Knoten zu sitzen pflegen. Nichts desto weniger muss man festhalten, dass secundäre myxomatöse Drüsenerkrankungen und Metastasen kaum vorkommen, die Geschwulst also in dem gewöhnlichen Sinne eine gutartige ist.

Anders verhält es sich mit den heteroplastischen Formen. Diese zeigen nicht selten eine sehr grosse Neigung sich auszubreiten und innerhalb des Theiles, der einmal befallen ist, zu recidiviren. Dahin gehört namentlich, wie ich gezeigt habe***)

---

*) Lebert. Atlas d'anat. path. Pl. CXLIX. Fig. 3—8. (Fibrocolloid).
**) Billroth. Mein Archiv. Bd. XVII. S. 364.
***) Deutsche Klinik. 1860. No. 39. S. 381.

und wie aus den Beobachtungen von Blasius und Richard Volkmann*) hervorgeht, ein gewisser Theil der peripherischen Neurome, welche an den Nerven, wo sie vorkommen, zu grossen Geschwülsten sich entwickeln können und unter Umständen den

Fig. 87.

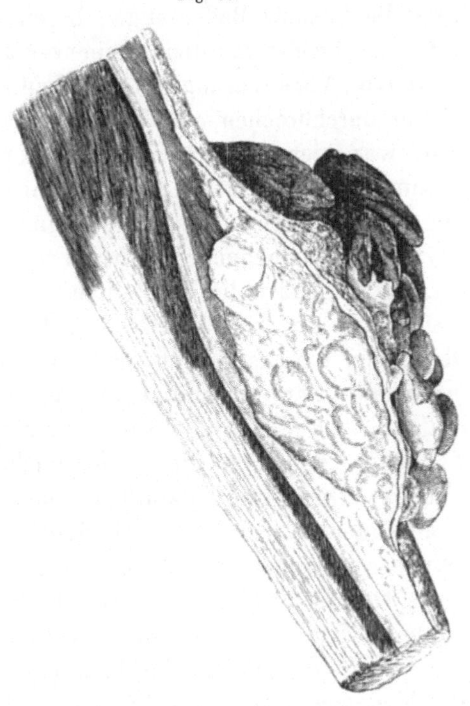

Fig. 87. Myxoma multiplex recurrens ulcerosum nervorum antibrachii. Die Geschwulst stammt von einem 53jährigen Arzte, der 1847 zuerst an der Mitte seines rechten Vorderarmes ein etwas empfindliches, nadelkopfgrosses Knötchen bemerkte. Dasselbe wuchs allmählich und brach 1850, nachdem es wallnussgross geworden war, auf. Es entleerte sich dickes, sehr schleimiges Blut. Die Geschwulst wurde exstirpirt, es blieben allerlei stechende Empfindungen zurück und 1854 fand sich am unteren Ende der Narbe eine neue Geschwulst, welche noch mehr unangenehme Gefühle erzeugte. 1857 erschienen am oberen Umfange der Narbe neben einander zwei Knoten, die schnell wuchsen und von denen einer aufbrach. Im December wurde das Ganze von Herrn Blasius exstirpirt und von Herrn R. Volkmann (Bemerkungen über einige vom Krebs zu trennende Geschwülste. Aus dem 4. Bande der Abhandl. der naturf. Ges. zu Halle. 1858. S. 43) als Myxom erkannt. Nach der Heilung bestanden die Empfindlichkeit und die spontanen Schmerzanfälle fort und schon nach ½ Jahre erschien am unteren Winkel der Narbe ein neues Knötchen, das schnell wuchs und im Frühjahr
  *) R. Volkmann. Observ. anatomicae et chirurg. Lips. 1857. p. 3. Tab. I. Mein Archiv. Bd. XII. S. 27.

vollen Habitus maligner Geschwülste annehmen, indem sie nicht blos örtlich zerstören, sondern namentlich an vielen Nervenästen gleichzeitig oder nacheinander auftreten. Da zugleich gerade diese Form oft mit schweren Neuralgien verbunden ist, die heftigsten lancinirenden Schmerzen hervorruft, so hat sie sowohl diagnostisch als prognostisch die höchste Bedeutung. In einem solchen Falle (Fig. 87), wo die Geschwulst von den Armnerven ausgegangen war, hatte sich zuerst eine Verwachsung mit der Haut gebildet, allmählich war die Haut durchbrochen, der Tumor trat an der Oberfläche frei hervor und war hier ulcerirt. Diese Ulceration kann den Charakter annehmen wie eine wirklich pilzförmige, fungöse Masse. Exstirpirt man nun ein solches Ding und kommt nach einiger Zeit ein ähnliches wieder, das nochmals exstirpirt wird und von Neuem wieder kommt, so muss fast die Vorstellung entstehen, dass man einen krebsigen Tumor vor sich habe. Trotzdem handelt es sich hier in der Regel um die Disposition eines bestimmten Gewebes; es sind immer wieder Nerven, und zwar die Nerven einer bestimmten Localität, von denen die Entwickelung ausgeht. Der ganze peripherische Theil des Plexus brachialis kann in eine solche myxomatöse Disposition gerathen, und wenn wir den einen Tumor abschneiden, so kann von dem nächsten Aste die Geschwulstbildung von Neuem ausgehen.

Allein diese locale Multiplicität, die man ja immerhin als eine Art von Bösartigkeit bezeichnen kann, erschöpft die Gefahr nicht vollständig. Es giebt in der That maligne Myxome, welche in verschiedenen Theilen des Körpers vorkommen können, und durch dieses vielfache Vorkommen an differenten Geweben und Theilen eine wirkliche Malignität im vollendetsten Sinne des Wortes ausdrücken. Ich beobachtete dies zuerst in einem sehr

---

1859 die Grösse einer Wallnuss erreicht hatte. In dieser Zeit zeigten sich auch ober- und unterhalb neue Knoten, der ältere brach bald auf, im Anfange 1860 folgten auch die anderen und es wuchsen neue hinzu, so dass Herr Blasius (Archiv für klin. Chirurgie. Bd. II. S. 200) sich zur Amputation des Oberarms entschloss. Er hatte die Güte, mir denselben zu schicken, und es zeigte sich, dass sämmtliche Geschwülste von verschiedenen Nervenfäden ausgingen, sich aber wie einfache Myxome verhielten (Deutsche Klinik 1860. No. 39.). Die Zeichnung, welche um mehr als die Hälfte verkleinert ist, zeigt theils den Durchschnitt des Arms, theils die Oberfläche. Die Geschwülste waren vielfach unter sich und mit den Nachbartheilen verwachsen, drängten sich knotig und lappig an der Hautoberfläche hervor, wurden zum Theil „fungös" und ulcerirten, indem die Haut sich verdünnte und die Geschwülste wirklich aufbrachen. (Präp. No. 45b. vom Jahre 1860).

ausgezeichneten Falle von Myxoma lipomatodes, wo die Hauptgeschwulst sich am Nervus cruralis entwickelt hatte*). Gleichzeitig fanden sich ganz ähnliche Geschwülste an der Dura mater cerebralis und spinalis. Die der Dura mater spinalis waren durch die Intervertebrallöcher in die Bauchhöhle hervorgewachsen und

Fig. 88.

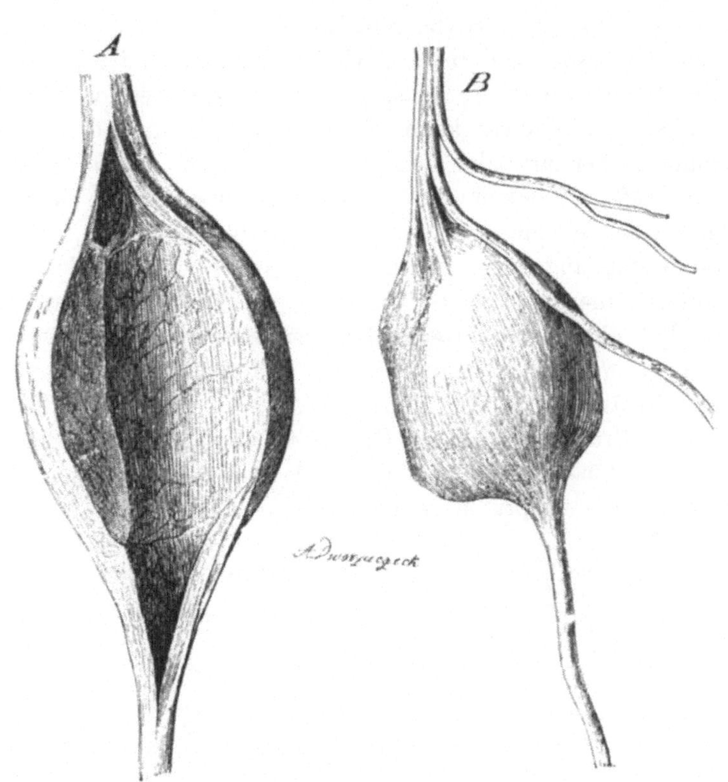

Fig. 88. Myxoma lipomatodes malignum des Nervus saphenus major (Archiv. XI. S. 282). *A* Durchschnitt. *B* äussere Ansicht. Die Geschwulst war 5,5 Centm. hoch, 4,5 breit und 3,5 dick. Man sieht in *B* an der grösseren, etwas höckerigen Geschwulst noch eine zweite kleinere angefügt, die an einem besonderen Nervenast anhängt. (Auch an dem N. saphenus minor sass eine selbständige, 4 Cm. hohe und 3 Cm. dicke Geschwulst gleicher Art). In *A* sieht man den grösseren Theil der Nervenfasern äusserlich an die Geschwulst herantreten, welche jedoch ganz von dem Neurilem umhüllt war. Innen eine grössere Zahl von Läppchen, 1—3 Millim. im Durchmesser, von gallertigem, etwas trübem, weisslichem Aussehen. (Präparat No. 113*a*. vom Jahre 1857).

*) Mein Archiv. 1857. Bd. XI. S. 281.

hatten hier ziemlich erhebliche Tumoren neben der Wirbelsäule gebildet. Immerhin waren es auch hier im Grossen die Umhüllungen des Nervenapparates, an denen die Knoten hervortraten, also wenigstens immer noch dasselbe System.

Allein es scheint auch eine wirkliche Multiplicität im bösartigsten Sinne vorzukommen. So habe ich einen Fall gesehen, wo die erste Gallertgeschwulst in der Wange sass, exstirpirt wurde, recidivirte, und endlich der Tod eintrat, nachdem an einer grossen Zahl innerer Theile, namentlich im Darm, die Entwickelung ähnlicher, meist polypöser Gallertgeschwülste stattgefunden hatte. Indess kann ich über die Bedeutung dieses Falles weniger sicher urtheilen, da er mir in einer Zeit vorkam, wo meine Aufmerksamkeit auf diese Geschwulstart noch nicht gerichtet war; ich muss es daher für zweifelhaft erachten, ob er der Sarkomreihe angehört. Aehnlich verhält es sich mit dem interessanten Falle von Gust. Simon*), wo zuerst an einer Schamlippe bei einem 18jährigen Mädchen eine cystische Geschwulst entstand, welche exstirpirt wurde, mehrfach wiederkehrte und zuletzt Metastasen in den Leistendrüsen, der Leber, der Clavicula und dem Brustbein machte. Die weitere Erfahrung wird hier erst aufklären müssen, da auch die Fälle von sogenanntem Colloidkrebs genauer zu prüfen sein dürften.

---

*) Monatsschrift für Geburtsk. 1859. Bd. XIII. S. 68.

Sechszehnte Vorlesung.

24. Januar 1863.

Chondrome.

Verschiedene Bezeichnung: Tumor cartilaginosus, Chondroid, Spina ventosa, Osteosteatom, Osteosarkom, Carcinom, Exostose. Verwechselung mit Fibromen und Fibromuscular- Gewächsen.
Eintheilung in Ecchondrosen und heteroplastische Chondrome (Enchondrome und Osteoidchondrome) je nach der Homologie oder Heterologie (Homöo- oder Heterotopie). Neutrales Gebiet: Gewächse aus transitorischem Knorpel.
Ecchondrosis. Vorkommen an Rippenknorpeln, Synchondrosen, permanenten Knorpeln der
Respirationsorgane. Varietäten: E. ossifica, E. amyloides, E. prolifera s. physaliphora. La-
ryngeal- und Trachealknorpel: Ecchondrosen und Exostosen des Larynx; warzige und
gitterförmige Ecchondrosen der Trachea. Synchondrosen: Symphysis pubica. Synchondrosis spheno-occipitalis: Ecchondrose, Exostose, Physaliden-Beere; Perforation der Dura
mater; Verhältniss zur Chorda dorsalis. Synchondroses intervertebrales. Rippenknorpel:
solitäre und multiple Form. Gelenke: Gelenkmäuse, Corpora mobilia. Functionelle Störungen.
Zahl, Gestalt und Bau der Gelenkkörper. Einfache und maulbeerförmige Körper. Ossification und Petrification (Arthrolithen). Entstehung derselben: Absplitterung von Bruchstücken
des Gelenkendes und Neubildung. Feinere und gröbere Auswüchse der Synovialhaut, des
subsynovialen Periosts und der Knorpelränder. — Flache, gestielte und freie Formen (Arthro-
phyten). Verhältniss zur Knotengicht (Arthritis deformans). Necrose und Exfoliation der
Knorpel. Irritativer Ursprung: locale Reize. Uebergang zu heteroplastischen Knorpel-Ge-
wächsen.
Enchondrom und Osteoidchondrom. Grenzen derselben. Knorpel in Mischgeschwülsten
und Teratomen. Die fibrocartilaginöse Geschwulst: Osteoid. Der sogenannte Hautknorpel
und das osteoide Gewebe: Vorkommen bei dem Periostwachsthum. Osteoid- oder Desmochon-
drom. Der permanente Knorpel des harten Enchondroms: Hyalin-, Faser- und Netzknorpel. Beschaffenheit der Intercellularsubstanz und der Zellen. Verschiedene Entwickelung:
aus Granulations- (indifferentem) oder aus Bindegewebe. Genauere Definition von Knorpelkörperchen, Zelle und Kapsel. Die ästigen und beweglichen Knorpelzellen. Das weiche
oder Gallert-Enchondrom: 1) E. mucosum. Unterschied desselben von schleimig erweichten (regressiven) Enchondromen und von den Mischgeschwülsten (E. myxomatodes, Myxoma
cartilagineum, Sternknorpelgeschwulst). 2) E. albuminosum. — Der Haut- oder Knochenknorpel des osteoiden Chondroms: Aehnlichkeit mit Fibroid, Verwandtschaft mit Sarkom.
Die Mischformen: Enchondroma et Chondroma osteoides mixtum. Vorkommen des Knorpels in Form zerstreuter Inseln und in besonderen Abtheilungen. Combination mit Krebs

und Sarkom, abhängig von progressiver Zellenwucherung. Beziehung zur Vascularisation: E. telangiectodes. Verkalkung und Verknöcherung: E. petrificum et ossificum. Regressive Metamorphose, Erweichung und Verschwärung: E. cystoides et ulcerosum.

Aetiologie. Heterologe Natur des Enchondroms in Knochen und in Weichtheilen. Häufigkeit im jugendlichen Lebensalter: congenitale und erbliche Fälle. Beziehungen zu mangelhafter Knochenbildung: Rachitis, die spät ossificirenden Synchondrosen und Intermediärknorpel. Retention der Hoden. Beziehungen zu dem Geschlecht. Traumatische Veranlassungen: Fracturen der Knochen. Chronisch-entzündliche Processe.

Enchondrome der Knochen. Frequenz-Scala. Innere (centrale, medulläre) und äussere (peripherische, periosteale) Form. Das innere Enchondrom: Latenz-Periode. Verschiedene Matrices. Knochenschale. Lappiger Bau (areoläre Anordnung): Mutterknoten und accessorische Knoten. Das Enchondrom als Conglomerat oder Multiplum: Dissemination. Multiplicität in verschiedenen, benachbarten oder von einander entfernten Knochen. Infection der Weichtheile. Septa der einzelnen Lappen. Das äussere Enchondrom (Perichondrom). Verhältniss zur Beinhaut. Vorkommen. Ausgänge des Enchondroms: Erweichung und cystoide Umbildung: Fall von der Scapula; Verschwärung. Verkalkung und Verknöcherung. Geringe Vulnerabilität der harten Formen, relativ grosse der weichen. Infectiöse Natur des Knochen-Enchondroms. Erkrankung der Weichtheile, der Lymphgefässe und Lymphdrüsen. Multiplicität. Metastasen: secundäre Erkrankung der Lungen. Maligne Enchondrome.

Enchondrome der Weichtheile: Diffuse und knotige Formen. Reine und Mischgeschwülste. Natur des Knorpels, Uebergang in Schleim- und Bindegewebe. Erweichung, Verknöcherung und Verkreidung. Entstehung aus Bindegewebe; irritativer Ursprung. Die vorenchondromatöse Periode: chronische interstitielle Orchitis und Parotitis. Directe und indirecte Knorpelbildung. Lungen: multiple Enchondrome, Entstehung aus der Capsula communis und dem subpleuralen Bindegewebe. Die halbknorpeligen Fibrome. Unterhaut und Fascien: reine und gemischte Formen. Die Enchondrome der Parotisgegend. Die Combination mit Lipom und Myxom. Wirbelkanal: congenital.

Enchondrom der Drüsen: Thränendrüse. Niere. Speicheldrüsen: Submaxillaris, Parotis. Diffuse und lobuläre Form. Verhältniss zur Drüsensubstanz und zum Interstitialgewebe. Verbindung mit Drüsen-Hyperplasie, Myxom, Fibrom, Krebs und Kankroid, Telangiectasie. Cylindrom. Sexualdrüsen: Eierstock, weibliche und männliche Brust, Hoden. Verhältniss des Hoden-Enchondroms zu den Lymphräumen.

Infectiöse Natur des Enchondroms der Weichtheile: Mischformen. Metastasen der reinen Formen: Brust, Hoden. Maligne Natur.

Osteoid-Chondrom (bösartiges Osteoid, Osteoidkrebs, Osteoidsarkom). Knochen: äussere Erscheinung, innerer Bau. Ossification, Erweichung. Prognose. Fibroma enchondromatosum: Mischform von beiden Gewebstypen. Weichtheile: myxomatöses Osteoidchondrom.

Schon seit vielen Jahren hat man eine Reihe von Gewächsen unter dem Namen von knorpelartigen oder geradezu Knorpel-Geschwülsten beschrieben. Man bezeichnete sie in der gelehrten Literatur als Tumores cartilaginosi*). Von Heusinger**) erhielten sie den Namen der Chondroide. Indess war man doch zu keiner vollständigen Klarheit gelangt, insofern man wirkliche Knorpelgeschwülste, die unzweifelhaft diesem Genus angehören, in ganz andere Genera brachte, ja manchmal gerade

------

*) Einer der ältesten und zugleich am besten beschriebenen Fälle bei Ruysch: Epist. anat. problemat. XIV. Amst. 1714. p. 5, 18. Tab. XVII., XVIII.
**) Carl Fr. Heusinger. System der Histologie. Th. I. Eisen. 1822. S. 91.

die am meisten charakteristische Form in eine andere Reihe setzte, während man umgekehrt viele Geschwülste, welche nur eine knorpelartige Härte oder ein im Allgemeinen knorpelartiges Aussehen hatten, Chondroide nannte, die ganz und gar nicht in diese Gruppe hineinpassen. Man kann sagen, dass bis auf Johannes Müller*), der das Verdienst gehabt hat, zuerst den histologischen Gesichtspunkt als den maassgebenden aufzustellen, eine scharfe Grenzlinie überhaupt nicht gezogen werden konnte. Indess ist es auch ihm noch nicht gelungen, das ganze Gebiet klar zu legen, so dass erst im Laufe der letzten Jahre die Geschichte dieser Geschwulst nach verschiedenen neuen Richtungen hin festgestellt ist und noch bis auf diesen Augenblick gewisse Lücken bestehen.

Um vor Irrthümern zu bewahren, in welche man leicht gerathen kann, wenn man auf die frühere Literatur zurückgeht, will ich noch erwähnen, dass gerade diejenigen Formen, auf welche Müller am meisten Gewicht gelegt hat, und welche mit Recht als die Typen der Knorpelgeschwülste betrachtet werden, nehmlich diejenigen der Knochen, in früherer Zeit unter ganz anderen Namen bezeichnet worden sind. Ein Theil von ihnen ging mit unter dem Namen der Spina ventosa, der jedoch nicht, wie manche in der neueren Zeit geglaubt haben, immer auf Enchondrom, sondern viel häufiger auf cariöse und nekrotische Processe der spongiösen Substanz zu beziehen ist, welche mit starker Wucherung der äusseren Schichten des Knochens verlaufen. Ein anderer Theil wurde als Osteosteatom oder Osteosarkom**), ja selbst als Carcinom aufgeführt. Manche unzweifelhafte Beispiele finden sich noch in unserem Jahrhundert unter dem Namen von Exostosen mit allerlei Zusätzen, knorpelige, bösartige, weiche, fungöse Exostosen geschildert. Während so eine ganze Reihe von Bildungen, die dem Enchondrom zugehören, nicht mit dem histologischen Namen, den sie in Anspruch nehmen können, belegt worden ist, so hat man, wie schon erwähnt, eine ganze Reihe von anderen als knorpelig betrachtet, die gar keinen Anspruch auf diese Bezeichnung haben. Ein Theil dieser fälschlich sogenannten Chondroide gehört in die Reihe der Fibrome hinein,

---

*) J. Müller. Rede zur Feier des 42. Stiftungstages des K. med.-chir. Fried. Wilhelms-Institutes. Berlin. 1836.
**) Joh. Fr. Meckel. Path. Anat. Bd. II. 1. S. 272.

insbesondere die früher beschriebenen (S. 338) harten, fibrösen Formen von knorpelartiger Consistenz und knorpelartigem Aussehen, bei denen in der That zuweilen ausgezeichnete Combinationen mit wirklicher Knorpelbildung vorkommen. Nächstdem sind zusammengesetzte Geschwülste, wie die fibromusculären Gewächse des Uterus, noch vor wenigen Decennien als Chondroide bezeichnet worden.

Die Knorpelgeschwulst im modernen Sinne des Wortes umfasst demnach ein Gebiet, dem keiner der alten Namen vollständig entspricht. Seitdem Joh. Müller den Vorschlag machte, sie mit dem Namen des Enchondroms oder Chondroms zu belegen, ist man meistentheils dem ersteren Vorschlage gefolgt und hat die ganze Gruppe als Enchondrome zusammengefasst. Dies ist, wie ich glaube, nicht sehr zweckmässig, weil sich bei einer genaueren Untersuchung der Entwickelungsgeschichte der Knorpelgewächse eine durchgreifende Verschiedenheit nachweisen lässt. Ein Theil besteht aus einfach hyperplastischen Formen. Diese lassen sich so allmählich verfolgen in andere pathologische Zustände der Knorpel, welche man nicht wohl den Geschwülsten anreihen kann, dass ich es vorgezogen habe, sie als Ecchondrosen zu bezeichnen*). Ich unterscheide also innerhalb der Tumores cartilaginei oder Chondrome die kleinere Abtheilung der Ecchondrosen und die grössere der Enchondrome. Enchondrom bezeichnet in diesem Sinne jedesmal eine heterologe (heteroplastische) Geschwulst, welche nicht aus präexistirendem Knorpel, sondern durch eine Aenderung in dem Bildungstypus aus einer nicht knorpeligen Matrix entsteht, während Ecchondrose die homologe (hyperplastische) Bildung von Knorpelmassen aus bestehendem Knorpel bedeutet.

Ich muss freilich bekennen, dass ein nicht geringer Scrupel bei dieser Trennung ist, insofern als der erste Anfang der von mir als Enchondrome bezeichneten Gewächse eigentlich niemals beobachtet ist, und, wie ich noch näher auseinandersetzen werde, allerdings gewisse Umstände dafür sprechen, dass ein Theil von ihnen aus ursprünglichem Knorpel hervorgeht. Indess bleibt doch immer der Unterschied fest stehen, dass Ecchondrose den unzwei-

---

*) Virchow. Untersuchungen über die Entwickelung des Schädelgrundes. Berlin. 1857. S. 53.

felhaften Ausgang aus legitimem Knorpel bezeichnet, aus Knorpel, der das Recht hat, an der Stelle zu sein, wo er zu einer Ecchondrose wächst, während auch in dem Falle, dass der Ursprung eines Theiles der Enchondrome aus präexistirendem Knorpel nachgewiesen werden sollte, dieser Knorpel eigentlich nicht an dieser Stelle sein sollte, also eine gewisse Abweichung von der typischen Entwickelung ausdrücken würde. Es lässt sich das vielleicht noch klarer so ausdrücken, dass in der Regel die Ecchondrose aus permanentem Knorpel hervorgeht, während die zweifelhaften Fälle, wo etwa ein Enchondrom aus Knorpel entsteht, transitorischem Knorpel angehören würden, der nicht zur rechten Zeit in Knochen umgewandelt ist.

Die Ecchondrose ist in Beziehung auf die Grösse ihrer Entwickelung gegenüber dem Enchondrom meistentheils eine nicht gerade erhebliche Geschwulstform. Entweder stellt sie eine mehr gleichmässige Anschwellung des Knorpels dar, welcher in grösseren Abschnitten seiner Peripherie eine zusammenhängende Vergrösserung erfährt, oder sie ist ganz partiell. Im letzteren Falle erreicht sie selten eine bedeutende Grösse.

Unter allen permanenten Knorpeln sind es diejenigen der Rippen, welche nach meiner Erfahrung die grössten Geschwülste dieser Art erzeugen. Den Anfang dieser Veränderung sieht man in der Art, dass in der vorhandenen Knorpelmasse an einzelnen Stellen, in der Regel dicht unter der Oberfläche, Wucherungen entstehen, wo die Knorpelzellen sich theilen, zwischen sich neue Intercellularsubstanz abscheiden, sich wieder und wieder theilen und die Stelle sich allmählich an der Oberfläche als höckeriger oder hügeliger Knoten hervorschiebt*). Der Knorpel wächst hier in ganz vegetativer Weise, etwa wie wenn ein Baum irgendwo einen neuen Trieb, einen neuen Zweig, einen neuen Knollen hervortreibt. Kleine Ecchondrosen sind ausserordentlich häufig an Rippenknorpeln. Wenn man bei älteren Leuten die Oberfläche der Rippenknorpel genauer betrachtet, so sieht man sie oft in grosser Zahl, die Knorpelrinde erscheint manchmal geradezu warzig (S. 335). Aber dass sie in Form von eigentlichen Geschwülsten hervortreten, ist ein seltener Fall, und auch dann

---

*) Cellularpathologie. 3. Aufl. S. 24. Fig. 14.

erreichen sie meistentheils keine viel beträchtlichere Grösse als etwa die eines kleinen Apfels.

Sehr viel häufiger sind stärkere knorpelige Auswüchse an den Synchondrosen. Unter diesen leiden verhältnissmässig am häufigsten diejenigen des Beckens, und unter ihnen die Symphysis pubica. Diese treibt an ihrer hinteren Fläche Auswüchse hervor, welche gegen die Bauchhöhle hin in Gestalt eines Wulstes hervortreten. In ganz ähnlicher Art kommen solche Auswüchse an den Intervertebralknorpeln vor, manchmal nach aussen und manchmal gegen den Wirbelkanal*). Endlich treffen wir dieselben, obwohl in einer mehr umschriebenen Weise, an der Grundfläche des Schädels, und zwar insbesondere an der Synchondrosis spheno-occipitalis, also an dem Knorpel, welcher zwischen der Pars basilaris ossis occipitis und dem Keilbein, oder genauer zwischen dem Körper des Occipitalwirbels und dem des zweiten oder mittleren Wirbelkörpers des Schädels liegt.

Schliesslich sind zu erwähnen die permanenten Knorpel der Respirationsorgane, welche nicht selten mehr gleichmässige Auftreibung, allgemeinere Vergrösserung, zuweilen aber auch ganz partielle wirkliche Auswüchse zeigen, die als ganz circumscripte Knoten aus ihnen hervortreten.

Vergleicht man diese Fälle unter sich, so ergiebt sich, dass die Formen, unter denen die Ecchondrose auftritt, je nach den einzelnen Bedingungen erheblich variiren, und dass sie sich an den verschiedenen Localitäten und namentlich nach ihrem Alter und ihrer Grösse sehr verschieden darstellen. Zunächst hat man allerdings überall einen einfachen knorpeligen Auswuchs, eine Ecchondrosis vera simplex. Nach einer gewissen Zeit gehen darin Metamorphosen vor, nach welchen man eine Reihe von Varietäten unterscheiden kann**). In sehr vielen Fällen geschieht an ihnen später eine wirkliche Ossification, in ähnlicher Weise, wie an den permanenten Knorpeln selbst. Dann haben wir eine Ecchondrosis ossifica; ja es kann sein, dass die ganze Ecchondrose ossificirt, so dass wir schliesslich eine Ex-

---

*) Letztere sind nicht zu verwechseln mit den traumatischen Zerquetschungen und „Extravasationen" der Zwischenwirbelscheiben, wovon ich einen sehr charakteristischen Fall erwähnt habe (Entwickelung des Schädelgrundes. S. 53. Note).

**) Entwickelung des Schädelgrundes. S. 57.

ostose finden, aber eine Exostose, die aus Knorpel hervorgewachsen ist. — Der zweite Fall ist der, dass die vergrösserte Masse sich in einer mehr regressiven Weise umbildet, und da geschehen namentlich manchmal in grosser Ausdehnung amyloide Veränderungen, indem sowohl in der Knorpelgrundsubstanz, als auch in den zelligen Theilen eine ähnliche Umwandelung geschieht, wie wir sie bei amyloiden Entartungen der inneren Organe eintreten sehen, Ecchondrosis amyloides. Endlich kann die Wucherung sich noch weiter fortsetzen, indem der Auswuchs von seinem knorpeligen Stadium aus noch weitere Entwickelungen macht, und da sieht man namentlich an einer Localität, an der schon erwähnten Synchondrosis spheno-occipitalis sehr sonderbare Umgestaltungen. Im Innern der Zellen entstehen allerlei blasige Gebilde, Physaliden*), entweder zu mehreren, oder so, dass die ganze Zelle sich in eine einzige Blase verwandelt. Durch die Wucherung der Knorpelzellen, ihre innere Umgestaltung und die gleichzeitige Erweichung der Intercellularsubstanz entsteht am Ende ein Gebilde, das beinahe vollständig aus diesen Blasenzellen besteht und eine fast schleimige Consistenz annimmt. Das ist die eigentliche Ecchondrosis physaliphora oder prolifera.

Diese verschiedenen Ausgänge können gelegentlich an derselben Localität vorkommen, indess zeigt sich doch an den verschiedenen Localitäten die eine oder die andere dieser Formen überwiegend häufig. Wir wollen, damit man einen Ueberblick bekomme, einzelne derselben kurz durchgehen. Darnach wird man leicht einzelne vorkommende Beispiele klassificiren können.

An den Respirationsorganen kommen besonders die Knorpel des Larynx und der Trachea in Betracht. Die an ihnen entstehenden Knorpelauswüchse sind bald mehr diffus und platt, bald mehr beschränkt und knotig. Am Larynx ist es manchmal der Ringknorpel (Cartilago cricoides), manchmal der Schildknorpel (Cartilago thyreoides), von welchen die Entwickelung ausgeht, und zwar in der Regel nach innen, gegen die Höhle des Larynx. Rob. Froriep**) hat einen sehr merkwürdigen Fall von „Chon-

---

*) Entwickelung des Schädelgrundes. S. 58. Taf. VI. Fig. 16. und 17. Cellularpathologie. 3. Aufl. S. 376.

**) R. Froriep. Pathol. anat Abbildungen aus der Sammlung der K. Charité-Heilanstalt zu Berlin. Lief. II. Weimar. 1837. Taf. IX. Er erwähnt noch einen Fall von Macilwain. Edinb. med. and surg. Journ. 1831.

droma laryngis" beobachtet, wo von dem Schildknorpel drei, meist flache, aber ziemlich umfangreiche, zum Theil verknöcherte Geschwülste ausgingen, welche eine starke Verengerung der Larynxhöhle erzeugt hatten. Gintrac *) hat eine freilich nicht ganz unzweifelhafte „concentrische Hypertrophie des Ringknorpels" beschrieben. Ich selbst habe nur partielle Auswüchse gesehen, welche rundliche, allmählich immer spitziger werdende Protuberanzen bildeten. Am Ringknorpel fand ich **) eine 2 Linien hohe, an der Basis ziemlich ebenso breite Ecchondrose an der hinteren, am Schildknorpel eine noch grössere an der vorderen Hälfte des inneren Umfangs. In dem letzteren Falle war der Auswuchs verknöchert und bildete eine wirkliche Exostose, unter welcher der Mutterknorpel sich intact erhalten hatte ***). Sieht man von aussen in einen solchen Larynx hinein, so kann man einen Polypen vor sich zu haben glauben, da der Auswuchs noch von Schleimhaut überzogen ist. Es ist das heut zu Tage, wo man die Larynxbildungen mit so grossem Interesse studirt, ein besonders bemerkenswerther Fall, da die Derbheit und Härte dieser Dinge natürlich ein etwaiges Operiren von oben her vollständig unmöglich machen würde.

Die Trachealknorpel sind, wenn nicht häufiger, so doch in viel grösserer Ausdehnung solchen Auswüchsen ausgesetzt †). Die-

Fig. 89.

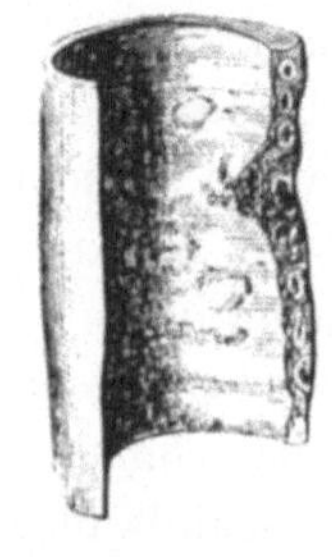

selben zeigen sich da in einer noch viel mehr eigenthümlichen Weise, indem nicht blos an demselben Knorpelring die Auswüchse oft mehrfach sind, sondern auch viele oder alle Knorpelringe gleichzeitig in gleicher Art leiden. So entstehen kleine, harte, oft gruppirte Knoten, welche die Schleimhaut leicht vor sich herschieben und die Fläche uneben machen (Fig. 89). Manchmal gehen die Auswüchse

Fig. 89. Ecchondrosis multiplex trachealis. Die Trachea ist in der Richtung von vorn nach hinten senkrecht durchschnitten; man sieht in die Aushöhlung der einen Hälfte, auf der eine Reihe theils solitärer, theils gruppirter, bis hanfkorngrosser Knoten hervorspringt. Bei *a* ist die grösste Gruppe, den Knorpelringen der vorderen Wand angehörig. Der Knorpel ist hyalin und netzförmig, an den meisten Stellen versteinert. Natürliche Grösse. (Präparat No. 199. vom Jahre 1858).

*) Cruveilhier. Traité d'anat. path. 1852 T. II. p. 274.
**) Präparat No. 127. v. J. 1861.
***) Deutsche Klinik. 1860. No. 46. S. 452.
†) Entwickelung des Schädelgrundes. S. 53.

weniger von der Fläche, als von dem oberen oder unteren Rande der Knorpel aus, und es findet von den über einander liegenden Knorpelringen ein Gegeneinanderwachsen statt. Einigemal habe ich gesehen, dass, wenn die Auswüchse an correspondirenden Stellen lagen, sie endlich dicht aneinander stiessen und eine Art von Gitter unter der Schleimhaut entstand, indem die Trachealknorpel scheinbar auch in der Richtung von oben nach unten miteinander zusammenhingen.

Die Wucherung, welche diese Bildungen erzeugt, liegt ganz peripherisch, ja sie geht zuweilen von den tieferen Perichondriumschichten aus. Indem sie stärker wird, schiebt sich das entstehende Knorpelkorn aus dem Perichondrium hervor, seine Verbindung mit dem früheren Knorpel wird immer schmaler und feiner, also gleichsam polypös, nur treten diese Polypen nicht frei über die Oberfläche der Schleimhaut heraus, sondern sie sitzen in ihr, grossentheils eingehüllt in das Nachbargewebe. Ja, manchmal ist ihre Verbindung mit dem Mutterknorpel so gering, dass es scheint, als wären sie neben demselben frei in der Schleimhaut entwickelt. Haben sie eine gewisse Grösse erreicht, so bilden sich um die gewöhnlich grossen Knorpelzellen in der anfangs hyalinen Intercellularsubstanz zahlreiche feine, varicöse Fasern, es entsteht gleichsam neuer Netzknorpel, und das neugebildete Korn sieht wie eine Nachbildung der Santorinischen Knorpel aus. Noch später ossificiren sie, und wenn gleichzeitig an den Trachealringes selbst eine Verknöcherung eintritt, so bildet sich ein wirklich knöchernes Gitter. Daraus muss begreiflicherweise eine allmählich zunehmende Starrheit der Trachea folgen, und es könnte wohl vorkommen, dass selbst bei einer Beobachtung von oben her diese Auswüchse wahrgenommen würden, obwohl, so viel ich weiss, eine laryngoskopische Entdeckung dieser Art noch nicht gemacht worden ist.

Was die Synchondrosen angeht, so kann man an der Symphysis ossium pubis leicht den gewöhnlichen Gang dieser Wucherung constatiren. Die Hauptveränderungen geschehen regelmässig am hinteren Umfange der Schoosfuge, wo schon normal eine gewisse Prominenz besteht. Der Knorpel wuchert hauptsächlich von den hinteren Rändern der beiden Schambeine, entweder so, dass man zwei getrennte, nebeneinander sich ausbildende Vorsprünge findet*), oder dass die Wucherung unter der Faserkapsel continuirlich fortgeht. Handelt es sich um ossificirende Ecchondrosen, so bilden sich nach hinten hin entweder harte Wülste oder eine knöcherne Scheibe, also auch wieder eine Art von Exostose, welche über den Knorpel herübergreift und eine Synostose der beiden Ossa pubis erzeugen kann. Ist es dagegen ein mehr regressiver und namentlich amyloider Process, so tritt meistens eine Art von Zerbröckelung ein. Auf Durchschnitten sieht man Spalten und Klüfte im Innern: das Ganze hat ein mehr gelbliches oder bräunliches oder weisslich-fleckiges Aussehen, und man findet Abscheidungen von fettigen Theilen, namentlich von Cholestearin, während an anderen Stellen die Masse noch zusammenhängt, aber mit Jod und Schwefelsäure die bekannten Amyloidreactionen giebt**).

Viel eigenthümlicher und unter Umständen zu sehr sonderbaren Erscheinungen Veranlassung gebend ist die von mir zuerst beschriebene***) Ecchondrosis spheno-occipitalis. Ihre Erscheinung ist um so mehr auffallend, als die Knorpelscheibe zwischen dem Occipital- und dem hinteren Sphenoidalwirbel gewöhnlich schon in der Pubertätsperiode vollständig verknöchert, so dass die ganze Basis cranii nachher ein Stück (das von mir sogenannte Os tribasilare) darstellt. Allein diese Ossification geschieht immer sehr unregelmässig, nicht in der Weise, wie sonst wohl von zwei benachbarten Knochenkernen aus, die durch Knorpel getrennt sind, immer neue Strata der Knorpel in gleichmässig fortschreitender Weise in Knochen verwandelt werden, sondern gewöhnlich so, dass die Grenzlinie zwischen den ossificirenden Massen eine zackige ist†). Bei dieser Zackenbildung habe ich einigemale beobachtet, dass einzelne Stücke des Knorpels geradezu abgeschlossen werden, gleichsam liegen bleiben, während die Knochenlinie vorrückt; ja zuweilen fand ich isolirte Knorpelstücke hinter der Ossificationslinie mitten im Knochen. Gewöhnlich schliesst sich die Knorpelfuge durch Knochen an ihrem unteren Umfange schon vollständig, während der obere, dem Schädel zugewandte

---

*) Luschka. Die Halbgelenke des menschl. Körpers. Berlin. 1858. Taf. VI. Fig. 3. und 5.

**) Mein Archiv. Bd. VIII. S. 364. Würzburger Verhandl. Bd. VII. S. 227.

***) Würzburger Verhandl. (1856) Bd. VII. Sitzungsber. S. XXIV.

†) Entwickelung des Schädelgrundes. S. 33. Taf. II. Fig. 3. u. 4. Taf. VI. Fig. 13.

Theil noch knorpelig ist und unter der Dura mater frei liegt. Hier wächst die Ecchondrose so heraus, dass sie an dem bloss gelegten oder macerirten Knochen von der Schädelhöhle aus als ein Vorsprung auf der Fläche des Clivus erscheint*). An dieser Stelle spannt sich die Dura mater etwas lose über den Clivus, häufig durch ein gefässreiches Marklager von dem Knochen getrennt, und es kann daher eine Hervorragung scheinbar ohne Protuberanz vorhanden sein, weil die Dura sie noch vollständig deckt. Späterhin ossificirt die Knorpelfuge vollständig und die Knochen bilden ein Continuum, während das herausgewachsene Stück noch knorpelig fortbesteht. Behält es eine gewisse, mässige Grösse, so scheint es auch seinerseits später immer zu ossificiren, und dann tritt der Fall ein, den man oft genug an dem Clivus sehen kann, dass an dieser Stelle eine wirkliche Exostose sitzt.

Wird aber das Wachsthum an diesem Auswuchs reichlicher, dann durchbohrt er regelmässig die Dura mater; es entsteht ein Loch in der letzteren (Fig. 90), und wenn das einmal entstanden ist und das Ding noch weiter wächst, dann breitet es sich knopfförmig auf der freien Seite der Dura mater aus. Auch in diesen Fällen verknöchert manchmal der grösste Theil von der Basis her; nur findet man dann die Oberfläche gewöhnlich bedeckt von einer Knorpelschicht, ähnlich dem Gelenkende eines Knochens. Geht das Wachsthum aber weiter fort, dann breitet sich der Auswuchs zu einem rundlichen Tumor aus, der, je mehr er wächst, um so mehr eine gallertartige oder schleimige Consistenz annimmt, welche wesentlich da-

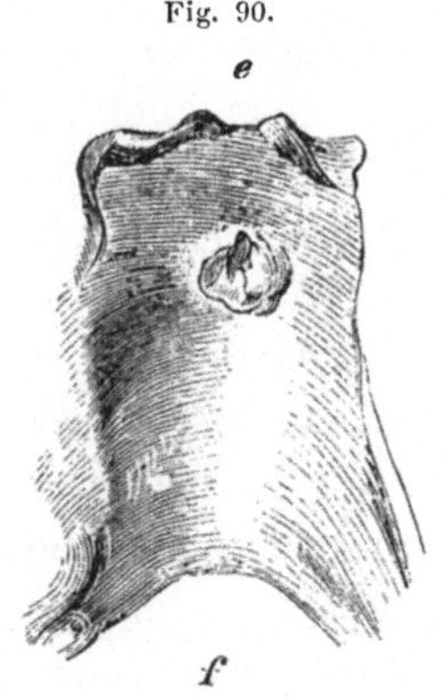

Fig. 90. Ecchondrosis prolifera spheno-occipitalis perforans. Man sieht den Clivus Blumenbachii von der Sattellehne *e* bis zum Foramen magnum *f*. Etwa ¼ Zoll unterhalb des Ephippium ist die Dura mater unregelmässig durchbrochen durch eine lappige Knorpelmasse, welche auf dem Knochen in der Gegend der Synostosis spheno-occipitalis aufsitzt und an welcher frisch ein erbsengrosses Gallertkorn anhing. Natürliche Grösse. (Präparat No. 89. vom Jahre 1860).

*) Entwickelung des Schädelgrundes. S. 51. Taf. VI. Fig. 14. und 15. Luschka. Mein Archiv. Bd. XI. S. 8. Taf. I. Fig. 3. Hasse. Ebendas. Bd. XI. S. 395. Zenker. Ebendas. Bd. XII. S. 108. Sangalli. Ann. univ. di medicina. Vol. CLXIV. 1858. Aprile.

durch bedingt wird, dass die Zellen die eigenthümliche Physalidenentwickelung zeigen und die Grundsubstanz zu einer zarten, fast flüssigen Masse mit wirklichem Mucingehalt erweicht*).

Dieser Körper pflegt im besten Falle die Grösse einer Erbse zu erreichen, und je grösser er wird, um so mehr ein blasen- oder cystenförmiges Aussehen anzunehmen. Er hat zuweilen die grösste Aehnlichkeit mit einer einzelnen Beere einer Blasenmole, ist aber ebenso wie diese, ein im Wesentlichen solides, nur sehr weiches Gebilde (S. 408). Er liegt natürlich an einer sehr constanten Stelle. Da, wo er hervortritt, liegt innen der Pons Varolii an; der Auswuchs stösst also immer gegen denselben, und zwar je nachdem er genau in der Mitte oder etwas mehr nach rechts oder nach links hervortritt, liegt er gewöhnlich entweder rechts oder links an der Arteria basilaris. Gewöhnlich bildet sich hier eine leichte Verwachsung zwischen dem Körper und der Pia mater, so dass, wenn man etwas unvorsichtig das Gehirn abzieht, die scheinbare Blase abreisst und am Pons sitzen bleibt, gleichsam als wäre sie unabhängig aus der Pia mater (Arachnoides) hervorgewachsen. Achtet man aber beim Abziehen der Hirnbasis vom Schädelgrund darauf, so findet man immer, dass dieser Körper an dem extrameningealen Stiel aufsitzt, und dass er genetisch nicht zu dem Pons, sondern zu dem Os tribasilare gehört.

In Beziehung auf die Deutung seiner Entwickelungsgeschichte ist namentlich durch die eigenthümlich blasige Beschaffenheit der zelligen Elemente ein gewisser Zweifel entstanden. Ich selbst hatte schon auf die Aehnlichkeit derselben mit den Zellen der Chorda dorsalis und des Gallertkernes der Intervertebralknorpel hingewiesen**). Heinrich Müller***) hat dann die Frage aufgeworfen, ob das Gebilde nicht wirklich mit der alten Chorda dorsalis in genetischer Verbindung stehen und eine Abschnürung des cerebralen Endes derselben darstellen könne. Nach den Untersuchungen Müller's erstreckt sich die Chorda allerdings noch durch den Wirbelkörper des Hinterhauptsbeins (die Pars basilaris) hindurch bis in den Sphenooccipital-Knorpel, reicht

---

*) Entwickelung des Schädelgrundes. S. 127. Note.
**) Ebendas. S. 57.
***) H. Müller. Zeitschr. für rationelle Medicin. 1858. Dritte Reihe. Bd. II. S. 222.

aber nicht mehr in das Keilbein hinein*). Es entspricht also allerdings der Sitz der Ecchondrose dem vorderen Ende der Chorda, und da nun die Chorda ihrerseits auch aus sehr grossen, hellen, blasigen Zellen zu bestehen pflegt, so lag die Vermuthung nahe, dass man hier eine aus ihr hervorgegangene pathologische Bildung vor sich habe. Uebersieht man aber die ganze Reihe von Zuständen, die wir von der Ecchondrose kennen, so wird es eher unwahrscheinlich, dass es sich um eine blos chordale Hyperplasie handelt. Die Chorda selbst ist kein knorpeliges Gebilde, da sie keine Intercellularsubstanz besitzt, und obwohl Gegenbaur**) bei gewissen Fischen und Amphibien Umbildungen der Chordasubstanz zu Knorpel gesehen hat, so ist doch nichts der Art von den höheren Wirbelthierklassen und vom Menschen bekannt. Gerade bei der Ecchondrose des Clivus zeigt sich eine entschiedene Continuität des Auswuchses mit dem Knorpel der Synchondrose, und es kommen so viele Fälle vor, wo man gar nichts von blasigen Zellen, sondern nur Knorpel oder Knochen findet, dass es mir wenigstens nicht sehr wahrscheinlich vorkommt, dass wir hier wesentlich einen Chorden-Auswuchs vor uns haben. Man müsste denn zwei Fälle unterscheiden, einen, wo blos eine Ecchondrose besteht, und einen anderen, wo mit der Ecchondrose zugleich eine Ectopie eines Chordenrestes verbunden ist. Dafür lässt sich der Umstand anführen, dass nach den Angaben von Müller die an anderen Theilen der Wirbelsäule vorkommenden Chordenreste dieselben Physaliden enthalten, welche ich in den Ecchondrosen des Clivus fand und welche von den gewöhnlichen, einfachen Zellen der Chorda ganz und gar verschieden sind. Auch spricht dafür der andere Umstand, dass Luschka***) ein paar Male im Wirbelkanal an dem hinteren Umfange der lumbalen Zwischenwirbelscheiben, bedeckt von dem Ligamentum longitudinale posticum, Knorpelauswüchse fand, welche mit dem Nucleus pulposus der Zwischenknorpel zusammenhingen. Aber freilich enthielten sie keine physaliphoren Zellen. Man wird daher vorläufig die Ecchondrose für sicher, das „Chordoma“ für zweifelhaft halten müssen. —

---

*) H. Müller a. a. O. Taf. III. Fig. I., II., XV.

**) C. Gegenbaur. Untersuchungen zur vergleichenden Anatomie der Wirbelsäule bei Amphibien und Reptilien. Leipz. 1862. S. 60, 65.

***) Luschka. Halbgelenke. S. 67. Taf. Taf. II. Fig. 8. u. 9.

Von den Ecchondrosen der **Rippenknorpel** besitzt unsere
Sammlung ein sehr charakteristisches Beispiel. An dem Knorpel
der zehnten (falschen) Rippe sitzt eine Geschwulst von mehr als
Wallnussgrösse, welche deutlich aus der Mitte des Rippenknorpels

Fig. 91 A.   Fig 91 B.

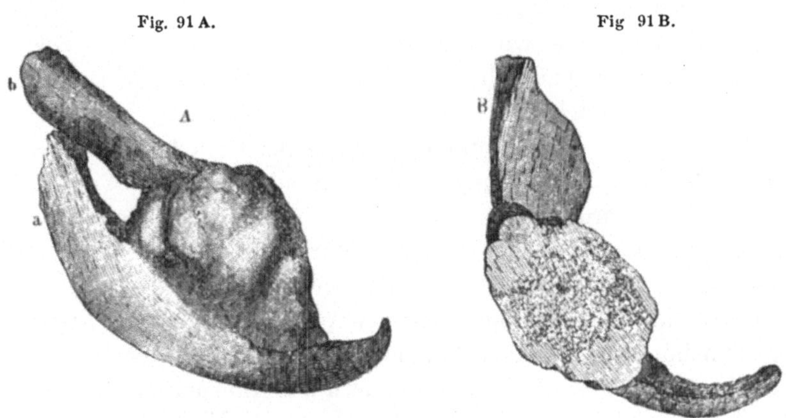

hervorgeht (Fig. 91 *A*). Sie hat eine leicht hügelige Oberfläche,
enthält wenig hyalinen Knorpel und ist fast ganz knöchern
(Fig. 91 *B*), so dass sie eine kugelige Exostose des Rippenknorpels darstellt. — Auch Dufour*) sah bei einem 13jähri-
gen Kinde an mehreren Rippen aus dem Knorpel, gerade da
wo er sich an die Rippe ansetzt, knorpelige Auswüchse hervortreten, welche nach innen vorsprangen. Der Fall von

---

Fig. 91. Ecchondrosis ossea des 10ten linken Rippenknorpels. Von
einem älteren, an progressiver Paralyse gestorbenen Manne aus der Praxis
der Herrn C. Mitscherlich und Quincke. (Präparat No. 176*a*. v. J. 1857).
Die etwas lappige Geschwulst, 1¼″ lang, etwas über ¾″ breit und dick,
sitzt breit dem Rippenknorpel auf und ist mit der Spitze des letzten Rippenknorpels dicht verwachsen. *B* ein der Rippe paralleler Durchschnitt der
Geschwulst: innen ein grob spongiöser, mit Markfett erfüllter Theil, welcher
nach innen hin fast bis an die Oberfläche der Geschwulst reicht; aussen
dichter, elfenbeinerner Knochen, der jedoch zahlreiche Gefässe enthält
und im Uebrigen dichte Lamellensysteme zeigt. Zu äussert weichere,
zum Theil noch knorpelige Hüllen. Auf einem (hier nicht abgebildeten)
Durchschnitt, der senkrecht auf die Rippe geführt ist, sieht man die etwas
gelbliche, zu innerst weissliche Substanz der Rippe fast ohne Abweichung
der Grösse; von ihrem unteren Rande aber geht zunächst eine Knorpelwucherung der Randsubstanz aus, welche sich weiterhin in die pilzförmig
daraus hervorgehende Knochenmasse fortsetzt.

*) Dufour. Bull. de la Soc. anat. Ann. 26. p. 85. Lebert. Traité
d'anat. pathol. T. I. p. 235.

W. Busch *), sowie die von Foucher **) mitgetheilte Beobachtung Gintrac's über ein Costal-Enchondrom lassen in Betreff des genetischen Verhältnisses einigen Zweifel, obwohl innere Beziehungen zu den Rippenknorpeln offenbar vorhanden waren. —

An diese Reihe von Ecchondrosen schliesst sich eine chirurgisch sehr interessante Form von Bildungen an, welche freilich nicht ganz vollständig damit zusammenfällt, insofern wir gerade an ihr gleichsam den Uebergang einer blos hyperplastischen Knorpelbildung zu der heteroplastischen vor uns haben. Das sind die Ecchondrosen an den Articulationen, welche in ihrer weiteren Entwickelung zur Bildung der schon seit Paré (1558) und Pechlin (1691) bekannten Gelenkmäuse (Mures articulares) oder Gelenkkörper (Corpora libera s. mobilia art.) führen und dadurch zu einer der wichtigsten chirurgischen Krankheiten Veranlassung geben ***). Wir haben schon früher mehrfach (S. 163, 206, 384) auf freie Körper einzugehen Gelegenheit gehabt und haben namentlich zwei Formen derselben kennen gelernt, die mehr fibrösen, welche als einfache Excrescenzen aus der Oberfläche der Häute hervorgehen, und die Lipome, welche sich gestielt über die Oberfläche herausschieben und endlich sich ablösen. Hier kommen wir zu einer dritten Gruppe und zwar zur wichtigsten, insofern es die typische Form der Gelenkmäuse ist und sie die grössten und umfangreichsten Störungen erzeugt.

Solche Körper, wie man sie besonders im Kniegelenk in oft sehr bedeutender Zahl und der allerbeträchtlichsten Grösse antrifft, können vermöge ihrer Derbheit und Umfänglichkeit für den Zustand des Gelenks eine ausserordentlich grosse Bedeutung haben, ja unter Umständen die Function ganz und gar hindern, indem sie entweder die Bewegung überhaupt unmöglich machen, oder inmitten der Arbeit, des Gehens u. s. w. so plötzlich sich zwischen die Gelenkflächen einschieben, dass dadurch die grössten Unbequemlichkeiten in Beziehung auf den Gebrauch entstehen.

---

*) W. Busch. Chirurgische Beobachtungen. S. 98.
**) Foucher. L'Union méd. 1859. No. 103. p. 409.
***) Joh. Fr. Meckel Path. Anat. Bd. II. Abth. II. S. 206. A. E. de Camp. De arthrolithis et arthrophytis sive muribus articulorum. Diss. inaug. Gryph. 1843. Heinr. Meckel. Mikrogeologie. Berlin. 1856. S. 235. E. Gurlt. Gelenkkrankheiten. Berlin. 1853. S. 83, 431, 558 u. s. w. Cruveilhier. Traité d'anat. path. T. II. p. 133.

Insbesondere rufen sie zuweilen so heftige und plötzliche Schmerz-anfälle hervor, dass eine momentane Lähmung des Theils eintritt. Den Namen der Gelenkmäuse tragen sie, weil sie häufig überaus beweglich sind (Corpora mobilia) und unter dem Finger des Beobachters plötzlich entschlüpfen, indem sie sich an irgend einen entfernteren, der Untersuchung weniger zugänglichen Theil des Gelenkes lagern. Dies ist hauptsächlich dann der Fall, wenn sie solitär sind. Manchmal sind ihrer aber so viele und so grosse vorhanden, dass fast gar keine Verschiebbarkeit besteht, die Gelenk-kapsel auf das Aeusserste gespannt und die Beweglichkeit fast ganz aufgehoben wird. Daraus erklärt sich die schon von Cruveilhier hervorgehobene Differenz, dass die Chirurgen meistentheils nur einen oder ein paar Gelenkkörper finden, während die Anatomen viel häufiger mehrere oder sehr viele antreffen. Ich selbst habe im Kniegelenk einmal über 60 freie und eine gewisse Zahl ange-wachsener gefunden; Morgagni*) beschreibt ihrer etwa 26, Haller aus dem Kiefergelenk 20 u. s. f.

Die solitären Gelenkkörper oder die Gelenkmäuse im engeren Sinne des Wortes haben gewöhnlich eine mehr regelmässige Gestalt, am häufigsten sind sie concav-convex, wie die Patella, oder plattrundlich, oder eiförmig, oder geradezu rundlich. Die multiplen dagegen sind oft sehr unregelmässig, höckerig, warzig, knollig. Manchmal sind sie unter sich sehr ungleich an Grösse und Gestalt, anderemal dagegen erscheinen sie einander angepasst, mit entsprechenden Gelenkflächen, wie die kleinen Knochen der Handwurzel oder des Mittelfusses. Dabei bemerkt man an vielen faden- oder stielförmige Anhänge oder feine Zotten oder eine faserige Umhüllung; manche jedoch sind ringsum ganz glatt.

Wenn man untersucht, wie solche freie Körper zusammen-gesetzt sind, so muss man zunächst zugestehen, dass einzelne von ihnen lipomatöser oder fibromatöser**) Natur sein können. Auch lässt sich nicht in Abrede stellen, dass für manche die Erklä-rung John Hunter's zutreffen mag, dass die freien Körper amorphe Concretionen aus geronnenen extravasirten oder exsu-

---

*) Morgagni. De sedibus et causis morborum. Epist. LVII. art. 14. et 15.

**) Dahin gehört wahrscheinlich der von Bidder (Zeitschr. f. rationelle Medicin. 1845. Bd. III. S. 102) vom Kniegelenk beschriebene Fall.

dirten Massen seien*). Nur muss man nicht die harnsauren Concretionen der wahren Gicht, die sogenannten Tophi arthritici, damit verwechseln. Wenn nun einzelne, namentlich der älteren Autoren nur auf eine dieser Bildungsweisen eingegangen sind, so mag das für einzelne Fälle richtig sein; es ist aber nicht richtig für die Mehrheit und noch weniger für die Hauptform, um die es sich hier handelt. In Beziehung auf diese stellt sich vielmehr als Regel heraus, dass die Gelenkmäuse gewöhnlich zu einem nicht unerheblichen Theil knorpelig und zu einem gewissen Theil knöchern sind. Je nach Umständen ist mehr Knorpel und weniger Knochen, oder umgekehrt mehr Knochen und weniger Knorpel vorhanden; in manchen Fällen endlich sind sie ganz knöchern. Wenn ich kurzweg sage „knöchern", so meine ich dies jedoch nicht im histologischen Sinne, denn in einer überwiegend grossen Zahl von Fällen finde ich vielmehr blosse Verkalkungen**) (Versteinerungen), häufig in einer solchen Ausdehnung, dass die verkalkte Masse im Grossen den Eindruck von Knochen macht. Es sind dies gerade die härtesten, fast marmorartigen Gelenkkörper, die also in der That den Namen der Arthrolithen verdienen.

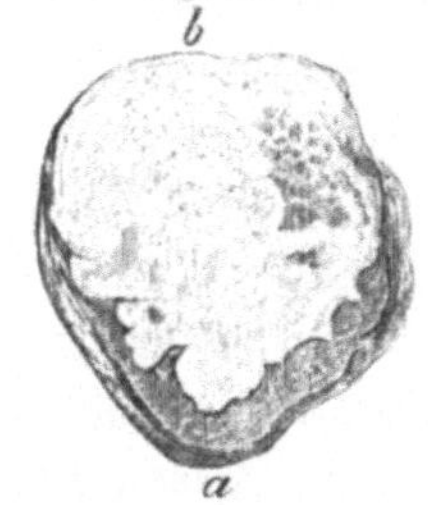

Es zeigt sich auch darin wieder eine Verschiedenheit, dass in manchen Fällen der Knorpel innen liegt und die Knochenmasse mehr aussen (Fig. 92, a), so dass erst, wenn man die Knochenschale durchschneidet, man innen auf den Knorpel stösst; anderemal findet sich aussen Knorpel und innen die knöcherne Substanz.

Fig. 92. Corpus mobile articulationis genu (Gelenkmaus). Von Herrn Jüngken bei Prof. Lachmann entfernt. Durchschnitt, parallel den breiten Flächen. Der ¾'' breite, ⅞'' lange und durchschnittlich ⅛—¼'' dicke Körper ist auf der einen Seite fast ganz glatt und knorpelig; nur tritt hier ringsum ein wallartiger Saum von scheinbarer Knochensubstanz hervor, der die Ränder und die andere Fläche des Körpers ganz überzieht. Nur hier und da ist er von Knorpel unterbrochen, und im Ganzen von einer feinen Schicht weicher Masse überzogen. Auch auf dem Durchschnitt besteht der grössere Theil aus bläulich-weissem Knorpel; nur in den peripherischen Schichten findet sich bis auf eine Tiefe von ⅛'', ¼'' und darüber eine ganz dichte, elfenbeinerne Masse. Mikroskopisch sieht man aussen ringsumher einen Ueberzug von Perichondrium, der hier und da in mehr ausgebildeten Knorpel über-

*) J. Russel. Ueber die Krankheiten des Kniegelenks. Aus dem Engl. von Goldhagen. Halle. 1817. S. 66. H. Meckel. Mikrogeologie. S. 239.

**) M. Friedländer. De malo coxae senili nonnulla. Diss. inaug. Vratisl. 1855. p. 13. Tab. II. Fig. II.

Am sonderbarsten sind die Formen, wo Knorpel und Knochen vielfach durcheinander gelagert sind. Gewöhnlich haben dieselben schon äusserlich ein unebenes, höckeriges, warziges oder drusiges Aussehen; manche sehen wie Himbeeren oder Maulbeeren aus, indem eine Menge kleiner, rundlicher Läppchen aneinander gefügt sind *). Einzelne dieser Läppchen sind weich, durchscheinend, bläulichweiss, also knorpelig, andere dagegen hart, undurchsichtig, weiss, also kalkig. Ich sage kalkig, denn gerade an diesen Körpern fand ich trotz der grossen Härte und Dichtigkeit fast nur Versteinerung (Petrification). Jedes einzelne Läppchen besteht aus einer sehr zierlichen Knorpelwucherung, in welcher man mikroskopisch noch die aus der Wucherung der einzelnen Knorpelzellen hervorgegangenen Zellengruppen, umgeben zunächst von hyaliner Intercellularsubstanz und weiterhin von einer trüberen, faserig-streifigen Hülle, erblickt, so dass jedes makroskopische Läppchen wieder als ein Aufbau aus mehreren mikroskopischen Läppchen erscheint. In diesen letzteren beginnt die Verkalkung in ähnlicher Weise, wie es Rokitansky **) vom Enchondrom abbildet, vom Centrum aus, so dass zuerst die Kapseln der am meisten gegen den Mittelpunkt gelegenen Zellen incrustiren und jedes mikroskopische Läppchen einen undurchsichtigen, gleichsam steinernen Kern bekommt. Dieser vergrössert sich nach und nach, indem immer mehr Kapseln und später auch die Intercellularsubstanz incrustiren, und zuletzt schreitet die Verkalkung über ganze Läppchen fort, indem sie ähnliche Zustände erzeugt, wie wir sie von den Gelenkknorpeln kennen ***).

In diesen Läppchen ist der Knorpel hyalin. Allein dies gilt hauptsächlich von den am stärksten gewucherten Punkten. Sonst ist in den Gelenkkörpern sehr oft Faserknorpel vorhanden. Was den Knochen betrifft, so ist derselbe, wenn man die marmor-

---

geht. Die innere Knorpelmasse hat alle Eigenthümlichkeiten des Gelenkknorpels: eine etwas körnige, gelbliche Grundsubstanz, in welcher in verhältnissmässig grossen Abständen wuchernde Zellen liegen. Hier und da zeigt die Intercellularsubstanz eine fast netzförmige, jedoch nicht streifige oder fibrilläre Anordnung. Die scheinbare Knochenmasse ist theils einfach versteinert, theils bildet sie Knorpelknochen mit rundlich-eckigen Körperchen fast ohne Fortsätze. (Präparat No 867.).

   *) Präparat unserer Sammlung No. 126*b*. vom Jahre 1861. Von dem in Fig. 93. abgebildeten Falle.

   **) Rokitansky. Path. Anat. 1855. Bd. I. S. 177. Fig. 68.

   ***) Cellularpathologie. 3. Aufl. S. 345. Fig. 125.

artige Verkalkung abrechnet, häufiger spongiös als compakt. In den grösseren Gebilden findet man gewöhnlich die Oberfläche mit einer compakten Rinde versehen, über welche sich eine Knorpellage fortsetzt, welche alle Eigenschaften des Gelenkknorpels darbietet, namentlich an der Oberfläche eine dichtere Anordnung mehr platter, paralleler Zellen und in der Tiefe grössere, runde, nicht selten wuchernde Körperchen. Dann folgt zunächst eine Verkalkungszone, welche nach innen manchmal in wirklichen, spongiösen Knochen übergeht, häufiger jedoch nur eine zusammenhängende Versteinerung, gewissermaassen Knorpelknochen bildet. Im letzteren Falle folgt unter dieser Lage nicht selten wieder Knorpel und dann wieder Inseln oder Zungen von Verkalkungsschichten (Fig. 92, a.). Wo wirklicher spongiöser Knochen gebildet ist, da findet man die Balken des Knochengewebes stark und die Räume zwischen ihnen manchmal noch mit Markfett gefüllt. Gerade diese Formen beweisen am alleraufälligsten, dass früher eine ausgiebige Verbindung der.Gelenkkörper mit anderen Theilen des Gelenkes stattgefunden haben muss, denn eine solche Markbildung setzt stets eine starke Vascularisation voraus.

In welcher Weise findet aber diese ursprüngliche Verbindung statt? Es bleiben hier nur zwei Möglichkeiten: entweder, wie man früher häufiger angenommen hat, dass wirklich Theile der Gelenkenden des Knochens sich ablösen, dass also eine gewaltsame Trennung, eine Absplitterung oder Zerklüftung an dem Gelenkende stattfände, ein Theil der Oberfläche abgelöst würde und nun sowohl der Knorpel als der Knochen in die Gelenkhöhle gelangten; oder aber, dass es sich um eine eigentliche Neubildung handelt.

Die zuerst von Reimar aufgestellte Annahme, dass blos eine Absplitterung oberflächlicher Theile geschehe, hat man in der neueren Zeit häufig ganz zurückgewiesen. Das scheint nicht richtig zu sein, denn man findet nicht nur in der früheren Literatur sehr charakteristische Fälle*), sondern man hat auch in der

---

*) Abernethy. Med. chirurg. Beobachtungen. Deutsch von J. F. Meckel. Halle. 1809. S. 187. Schreger. Ueber die beweglichen Concremente in den Gelenken. Erlangen. 1815. Cruveilhier. Arch. génér. 1826. T. IV. p. 165.

neuesten Zeit einzelne Beispiele gesammelt*), wo entweder bei
violenten Einwirkungen auf das Gelenk, zuweilen unter einem
deutlichen Krachen eine schmerzhafte Empfindung eintrat und
man bald nachher freie Körper fand, oder wo ohne bekannte
Veranlassung bei der Autopsie an gewissen Stellen ein Substanz-
verlust, eine Vertiefung an der Gelenkfläche entdeckt wurde, in
welche das abgelöste Stück mehr oder weniger genau hinein-
passte. Fälle der letzteren Art habe ich selbst mehrmals beobachtet. Freilich sind sie nicht ganz beweisend, da möglicherweise die Depression erst secundär durch den Druck des freien
Körpers entstanden sein kann, indess entsprechen sich die Flächen manchmal so vollständig und sind so tief, dass man kaum
ihre ursprüngliche Zusammengehörigkeit wird ablehnen können.
In den Fällen, die ich sah, war aber offenbar schon eine Gelenk-
erkrankung vorhergegangen, und ich möchte diese, wie ich nachher noch genauer ausführen werde, als die eigentlich prädisponirende betrachten.

Aber selbst, wenn man für diese Fälle die Möglichkeit einer
Absplitterung zulässt, so hat eine solche Erklärung keine Richtigkeit für die Mehrzahl der Fälle; da handelt es sich ganz
sicher um eine Neubildung, und es kann nur zweifelhaft sein,
von wo sie ausgeht, ob von den Knorpeln, so dass die freien
Körper gewöhnliche Ecchondrosen wären, oder von etwas Anderem, so dass sie heteroplastische Bildungen darstellen.

Die Erfahrung lehrt, dass Beides vorkommt**), sowohl dass
der vorhandene Knorpel wuchert und Auswüchse bildet, als auch,
dass namentlich von dem Periost und der Synovialhaut her
solche Auswüchse stattfinden. Ersteres kommt in allen möglichen
Formen vor. Luschka***) hat namentlich die Aufmerksamkeit
auf die feineren, zottigen und buschigen Auswüchse gelenkt, welche
vom Knorpel ausgehen und in die Höhlen der Gelenke und

---

*) Richet. Annales de la chirurgie. 1841. T. I. p. 63. Stromeyer.
Handbuch der Chirurgie. Freiburg i. Br. 1844. Bd. I. S. 523. Deville.
Bullet. de la Soc. anat. 1851. p. 109. Broca. Denkschrift zur Feier des
10jährigen Stiftungsfestes des Vereins deutscher Aerzte in Paris. 1854. S. 38.
Schuh. Pseudoplasmen. 1854. S. 84. II. Meckel. Mikrogeologie. S. 236.
F. Forstmann. De muribus articularibus. Diss. inaug. Berol. 1857. p. 25.

**) A. Förster. Handbuch der pathol. Anat. Leipz. 1855 S. 118.

***) Luschka. Mein Archiv. Bd. VII. S. 309. Taf. III. Fig. 5—7. Die
Halbgelenke. Taf. III. Fig. 8—9. Taf. VI. Fig. 7—8.

Halbgelenke hineinhängen. Diese haben jedoch für die Geschichte der Gelenkkörper geringere Bedeutung, als die rundlichen und knolligen Auswüchse, welche am häufigsten längs des äusseren Randes aus dem Knorpel hervorwachsen und sehr bald vom Grunde aus verknöchern. An diese Formen schliessen sich gleichsam als Uebergangsstufe gewisse Knorpel- und Knochenbildungen an, welche in der Nähe des Knorpelrandes, jedoch unter der Synovialhaut, aus dem Periost entstehen, ganz nach Art des zuweilen vorkommenden knorpeligen Callus nach Fractur. Genetisch unterscheiden sie sich noch von den eigentlichen Synovialknorpeln, deren Hauptsitz gerade an der Stelle ist, wo sich die Synovialhaut von der äusseren Fläche des Gelenkes auf den Knochen umschlägt und wo schon normal gewisse Falten und Zotten liegen*). Von hier aus entwickeln sich pathologische Excrescenzen, bald einfach, bald verästelt in Form der namentlich von Rokitansky**) geschilderten dendritischen Vegetationen, in deren mehr und mehr kolbig werdenden Enden die Cartilaginescenz stattfindet. Allein die papillare Wucherung beschränkt sich nicht auf diese kleine Stelle. An manchen Gelenken insbesondere, wie am Schultergelenk, bilden sich auch in dem parietalen Blatt der Synovialis sklerotische Platten und Auswüchse, welche verknorpeln und verknöchern.

Die entstehenden Knorpel und Knochen sitzen bald mehr flach auf, bald hängen sie an langen Stielen in das Gelenk hinein (Fig. 93., *a*). Im letzteren Falle werden sie bei den Bewegungen des Gelenkes hin- und hergeschoben, können schon, so lange sie noch festsitzen, grosse Beschwerden verursachen, lösen sich aber endlich ab, um frei in die Gelenkhöhle zu fallen. Häufig bilden sich schon vorher, in dem Maasse, als sie wachsen, gewisse Taschen, Ausbuchtungen, Divertikel der Synovialhaut, in welchen sie versteckt liegen (Fig. 93., *b*) und in welche sie auch, nachdem sie lose geworden sind, leicht wieder zurückrutschen. Auch können sie ganz und gar darin abgekapselt werden***).

Sitzen dagegen die Auswüchse mehr breit auf, was nament-

---

   *) Kölliker. Mikroskopische Anatomie. 1850. Bd. II. Erste Hälfte. S. 323.

   **) Rokitansky. Zeitschr. Wiener Aerzte. 1851. Jan. S. 2.

   ***) Friedländer l. c. p. 12—13. Cruveilhier. Traité d'anat. path. T. II. p. 135.

lich von den periostealen (Fig. 93., *c*) und auch von den eigentlichen Ecchondrosen gilt, so können sie eine sehr beträchtliche Grösse erreichen, ohne lose zu werden. Jedenfalls verunstalten sie das Gelenk in hohem Maasse, und erzeugen namentlich am Knorpelrande Hervorragungen, welche die Bewegung erschweren, gegenseitige Reibungen bedingen, oder geradezu aufeinander stossen können. Unter solchen Verhältnissen mag es

Fig. 93.

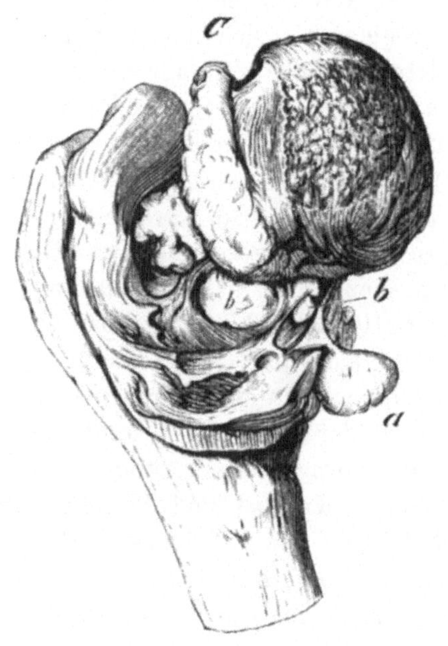

F i g. 93. Arthritis chronica deformans prolifera coxae. (Präp. No. 126. vom Jahre 1861). Der Kranke, ein 34 Jahre alter Messerschmidt, war in der Klinik des Herrn T r a u b e gestorben. Die Autopsie ergab chronische Lues, amyloide Erkrankung des Darms und der Milz, interstitielle Nephritis und eine eigenthümliche, durch Einlagerung fremder Theile bedingte Lungenaffektion. Das rechte Hüftgelenk mit dickem, käsigem Eiter gefüllt, enthielt 3 freie Körper, von denen der grösste etwas über haselnussgross war, eine maulbeerförmige Oberfläche besass und aus einem Gemisch von reinen und verkalkten Knorpelkörnern bestand. Der Gelenkkopf stark deformirt, am Rande tief abgerieben, grossentheils vom Knorpelüberzug entblösst, mit rauher, cariöser Oberfläche. Ebenso die Oberfläche der Pfanne. Gelenkkapsel unverletzt, sehr derb, missfarbig, mit vielen taschenförmigen Ausbuchtungen am Ansatze und mit 8 grösseren, meist steinernen Gelenkkörpern besetzt, von denen einzelne (*a*) gestielt, andere (*b,b*) flach und in Taschen versteckt aufsassen. Rings um den Rand des Schenkelkopfes eine wallartige Knochenwucherung (*c*). Auch in der Incisur sassen Gelenkkörper auf.

wohl vorkommen, dass sie bei gewaltsamen äusseren Einwirkungen abbrechen und erst durch die Absplitterung frei werden*). Jedenfalls scheint mir das die wahrscheinlichste Erklärung der meisten Fälle, wo nach violenten Einwirkungen plötzlich freie Körper bemerkt wurden und wo die nachträgliche anatomische Untersuchung ausserdem allerlei andere Veränderungen am Gelenk nachwies.

Die Ansicht, dass von einem gesunden Gelenkende Stücke abbrechen und als Gelenkmäuse auftreten, muss jedenfalls anatomisch ungleich genauer geprüft werden, als es bis jetzt geschehen ist. Würde z. B. vom Rande eines gesunden Knochens ein Stück abgesplittert, so müsste man doch erwarten, dass die ursprüngliche Oberfläche allein überknorpelt wäre, dagegen die Fraktur- oder Fissurfläche entweder blos compacten oder spongiösen Knochen, oder höchstens eine Umlagerung desselben durch fibrinöse Niederschläge zeigte. Allein ich fand selbst an Gelenkkörpern der am meisten auffälligen Gestalt**) fast über die ganze Oberfläche einen Knorpelüberzug, und der scheinbare Knochen erwies sich grossentheils als blos verkalktes Knorpelgewebe. Dieser Befund stimmt wohl mit der Annahme, dass ursprünglich flache Ecchondrosen von dem Gelenkende des Knochens hervorwuchsen, welche sich den gegenüberliegenden Gelenkflächen anpassten und dadurch eine der Articulation entsprechende Gestalt annahmen, dann theilweise versteinerten und endlich innerhalb des Knorpels abbrachen, aber er lässt sich nicht wohl vereinigen mit der Voraussetzung, dass der Knochen selbst zertrümmert wurde. Es stimmt ferner dieser Befund mit der schon von Sander***) behaupteten Erfahrung, dass ein nachträgliches Zerbrechen der Gelenkmäuse vorkomme.

Im Allgemeinen kann man demnach als ausgemacht annehmen, dass die freien Gelenkkörper, wie schon Laennec†) gelehrt hat,

---

*) Brodie. Med. chir. Transact. Vol. IV. p. 276. Ecker. Archiv für phys. Heilkunde. 1843. S. 244. Note.

**) Dahin gehört namentlich ausser dem in Fig. 92. abgebildeten Körper eine von Herrn Jüngken aus dem Kniegelenk exstirpirte Gelenkmaus (Präparat No. 99. vom Jahre 1851). Es ist dies ein $1\frac{1}{4}''$ langer, $\frac{1}{4}''$ breiter und $\frac{7}{8}''$ dicker, scheinbar ganz knöcherner, einerseits concaver, andererseits convexer Körper, neben welchem sich noch ein zweiter, kleinerer, ebenfalls concav-convexer und scheinbar knöcherner befand.

***) Sander in v. Siebold's Chiron. Bd. II. S. 361.

†) Laennec. Dict. des sciences méd. T. IV. p. 127.

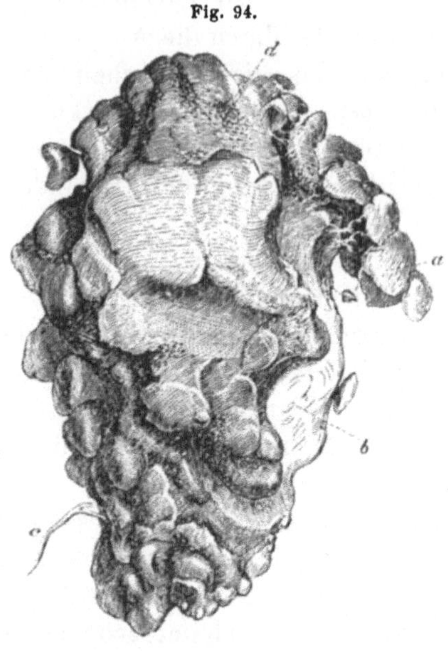

Fig. 94. Corpus mobile conglomeratum articulationis genu. (Präparat No. 60 c. vom Jahre 1858). Natürliche Grösse. Von einer forensischen Leiche. Der grosse Conglomeratkörper ist etwa 3″ lang, $1\frac{1}{4} - 1\frac{1}{2}$″ breit und $\frac{3}{4} - 1$″ dick. Er hat im Grossen eine Patella-ähnliche Gestalt, ist an einem Ende fast spitz, am anderen breit, concav-convex, jedoch überall hügelig, höckerig oder geradezu knollig. An der concaven Seite ist eine grössere, zusammenhängend mit Knorpel überzogene Stelle, sonst erscheinen nur die stärkeren Höcker mit knorpeliger Decke, während dazwischen ein zartes Fasergewebe liegt, welches an der convexen Seite viele gelbbraune Pigmentkörner trägt (a). Letztere zeigt sehr wenig deutlichen Knorpel, ist aber viel stärker höckerig. An einer Stelle (b) eine grössere, vertiefte, wie narbig aussehende Fläche. Am Rande zahlreiche, zum Theil lose verbundene kleinere Einzelkörper (c, c) und an einem Punkte ein langer, fadenförmiger Anhang (d). Innen zeigt der Körper zum Theil spongiöse, sehr grobmaschige Substanz. — Ausserdem befanden sich in dem Gelenk noch beinahe 50 kleinere, freie Körper und ein Paar Dutzend adhärente, in allerlei Seitentaschen befindliche. Letztere nahmen hauptsächlich den hinteren Umfang der Gelenkhöhle ein, wo sie so dicht gedrängt lagen, dass sie ganz unbeweglich waren und grosse Ausbuchtungen hinter den Condylen des Oberschenkels und an der hinteren Fläche der Tibia erzeugt hatten. Diese Körper, sowohl die freien, als die adhärenten waren von sehr verschiedenartiger Grösse und Gestalt, einzelne klein, rundlich und erbsengross, andere grösser, eckig, mit scheinbar articulirenden Flächen, an Grösse und Gestalt den Hand- und Fusswurzelknochen vergleichbar, andere endlich noch grösser und deutlich conglomerirt. Braunes Pigment fand sich an mehreren vor. Knorpelüberzüge und fadenförmige Anhänge besassen sehr viele. Manche waren an Fäden aufgehängt, die gleichsam durch sie hindurchgingen und beiderseits festsassen. Auch von den kleineren hatten manche spongiösen Bau, andere

accidentelle Knorpel sind, und für die Mehrzahl derselben ist seine Angabe richtig, dass sie ursprünglich als gestielte Auswüchse der Synovialhaut anhingen. Diese sind in ihrer Art ziemlich dasselbe, was die Kolben des Lipoma arborescens (S. 379) oder die Beeren der Blasenmole (S. 405) darstellen, denen sie auch darin gleichen, dass zuweilen mehrere an gemeinschaftlichen Stielen hängen oder dass der Stiel des einen auf dem Körper des anderen aufsitzt. Manchmal findet man auch mehrere, wie durch einen Sutur, dicht miteinander vereinigt; ja es kommen zuweilen grosse Conglomerate (Fig. 94.), ähnlich der Nagelflue, vor, wo eine grosse Menge kleinerer Körper durch eine lose Verbindungsmasse zusammengehalten ist. Wahrscheinlich sind dies secundäre Verklebungen, bedingt durch fibrinöse Niederschläge oder Gerinnungen. Wenigstens sah ich braune und gelbe Pigmente daran, als Zeichen hämorrhagischer Complication. — Es ist ferner für einen Theil der Gelenkkörper, nehmlich die periostealen, auch richtig, dass sie, wie Laennec annahm, ursprünglich ausserhalb der Synovialis liegen und sich erst allmählich vorschieben. Diese finden ihre Analogie in den früher beschriebenen Ecchondrosen der Trachealknorpel. Andere dagegen entstehen primär in den Auswüchsen selbst, welche ihrerseits knorpelig oder bindegewebig sein können.

Nachdem die Körper abgelöst sind und frei in der Höhle des Gelenkes liegen, scheinen sie wenig Veränderungen zu erfahren. Vielleicht darf man manche Petrificationen als secundäre, gleichsam posthume betrachten. Manche Beobachter*) der frühe-

---

waren mehr steinern oder marmorartig. — Das Gelenk sehr verändert. Die Synovialhaut überall mit zahlreichen, meist kleinen, kolbigen, zuweilen ästigen Vegetationen besetzt, die voll von gelbbraunem Pigment waren. Zumeist erreichten sie eine Länge von 3—6 Linien; viele enthielten Fett. Dabei war die ganze Synovialhaut verdickt, besonders wo die Taschen lagen. Eine der bedeutendsten, welche den grossen, in der Zeichnung wiedergegebenen Körper enthielt, lag unter dem Lig. patellare; sie war mit einer stark grubigen Ausbuchtung des Knochens verbunden. Die Ligam. interarticularia, zumal die semilunaria etwas verdickt und rauh. Die Gelenkflächen mit starken Schlifflinien und -flächen: die an der Tibia fast ganz von Knorpel entblösst, etwas zottig; die am Os femoris mit im Allgemeinen verdicktem Knorpelüberzuge, der namentlich vor der Incisur und längs der Ränder starke, knollige, vom Grunde her verkalkte und verknöcherte Auswüchse zeigte. Einzelne dieser Auswüchse am Rande sassen lose oder waren wenigstens durch ein dichtes Bindegewebe von dem Knorpel geschieden; an einigen Stellen sah man den aus schwammartig umgelegten, die Nachbarfläche überragenden Osteochondrophyten zusammengesetzten Rand durch scheinbar narbige Flächen unterbrochen.

*) James Russel a. a. O. S. 66.

ren Zeit haben freilich gemeint, die Körper wüchsen auch im freien Zustande noch fort. Cooper*) hat dies entschieden bestritten. Es ist schwer, darüber zu urtheilen. Man darf nicht übersehen, dass die freien Körper durch Umlagerung von Exsudat- oder Blutgerinnseln sich leicht vergrössern können. Auch kann durch die eben erwähnte Conglomeratbildung an die Stelle mehrerer kleiner ein grosser Körper treten, welcher dann den Eindruck eines schnell gewachsenen macht. Endlich aber ist theoretisch nichts gegen die Möglichkeit zu sagen, dass in den abgetrennten Knorpeln und Knochen mindestens eine Vita minima, vielleicht sogar ein regerer Lebenszustand fortbestehen und dass sie aus der Synovia gewisse Säfte aufnehmen und nicht nur sich ernähren, sondern möglicherweise auch wachsen können. Denn in der That sind die Stiele, so lange sie überhaupt befestigt sind, auch gewöhnlich gefässarm, wenn auch nicht immer gefässlos, und doch wachsen die Körper.

In jedem Falle sind sie ein Erzeugniss irritativer Processe. Diese können die Form einer wirklichen Gelenkentzündung annehmen, und so finden wir sie am häufigsten bei der sogenannten Knotengicht (Arthritis nodosa, Rheumatismus nodosus, Malum articulorum senile) neben zahlreichen anderen Veränderungen, insbesondere neben partieller Usur der Gelenkknorpel, Abschleifung und Verkleinerung der Knochenenden (Fig. 93.), Eburnation und Periostose, Verdichtung und Vascularisation der Synovialhaut**). Sie sind dann selbst als Theilerscheinung des entzündlichen Vorganges zu betrachten, denn ein solcher liegt hier unzweifelhaft vor***). Broca ist noch einen Schritt weiter gegangen, indem er neben dieser Entzündung (der von ihm sogenannten Arthritis sicca) eine bald oberflächliche, bald tiefe Nekrose und Elimination der Knorpel annimmt und die freien Körper als Producte dieses Eliminationsprocesses erscheinen lässt†). Freilich gesteht er zu, dass die gewöhnliche Art der Bildung die durch Excrescenz sei, aber er meint doch eine besondere Form der freien Körper

---

*) Cooper. Diseases of the joints. Lond. 1807. p. 34.
**) Cruveilhier. Atlas d'anat. path. Livr. IX. Pl. VI. fig. 11. de Camp. l. c. p. 25. Ecker a. a. O. S. 244. A. Wernher. Beiträge zur Kenntniss der Krankheiten des Hüftgelenks. Giessen. 1847. S. 39. X. Schömann. Das Malum coxae senile. Jena. 1851. S. 73. Friedländer l. c. Taf. I.–II.
***) Mein Archiv. 1852. Bd. IV. S. 295.
†) Broca a. a. O. S. 38.

aus der Knorpelnekrose ableiten zu können, und Lebert*) schliesst sich ihm sogar für die knotige Form an.

Man muss hier wohl unterscheiden. Es giebt eine Ablösung und Exfoliation**) der Gelenkknorpel, die sowohl bei acuter Entzündung der Synovialhäute und der Gelenkenden der Knochen, als auch bei der chronischen, knotigen oder deformirenden Entzündung vorkommt. Aber hier lösen sich Knorpelblätter ab, flache Stücke und nicht jene dicken Körper, wie man sie bei der Betrachtung der freien Gelenkkörper im Auge hat. Letztere entstehen an den Stellen am wenigsten, wo die Exfoliation stattfindet, nehmlich an der eigentlichen Articulationsfläche, sondern da, wo auch die anderen Wucherungsvorgänge der deformirenden Entzündung am stärksten vor sich gehen, am Umfange des Gelenkknorpels, an Bein- und Synovialhaut. Weiterhin muss man sich aber wohl hüten, die hauptsächlich nach klinischen Symptomen zusammengefasste Knotengicht oder gar das Malum senile, welche so oft viele Gelenke treffen und als constitutionelle Krankheit erscheinen, als die einzige Ursache der Gelenkmausbildung anzusehen; die deformirende chronische Gelenkentzündung kommt auch ohne alle „Gicht“, ohne Störungen der sensitiven Nerven, bei jungen Personen und ganz partiell auf kleine Stellen des Gelenkes beschränkt, vor. Diese Form ist es, welche der Bildung der solitären Gelenkkörper zum Grunde liegt. In wie weit sie durch locale Reize bestimmt wird, ist bis jetzt nicht genau zu übersehen; ich erinnere jedoch an einen Fall von Shaw***), der bei einem 17jährigen Dienstmädchen einen freien Knorpelkörper aus dem Kniegelenk entfernte, in dessen Innern sich eine Höhle von $\frac{1}{12} - \frac{1}{15}$ Zoll Länge und in dieser ein harter metallischer Körper fand; letzterer wurde als eine abgebrochene Nadelspitze erkannt. Hier handelt es sich um einen ganz localen, vom Standpunkte der Onkologie aus gutartigen Vorgang.

Aber freilich gehört derselbe nicht mehr einfach in das Gebiet der hyperplastischen, sondern er ist schon heteroplastisch, insofern das einfache Bindegewebe der Bein- oder Synovialhaut der Sitz einer Knorpelentwickelung wird. Aber auf der anderen

---

*) Lebert. Traité d'anat. path. T. II. p. 600. Pl. 179. fig. 9, 10.
**) Gay (Transact. of the pathol. soc. of London. Vol. VI. p. 298) nennt sie Shedding of cartilage.
***) Shaw. Transact. of the Lond. path. soc. 1855. Vol. VI. p. 331.

Seite stehen diese Formen den reinen Ecchondrosen doch ganz nahe, mit welchen sie so oft zusammen vorkommen. Denn sie gehen aus Geweben hervor, von denen wir wissen, dass sie an vielen Stellen sehr leicht Knorpel erzeugen. Namentlich die Beinhaut zeigt diese Fähigkeit nicht blos bei Fracturen, sondern noch sehr viel häufiger und ausgezeichneter bei der Veränderung der alten und der Bildung neuer Articulationsflächen, von deren physiologischem Wechsel Hüter *) so viele und interessante Belege geliefert hat. Immerhin stehen diese Formen auf der Grenze zwischen der hyperplastischen und heteroplastischen Knorpelgeschwulst. —

Das heteroplastische Chondrom, zu dessen Betrachtung wir uns jetzt wenden, ist nach dem Vorgange von Joh. Müller immer definirt worden als ein Gebilde, dessen wesentlichen Antheil wahres Knorpelgewebe ausmacht. Freilich ist man in der Praxis von dieser Definition vielfach abgewichen, indem man von Enchondromen auch da sprach, wo der Knorpel nicht den wesentlichen Bestandtheil bildete. Man weiss längst, dass in vielen Geschwülsten dieses Gewebe mit anderen Gewebsarten oft in der mannichfaltigsten Mischung vorkommt, und in manchen derselben tritt der Knorpel so sehr in den Hintergrund, dass man ihn nur als eine Beigabe oder als eine reichere Ausstattung betrachten kann. Dies gilt nicht blos von gewissen Mischgeschwülsten, sondern namentlich von vielen der später zu betrachtenden teratoiden Geschwülste. Wenn man in dieser Richtung das Gebiet des Enchondroms etwas zu weit ausgedehnt hat, so scheint es mir, dass man in einer anderen Richtung gegenüber den älteren Schriftstellern einen Rückschritt gemacht hat, nehmlich darin, dass man eine sehr beträchtliche Kategorie, die sogenannten fibrocartilaginösen Geschwülste, zum grossen Theil ausgeschlossen hat. Müller selbst rechnete viele von ihnen theils zu seinem Osteoid, theils zu seinem Desmoid**); die späteren Schriftsteller sind ihm zum Theil gefolgt, zum Theil haben sie einzelne dieser Fälle zum Enchondrom gezogen, andere wieder zum Sarkom oder Krebs gestellt. Auf diese Weise ist eine grosse Verwirrung entstanden,

---

*) C. Hüter. Mein Archiv. Bd. XXV. S. 572. Bd. XXVI. S. 484.
**) Müller's Archiv. 1843. S. 396.

welche sich allerdings begreift, wenn man die oft so grosse Bösartigkeit, das gleichsam krebshafte Wesen dieser Gewächse ins Auge
fasst, und wenn man zugleich zugestehen muss, dass gerade diese
Art die allerhäufigsten Uebergänge zu Sarkom macht. Man kann
daher auch nicht behaupten, dass alle beschriebenen Fälle von
Osteoid, Osteoidkrebs, Osteoidsarkom, Desmoid hierher gehören,
aber ebenso wenig ist man meiner Ansicht nach berechtigt, alle
Fälle davon hier auszuscheiden.

In der Anatomie hat man schon lange, ja schon geraume
Zeit vor der Einführung des Mikroskops als anatomischen
Hülfsmittels, den eigentlichen Knorpel unterschieden von dem
dem sogenannten Hautknorpel, demjenigen, welcher die „Verknöcherung aus Membranen" vermittelt. Allerdings ist dieser
Hautknorpel ganz verschieden von dem gewöhnlichen Knorpel
und auch von dem gewöhnlichen Faserknorpel. Ich glaube seine
Eigenthümlichkeit zuerst erkannt zu haben, als ich die Bildung
der inneren Osteophytlagen der Schädelknochen schilderte *).
Später fand ich seine Beziehungen zu dem Bindegewebe**) und
insbesondere seine Entstehung aus wuchernden Schichten des
Periosts; ich wies nach, dass das Dickenwachsthum der Röhrenknochen wesentlich auf der Erzeugung junger, aus dem Periost
hervorgehender und der Knochenstructur ähnlicher Massen beruht,
welche ich deshalb osteoide nannte***). Aehnliche Massen sah
ich freilich auch aus gewöhnlichem Knorpel hervorgehen†), indess
ist dies doch ein seltenerer Fall.

Man kann nun freilich darüber in Zweifel sein, ob man überhaupt diese osteoide Masse zum Knorpel rechnen soll. Allein
abgesehen davon, dass eine grosse Zahl von Beobachtern sie
geradezu knorpelig nennen, so hat sie in der normalen Entwickelungsgeschichte eine ähnliche Stellung zu dem werdenden Knochen, wie der Knorpel; sie ist ein Vorgebilde des Knochens
und stellt insofern geradezu ein Aequivalent des Knorpels
dar. Bei der Callusbildung geht sie vielfach in wirklichen Knorpel
über††). Andererseits ist sie kein gewöhnliches Bindegewebe, da

---

*) Mein Archiv. 1847. Bd. I. S. 135.
**) Würzburger Verhandl. Bd. II. S. 158.
***) Mein Archiv. Bd. V. S. 439 ff. S. 457.
†) Ebendas. S. 434.
††) Cellularpathologie. 3. Aufl. S. 399.

vielmehr die Intercellularsubstanz des Bindegewebes, wenn die osteoide Masse erzeugt wird, sich verdichtet, sklerosirt oder cartilaginescirt. Man müsste deshalb sowohl für dieses Gewebe, als für die daraus hervorgehenden Geschwülste einen besonderen Namen wählen, und ich würde in letzterer Beziehung den Namen des Osteoids jedem anderen vorziehen, wenn nicht dadurch eine meiner Meinung nach unüberwindliche Schwierigkeit in die Darstellung der Knorpelgeschwülste käme.

Auch ist, seitdem sich die Ansichten über die suspecte Natur des Enchondroms allmählich festgestellt haben, der Hauptgrund, welcher zu der gesonderten Aufstellung des Osteoids Veranlassung gab, nehmlich die Rücksicht auf seine Bösartigkeit, weggefallen, und ich trage daher kein Bedenken, die aus wirklichem osteoiden Gewebe oder Hautknorpel (Knochenknorpel) gebildeten Gewächse den Chondromen unmittelbar anzureihen. Es würden demnach neben den hyperplastischen Chondromen oder Ecchondrosen einerseits die Enchondrome im engeren Sinne des Wortes, andererseits die osteoiden Chondrome (Desmochondrome) als die beiden Hauptgruppen der heteroplastischen Chondrome zu unterscheiden sein.

Die Grenze zwischen diesen beiden Gruppen ist aber, wie die Erfahrung gelehrt hat, keineswegs leicht aufzufinden. Freilich giebt es von jeder derselben gewisse reine Formen, welche leicht erkannt werden; zwischen ihnen steht aber eine grosse Reihe von Mischformen, in welchen entweder die verschiedenen Typen des cartilaginösen Gewebes nebeneinander verwirklicht sind, und die Geschwulst im Ganzen keinen praevalirenden Typus erkennen lässt, oder wo die Hauptmasse allerdings einem bestimmten Typus folgt, an gewissen Stellen aber ein Uebergang in Gewebe eines verwandten Typus stattfindet.

Was den eigentlichen Enchondromknorpel anbetrifft, so entspricht seine innere Zusammensetzung im Allgemeinen den bekannten Formen des permanenten Knorpels. Wie in diesem, so finden sich auch im Enchondrom die drei Varietäten des Hyalin-, Faser- und Netzknorpels *). Aber man darf hier nicht zu strenge scheiden, und am wenigsten erwarten, diese drei Varietäten in eben so vielen entsprechenden Enchondromarten

---

*) Cellularpathologie. 3. Aufl. S. 42.

wiederholt zu finden. Nichts ist häufiger, als in derselben Geschwulst alle drei Erscheinungsformen des permanenten Knorpels sich darstellen zu sehen. An gewissen Stellen ist die Intercellularsubstanz durchaus gleichmässig und erscheint daher in dünnen, mikroskopischen Schnitten fast wasserklar (hyalin). Aber diese Beschaffenheit ändert sich nicht nur im Alter, so dass wirkliche, kleinere oder grössere, eckige, gallertige (colloide) Körner, oder eigenthümliche steife oder rauhe Fasern, die auf dem Querschnitt wie Körner oder Punkte aussehen, in der Intercellularsubstanz auftreten, sondern schon sehr früh kommen allerlei feine Fasern vor, welche zwischen den Zellen und Zellenhaufen theils einzeln, theils in Bündeln, bald in derselben Richtung, bald sich gegen-

Fig. 95.

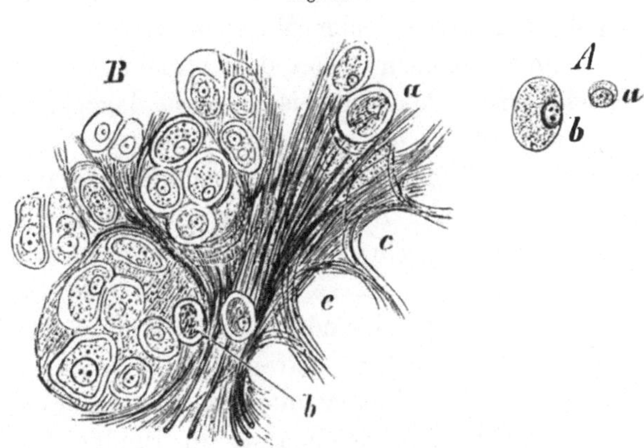

seitig durchkreuzend und verflechtend hinziehen*). Diese Fasern verhalten sich zuweilen gegen Reagentien, wie wirkliche elastische Fäden; anderemal sind sie ungleich zarter, sehen mehr wie Streifen als wie Fasern aus, und leisten den Reagentien wenig Widerstand.

Fig. 95. Aus einem Enchondrom der Fusswurzelknochen. 300malige Vergrösserung. *A*. Einzelne isolirte jüngere (*a*) und ältere (*b*) Knorpelzellen mit Kern, Kernkörperchen und körnigem Parenchym. *B*. Ein Durchschnitt, um die Bildung der Läppchen mit hyaliner Substanz und die Faserzüge dazwischen zu zeigen. Ziemlich grosse Zellen, von denen eine bei *a* angefangen hat, sich in eine dichtere Masse zusammenzuziehen, während die bei *b* ganz geschrumpft ist. *c, c* die Anlage der areolären Faserzüge, welche die Knorpelkörner umgrenzen.

*) C. O. Weber. Die Knochengeschwülste. Abth. I. Taf. III. Fig. 5., 9. Taf. IV. Fig. 5, 8. Lebert. Atlas. Pl. XXIX. Fig. 3. et 16.

Jedenfalls gleichen diese Zustände im hohen Maasse dem normalen Zustande des Faser- und Netzknorpels. Ausgebildeter Netzknorpel, wie ich ihn von den Ecchondrosen der Trachealknorpel erwähnt habe (S. 442), ist allerdings seltener, indess doch nicht so selten, wie H. Meckel*) annahm, der ihn nur in kleinen Knorpelgeschwülsten der Ohrmuschel und des Flügelfortsatzes vom Keilbein**) gesehen zu haben scheint. Ich finde ihn in ganz grossen Enchondromen der verschiedensten Theile, jedoch meist nur strichweise. Ungleich häufiger dagegen ist ein Faserknorpel, welcher mikroskopisch am meisten übereinstimmt mit dem normalen Knorpel der Synchondrosen des Beckens und der Wirbelsäule, und welcher manchen Ecchondrosen derselben sogar täuschend ähnlich sein kann. Denn in diesen letzteren finden sich, wie in vielen Enchondromen, abwechselnd Inseln oder Züge von Hyalinknorpel, mit Balken oder Maschen von Faserknorpel abwechselnd. Jene erscheinen schon dem blossen Auge als hellere, mehr durchscheinende, bläulichweisse, diese dagegen als dichtere, derbere, mehr weissliche und sehnige Stellen.

Dieser wechselnde Zustand der Intercellularsubstanz entspricht auch einem verschiedenen Zustande der zelligen Theile. In dem Hyalinknorpel sind durchschnittlich die Zellen grösser, häufig auch zahlreicher und mehr gehäuft, so dass sie ein grösseres Volumen einnehmen; im Faserknorpel sind sie meist kleiner, durch breitere Lagen von Intercellularsubstanz getrennt oder wenigstens im Verhältniss zur Intercellularsubstanz untergeordnet. Zugleich sind die Zellen des Hyalinknorpels regelmässig in runden Kapseln enthalten und ursprünglich selbst rund, wenngleich ihre Gestalt sich bei der Präparation sehr oft in eine eckige, höckerige, zuweilen geradezu stachelige umwandelt. In dem Faserknorpel ist die Kapsel dagegen gewöhnlich viel dünner, kaum doppelt contourirt, zuweilen sieht man sie gar nicht und die Zelle scheint nackt in der Intercellularsubstanz zu liegen. Zugleich verwandelt sich die runde Form in eine länglich-ovale, spindelförmige oder sternförmige, und während die Zellenkörper häufig sehr klein sind, gehen nach den Seiten von ihnen feine, selbst anastomosirende Fortsätze aus. Genug, das gesammte Structurverhältniss gleicht

---

*) H. Meckel. Charité-Annalen. Bd. VII. 2. S. 93.
**) Präparat No. 1303.

demjenigen des Faserringes (Annulus fibrosus) der Synchondrosen*), an welchen es mir zuerst gelang**), den Uebergang von dem eigentlichen Knorpelbau zu dem Bindegewebsbau nachzuweisen.

Wenn demnach der faserknorpelige Bau verhältnissmässig viel häufiger in Enchondromen vorkommt, als man gewöhnlich annimmt, so ist die Frage nicht ohne Interesse, ob der hyalinknorpelige oder der faserknorpelige Zustand der frühere ist. Meiner Erfahrung nach ist das chronologische Verhältniss nicht immer dasselbe. Es hängt dies damit zusammen, dass das Enchondrom sich nicht immer in derselben Weise entwickelt. Zuweilen nehmlich entsteht an der Stelle, wo sich später ein Enchondrom-Knoten befinden wird, zuerst ein einfacher Zellenhaufen, in welchem die einzelnen, kleinen, runden, indifferenten Zellen ohne Intercellularsubstanz dicht zusammenliegen***). Diesen Granulationszustand (S. 89) habe ich am schönsten bei einem Parotis-Enchondrom gesehen. Scheiden die Zellen nachher Intercellularsubstanz aus, so ist sie gewöhnlich ganz gleichmässig und es entsteht sofort Hyalinknorpel. Aber dies scheint nicht der gewöhnliche Gang zu sein. Sehr häufig beginnt die Knorpelbildung, wie ich zuerst bei knorpeligen Tumoren des Oberkiefers†), der Brust††), des Schulterblattes†††) und des Hodens*†) fand, damit, dass vorhandene, sei es alte, sei es neugebildete Bindegewebslager sich verdicken, dass ihre Intercellularsubstanz zunimmt und sklerotisch wird, und dass ihre Zellen sich allmählich vergrössern und vermehren. Es entsteht dann zunächst ein der Hornhaut**†) ähnliches Aussehen. Manchmal geht dieses Gewebe unmittelbar in Hyalinknorpel über, indem die Intercellularsubstanz ganz dicht und homogen, die Zellen gross und rund werden und sich incapsuliren. Anderemal dagegen wird die Intercellularsubstanz nur zum Theil homogen, zum Theil erhält sich das fibrilläre Aussehen, gerade so, wie man es so häufig bei der Knorpelbildung im

---

*) Franz Jos. Kaufmann. Mein Archiv. Bd. VI. S. 412.
**) Würzburger Verh. (1851) Bd. II. S. 153.
***) A. Förster. Atlas der mikrosk. path. Anat. Taf. XIX. Fig. II.
†) Archiv. (1849) Bd. III. S. 224.
††) Würzburger Verhandl. Bd. I. S. 137.
†††) Archiv. Bd. V. S. 234.
*†) Archiv. Bd. VIII. S. 402 Taf. IX. Fig. 12.
**†) Cellularpathologie. 3. Aufl. S. 91. Fig. 45—46.

Periost-Callus gebrochener Knochen*) sieht. Dies ist meistentheils ein Faserknorpel, der noch wieder insofern Verschiedenheiten zeigt, als in einigen Fällen die Zellen gross und incapsulirt werden, in anderen sich als eckige, spindel- oder sternförmige Gebilde kapsellos erhalten. Aber auch aus diesem Faserknorpel kann später Hyalinknorpel hervorgehen, indem die Zellen sich heerdweise durch Theilung vermehren, zuweilen runde Gruppen von 20 und mehr Elementen bilden, und diese um sich hyaline Zwischenmasse ausscheiden. So entsteht das so häufige Bild, dass inmitten faserknorpeliger Züge, Balken und Netze kleinere oder grössere Inseln von Hyalinknorpel liegen (Fig. 95).

Bei dieser Darstellung muss ich daran erinnern, dass die älteren Beschreibungen oft etwas schwer verständlich sind, weil die Bedeutung der Namen „Knorpelkörperchen“ und „Knorpelzelle“ etwas unsicher war. Ich unterschied zuerst**) an dem vollendeten Knorpelkörperchen die äussere Kapsel, welche man bis dahin gewöhnlich als Membran angesehen hatte, von der

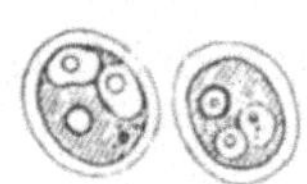
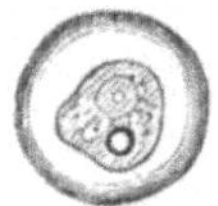

Fig. 96.

Zelle, welche die Höhlung der Kapsel füllt und welche man als Kern oder höchstens als Kern mit Zelleninhalt aufzufassen pflegte. Diese Zelle zeigt allerdings sehr häufig in den für das Mikroskop zubereiteten Objecten nicht mehr ihre runde Form, sondern eine unregelmässige, höckerige, oft sternförmige, ja in Enchondromen sogar stachelige Gestalt, weshalb viele der älteren Beobachter darin das spätere Knochenkörperchen präformirt zu erkennen glaubten. Schon Kölliker hatte gezeigt, dass dies secundäre Gestalten sind, welche einer Schrumpfung oder Zusammenziehung des früher die Höhlung erfüllenden Gebildes zuzuschreiben sind. In der That sind diese Zellen so empfindlich, dass die geringsten Einwirkungen hinreichen, sie zu den sonderbarsten Gestaltveränderungen zu veranlassen.

Man mag daher immerhin das gesammte Gebilde Knorpel-

<hr>

Fig. 96. Einzelne Knorpelkörperchen aus dem Gallert-Enchondrom Fig. 99. Man sieht aussen die dicke, gleichmässige Kapsel und innen die granulirten Zellkörper mit einem oder zwei Kernen, welche wieder Kernkörperchen umschliessen. In zwei Zellen Fetttropfen. Vergrösserung 350.

*) Wedl. Pathol. Histologie. S. 572. Fig. 124 a.

**) Mein Archiv (1849) Bd. III. S. 212, 217. Bd. V. S. 418. Note. Würzb. Verhandl. Bd. II. S. 152. Cellularpathologie. 3. Aufl. S. 7. Fig. 3.

körperchen nennen, so ist doch festzuhalten, dass die wirklichen
Zellen nur der innere Theil davon sind und dass die Kapseln
äussere Abscheidungsproducte derselben darstellen, welche von der
gewöhnlichen Intercellularsubstanz sowohl morphologisch, als chemisch verschieden sind, welche aber durch allmähliche Metamorphosen derselben ähnlich werden und schliesslich mit derselben
verschmelzen können*). Doch kommt es auch vor, und zwar
gerade bei Enchondromen in der allerdeutlichsten Weise, dass
nicht blos eine Kapsel gebildet wird, sondern mehrere, eine in
der anderen. Es geschieht dies zuweilen um einzelne Knorpelzellen, zumal in alten Enchondromen, regelmässig aber, wenn
die früher einzige Zelle innerhalb des Kapselraumes sich theilt
und vermehrt, wo dann jede neue Zelle ihre besondere Umkapse-
lung innerhalb der alten erzeugt.

Meine Auffassung von der zelligen Natur des inneren Körpers
wurde wesentlich dadurch gestützt, dass es mir gelang, die Identität desselben mit gewissen sternförmigen, leicht isolirbaren und
nicht selten miteinander anastomosirenden Zellen nachzuweisen,
welche sich in gewissen Enchondromen vielfach finden**). Dieselben Gebilde hatten schon die Aufmerksamkeit von Joh.
Müller***), Schaffner†) und Queckett††) auf sich gezogen;
später haben namentlich Paget†††) und Wedl*†) vortreffliche
Abbildungen davon geliefert. Aber man achtete wenig auf die
Beziehung dieser offenbar zelligen Körper zu den in den Kapseln
selbst enthaltenen Gebilden und entzog sich dadurch eines der
besten Kriterien für die histologische Deutung beider. Lachmann**†) hat später das gesammte Verhältniss der Zellen bei
Enchondrom eingehend geprüft und meine Angaben bestätigt.
Ich muss aber dabei bemerken, dass man auch hier gewisse
Gestaltsveränderungen der Zellen, welche durch Contraction und

---

*) Archiv. Bd. V. S. 432—433.
**) Würzb. Verhandl. 1850. Bd. I. S. 195.
***) Müller. Ueber den feineren Bau der Geschwülste. S. 35. Taf. III.
Fig. 8.
†) Al. Schaffner. Ueber das Enchondrom. Inaug. Abh. Würzb. 1845.
Fig. 5.
††) Queckett. Catalogue of the histological series in the Museum of the
Royal College of Surgeons. Vol. I. p. 111.
†††) Paget. Lect. on surg. path. II. p. 177, 188. fig. 24, 25, 27.
*†) Wedl. Pathol. Histologie. S. 580.
**†) Lachmann. Müller's Archiv. 1857. S. 15. Taf. II.

Aussenden von langen, zuweilen verästelten Fortsätzen entstehen, wohl unterscheiden muss. Bei ganz frisch exstirpirten oder amputirten Enchondromen habe ich unter meinen Augen diese Gestaltsveränderung vor sich gehen und von den Zellen Fortsätze sich hervorschieben sehen, welche über das ganze Gesichtsfeld des Mikroskops fortliefen. Ich bin daher der Meinung, dass gewisse Enchondrom-Zellen eine ganz bedeutende Beweglichkeit besitzen *).

Diejenigen Enchondrome, welche wesentlich grössere, sternförmige Zellen enthalten, oder diejenigen Theile von Enchondromen, in welchen sie sich hauptsächlich finden, zeichnen sich gewöhnlich durch eine grössere Weichheit aus: Enchondroma molle s. gelatinosum **). Sie pflegen zugleich viel Feuchtigkeit zu enthalten und frisch eine eigenthümlich schlüpfrige, dem Hühnereiweiss ähnliche Beschaffenheit der Schnittfläche zu zeigen. Chemisch weisen sie meistentheils einen beträchtlichen Schleimgehalt nach, so dass man sie als eine besondere Unterart, als Enchondroma mucosum bezeichnen muss. Wenigstens theilweise gehört in diese Kategorie, was Wattmann als weichknorpeligen Parasiten und Schuh ***) als Steatom beschrieben haben. Sie sind wohl zu unterscheiden von den später zu besprechenden Formen, wo unter regressiven Metamorphosen der Zellen Erweichungen stattfinden und die Chondrinhältige Grundsubstanz sich in Schleim verwandelt. Möglicherweise ist das essentielle schleimige Enchondrom eine Umwandelung aus einem ursprünglich hyalinen oder faserknorpeligen. Wenigstens fand ich schon bei der Umwandelung des rachitischen Knorpels in Markgewebe, dass dieses sich wie eine Art Schleimgewebe verhält†). Aber es kommt auch sicher vor, dass Schleim- und Knorpelgewebe primär neben einander entstehen, in der Art, dass ein Theil einer grösseren Geschwulst nur aus Schleimgewebe, ein anderer aus reinem Knorpel besteht (S. 420). Dies zeigt sich am häufigsten in gallertigen Enchondromen der Weichtheile, namentlich der Ohrspeicheldrüse, wo gewisse Abschnitte der Geschwulst ganz und gar den Charakter des Myxoms an sich tragen. In ihnen

---

*) Mein Archiv. Bd. XXVIII. S. 238.
**) C. O. Weber. Knochengeschwülste. I. S. 79. Lambl. Aus dem Franz-Josef-Kinderspital. Prag. 1860. I. S. 200. Taf. 13.
***) Schuh. Deutsche Klinik. 1850. No. 14.
†) Mein Archiv. Bd. V. S. 424.

findet man namentlich die zierlichsten Zellennetze, nicht selten eingeschlossen in derbe, maschige Faserzüge*) und umgeben von reichlichem Schleim, so dass das vollendetste Bild des areolären Schleimgewebes entsteht. H. Meckel**) hat diese Form als Sternknorpelgeschwulst bezeichnet. Andere haben sie ihres Aussehens wegen als Colloid, Colloidsarkom, Gallertgeschwulst u. s. w. beschrieben. Ich nenne sie, wenn der Knorpel überwiegt, Enchondroma myxomatodes, dagegen, wenn das Schleimgewebe vorwaltet, Myxoma cartilagineum (S. 403). Die Grenze dieser Formen gegenüber dem Enchondroma mucosum ist darin zu suchen, dass sie gemischte oder Combinationsgeschwülste sind, während dieses eine einfache Geschwulst darstellt, an der nur in gewissen Theilen die gewöhnliche Chondrinhältige Grundsubstanz mit Mucin vermischt oder darin verwandelt ist.

Freilich legte Müller grosses Gewicht darauf, dass das Enchondrom beim Kochen Chondrin gebe und er betrachtete dies als eine Art von Kriterium. Allein er selbst erhielt aus einer Geschwulst der Parotis, die er doch Enchondrom nennt, kein Chondrin, sondern sehr viel gelatinirenden Leim***). (Schleim ist natürlich durch Kochen nicht zu extrahiren). Es mag daher immer sehr wichtig sein, sich durch Kochen von dem Chondringehalt einer Geschwulst zu überzeugen, zumal seitdem wir durch Donders†) wissen, dass auch Faserknorpel Chondrin giebt, aber entscheidend kann diese Untersuchung nicht sein. Ich selbst fand in einem gallertartigen Enchondrom der Scapula, das ich eben dieser Beschaffenheit wegen zuerst als knorpelartiges Sarkom bezeichnete††), eine eiweissartige Grundsubstanz, die kein Chondrin gab, die aber durch spontane Erweichung in Schleim überging. Dies ist also eine zweite Form des weichen Enchondroms, die man als Enchondroma albuminosum bezeichnen kann.

Von allen diesen Formen unterscheidet sich das vorher (S. 462) erwähnte osteoide Chondrom sowohl durch seine Zusammensetzung, als seinen Bau. Müller†††) hat wenigstens für gewisse Fälle dargethan, dass sein Gewebe beim Kochen nicht Chondrin,

---

*) Paget. Lectures. II. p. 203. fig. 30.

**) Charité-Annalen. VII. 2. S. 88. fig. 1.

***) Müller. Ueber den feineren Bau. S. 40.

†) Donders. Holländische Beiträge. Bd. I. S. 265.

††) Würzburger Verh. Bd. I. S. 137. Archiv. Bd. V. S. 223.

†††) Müllers Archiv. 1843. S. 403.

sondern gewöhnlichen Leim giebt, sich also dem Binde- und Knochengewebe anschliesst. Ausgedehntere Untersuchungen in dieser Richtung liegen bis jetzt nicht vor. Aber auch morphologisch gehört dieses Chondrom einer anderen Kategorie, dem Haut- oder Knochenknorpel, an. Seine Zellen sind regelmässig nicht incapsulirt, sondern liegen frei in der Intercellularsubstanz. Sie sind zuweilen rund, aber meist länglich, spindelförmig oder linsenförmig, nicht selten mit Fortsätzen versehen, und gewöhnlich verhältnissmässig klein. Die Intercellularsubstanz erscheint freilich sehr dicht, zuweilen leicht streifig, aber doch nicht fibrillär, sondern wirklich „knorpelig.“ Aber sie bildet keine gleichmässig zwischen den Zellen ausgebreitete Masse, sondern sie erscheint in Form von Blättern, Balken oder Netzen, welche oft so dicht liegen, dass man die Zellen dazwischen kaum erkennt, und dass man an ihrer Stelle nur Spalten oder Lücken zu sehen glaubt. Das Ganze stellt daher eine mehr lamellöse, trabekuläre oder geradezu filzige Masse dar, und die Aehnlichkeit mit den als Fibroid oder Desmoid geschilderten Geschwülsten kann bis zum Verwechseln gross werden. Ja, ich trage kein Bedenken zu behaupten, dass einzelne Fälle dieser Art gerade als typische Fibroidfälle geschildert worden sind. Die Intercellularsubstanz überwiegt bedeutend die Zellen. Nehmen diese an Grösse und Zahl sehr bedeutend zu, so wird daraus ein Sarkom und gerade dieses Sarkom bildet einen starken Bruchtheil in der als bösartiges Osteoid beschriebenen Gruppe.

Es ist leicht vorzustellen, wie gross die Schwierigkeit werden kann, die oft so feinen Grenzlinien der Chondrome sicher abzumessen. Sowohl die chemische, als die morphologische Untersuchung des Gewebes zeigen ein gewisses Schwanken und Uebergänge zu den so nahe verwandten Formen des Binde- und Schleimgewebes. Es kommt dazu, dass, wie zum Theil schon erwähnt, sowohl das wahre Enchondrom, als auch das osteoide Chondrom in wirklicher Combination mit anderen Gewebsformen vorkommt und dieselbe Geschwulst in verschiedenen ihrer Theile verschiedenen Entwickelungstypen entspricht: Enchondroma et Chondroma osteoides mixtum. Namentlich die Enchondrome der Weichtheile zeigen solche Combinationen in der allergrössten Mannichfaltigkeit, wie ich schon lange für die der Hoden nachgewiesen habe*). Sehr selten kommt dies an Knochen-Enchondromen vor. Am häufigsten findet man in solchen Combinations-Geschwülsten kleine Knorpelstücke inselförmig zerstreut in einer Gewebsmasse ganz anderer Art, entweder so, dass ein verwandtes Gewebe z. B. Binde- oder Schleimgewebe die Hauptmasse bildet, oder dass ganz heterologe Gewebe z. B. epitheliale in Form von Krebs- oder Kystombildungen hinzutreten. Anderemal dagegen nimmt die Knorpelbildung grössere, zusammenhängende Theile der Geschwulst ein, während der Rest ebenfalls zusammenhängend aus anderen Gewebsmassen zusammengesetzt ist. Dabei ist immer wieder zu unterscheiden der Fall der primären Combination, wo die verschiedenen Gewebstypen gewissermaassen unabhängig neben einander zur Erscheinung kommen, von dem Fall des secundären Ueberganges des einen Gewebes in das andere, so dass entweder das Enchondrom schleimig oder markig oder knöchern wird, oder dass umgekehrt schleimige oder bindegewebige Geschwülste cartilaginesciren.

Am wichtigsten ist in dieser Beziehung die Combination mit den eigentlich malignen Geschwülsten, wie sie das Enchondrom am häufigsten mit Krebs, das Osteoid-Chondrom mit Sarkom zeigt. Beide beruhen in der Regel auf vermehrter Zellenwucherung. Allerdings kommt Zellenwucherung auch bei dem gewöhnlichen Wachsthum der Knorpelgeschwulst vor, zumal wenn es sehr schnell erfolgt. Insbesondere in dem Enchondrom ist nichts häufiger, als dass einzelne Elemente so stark wuchern (S. 468), dass aus ihnen ganze Haufen neuer Zellen, man kann geradezu sagen, ganze Läppchen neuer Geschwulstmasse hervorgehen. Allein so lange der Charakter der Geschwulst selbst nicht geändert wird, so lange scheiden die neuen Zellen auch immer wieder neue Intercellularsubstanz um sich ab. Nimmt dies dagegen ab oder hört es, wie bei den krebsigen Formen bis etwa auf einen gewissen flüssigen Saft, ganz und gar auf, so ist auch eine Aenderung des Gewebstypus, ein Uebergang zu einem neuen Typus gegeben, und es bedarf nur einer weiteren Entwickelung der jungen Zellen zu epithelialen Formen, um ein Kankroid oder einen wahren Krebs zu erzeugen.

Diesen progressiven Metamorphosen stehen einige

---

*) Würzb. Verh. Bd. I. S. 135.

andere Veränderungen zur Seite, die freilich nicht ganz constant sind. Die wichtigste darunter dürfte wohl die Vascularisation sein. Wir wissen schon durch eine Injection von M. J. Weber*), dass in dem Enchondrom die Gefässe sich mehr im Umfange der Knorpelmassen oder in gewissen Scheidewänden zwischen ihnen verbreiten. Das umgebende Gewebe kann sehr gefässreich sein**), aber der eigentliche Knorpel ist ebenso gefässlos, wie der normale permanente Knorpel. Anders verhält es sich mit dem Osteoid-Chondrom. Dieses besitzt manchmal eine Gefässeinrichtung, welche die höchste Aehnlichkeit mit· derjenigen des eigentlichen Knochengewebes***) hat. Immerhin ist aber auch hier die Zahl der Gefässe eine geringere. Dies ändert sich schon in den weicheren, namentlich den schleimigen Formen, und es kommt hier vor, dass eine wirklich telangiectatische Entwickelung der Gefässe erfolgt: Enchondroma telangiectodes.

Dieser Fall ist aber sehr selten. Meist verbindet sich die Gefässentwickelung mit einer Aenderung des Gewebstypus. Der häufigste Fall ist der, dass eine wirkliche Ossifikation eintritt. Diese ist in dem Osteoid-Chondrom sehr einfach, da die ganze Einrichtung der Substanz gleichsam für die Knochenbildung vorgebildet ist und es nur der Ablagerung der Kalksalze in die Intercellularsubstanz bedarf, um wirklichen Knochen ganz unmittelbar zu erzeugen. Bei dem Enchondrom ist der Gang weitläufiger, mannichfaltiger †).

Vieles von dem, was man Verknöcherung genannt hat, ist wie bei den Gelenkmäusen (S. 452) nichts weiter als Verkalkung (Petrification, Incrustation). Ganz ebenso wie bei dem verkalkenden Epiphysenknorpel ††), geschieht hier zunächst die

---

*) Philipp v. Walther. Gräfe's und Walther's Journal. Bd. XIII. S. 351, 374.

**) Lebert. Atlas d'anat. path. Pl. XXIX. fig. 13., 14. C. O. Weber. Knochengeschwülste. I. Taf. I. Fig. 1., 2.

***) Cellularpathologie. 3. Aufl. S. 76, 79. Fig. 36., 38.

†) Cellularpathologie. 3. Aufl. S. 390. Fig. 133., 134.

††) Wir haben Beschreibungen der Enchondrom-Ossifikation von Rokitansky (Zeitschr. der Wiener Aerzte. 1848—1849. Jahrg. I. S. 6. Fig. 6.—10.), Dusseau (Verhandelingen der eerste Klasse van het Nederlandsch Institut. III Reeks. III Deel. Bl. 134.), Scholz (De enchondromate. Diss. inaug. Vratisl. 1855. p. 28, 41. Tab. I.—II.), A. Förster (Allg. pathol. Anat. 1855. S. 125. Atlas der mikrosk. path. Anat. Taf. III. Fig. 1.) und C. O. Weber (a. a. O. S. 90.). Sie leiden meist an einiger Unklarheit, da die Grenzen zwischen Verknöcherung und blosser Verkalkung damals noch nicht genau genug festgestellt waren.

Ablagerung der Kalksalze in die Kapseln der Knorpelzellen; es bilden sich Kalkringe um dieselben, und was bei oberflächlicher Betrachtung wie Knochen aussieht, das erweist sich bei genauerer Analyse oft als nichts anderes, denn als ein Haufen runder, kalkiger Körner oder Nüsse, den vollständig incrustirten Kapseln entsprechend. Freilich kann nach und nach auch die zwischengelegene Intercellularsubstanz sich mit Kalk erfüllen und so eine Verschmelzung der einzelnen Kalkringe oder Körner zu einer homogenen Masse erfolgen, in welcher nur die alten Höhlungen der Kapseln als rundliche oder leicht eckige Löcher erscheinen, wie es auch bei verkalkendem Gelenkknorpel*) stattfindet. So erklären sich die Platten, welche man zuweilen auf mikroskopischen Durchschnitten findet und welche auf den ersten Blick wie wirkliche Knochenplatten ausssehen, sich aber dadurch unterscheiden, dass sie mehr rundliche Löcher ohne Fortsätze enthalten, also im Ganzen siebförmig erscheinen. Löst man die Kalksalze durch Säuren auf, so ist wieder Knorpel da.

Allein neben der blossen Verkalkung kommt doch auch wahre Verknöcherung vor. Zuweilen liefert diese den schönsten spongiösen Knochen: Balken von Diploë mit eingelagertem Mark. Ich habe dies selbst in Enchondromen der Weichtheile, am schönsten in einer grossen Geschwulst der Submaxillar-Speicheldrüse gesehen. Anderemal entsteht ganz harte, compacte Substanz, zuweilen von elfenbeinerner Festigkeit. Indess ist dies seltener und es geschieht mehr bei gewissen langsam wachsenden Knorpelgeschwülsten an Knochen, bei denen meist so wenig Knorpel vorhanden ist, dass es mir zweckmässiger erscheint, diese Form zum Osteom zu rechnen, wo ich darauf zurückkommen werde. Denn nur die Fälle verdienen zum Enchondrom gerechnet zu werden, bei denen der Charakter des permanenten Knorpels vorherrscht, bei denen also auch die Ossifikation nur in kleineren Abschnitten oder sehr spät eintritt. —

Gerade entgegengesetzt der Verknöcherung und sehr viel häufiger ist die regressive Metamorphose, welche in ihrem Fortschreiten zur Erweichung und zur Ulceration zu führen pflegt. Sie beginnt meist mit einer Fettmetamorphose der Zellen, welche nicht in dem Kern, wie so oft fälschlich behauptet ist,

---

*) Cellularpathologie. 3. Aufl. S. 345. Fig. 125.

sondern neben dem Kern in dem Zellenkörper Platz greift*). Während die Zellen sich in Fettkörnchenzellen und Körnchenkugeln umwandeln, beginnt die Erweichung der Intercellularsubstanz, welche zu einer anfangs dickeren, später dünneren gallertartigen, fadenziehenden, höchst schlüpfrigen Masse von reichem Mucingehalt zerfliesst. Einzelne festere Massen, jedoch in der Regel schon mit entarteten Zellen versehen, lösen sich im Zusammenhange ab und schwimmen in der Flüssigkeit. Gleichzeitig zerreissen nicht selten die Gefässe der Scheidewände und ergiessen Blut in die Flüssigkeit, welches sich in derselben in Pigment umwandelt und ihr eine rothe, bräunliche oder gelbliche Färbung giebt. So entstehen Höhlungen, fluctuirende Stellen, Cysten in der früher harten Masse, und entweder sticht ein unvorsichtiger Chirurg in sie hinein und bildet so ein fistulöses Geschwür, oder die Stelle bricht, wenn sie näher unter der Haut liegt, von selbst auf und entleert ihren Inhalt nach aussen.

Dieses fistulöse Enchondrom-Geschwür**), aus welchem möglicherweise Theile der noch bestehenden Geschwulst „fungös" hervordringen, ist wohl zu unterscheiden von der oberflächlichen Verschwärung, welche sich bei sehr nahe an der Haut gelegenen Enchondromen z. B. denen an den Fingern so leicht bilden, wenn durch das starke Wachsthum der Geschwulst die umgebenden Weichtheile immer mehr gespannt werden und an ihnen endlich erodirte oder gangränescirende Stellen entstehen. Dies sind Geschwüre von sehr geringer Absonderung, in deren Grunde die feste Geschwulstmasse sehr lange Widerstand leistet.

Auch die Erweichung findet in der Geschichte der permanenten Knorpel ihre Analogie (S. 139). Insbesondere an den Rippenknorpeln alter Leute kann man ganz ähnliche Vorgänge, freilich sehr im Kleinen sehen. Gewöhnlich scheint eine Reizung vorherzugehen, welche die Knorpelzellen zum Wachsthum und zur Wucherung anregt. Der Gefässzufuhr beraubt, zerfällt aber die Masse, da sie sich in ihrem vergrösserten Zustande mit dem gewöhnlichen, nur spärlich zuströmenden Ernährungsmaterial nicht zu erhalten vermag. So ist es auch bei den Enchondromen.

---

*) Mein Archiv. Bd. I. S. 147.

**) Gluge. Anatomisch-mikroskopische Untersuchungen zur Pathologie. Jena. 1841. Heft II. S. 155.

Die Erweichung beginnt mit Wucherung und zwar central, gewöhnlich mitten in grösseren Knorpelstücken. —

Das wirkliche Enchondrom entsteht an Orten, wo eigentlich kein Knorpel vorhanden sein sollte, oder, wie Müller*) gesagt hat, wo er nicht nöthig ist. Allerdings ergiebt die Erfahrung, dass die grosse Mehrzahl dieser Gewächse im Knochen vorkommt; das Knochenenchondrom ist die gemeinste Form, und daher hat sie in der Regel als Beispiel für die Beschreibung gedient. Aber gerade die gewöhnlich knorpeligen Theile des Knochens, die Gelenkoberflächen, sind es nicht, welche das Enchondrom erzeugen; dieses findet sich vielmehr in der Continuität der Knochen**). Ja, schon Müller hat auf die sehr charakteristische Erscheinung aufmerksam gemacht, dass in der Regel, selbst wo ein ganzer Knochen enchondromatös wird, die Gelenkflächen intact bleiben, also der permanente Knorpel sich an dem Process nicht betheiligt. Andererseits kommen Enchondrome auch in Weichtheilen, also gewiss heterolog vor. Nach dem, was man bis jetzt weiss, kommt ungefähr auf 3 — 4 Fälle von Knochenenchondrom ein Enchondrom der Weichtheile***), und hier findet es sich immer an solchen Stellen, wo wir gar keinen Knorpel als präexistirend kennen, am häufigsten in Drüsen, namentlich in den Speichel- und Sexualdrüsen (Hoden und weibliche Brust).

Dabei ist ein Umstand sehr bemerkenswerth, welcher die Möglichkeit andeutet, dass wenigstens bei den Knochenenchondromen unter Umständen ein knorpeliger Anfang gegeben sein kann, der nehmlich, dass sie ungewöhnlich häufig in frühen Lebensaltern entstehen. In einzelnen Fällen wurde das Enchondrom angeboren beobachtet†); in der grossen Mehrzahl zeigt

---

*) Joh. Müller. Ueber den feineren Bau der Geschwülste. S. 41.

**) Hier liegt nur Beinhaut (Periost), Mark oder eigentliches Knochengewebe (Tela ossea), welches bekanntlich nicht, wie man früher annahm, aus verkalktem Knorpel (Knochenknorpel) besteht, sondern dem Bindegewebe in seiner Zusammensetzung näher steht (Cellularpath. 3. Aufl. S. 346).

***) Das Verhältniss hat sich mehr und mehr zu Gunsten der Enchondrome der Weichtheile geändert, in dem Maasse als die Untersuchungen genauer geworden sind. Müller kannte noch so wenige Fälle davon, dass sich bei ihm das Verhältniss = 1:9 stellte. C. O. Weber (Die Knochengeschwülste. Abth. I. Die Exostosen und Enchondrome. Bonn. 1856. S. 112) zählt in seiner statistischen Zusammenstellung 237 bekannte Enchondrome der Knochen gegen 67 Enchondrome der Weichtheile.

†) Ruysch Epist. anat. probl. XIV. p. 9. (Hände und Füsse). Murchison. Edinb. monthly Journ. 1852. Mai. p. 491. (Finger). Syme. The

es sich in den ersten Decennien des Lebens. Freilich kommen die wenigsten Fälle in dieser Zeit zur Behandlung, allein wenn man die Krankengeschichten verfolgt, so ergiebt sich, dass die meisten Enchondrome, die späterhin zur Operation kommen, schon eine Reihe von Jahren hindurch bestanden hatten, oft schon zwanzig Jahre und noch mehr, und dass der Beginn des Leidens sehr früh bemerkt wurde. Nach einer von Weber *) aus 94 Fällen von Knochen-Enchondromen entworfenen Statistik wurde der Eintritt der Geschwulstbildung bei mehr als der Hälfte der Fälle in den ersten beiden Decennien des Lebens, bei fast einem Dritttheil bis zum Alter von 10 Jahren beobachtet. Für die Enchondrome der Weichtheile gilt vielfach dasselbe. Dazu kommt endlich, dass auch einige Beispiele von erblicher Uebertragung der Enchondrome bekannt sind, nehmlich ausser der Beobachtung von Dalrymple **) der sehr charakteristische Fall der französischen Familie Pellerin, den man früher auf eine maligne Krebsform bezog, der aber durch genauere Untersuchungen in der neueren Zeit als chondromatös erkannt worden ist. Hier ist durch drei Generationen hindurch eine multiple Enchondrombildung an verschiedenen Skelettheilen, namentlich den Schienbeinen, den Rippen und dem Oberarm beobachtet worden***).

Es scheinen diese Erfahrungen darauf hinzuweisen, dass schon in der ersten Entwickelung (Prima formatio) der Knochen gewisse Unregelmässigkeiten vor sich gehen, welche die Prädisposition zu der späteren Geschwulstbildung legen. Wenn ich die möglichen Formen solcher Entwickelungsstörungen erwäge, so möchte ich es für sehr wahrscheinlich halten, dass gelegentlich in den wachsenden Knochen einzelne Fragmente von der ursprünglichen Knorpelanlage unverknöchert übrig bleiben, welche später der Ausgangspunkt der Geschwulstentwickelung werden. Früher, als

---

Lancet. 1855. Vol. I. p. 116. (Finger). C. Hennig und E. Wagner. Mein Archiv. 1856. Bd. X. S. 209. C. Hennig. Mein Archiv. 1858. Bd. XIII. S. 505 (Schädel). E. Wagner. Archiv f. Heilkunde. 1861. S. 283. (Boden der Mundhöhle). Hierher gehört auch wahrscheinlich ein Enchondrom des Wirbelkanals (Präparat unserer Sammlung No. 521. vom Jahre 1860). Auch schliessen sich manche Fälle von gemischten Enchondromen und Teratomen an, z. B. manche der sogenannten Sacral-Hygrome und ein Naevus enchondromatosus corneae von A. v. Graefe.

*) C. O. Weber a. a. O. S. 136.

**) Paget. Lectures on surg. path. II. p. 207.

***) Vgl. die Zusammenstellung von C. O. Weber a. a. O. S. 139. Auch der Fall von Lambl in der folgenden Note ist von Belang.

man noch mehr auf die allgemeinen Dyskrasien gab, ist man bei der Untersuchung über die Entstehung der Knochengeschwülste häufig auf andere Knochenkrankheiten zurückgegangen, z. B. auf Rachitis. Später hat man das zurückgewiesen, und es lässt sich nicht leugnen, dass gerade bei Enchondromatösen ein ausgemachter Rachitismus nur in wenigen Fällen constatirt ist*). Nichtsdestoweniger kann ich nicht umhin, nach meinen Beobachtungen über die Einzelheiten des rachitischen Processes**) auf die Möglichkeit, dass dieser oder ein ihm ähnlicher Störungsvorgang wirklich die Prädisposition schafft, besonders hinzuweisen. Die Ossifikation während des Bestehens eines rachitischen Leidens geschieht nehmlich an allen möglichen Theilen mit einer ähnlichen Unregelmässigkeit***), wie ich sie früher als ein gewöhnliches Vorkommniss an den Synchondrosen geschildert habe (S. 444). Die Ossifikationslinie rückt nicht gleichmässig, sondern zackig vor; sie schiebt sich mit einzelnen Zacken oder Ausläufern von Mark- und Knochensubstanz in den Knorpel hinein. Wie bei den spät

---

*) Dahin gehört der in mehrfacher Beziehung merkwürdige Fall von Gräfe, den Bail (De ossium luxuriatione. Diss. inaug. Berol. 1820. p. 16. Fig. IV.) als Hyperostosis und als Analogon der Elephantiasis Arabum beschrieben, und den später Joh. Müller (Ueber den feineren Bau. S. 46. Taf. IV. Fig. 3.) als Enchondrom erkannt hat. Der Kranke wurde im ersten Lebensjahre von Rachitis ergriffen und litt daran 12 Jahre lang. Kurz nach dem Anfange dieser Krankheit wurde an dem Kleinfinger der Beginn der nach etwa 27 Jahren operirten Geschwulst bemerkt. — Ebenfalls hierher gehörig ist ein Fall von Lenoir, den Lebert (Traité d'anat. path. T. I. p. 230. Pl. XXVIII. fig. 10., 11. Pl. XXIX. fig. 7—12.) veröffentlicht hat. Der Kranke war zur Zeit der Operation 26 Jahre alt, trug die Zeichen einer alten rachitischen Affektion und nach seiner Angabe hatte einer der Brüder seines Vaters ein ähnliches Uebel gehabt. Er hatte multiple Enchondrome der Metakarpalknochen und Phalangen beider Hände, der Metatarsalknochen des einen Fusses und der entsprechenden Tibia, im Ganzen 15. Das Uebel war im Alter von 3 Jahren bemerkt worden, hatte nach 8 Jahren sich sehr gesteigert und war seit dem 16ten stationnär geblieben. Cruveilhier (Traité d'anat. path. T. III. p. 803), welcher den klinischen Verlauf des Falles genauer mittheilt, macht auf den Rachitismus besonders aufmerksam und bemerkt, dass er und Lenoir das Enchondrom als eine Art von localem Rachitismus betrachten. Ich brauche wohl nicht auseinanderzusetzen, dass diese Ansicht von der meinigen sehr wesentlich verschieden ist. — Endlich erwähne ich noch eine Beobachtung von Lambl (Aus dem Franz-Josef-Kinderspital. Prag. 1860. Th. I. S. 205): Eine 32jährige Frau, seit ihrer Jugend kyphotisch, bemerkte vor einem Jahre eine kleine Geschwulst des unteren Endes der Tibia, welche anfangs langsam, in der letzten Zeit rasch wuchs, Kindskopfgross wurde und sich später als Gallert-Enchondrom auswies. Dabei wird bemerkt, dass der Vater der Kranken in Folge einer Geschwulst in der rechten Ohrgegend gestorben sein soll.

**) Mein Archiv. 1853. Bd. V. S. 409.

***) Ebendas. S. 425, 434, Taf. IV. Fig. 2. u. 3.

ossificirenden Synchondrosen, so findet man bei der Rachitis an den verschiedensten Theilen hinter schon fertigem Knochen noch Knorpel, ja es kommen ganz isolirte Knorpelstücke abgeschlossen in der spongiösen Substanz des Knochens vor.

Gewiss liegt die Vermuthung nahe, dass ein solches abgeschlossenes Knorpelfragment, wenn es sich weiter entwickelt, der Ausgangspunkt einer Geschwulst werden kann, etwa wie ein im Kiefer eingeschlossenes Zahnsäckchen der Ausgangspunkt der häufig um Jahre nachher erst eintretenden weiteren Zahnentwickelung. Die auffallende Erscheinung, dass mit so grosser Häufigkeit schon der Beginn des geschwulstartigen Wachsthums bis in die früheren Lebensalter zu verfolgen ist und dass gerade diejenigen Knochentheile, welche normal spät ossificiren, nächstdem ausgesetzt sind, lässt sich am leichtesten begreifen, wenn man ein solches Verhältniss der Prädisposition annimmt. Aber ich hebe ausdrücklich hervor, es ist das nur eine Vermuthung von mir. Ich habe nie beobachtet, dass ein solcher abgeschlossener Theil der Ausgangspunkt einer weiteren Entwickelung geworden wäre, und es ist sicher, dass in manchen Fällen die Geschwulstbildung in die höchsten Lebensalter fällt, ohne dass vorher etwas davon bemerkt worden wäre. Ja, wir werden später sehen, dass, selbst wenn für den ersten Ausgangspunkt etwas der Art nachgewiesen werden sollte, damit die unzweifelhafte Thatsache nicht zurückgewiesen werden könnte, dass das Enchondrom in seinem weiteren Wachsthum vollkommen heterolog ist. Aber man darf nicht übersehen, dass die Heterologie der späteren Zeit nicht einfach für die Heterologie des Anfanges spricht. Gewiss ist es ein sehr auffallendes Ding, dass die Enchondrome zuweilen bei relativ jungen Individuen vielfach sind, wie wir noch später genauer sehen werden. Morton*) berichtet von einem 16jährigen Burschen, der an beiden Händen Phalangen und Metakarpalknochen voller Enchondrome hatte, die zum Theil schon lange stationnär waren, und der behauptete, nach der geringsten Quetschung folge nach einiger Zeit eine neue Geschwulst. Erwägt man ferner, dass nach den Tabellen von Weber die Enchondrome der Hand ganz ungewöhnlich häufig in dem ersten Decennium des Lebens sind, während im zweiten, dritten und vierten Jahrzehnt die der anderen

---

*) Morton. Transact. Path. Soc. London. Vol. II. p. 118.

Knochen mehr hervortreten, so steht auch das in einem gewissen Verhältniss zu dem Ossifications-Vorgange überhaupt. Gerade die Stellen, wo die Ossification spät und unregelmässig eintritt, wie die Umgebungen der Synchondrosis spheno-occipitalis, ilio-pubica, sacroiliaca, nächstdem an den Röhrenknochen die Umgebungen der sogenannten Epiphysen- (richtiger Diaphysen-) oder Intermediär-Knorpel*), also die Gelenkenden zeigen die grösste Prädisposition zur Enchondrombildung. Alles das macht mich sehr geneigt, die Bedeutung der unregelmässigen Knochenbildung sehr hoch anzuschlagen, und ich möchte dabei noch besonders erinnern, dass Verkrümmungen kein nothwendiges Attribut der Rachitis sind, dass vielmehr sehr schwere Fälle von Rachitis bei geraden Knochen vorkommen.

Für die Geschichte der Enchondrome der Weichtheile fehlen uns genauere Anhaltspunkte in dem Zustande der Gewebe noch mehr. Ich kann nur auf das schon früher (S. 67) im Allgemeinen berührte Beispiel von der Retention der Hoden verweisen, welches wenigstens für die teratoide Enchondrombildung Bedeutung hat**). Auch scheint es mir nach einer freilich nicht ganz genau durchgeführten Statistik, dass gewisse Enchondrome der Weichtheile, z. B. die des Unterhautgewebes, beim weiblichen Geschlecht relativ häufig sind, während die Enchondrome der Knochen beim männlichen Geschlecht vorwiegen***).

Da wir die Aetiologie eben besprochen haben, so kann ich noch eines hinzufügen, welches für die Onkologie überhaupt von Werth ist, nehmlich dass wir bei keiner Geschwulst eine so grosse Zahl von Einzelfällen wie beim Enchondrom kennen, bei denen der Anfang der Geschwulst nach Angabe der Kranken auf traumatische Einwirkung zurückzuführen ist, und zwar nicht auf ganz beliebige Einwirkungen, wie Fichte†) gemeint hat, son-

---

*) Zeis (Beobachtungen und Erfahrungen aus dem Stadtkrankenhause zu Dresden. Heft II. 1853. Fig. 5.) bildet ein mehr corticales Enchondrom von der ersten Phalanx des 4. Fingers eines 17jährigen Burschen ab, welches nach der Zeichnung mit dem Intermediärknorpel continuirlich zusammenhing. Fichte (Ueber das Enchondrom. S. 80) beschreibt ein Enchondrom der Nagelphalanx des Daumens eines 13jährigen Knaben, wo die central gelegene Masse der Geschwulst an einer Stelle mit dem Epiphysenknorpel verschmolzen war.

**) Senftleben. Mein Archiv. Bd. XV. S. 344, 349.

***) C. O. Weber a. a. O. S. 135.

†) Eduard Fichte. Ueber das Enchondrom. Tübingen. 1850. S. 24.

dern auf sehr concrete Verletzungen*). Unter diesen scheinen mir namentlich die wirklichen Frakturen von grossem Interesse zu sein. Nélaton**) erzählt von einem Manne, der zufällig das Bein brach, nach 2 Monaten vollständig geheilt war, aber nach einem halben Jahre heftige Schmerzanfälle an der Stelle bekam. Darauf bei einer geringen Anstrengung ein neuer Bruch, der in 2 Monaten heilte, aber schmerzhaft blieb. Es begann sich eine Geschwulst zu entwickeln, die mehr und mehr anwuchs und endlich aufbrach. Der Mann ging im fünften Jahre nach dem ersten Bruch an Erschöpfung zu Grunde; die Autopsie zeigte ein Enchon-

---

*) Zur Beurtheilung dieses Verhältnisses mag es genügen, einzelne solche Fälle aufzuführen: 1) Ein 22jähriger Mann wurde von einem Pferde auf den Fuss getreten; danach bildeten sich langsam 2 Geschwülste der 4. Zehe (Scholz. De enchondromate. Diss. inaug. Vratisl. 1855. p. 35). 2) Ein 35jähriger Mann hatte durch einen Stoss den kleinen Finger luxirt und das Leiden vernachlässigt; der Finger wurde amputirt. Ein halbes Jahr nachher fand sich unter der geschlossenen Narbe ein seit 6 Wochen bemerktes Enchondrom des Metakarpalknochens (H. Meckel. Charité-Annalen. VII. 2. S. 84). 3) Ein 39jähriger Mann erlitt durch zwei zusammenstossende Fässer eine Quetschung der Hand; Anschwellung und leichter Schmerz wurden durch spirituöse Einreibungen zerstreut, aber ein halbes Jahr nachher kehrte der Schmerz zurück und fixirte sich in dem Ringfinger, der allmählich ein Enchondrom entwickelte (J. Herz. De enchondromate. Erlang. 1843. p. 7). 4) Ein 19jähriger Mann wurde 1824 von einem Pferde auf die innere Seite des rechten Fusses getreten. Heftiger Schmerz, der sich Jahre lang fortsetzte. 1828 erschien an der schmerzhaften Stelle eine Geschwulst, die langsam wuchs, so dass sie 1842 Taubeneigross war. 1846 endlich wurde ein Enchondrom des ersten Metatarsalknochens entfernt, das den Umfang zweier Fäuste hatte (Nélaton. Gaz. des hôp. 1855. No. 10. p. 38). 5) Ein 14jähriger Knabe erhielt einen Faustschlag in die Parotis-Gegend; darnach trat eine heftige, die ganze linke Gesichtshälfte einnehmende Anschwellung auf, die erst nach 14 Tagen beseitigt ward. Seitdem von Zeit zu Zeit zuckende Schmerzen in der Gegend; 2 Jahre später wird zuerst eine flache, Sechsergrosse Verhärtung bemerkt, die unter wiederholten Schmerzen wächst. Nach einer Erkältung, 7 Jahre nach der ersten Verletzung lebhaftes Fieber mit reissenden Schmerzen der linken Gesichtshälfte, welche 8 Tage dauerten. Seitdem schnelleres Wachsthum. Im nächsten Jahre Exstirpation eines pflaumengrossen Enchondroms (H. Friedberg. Chirurgische Klinik. Jena. 1855. Bd. I. S. 247). — Die Geschichte der Hoden-Enchondrome bietet die zahlreichsten analogen Beispiele dar. — Ich bemerke schliesslich, dass Fichte selbst (S. 58 seines Werkes) einen Fall von Enchondrom der Beckenknochen bei einem 58jährigen Manne beschreibt, der als Soldat einen Stich in den Unterleib erhalten hatte. Er legt diesem Stiche keine Bedeutung bei, indess wäre die Sache wohl genauer zu untersuchen gewesen. Gluge (Atlas der path. Anat. Lief. XVII. Taf. III. Fig. 15—17. S. 3. Histologie S. 67. Note 6.) beschreibt wenigstens ein recurrirendes Enchondrom der Orbita von einem 53jährigen Manne, der 30 Jahre zuvor einen Bajonnettstich erhalten hatte, welcher in die Augenhöhle drang, und der „seitdem" die Geschwulstbildung bemerkte.

**) Gaz. des hôp. 1855. No. 17.

drom. Otto*) berichtet von einem Frauenzimmer, das 2 Jahre vor seinem Tode einen Oberarmbruch erlitt, der geheilt wurde, aber sehr schmerzhaft blieb und stark misshandelt wurde; darauf Bildung der Geschwulst (die übrigens offenbar ein Osteoidchondrom war) zu einem colossalen Umfange. Ducluzeau**) entfernte ein Enchondrom aus der Rippe eines Mannes, welches sich seit einem Bruche derselben seit mehreren Jahren entwickelt hatte. Langenbeck***) exarticulirte den Oberarm eines 23jährigen Mannes wegen einer Geschwulst, die ich als Osteoidchondrom erkannte, und die $1\frac{1}{2}$ Jahr nach einem durch Fall bedingten Bruche begann. Man kann hier natürlich die Frage aufwerfen, ob nicht die Frakturen vielmehr durch das Bestehen von Enchondromen bedingt waren†), indess ist dies an sich unwahrscheinlich, da das Enchondrom keine weiche Geschwulst ist, wenigstens nicht weicher als die Rippenknorpel, die doch nicht so leicht brechen. Auch liegt es gewiss sehr nahe, wenn man überhaupt noch eine Aetiologie zulässt, gerade einen Process, wie die Callusbildung, als Ausgangspunkt der Geschwulst anzuerkennen, von dem wir wissen, dass er an sich mit Neubildung von Knorpel verbunden ist. Liesse sich ein solcher Ausgangspunkt sicher feststellen, so würde damit auch für die Fälle von einfacher Quetschung eine bestimmtere Grundlage gewonnen werden.

Freilich bleibt daneben eine grosse Zahl von anderen Fällen, wo, nachdem eine Reihe von Jahren verlaufen ist, die Kranken nichts mehr über die Ursache anzugeben wissen. Aber ich meine, dass deshalb jene so vielfachen Erfahrungen nicht gering angeschlagen werden können. Aus der sehr sorgfältigen Statistik, welche Karl Otto Weber ††) in seinem Enchondrombuch ge-

---

*) Otto. Seltene Beobachtungen zur Anatomie, Physiologie u. Pathologie. Heft I. Breslau. 1816. S. 83. Taf. II Fig. IX.

**) Lebert. Traité d'anat. path. T. I. p. 230. Pl. XXVIII. fig. 12., 13.

***) Deutsche Klinik. 1860. S. 217.

†) C. O. Weber (a. a. O. S. 120) ist geneigt, diess für den Fall von Otto nach Analogie eines anderen, von Stanley abgebildeten anzunehmen, aber der letztere ist möglicherweise gar kein Enchondrom -, sondern ein Myxomfall. Auch Lebert hält für den Fall von Ducluzeau die Priorität des Enchondroms vor dem Bruch für wahrscheinlich. Sehr entscheidend wäre, wenn er anatomisch genauer beschrieben wäre, der Fall von W. Adams (Transact. Lond. Path. Soc. Vol. I. p. 344), wo eine aus Colloid, Enchondrom und Cysten zusammengesetzte Geschwulst sich am Arme eines 66jährigen Mannes fand, der vor 25 Jahren den Arm gebrochen und vor 6 Jahren verrenkt hatte, und seit 4 Jahren die Geschwulst bemerkte.

††) Weber a. a. O. S. 138.

liefert hat, ergiebt sich, dass von allen Fällen, wo überhaupt eine Anamnese existirte, die Hälfte auf traumatische Ursachen zurückgeführt werden konnte.

Daran darf man dann noch jene Fälle reihen, wo das Enchondrom an den Gelenkenden von Röhrenknochen neben chronisch-entzündlichen Processen besteht, Fälle, welche vielleicht viel häufiger sind, als man bis jetzt annimmt. Ich habe zweimal derartige Enchondrome ganz zufällig gefunden, als ich bei sogenanntem Tumor albus genu jugendlicher Individuen die Knochen durchsägte; man hatte eine specifische Geschwulstbildung in keiner Weise erwartet. Oft werden aber die Knochen gar nicht durchschnitten und die Geschwulst, welche in der spongiösen Substanz, in der Gegend des intermediären Knorpels (zwischen Dia- und Epiphyse) liegt, bleibt dann verborgen. — Was die Enchondrome der Weichtheile betrifft, so werden wir später noch sehen, dass sie sehr gewöhnlich mit chronischen Entzündungen, zumal des interstitiellen Gewebes zusammenhängen, und diese wieder gehen sehr oft aus traumatischen Veranlassungen hervor. —

Betrachten wir nun im Einzelnen die Enchondrome der Knochen, so finden wir hier zunächst eine ganz ungewöhnliche Prädisposition gewisser Skeletabtheilungen, und zwar vor allem der Extremitäten, also wieder derjenigen Theile, welche am meisten traumatischen Einwirkungen exponirt sind. Auch geht hier die Scala der Häufigkeiten, wie bei der Rachitis, von der Peripherie gegen das Centrum, so dass die Knochen der Hände und Füsse, namentlich die Phalangen der Hände und die Metatarsalknochen die am häufigsten befallenen Theile sind. Dann kommen die grossen Röhrenknochen der Extremitäten, der Oberarm ungleich häufiger als der Vorderarm, die Tibia und der Oberschenkel in ziemlich gleichem Verhältniss, die Fibula sehr viel seltener. Unter den Rumpfknochen stehen obenan die Kiefer, die Beckenknochen und die Scapula; dann folgen die Rippen und die Schädelknochen, namentlich die der Basis; am allerseltensten leiden die Wirbel, das Schlüssel- und Brustbein.

Die Bedeutung der einzelnen Form ist von dieser Frequenz-Scala natürlich ganz unabhängig. Die Enchondrome der Finger bringen fast niemals wirkliche Gefahren für das Leben; sie sind mehr lästige, unbequeme Gebilde, welche den Gebrauch der Theile hindern. Gerade manche seltenere Formen haben eine ungleich grössere Bedeutung. So sind die Enchondrome der Beckenknochen als Geburtshindernisse von sehr schwerem Einflusse, und die allerseltenste Form, das Enchondrom der Schädelbasis*) hat die allerhöchste Wichtigkeit, da durch die Entwickelung des Knorpels gegen das Gehirn und die Nerven die schwersten Zufälle hervorgerufen werden können.

Die grosse Mehrzahl der Enchondrome, die aus dem Knochen hervorgehen, entsteht in dem eigentlichen Körper des Knochens; eine geringe Zahl beginnt äusserlich, manchmal deutlich aus dem Periost, manchmal so, dass wenigstens die Wahrscheinlichkeit grösser ist, dass das Periost der Ausgangspunkt gewesen ist. Diese beiden Formen, die inneren (centralen) und die äusseren (peripherischen), unterscheiden sich in ihrer ganzen Entwickelung, und man kann gewisse Unterschiede zwischen ihnen auffinden. Allein eine scharfe Grenze existirt nicht. Namentlich die aus der Knochenrinde hervorwachsenden (corticalen) Knorpelgewülste lassen sich bei einer gewissen Höhe der Ausbildung von den periostealen nicht mehr genau absondern.

Entsteht das Enchondrom aus dem Innern des Knochens, so kann es sehr lange ganz latent bleiben. Es wird gewöhnlich erst entdeckt, wenn es anfängt, an der Oberfläche des Knochens eine Hervorragung zu erzeugen. Letztere ist gewöhnlich noch von Knochensubstanz gedeckt. In einzelnen dieser Fälle ist unzweifelhaft der Ausgangspunkt des Enchondroms in der Marksubstanz**), und das Gewächs ist daher als eine heteroplastische Entwickelung aus dem Markgewebe zu betrachten. Anderemal mögen liegengebliebene Knorpelreste die Matrix abgeben. Anderemal endlich ist es zweifelhaft, ob nicht aus der eigentlichen Tela ossea, der compacten Rindensubstanz die Entwickelung anhebt; wenigstens habe ich öfters gesehen, dass neben Enchondromen der Marksubstanz eben solche isolirte in der Rindersubstanz vorkamen (Fig. 97.). Es ist auch die unmittelbare Metamorphose von Knochengewebe in Knorpelgewebe im Enchondrom von Weber***) direct verfolgt worden.

---

*) Joh. Müller. Ueber den feineren Bau u. s. w. S. 34, 49. (Derselbe Fall bei Stanley. Diseases of the bones. p. 148. Illustrations. Pl. XIII. fig. 4. XVII. fig. 3. sowie bei Paget. Lectures. II. p. 195, 210). Hirschfeld. Compt. rend. de la Soc. de Biologie. 1852. T. III. p. 94. T. Holmes. Transact. of the Lond. Path. Soc. 1859. Vol. X. p. 250. Pl. VI.

**) Mein Archiv. Bd. V. S. 248.

***) C. O. Weber a. a. O. S. 83.

Je grösser die Geschwulst wird, um so stärker wird natürlich die äussere Protuberanz des Knochens, aber nicht dadurch,
dass, wie noch in der neueren Zeit Viele angenommen haben,
die Knochenrinde einfach auseinandergeschoben würde, sondern,
wie das schon Astley Cooper *) vor vielen Jahren bei der von
ihm sogenannten inneren oder medullären knorpeligen Exostose geschildert hat und wie ich es von den Fibromen der

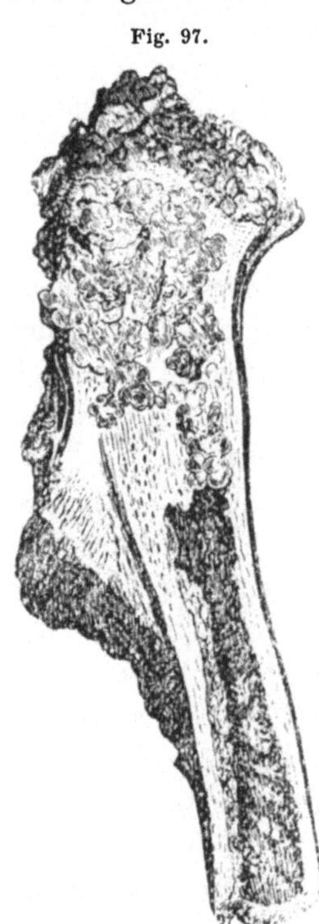

Fig. 97.

Knochen erwähnt habe (S. 361), dadurch,
dass von aussen aus der Beinhaut neue
Knochenschichten sich herumlegen, in dem
Maasse, als von innen durch das Wachsen
der Geschwulst eine Verminderung des
Knochengewebes stattfindet. So entstehen
die von Müller sogenannten „Enchondrome mit knöcherner Schale." Bei weite-
rem Wachsthum wird freilich die Schale
immer dünner; endlich fehlt sie an einzelnen Stellen, so dass man nur noch Scher-
ben und Platten von Knochensubstanz über
die Oberfläche zerstreut antrifft. Dieser
periostealen Schalenbildung entspricht zuweilen eine innere, medulläre Ossification,
welche im Umfange der entstehenden Enchondromknoten mehr und mehr neue, zuweilen geradezu sklerotische Knochenmassen
und eine Obliteration der Markhöhle bedingt
(Fig. 97). Einen specifischen Unterschied,
wie Müller ihn verlangt hat, von Enchondromen mit knöcherner und solchen ohne
knöcherne Schale kann man jedenfalls nicht aufstellen, denn end-

---

Fig. 97. Ulceröses Enchondrom des Humerus. Man sieht auf dem
Durchschnitt die einzelnen, haufenweise gruppirten Lappen sowohl in der
Richtung der Markhöhle und der Rinde des alten Knochens, als auch über
die letztere hinausgehen. An letzterer Stelle war das Präparat erweicht
und zum Theil bei dem Durchsägen verletzt; sonst würde eine noch weiter
hervortretende Knorpelmasse sichtbar sein. Ringsum die Knorpelknoten sowohl in der Markhöhle, als an der Oberfläche des Knochens sehr dichte, neugebildete Knochensubstanz. Nach einer von Herrn L. Mayer entworfenen
Zeichnung, um die Hälfte verkleinert. Präparat No. 2115. Abtheilung VI.
(127 vom Jahre 1852) der Würzburger Sammlung.

*) A. Cooper and B. Travers. Surgical essays. Lond. 1818. P. I.
p. 173.

lich wird jedes grössere Enchondrom schalenlos. Diejenigen aber, die ursprünglich keine Schale haben, bekommen auch späterhin keine.

Untersucht man ein inneres Enchondrom der Knochen genauer, nachdem es eine gewisse Grösse erreicht hat, so ergiebt sich als Regel, dass es sich nicht als Einheit darstellt, sondern dass es aus einer gewissen Zahl von kleineren Abtheilungen, Knoten, oder wenn man will, Lappen besteht, ähnlich wie ein Fibrom, Lipom oder Myxom (Fig. 97 u. 98). Es unterscheiden sich die einzelnen Abarten nur dadurch, dass die Abgrenzungen bei einzelnen deutlicher, bei anderen undeutlicher sind. Letztere zeigen eine mehr homogene Schnittfläche, wo man sehr genau zusehen muss, wenn man die einzelnen Abschnitte erkennen will, während bei den anderen sich das lappige Wesen gleich auf den ersten Blick zu erkennen giebt.

C. O. Weber und Cruveilhier haben danach eine Unterscheidung gemacht, indem sie diejenigen Formen, welche die Abtheilungen deutlicher zeigen und bei welchen jede Abtheilung ihre weiteren Veränderungen mehr unabhängig durchmacht, mit dem Namen der areolären oder auch wohl der cystischen

Fig. 98.

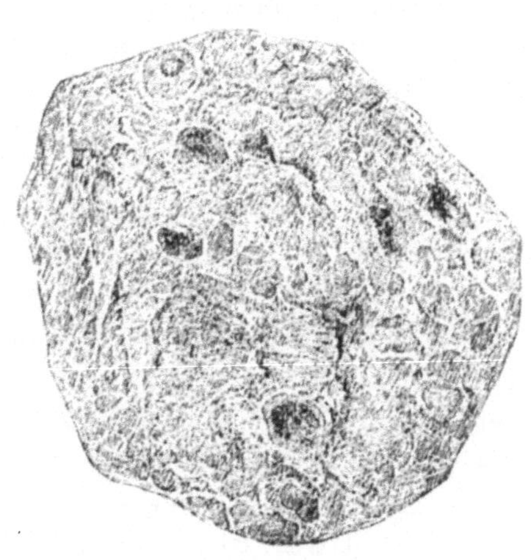

Fig. 98. Theil der Durchschnittsfläche eines Mannskopfgrossen, lappigen (areolären) erweichenden (multiloculären) Enchondroms der Beckenknochen. Man sieht die Abtheilungen der einzelnen Läppchen und die centrale Erweichung der letzteren. (Präparat No. 739.).

belegt haben. Diese Unterscheidung ist meiner Ansicht nach nicht haltbar. Eine vollständige Trennung der Unterarten lässt sich gar nicht machen; jedes Enchondrom ist in gewissem Sinne areolär*), oder, wie man wohl besser sagt, lappig (lobulär), es besteht aus einem Multiplum von Knoten, und jeder einzelne Knoten ist eine Entwickelung für sich, jeder einzelne hat einen unabhängigen Ausgangspunkt. Mit anderen Worten, jedes grössere Enchondrom wächst nicht aus einem Heerde hervor, der sich excentrisch vergrössert, sondern es wächst dadurch, dass sich neben einem schon bestehenden Heerde (Knoten, Lappen) neue Heerde bilden, sich concentrisch dem ersten Heerde anschliessen und jeder dieser neuen allmählich von innen heraus bis zu einer gewissen Grösse anwächst. Es kann dabei zugleich inmitten der neugebildeten Knorpelmasse wiederum die Bildung neuer Heerde und Knoten stattfinden, indem einzelne Zellen oder Zellengruppen zu wuchern beginnen und die umgebende Enchondrommasse auseinanderdrängen. Aber das Wachsthum eines jeden Knotens ist ein beschränktes; es ist nicht ungemessen. In der Regel erreicht der einzelne Knoten höchstens die Grösse eines Kirschkerns bis zu der einer Kirsche, selten mehr, oft weniger.

Erwägt man nun, dass die Enchondrome nicht selten bis zur Grösse eines Kindskopfs wachsen, zuweilen noch viel grösser werden, so kann man leicht ermessen, dass ein solcher Umfang nur erreicht werden kann, indem an den Mutterknoten (S. 50) immer mehr accessorische Knoten sich anfügen, von denen jeder neue wiederum hervorgeht entweder aus einer Zelle, oder aus wenigen, unter sich zusammenhängenden Zellen des Muttergewebes. Unzweifelhaft ist also jedes grössere Enchondrom ein Multiplum, so sehr es sich auch als eine Einheit darstellen mag. Die Untersuchungen über die Multiplicität haben schon hier zu beginnen, und die erste Frage ist wiederum, ob die Secundärknoten abhängig sind von dem Mutterknoten. Meiner Meinung nach muss man hier wohl unterscheiden. Bei gewissen Secundärknoten habe ich keinen Zweifel, dass ihre Bildung schon eine Dissemination in die Nachbarschaft voraussetzt, also eine Art von Ansteckung, von Contagion der Nachbargewebe darstellt. Ich meine das so: Gesetzt, wir hätten einen Röhren-

---

*) Medicinische Reform. 1849. No. 51. S. 271.

knochen mit einer dicken Rinde und es entstünde die erste
Geschwulst, der Mutterknoten in der Markhöhle, so entwickeln
sich die folgenden (accessorischen) zum Theil in der Markhöhle,
zum Theil in dem compacten Gewebe der Rinde. Je mehr neue
Knoten entstehen, um so mehr wird die Geschwulst lappig, sie
dehnt sich immer mehr aus, es geht immer mehr Mark- und
Knochengewebe in Knorpelgewebe über, und nur dadurch, dass
sich aussen aus dem Periost neue Knochensubstanz ansetzt, kann
die Schale erhalten werden.

Dass die Bildung der Secundärknoten von selbständigen
Heerden ausgeht, das ist augenfällig, da die einzelnen zuweilen
ganz von einander getrennt sind durch unverändertes oder höchstens entzündlich (irritativ) verändertes Muttergewebe. Es kann
also nur der Punkt in Frage kommen, ob die Nebenknoten nicht
ganz und gar unabhängig sind von dem Mutterknoten. Denn
dieselbe Multiplicität, welche den lappigen Bau des Enchondroms
bedingt, äussert sich auch in dem Auftreten unabhängiger Heerde
in benachbarten Knochen. Am bekanntesten ist in dieser Beziehung das Erkranken mehrerer oder vieler Knochen der Hand
und des Fusses, wobei erfahrungsgemäss die aneinanderstossenden,
wenngleich durch ein Gelenk getrennten Knochenenden besonders
ausgesetzt sind*). Dasselbe wiederholt sich am Kniegelenk, wo
die Gelenkenden des Femur und der Tibia von der enchondromatösen Wucherung ergriffen werden. Man kann nun freilich einwenden, dass auch hier die Erkrankung nur aus einer gemeinschaftlichen Prädisposition hervorgehe. Indess ist doch fast immer
die Geschwulstbildung an dem einen Knochen ungleich weiter
vorgerückt, also dem Anschein nach älter und früher, als an
dem anderen; ja zuweilen zeigt sich in dem einen höchstens der
kleinste Keim, während in dem anderen die vollständigste Ent-
faltung vorhanden ist. Allerdings entscheidet dies nicht, und man
muss zugestehen, dass der Weg einer etwa anzunehmenden Infection schwer anzugeben ist. Denn die Gelenkknorpel bleiben fast
immer ganz unversehrt und nur zuweilen kommt es vor, dass das
Enchondrom von aussen her dieselben umwuchert und in das
Gelenk eindringt.

---

*) C. O. Weber a. a. O. Taf. I. Fig. 2. Gluge. Atlas der path. Anat.
Lief. V. Taf. V.

Wenn daher dieser Punkt wenig geeignet ist, die Frage von den contagiösen Eigenschaften des Enchondroms zu erledigen, so bleibt nur die Berücksichtigung der umgebenden Weichtheile übrig. Lange hat man geglaubt, dass das Enchondrom niemals die Grenzen des Organs überschreite, in welchem es sich entwickelt. Man wies darauf hin, wie die Sehnen, die Nerven und Gefässe neben dem Enchondrom, ohne mit ihm Verbindungen einzugehen, vorüberlaufen, ja wie sich zuletzt an der Oberfläche der Geschwulst tiefe Rinnen und Furchen bilden, indem das Enchondrom die genannten Theile umwuchert, immer von dem Periost überzogen. Dies ist unzweifelhaft richtig, aber nicht für alle Fälle. Schon Range *) berichtet von einem Enchondrom des Fingers, wo die Enchondrommasse die Fascie durchbrochen und sich zwischen ihr und der Haut entwickelt hatte. Er betrachtet dies freilich als ein Hinauswachsen der Geschwulst, aber seine Zeichnung zeigt, dass auch die zwischen Haut und Fascie gelegene Masse aus einzelnen Knoten bestand. Graf **) beobachtete bei einem Enchondrom des Os ilium bestimmt das Vorkommen von Knorpelzellen in dem umgebenden Bindegewebe und den Muskeln. Ich habe dann an einem Enchondrom des Schulterblattes gezeigt ***), dass die Erkrankung sich auf die Weichtheile selbst ausbreitete, auf Hals und Oberarm überging und hier nicht blos zwischen den Muskeln, sondern auch am Knochen neue Eruptionsstellen erzeugt hatte. Die Fortleitung des Processes geschah hier in dem Bindegewebe, wie es später in anderen Fällen ganz ähnlich gesehen ist und wie es sich bei den Enchondromen der Weichtheile regelmässig in grosser Deutlichkeit beobachten lässt. Wenn ich es also auch dahin gestellt sein lasse, ob nicht die Multiplicität in mehreren getrennten Knochen als ein Ausdruck weit verbreiteter Disposition aufzufassen ist, so halte ich doch die Infection in continuirlich verbundenen Theilen für ausgemacht. Und somit gelten mir auch die accessorischen Knoten innerhalb des Knochens als Erzeugnisse einer von dem Mutterknoten ausgehenden Infection.

Betrachten wir nun die Zusammensetzung eines aus ursprünglichen und accessorischen Knoten gebildeten Conglomerates,

---

*) G. Range. De enchondromate. Diss. inaug. Halis. 1848. p. 12. fig. 3.
**) Ed. Graf. De enchondromate. Diss. inaug. Gryph. 1851. p. 17.
***) Mein Archiv. 1853. Bd. V. S. 230.

das wir kurzweg Enchondrom nennen, genauer, so ergiebt sich
Folgendes:

Zwischen einzelnen Knoten, die aus Knorpelgewebe bestehen,
finden sich Septa, eine Art von Netz- oder Maschenwerk, welches wiederum in den einzelnen Fällen verschieden ist, indem·
es manchmal blos aus einem derberen fibrösen Gewebe, manchmal
aus Knochensubstanz besteht. Diese Septa sind es, welche die
Gefässe enthalten; die eigentlichen Knoten sind vollkommen gefässlos (S. 474). Die Septa sind zum Theil das alte, nicht
enchondromatös gewordene Gewebe, der Rest des früher vorhandenen Parenchyms; zum Theil bestehen sie aus neuen, mehr
hyperplastisch entwickelten Geweben, die neben und mit der
Enchondrombildung zu Stande kommen. Je geringer diese Zwischenmasse ist, um so mehr wird der Durchschnitt eine glatte
Fläche darstellen; je loser und reichlicher die Zwischenlage ist,
um so deutlicher sieht man die einzelnen Knoten von einander
getrennt (S. 487). —

Bis hierher habe ich mich in meiner Darstellung wesentlich
an die primär inneren Enchondrome der Knochen gehalten. Es
erübrigt, einige Bemerkungen über die äusseren hinzuzufügen.
Sie unterscheiden sich von den ersteren dadurch, dass ihnen sowohl das Latenzstadium, als die knöcherne Schale fehlt. Indess
kann das letztere Zeichen nicht als ein eigentliches Unterscheidungsmerkmal dienen, da auch innere Enchondrome frühzeitig
das Periost erreichen und seine Fähigkeit zur Ossification unter-
brechen können. Die ursprüngliche Eintheilung A. Cooper's
in medulläre und periosteale Formen wäre jedenfalls vorzuziehen, wenn es sicher wäre, dass die inneren immer vom
Mark und die äusseren von der Beinhaut ausgingen. Besser ist
die von Jul. Vogel*) gebrauchte Eintheilung in centrale und
peripherische, obwohl auch gegen den Ausdruck central sich
einwenden lässt, dass er nicht immer genau ist. Cruveilhier**),
welcher die letzteren früher Osteochondrophyten nannte, hat
jetzt den Namen der Perichondrome dafür vorgeschlagen.
Beide Bezeichnungen scheinen mir nicht zulässig zu sein, die

---

*) Jul. Vogel. Pathol. Anat. S. 195.
**) Cruveilhier. Anat. path. Livr. XXXIV. Pl. 4—5. Traité d'anat.
path. T. III. p. 781.

erstere schon deshalb nicht, weil sie in Beziehung auf den Zusatz Osteon einen unzulässigen Doppelsinn einschliesst, beide aber deshalb nicht, weil das äussere Enchondrom seinem Wesen nach dieselbe Geschwulstform ist, wie das innere. Man muss nur das Osteoidchondrom nicht damit zusammenwerfen, wie es wohl öfters geschehen ist. Ich ziehe es daher vor, äusseres oder peripherisches Enchondrom zu sagen.

Die Voraussetzung, dass die Beinhaut der regelmässige Ausgangspunkt desselben sei, hat allerdings viel Wahrscheinlichkeit für sich, indess ist der Beweis häufig nicht scharf zu führen, und manche äussere Enchondrome sind überhaupt nicht als periosteale, sondern als corticale Geschwülste der Knochen selbst aufzufassen. In der Regel ist die Basis der Geschwulst mit dem Knochen selbst innig verbunden, und Cruveilhier hat ganz richtig bemerkt, dass man häufig drei verschiedene Schichten unterscheiden kann: eine äussere, knorpelige, darunter eine kreidige und zu unterst eine knöcherne, welche ebenso fest mit dem Knochen zusammenhängt, wie die äussere, knorpelige mit dem noch erhaltenen Periost. Zuweilen sitzt die Geschwulst sogar durch einen knöchernen Stiel am Knochen an*). Die Markhöhle des Knochens kann ganz frei oder durch innere Verknöcherung obliterirt sein, jedoch giebt es auch Fälle von ganz überwiegend nach aussen entwickeltem Enchondrom, wo der Knochen innerlich, selbst in der Markhöhle, gleichfalls neugebildete Knorpelknoten enthält**). In diesem Falle fehlt gewöhnlich die knöcherne Basis der Geschwulst, ja sogar jede ausgiebigere Verknöcherung und Verkalkung, und in mehreren Fällen fand sich in besonders grosser Ausdehnung cystoide Erweichung.

Rechnet man die Ecchondrosen ab, so scheint sich das peripherische Enchondrom von dem inneren wesentlich dadurch zu unterscheiden, dass es in späteren Lebensjahren zur Entwickelung kommt. Damit stimmt überein, dass auch die Prädilectionsstellen nicht dieselben sind. Ein besonders häufig leidender Theil ist das Becken***), welches von unzweifelhaft inneren Enchon-

---

*) Gluge. Atlas. Lief. IV. Taf. I. fig. 10., 11. S. 9. Rouyer. Bullet. de la Soc. anat. 1857. p. 50.

**) Paget. Lectures. II. p. 193.

***) John Hughes Bennett. On cancerous and cancroid growths. Edinb. 1849. p. 110. Fichte a. a. O. S. 58 (Abbildung). Ed. Graf. De

dromen *) sehr selten heimgesucht wird. Sehr umfangreiche Geschwülste bilden sich hier, allerdings am häufigsten an den Stellen, welche den Synchondrosen und früheren Knorpelfugen entsprechen, nehmlich am hinteren Umfange des Darm- und Kreuzbeines, am horizontalen Aste des Schambeines u. s. w. Aehnlich verhält sich das Schulterblatt**). Die kleinen Knochen der Hand und des Fusses leiden ungleich seltener an dieser Form, doch sind sie nicht ganz frei davon***). Was die grösseren Röhrenknochen†) betrifft, so ist es vielfach zweifelhaft, ob die an ihnen beschriebenen peripherischen Enchondrome nicht mehr der osteoiden Varietät angehören. Ebenso bin ich zweifelhaft über die Enchondrome der Gesichtsknochen, unter denen namentlich der Oberkiefer zu erwähnen ist††). Oscar Heyfelder †††) hat eine Reihe von Fällen zusammengestellt; darnach könnte es scheinen, dass es ein von der Oberkieferhöhle ausgehendes peripherisches Enchondrom giebt.

Alle peripherischen Knorpelgeschwülste kommen darin überein, dass sie sich weit über die Knochenfläche erheben, dass sie nach und nach die Knochen umwachsen, sie zum Theil durch Druck atrophiren und nach verschiedenen Richtungen hin Auswüchse, Fortsätze oder Knollen aussenden*†). Das gilt von den eben erwähnten Geschwülsten der Oberkiefer, welche gegen die Nasen- und Augenhöhle hin sich fortschieben. Das merkwürdigste Beispiel jedoch erzählt Paget**†) von einem Enchondrom im Museum des St. Bar-

---

enchondromate. p. 17. Cruveilhier. Traité d'anat. path. T. III. p. 792. H. Meckel. Charité-Annalen. VII. 2. S. 70. H. Hildebrandt. De enchondromate quodam in pelvi observato. Diss. inaug. Regiom. 1856. A. Förster. Wiener Med. Wochenschrift. 1858. No. 22. S. 381.

*) Dolbeau. Bullet. de la Soc. anat. 1859. Dec. p. 338.

**) Gluge. Atlas. Lief. IV. Taf. I. fig. 1—9. S. 8. Rouyer. Mon. des hôp. 1856. No. 137. (gestielte Geschwulst).

***) Cruveilhier. Traité d'anat. path. T. III. p. 787, 793. C. O. Weber. Knochengeschwülste. I. S. 73. Gray. Transact. of the Lond. Path. Soc. Vol. II. p. 114.

†) Bransby Cooper. Med. Times. 1852. Febr. p. 213. Paget. Lectures. II. p. 191. Busk. Transact. of the Lond. Path. Soc. 1857. Vol. VIII. p. 378. Pl. IX. Schuh. Pseudoplasmen. S. 137.

††) B. Beck. Histologie u. Therapie der Pseudoplasmen. S. 39.

†††) O. Heyfelder. Mein Archiv. Bd. XI. S. 524. Taf. VII. Fig. II.

*†) O. Heyfelder (Mein Archiv. Bd. XIII. S. 99) beschreibt einen sehr charakteristischen Fall vom Hunde, wo die Rippen der Ausgangspunkt waren.

**†) Paget. Lectures. II. p. 196.

tholomews Hospital, welches von den Rippenköpfchen ausging und, indem es durch die Intervertebrallöcher in den Wirbelkanal eindrang, Compression des Rückenmarks und Paralyse erzeugte. —

Die spätere Geschichte der Knochenenchondrome entspricht dem, was ich schon im Allgemeinen bemerkt habe (S. 474—476). Verhältnissmässig häufig ist gerade bei ihnen zu beobachten, wie der einzelne, vorher ganz feste Knoten central erweicht und sein innerster Kern sich in eine Flüssigkeit verwandelt (Fig. 98, 99). Der Knoten wird zu einer Art von Cyste**). Dies kommt sowohl bei den harten, als den weichen Enchondromen vor, doch neigen gerade die letzteren, sowohl in ihrer schleimigen, als albuminösen Form (S. 471) verhältnissmässig mehr dazu. Dabei kann man mikroskopisch beobachten, wie die zelligen Elemente die fettige Metamorphose eingehen, während die Intercellularsubstanz faserig oder streifig wird, und zuletzt sich in zähe, schleimige Flüssigkeit verwandelt, welche, wenn sie fertig ist, die Charaktere von wirklichem Schleim darzubieten pflegt, also eine mucinöse Erweichung***). Kommt diese an vielen Knoten zu Stande, so entsteht ein multiloculäres Cystoid. Diese Form ist früher unzweifelhaft, wie man aus den Beschreibungen nachweisen kann, als eine blos cystische Krankheit, wohl auch als Cystosarkom beschrieben worden. Zwei Präparate unserer Sammlung, ein Enchondrom vom Mittelfuss und ein anderes von den Beckenknochen zeigen dies im grössten Umfange†).

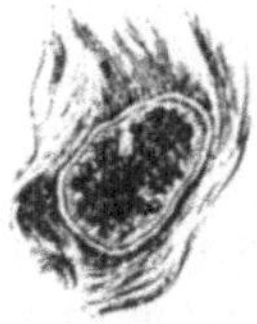

Wenn diese Erweichung fortschreitet, so schmilzt nach und nach immer mehr von dem Knorpelgewebe ein, und es kommt dann zuweilen vor, dass fast die ganze Masse einzelner Lobuli in eine schleimige Flüssigkeit verwandelt wird. Endlich erreicht

Fig. 99.

Fig. 99. Cystisches erweichendes albuminöses Enchondrom der Scapula (vgl. mein Archiv. Bd. V. S. 226. Taf. I. Fig. 6.). Ein accessorischer, in der Nachbarschaft des alten, mitten im Muskelgewebe gebildeter Knoten mit centraler, schleimiger Erweichung. An der Wand unterscheidet man eine bindegewebige Hülle (Kapsel, Pericystium) und die noch harte Knorpelmasse, welche nach innen eine zellige Oberfläche besitzt. Zeichnung von A. Mayer.

*) Mein Archiv. Bd. V. S. 231, 244, 247.

**) Einen ausgezeichneten Fall der Art beschreiben Wedl (Path. Histologie S. 577), Schuh (Pseudoplasmen. S. 138) u. H. Meckel (Charité-Annalen. VII. 2. S. 83)

***) Präparat No. 59. vom Jahre 1855. und No. 739.

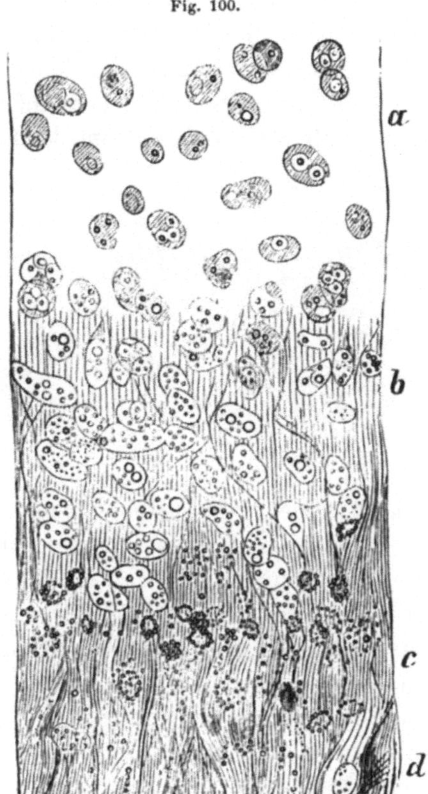

die neugebildete Höhle das Septum, welches den Lobulus umgiebt,
und wenn nun an mehreren, neben einander gelegenen Lobulis dieselbe Veränderung vollendet wird, dann lösen sich späterhin auch
die Septa auf und es entsteht eine Confluenz zwischen den Höhlen
im Innern.

Während diese Einschmelzung vor sich geht, kann sehr wohl
im Umfange der Geschwulst immer noch ein weiterer Nachschub

Fig. 100. Mikroskopischer Schnitt aus dem in Fig. 99. abgebildeten
Fall (Archiv Bd. V. Taf. II. Fig. 1.). 350malige Vergrösserung. Bei *a* die
mit grossen Kernen und Fetttröpfchen versehenen, blassen Zellen in hyaliner
Grundsubstanz ohne Kapseln. Bei *b* beginnende Fettmetamorphose der Zel-
len und faserige Umbildung der Intercellularsubstanz. Bei *c* vollständige
Fettmetamorphose der Zellen, Zunahme des faserigen Aussehens. Bei *d*
Mangel an Zellen, Verschwinden des Fettes. Zeichnung von Herrn C. Ge-
genbaur.

stattfinden. Da bilden sich vielleicht wieder neue Knoten, und
so entstehen grosse Geschwülste, welche in ihrem Innern manchmal ganz zerklüftet erscheinen, indem die Ueberreste der früheren
Septa als fetzige Massen in die Höhle hereinhängen, zum Theil
mit Knorpelresten bekleidet, während im Umfange eine junge,

Fig. 101.

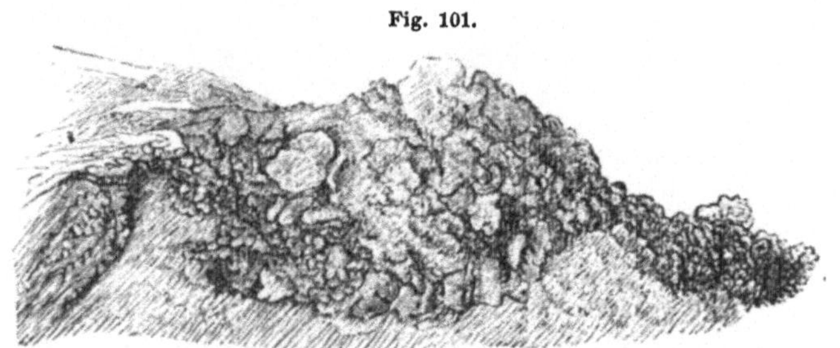

lobuläre Masse sich findet. Die Höhle selbst pflegt mit einer
fadenziehenden, zuweilen gallertigen, synoviaartigen, oft durch
hämorrhagische Beimischungen gefärbten Flüssigkeit erfüllt zu
sein, in welcher mehr oder weniger zahlreiche, durchscheinende,
wie aufgequollene Sagokörner aussehende Bruchstücke des Knorpels schwimmen. Diese Form hat man nicht mit Unrecht mit
dem Namen des Enchondroma cysticum (Cystenchondroma)
bezeichnet. Oft gehört eine sehr sorgfältige Untersuchung dazu,
um einer solchen Geschwulst anzusehen, was sie ursprünglich
gewesen ist. Man kann sehr leicht auf die Vermuthung kommen,
irgend eine andere Cystengeschwulst vor sich zu sehen, ein
Hygrom, ein Cystosarkom, wo doch ein ganz exquisites Enchondrom vorliegt.

Die erste Geschwulst, bei der es mir gelungen ist, diese Entwickelung für das Enchondrom genauer nachzuweisen, ja überhaupt die erste Geschwulst, wo ich die Entwickelung pathologisch
heterologer Gewebsmasse aus Bindegewebe darthun konnte, die
also für die Geschwulstdoctrin eine gewisse Bedeutung gehabt

Fig. 101. Innere Oberfläche des in Fig. 99. und 100. behandelten
Cystenchondroms der Scapula. Aus dem Mutterknoten. Die vorliegende
Fläche ist zum Theil glatt und von Knorpel entblösst, zum Theil mit höckerigen Knollen und Leisten besetzt, welche mit Knorpel (dem noch nicht erweichten Ueberrest der früher soliden Masse) bekleidet sind. Zeichnung
von Herrn Louis Mayer.

hat, war eine von Hrn. Textor resecirte, recurrirende Geschwulst der Scapula*), deren ich schon vorher (S. 471) gedachte. Die Anschwellung wölbte sich nach beiden Seiten hin aus der Platte der Scapula zwerchsackförmig hervor und bildete eine unregelmässige Doppelcyste, die mit einer klebrigen Flüssigkeit gefüllt und innerlich mit allerlei Leisten, Strickwerk und Franzen besetzt war (Fig. 101). Allerdings fanden sich an diesen letzteren gewisse Stellen, die an Knorpel erinnerten, aber doch keineswegs so, dass man mit Bestimmtheit sagen konnte, es sei Knorpel. Erst nach längerer Zeit, als sich ein Recidiv bildete neben der Narbe der früheren Exstirpation, ergab sich, dass in der Nachbarschaft überall neue Knoten hervorwuchsen, die grösser und grösser wurden, im Centrum cystisch erweichten und jeder für sich eine kleine Cyste bildeten (Fig. 99). Indem mehrere von ihnen zusammenflossen, entstanden grössere Säcke. Je weiter ich diese Bildungen genetisch verfolgte, um so mehr kam ich auf immer kleinere und kleinere Punkte zurück, bis zuletzt der Uebergang in das Bindegewebe und damit die neue Erkenntniss von der Transformation physiologischer Gewebe in pathologische Gewebe mit heterologem Charakter festgestellt war.

Diese cystoiden Formen können späterhin, wenn sie sich sehr vergrössern, aufbrechen, sie können ihren Inhalt entleeren, es kann eine zottige Cavität zurückbleiben, deren Inhalt faulig wird, und welche ein sehr unangenehmes Geschwür bildet. Dann liegt die Verwechselung mit malignen krebsigen Geschwüren, mit schlimmen Fungen sehr nahe. Die festeren Formen dagegen, welche in grösseren Röhrenknochen und Phalangen sich ausbilden, bestehen meist sehr lange Zeit, indem sie langsam anwachsen und ihre mehr compacte Beschaffenheit bewahren. Sie sind es auch, von denen ausgesagt worden ist, dass das Enchondrom sich unschmerzhaft entwickelte und keine anderen Zufälle mit sich brächte, als diejenigen, welche durch die Grösse und den Druck der Geschwulst bedingt würden. Erst durch die genauere Kenntniss der cystischen und ulcerösen Formen, die viel schneller wachsen, hat sich ergeben, dass Schmerzlosigkeit und Gutartigkeit keine allgemeinen Eigenschaften der Enchondrome sind.

---

*) Mein Archiv. 1853. Bd. V. S. 216. Taf. I. Fig. 6., 7. Taf. II. Dazu gehören auch die in den gegenwärtigen Text aufgenommenen Fig. 99—101.

Manchmal entwickeln sie sich unter so grosser Schmerzhaftigkeit und mit so üblen Einwirkungen auf den ganzen Körper, dass sie auch in dieser Beziehung an sehr maligne Geschwülste sich anschliessen.

Die festeren Formen zeigen mehr Neigung zur Verkalkung und Verknöcherung. Man muss hier die blosse Petrification (Incrustation) einzelner Abschnitte sowohl von der wirklichen Verknöcherung einzelner Geschwulsttheile und von der periostealen Auflagerung, welche die Schale bildet, als auch von den Resten des alten Knochens, welche sich als Septa in den Knoten finden*), unterscheiden. Die eigentliche Verknöcherung ist bei den reinen Enchondromen im Allgemeinen eine beschränkte. Es finden sich allerdings in der Literatur nicht wenige Beispiele von Knochengeschwülsten aufgeführt, wo man berichtet, dass sie aus Knorpelgeschwülsten hervorgegangen seien; ja es wird von manchen Autoren behauptet, dass die Exostosis eburnea regelmässig daraus hervorginge. Ich habe mich darüber schon früher ausgesprochen und rechne diese Formen nicht zu den Enchondromen (S. 475). Das wirkliche Enchondrom ossificirt in der Regel, auch wenn es zwanzig und dreissig Jahre lang zu seinem Wachsthum gebraucht, doch nur partiell, wie denn überhaupt die harten Formen zu weiteren Veränderungen sehr wenig neigen. Selbst schwere Verletzungen werden oft sehr gut ertragen. Das beweist der sehr charakteristische Fall von Dieffenbach**), wo im Laufe der Zeit bei einer schwer zu operirenden Geschwulst des Unterkiefers immer nur Bruchstücke exstirpirt wurden, ohne dass eine erhebliche Veränderung des Restes oder ein stärkeres Wachsthum erzeugt worden wäre. Je weicher und gefässreicher die Geschwulst ist, um so grösser pflegt auch ihre Vulnerabilität zu sein, und die Geschichte der Chirurgie enthält eine grosse Zahl von Beispielen, wo Enchondrome, welche neuen Insultationen ausgesetzt wurden oder eine reizende Behandlung erfuhren, in beschleunigtes Wachsthum geriethen. —

Gerade das Enchondrom der Knochen ist nach dem Vorgange von Joh. Müller lange als eine unbedingt gutartige Geschwulst betrachtet, die mit aller Sicherheit exstirpirt werden

---

*) A. Baur. Reichert' und du Bois' Archiv 1859. S. 291.
**) Dieffenbach. Operative Chirurgie. Bd. II. S. 62.

könne und nach der Operation, wenn sie ganz exstirpirt ist, nie
wiederkehre. Die Erfahrung der neuesten Zeit hat in sehr empfindlicher Weise gezeigt, dass das ein Irrthum war. Wir haben
schon gesehen (S. 490), dass das Enchondrom, wie es seiner
heteroplastischen Natur und seinem oft sehr beträchtlichen Saft-
reichthum nach wahrscheinlich war, zu den infectiösen Gewächsen gehört, die, wenn sie einmal bestehen, einen ähnlichen Process in anderen, selbst entfernten Theilen wach rufen
können. Glücklicher Weise ist dies nicht häufig; man findet es
überwiegend bei den weichen, gallertigen, saftreichen Formen.
Aber es kommt doch vor. Allerdings beschränkt sich in der Mehrzahl der Fälle die Ansteckung auf die nächste Umgebung, und
die Geschwulst greift nur local weiter, aber die Folge davon ist
denn doch, dass eine Geschwulst, die ursprünglich im Knochen
sass, allmählich in die Weichtheile übergeht und dass sich selbständige Enchondromknoten in den Weichtheilen neben und ausser
dem Knochen ausbilden.

Bei dieser Verbreitung in die Weichtheile ist in sehr seltenen Fällen eine Eigenthümlichkeit beobachtet, die jedoch vielleicht häufiger ist, als man darauf geachtet hat, nehmlich die
Bildung von enchondromatöser Masse in den Blut-
und Lymphgefässen. Die ersten Beobachtungen dieser Art
wurden ziemlich gleichzeitig von Paget*) und mir**) gemacht,
von dem berühmten englischen Chirurgen an einem Enchondrom
des Hodens, von mir an einem von der Fibula, wo lange, cylindrische, glatte Enchondromzapfen lose in die stark erweiterten,
dünnhäutigen Gefässe der Nachbarschaft hineingingen und sich
in denselben fortgeschoben hatten. Sie verhielten sich am Umfange wie embryonaler Knorpel oder wie Schichten von Perichondrium und gingen an gewissen Stellen continuirlich in das
umliegende Bindegewebe über.

Weiterhin können die entsprechenden Lymphdrüsen enchondromatös erkranken. Es ist auch das freilich eine bis
jetzt nur selten beobachtete Erscheinung. In dem Fall, den ich
vorhin citirt habe, von der Scapula, habe ich***) zuerst neben einer
ausgedehnten Verbreitung auf die Weichtheile die umfangreichste

---

*) Paget. Med. chir. Transact. Vol. XXXVIII. 1855. Pl. I.—V.
**) Mein Archiv. 1855. Bd. VIII. S. 404.
***) Mein Archiv. Bd. V. S. 230.

Enchondrombildung in den Lymphdrüsen am Halse gefunden. Förster*) beschrieb einen Fall von peripherischem Enchondrom des Darmbeins, wo an der Stelle der Lumbardrüsen eine grössere Geschwulst lag, welche freilich nur wenige deutlich knorpelige Stellen enthielt und mehr einen schleimig-markigen Charakter hatte.

Aber die mögliche Malignität beschränkt sich nicht darauf, sondern wir wissen gegenwärtig, dass auch Erkrankungen an entfernteren Knochen vorkommen können. Von diesen ist allerdings ein Theil insofern zweifelhaft, als man nur die Multiplicität der Enchondrome in verschiedenen Skelettheilen, aber nicht die successive Entstehung constatiren kann. Davon gibt es eine Menge von Beobachtungen. Zuerst kennt man schon seit ein paar Jahrhunderten Fälle, wo bei denselben Individuen alle Phalangen einer Hand, oder beider Hände, oder auch noch die Fusswurzel- oder die Zehenknochen zu gleicher Zeit oder hintereinander ergriffen wurden. Ich fand gleichzeitig Enchondrome in der Markhöhle des Oberschenkels und in den Fusswurzelknochen**). Wedl***) schildert einen Fall, wo gleichzeitig im untern Ende des Femur und der Tibia, sowie im Mittelfussknochen und der ersten Phalanx der grossen Zehe derselben Extremität Enchondrome vorkamen. Dolbeau†) amputirte das Bein einer 25jährigen Frau wegen Enchondrom der Tibia und fand, als kurz darauf der Tod eintrat, ein Enchondrom des Darmbeins. In allen diesen Fällen kann man eine ähnliche Erklärung suchen, wie bei den Warzen, Lipomen u. s. w. (S. 39), indem man annimmt, dass eine krankhafte Disposition der Gewebe von früh besteht. Ja wenn, wie in dem Fall von Schuh††), alle Knochen eines 12jährigen Mädchens mit Ausnahme der Schädel- und Wirbelknochen befallen waren, so bleibt nichts anderes übrig, als auf eine ursprüngliche Anlage zurückzugehen.

Anders verhält es sich aber, wenn derselbe Process innere Organe befällt, und, wie jetzt durch, wie ich glaube, fünf oder

---

*) A. Förster. Wiener Med. Wochenschrift. 1858. No. 22.
**) Mein Archiv. Bd. V. S. 247.
***) Wedl. Pathol. Histol. S. 577—579. Vgl. den Fall von Lenoir oben S. 479. Note.
†) Dolbeau. Bullet. de la soc. anat. 1859. Nov. p. 296, 338.
††) Schuh. Pseudoplasmen. 1854. S. 135.

sechs Beobachtungen sicher festgestellt ist, wenn neben einer enchondromatösen Entwickelung an peripherischen Theilen metastatische Entwickelungen an den Lungen vorkommen. Ich habe den ersten Fall beobachtet, wo neben einem sehr grossen Enchondrom der Rippe ein kleines Enchondrom der Lunge derselben Seite sich gebildet hatte *). Dann ist von Richet in Paris ein ausgezeichneter Fall beschrieben worden **), wo zuerst ein gallertartiges Cystenchondrom der rechten Scapula (sehr ähnlich dem von mir beschriebenen malignen Enchondrom) bestand und die Autopsie gegen 30 hirsekorn- bis wallnussgrosse ähnliche Geschwülste an der Oberfläche und in der Tiefe der rechten Lunge nachwies. Weiterhin veröffentlichte Richard Volkmann ***) eine Beobachtung, wo ein myxomatöses Enchondrom des Metacarpus operirt wurde und als der Kranke bald darnach an Leberabscessen, Milzinfarct u. s. w. zu Grunde ging, 16—20 erbsengrosse, mehr gallertartige Enchondrome auf und in den Lungen gefunden wurden. Sodann ist ein von Mulert †) beschriebener Fall bekannt geworden, wo zuerst ein grosses gallertiges Enchondrom am Schambein bestand und ohne dass eine Operation gemacht wurde, in der Milz ein nussgrosser Knorpelknoten sich vorfand. Ferner hat Förster in dem schon erwähnten Falle von Enchondrom des Darmbeins in den Lungen mehrere bis wallnussgrosse Knoten beobachtet, welche seiner Beschreibung nach den Habitus der von mir als Enchondroma myxomatodes bezeichneten Mischform besassen. Endlich haben Wilh. Baum und C. O. Weber††) einen Fall mitgetheilt, wo bei einer 37jährigen Frau der linke Unterschenkel wegen eines ossificirenden Enchondroms der Fibula amputirt wurde, nach einem halben Jahre eine ähnliche Geschwulst des Mittelfussknochens der fünften Zehe rechts entstand und nach dem Tode in den Lungen mehrere bis linsengrosse Knoten erschienen. Hier ist es schwer daran zu zweifeln, dass es sich um wirkliche Metastasen handelte, dass eine Infection,

---

*) Gaz. hebdom. de Paris. 1855. T. II. No. 7. p. 125.

**) Gaz. des hôp. 1855. No. 95. Eine sehr genaue Beschreibung der Muttergeschwulst liefert Cruveilhier. Traité d'anat. path. T. III. p. 794.

***) R. Volkmann. Deutsche Klinik. 1855. No. 51. S. 577 (vgl. oben S. 422).

†) Mulert. Diss. inaug. enchondromatis casum rariorem sistens. Lips. 1852.

††) Baum. De carcinomate osteoide. Diss. inaug. Bonn. 1858. C. O. Weber. Chirurgische Erfahrungen. S. 300.

wie wir sie bei malignen Geschwülsten kennen, sich gebildet hatte. Glücklicher Weise ist die Zahl dieser Beobachtungen sehr klein *), und, ich kann noch hinzufügen, trotz der enormen Grösse und des Alters mancher der Enchondrome, die zuerst an peripherischen Knochen vorhanden waren, sind meistens die metastatischen Knoten sehr klein, demnach auch wohl sehr jung gewesen. Eine besondere Neigung zur Metastase besteht daher im Enchondrom nicht, und es gehört sicherlich zu den weniger schädlichen Geschwülsten. Aber unzweifelhaft kann es die extremste Malignität eines Krebses erlangen, und wenn man alle malignen Geschwülste Krebse nennen wollte, so müsste man diese Knorpelkrebs nennen und man könnte es mit eben so viel Recht, als man die Osteoidchondrome vielfach ganz und gar unter die Krebse aufgenommen hat. —

Was nun die Enchondrome der Weichtheile angeht, so können wir uns in Beziehung auf ihre Structur-Verhältnisse kür-

Fig. 102

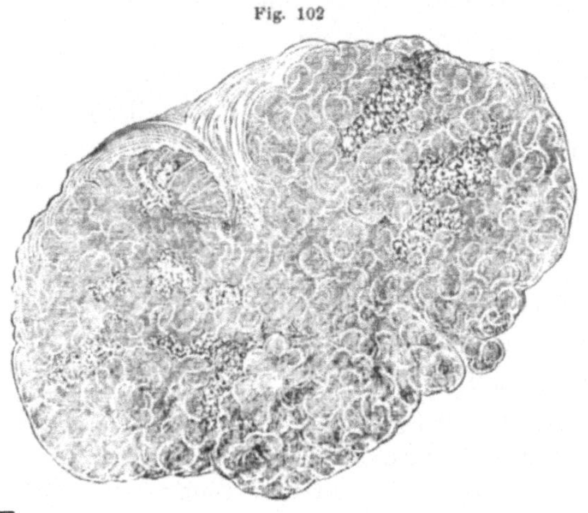

Fig. 102. Hartes, lappiges, ossificirendes Enchondrom der Submaxillaris aus der Klinik des Herrn Jüngken. (Präparat No. 188. vom Jahre 1857). Die ganze Geschwulst ist plattrundlich, fast faustgross, äusserlich stark höckerig, sehr hart anzufühlen. Auf dem Durchschnitt unterscheidet man gewisse gröbere Faserzüge, den alten Drüsengängen entsprechend, und die Lappen des Enchondroms, von denen viele central verkalkt oder in spongiösen Knochen verwandelt sind. Natürliche Grösse.

*) Die schon oben citirte Beobachtung Otto's von wahrscheinlich osteoidem Chondrom des Oberarms, welche Weber gleichfalls als ein Beispiel der Metastase aufführt, gehört wohl nicht hierher. Der pilzförmige Auswuchs des Eierstocks und die faserknorpelige Masse in dem Kropf können ohne weiteren Beweis nicht als Chondrome angesprochen werden.

zer fassen. Dieselben Formen und Ausgänge, die ich von den Knochen geschildert habe, können auch an den Weichtheilen vorkommen. Allein die meisten Enchondrome der Weichtheile sind nicht reine Formen. Allerdings kann ein ganzes Organ enchondromatös werden, welches vorher ganz weich war. Wir besitzen in der Sammlung eine faustgrosse Geschwulst der Submaxillardrüse (Fig. 102.), wo diese ganz in einem compacten, ossificirenden Enchondrom untergegangen ist. Anderemal tritt die Geschwulstbildung mehr in einzelnen, jedoch reinen Knoten im Parenchym weicher Organe auf, und zwar dann selten als solitäre, sondern gewöhnlich als multiple. Dies ist namentlich der Fall in der Parotis, im Hoden, in der Brust und in den Lungen*). Aber das ist nicht die Regel; in der Mehrzahl der Fälle, und zwar gerade in den Drüsen, sind es gemischte oder Combinations-Geschwülste oder geradezu Teratome, in der Art, dass zuweilen in demselben Organ neben einander vier, fünf, sechs verschiedene Gewebe sich entwickeln und die daraus hervorgehende Geschwulst an verschiedenen Stellen einen ganz verschiedenen Habitus darbietet. Ziemlich häufig ist dabei die Combination mit markigen Geweben, besonders mit Krebs.

Die Beschaffenheit des Knorpels ist nicht abhängig von der reinen oder gemischten Natur der Gesammtgeschwulst. Auch hier ist er immer lappig oder knotig. Ist die Geschwulst rein, so ist sie, wie das Enchondrom der Knochen, ursprünglich ein einziger Knoten (unilobulär) und wenn sie grösser wird, ein Conglomerat von Knoten (multilobulär), wie das Präparat von der Unterkieferdrüse (Fig. 102.) deutlich zeigt. Ist sie gemischt, so finden sich am häufigsten einzelne Knoten oder Läppchen durch die Gesammtgeschwulst zerstreut, oft in sehr kleinen Stücken und an sehr entfernt von einander gelegenen Punkten. Doch kommt auch die Anordnung vor, dass ein gewisser Theil der Gesammtgeschwulst zusammenhängend aus einem Conglomerat von Knorpelstücken besteht, während die ganze übrige Masse eine andere Zusammensetzung zeigt.

---

*) Was die früheren Schriftsteller als Chondrom des Gehirns beschrieben, ist niemals durch mikroskopische Untersuchung als solches bestätigt worden Vgl. Hooper. The morbid anatomy of the human brain. London. 1828. p 14, 27, 31, 38. Craigie. Elem. of gen. and path. anat. Edinb. 1848. p. 344. Jedoch sind einzelne Angaben, z. B. die von Monro (Morbid anat. of the brain. Vol. 1. p. 194) sehr positiv.

Das neugebildete Knorpelgewebe kommt auch hier in der harten und weichen (gallertartigen) Varietät vor. Letztere ist es besonders, welche sehr oft unmittelbare Uebergänge in andere, weiche Gewebe, namentlich in Schleimgewebe (S. 420, 470), macht, und nicht wenige der als gallertige Enchondrome beschriebenen Geschwülste der Weichtheile*) sind entweder myxomatöse Enchondrome, oder auch wohl geradezu Myxome. Die Uebergänge sind ganz unmerklich. Die Intercellularsubstanz wird weich, die Zellen verlieren ihre Kapseln und bleiben entweder rund, oder gehen in eckige, häufig sternförmige Elemente über. Aber auch das Schleimgewebe seinerseits geht ebenso unmerklich in Bindegewebe über, indem die Intercellularsubstanz fibrillär wird, der Schleim verschwindet, die Zellen sich verkleinern. Insbesondere an den Ohrspeicheldrüsen gehören solche fibromyxomatösen Enchondrome zu den gewöhnlichsten Befunden. Sie sind für das Studium der histologischen Aequivalente von höchstem Werthe, denn nicht selten geht der lappige Bau durch die ganze Geschwulst, aber der eine Lappen ist knorpelig, der andere schleimig, der dritte bindegewebig.

Der harte Knorpel ist zuweilen in ausgezeichneter Weise hyalin, anderemal netzig oder faserig. Er bildet Geschwulstkörper von einer eigenthümlich elastischen Härte, welche sich durch ihr bläulichweisses, dichtes Aussehen von dem benachbarten Weichgewebe auf das schärfste absetzen. In seinem Inneren geschehen späterhin ähnliche Veränderungen, wie wir sie früher im Allgemeinen besprochen haben (S. 474). Jedoch ist die reine Erweichung sonderbarer Weise an diesen Enchondromen der Weichtheile sehr viel seltener und auch dann gewöhnlich sehr viel mehr beschränkt, als bei denen der Knochen. Dagegen sind Verkalkungen und Verknöcherungen bei einigermaassen grossen, manchmal sogar schon bei sehr kleinen, fast mikroskopischen Knoten überaus häufig; mehr jedoch in den reinen, als in den gemischten Fällen. Die Verknöcherung erfolgt hier zuweilen in der allervollkommensten Gestalt. Wie schon erwähnt (S. 475), fand ich gerade in dem Submaxillar-Enchondrom (Fig. 102.) eine

---

*) Paget. Lect. II. p. 203. C. O. Weber. Knochengeschwülste. I. S. 79. Chirurgische Erfahrungen und Untersuchungen. S. 373. Taf. VII. Fig. 19. II. Meckel, Charité-Annalen VII. 2. S. 88.

grosse Menge von Stellen mit vollständiger, Fettmark enthaltender, spongiöser Substanz. Aber nicht selten findet man auch an solchen Punkten, welche für das blosse Auge wie feinporöser Knochen, gewöhnlich durch etwas gelblichweisses Aussehen bezeichnet, hervortreten, nichts anderes als einfache Verkalkung bis zu dem früher erwähnten (S. 453) siebförmigen Knorpelknochen, von dem, wie es mir scheint, Uebergänge zu wirklichem Knochen stattfinden. Namentlich in Lungen-Enchondromen (Fig. 103.), wo die Verkalkung ganz gewöhnlich ist, sah ich die in dem „Knorpelknochen" ganz runden oder etwas eckigen, jedoch stets sehr breiten, mit Zellen gefüllten Höhlen (Lacunen) nach und nach sich mit Strahlen und Ausläufern besetzen, so dass das Bild gewöhnlicher Knochenplatten entstand.

Was die Entwickelung des Knorpels anlangt, so habe ich zuerst bei dem Hoden-Enchondrom seine successive Hervorbildung aus dem interstitiellen Bindegewebe nachgewiesen*). Ich bemerke dabei, dass dieses Bindegewebe sehr häufig schon vorher in Reizungszustände geräth, in Folge deren es sich sowohl vermehrt, als verdichtet und dass erst das zum Theil neugebildete Bindegewebe die Metamorphosen in Knorpel erfährt. Wir erkennen darin denselben Vorgang, der bei der Bildung von Knorpelcallus bei Fracturen im Periost erfolgt und sehen darin zugleich einen wichtigen Beweis für den entzündlichen oder wenigstens irritativen Ursprung des Enchondroms. Es ist das eine Auffassung, welche auch durch Anamnese und Krankheitsverlauf auf das Beste unterstützt wird. Denn gerade die Hoden-Enchondrome bilden sich in der Regel auf bestimmt nachweisbare traumatische Einwirkungen, namentlich Quetschungen, unter lebhafter und anhaltender Schmerzhaftigkeit und dem Bilde chronischer Entzündung aus. Allein auch bei anderen Enchondromen der Weichtheile, namentlich bei denen der Ohrspeicheldrüse, ist der entzündliche Ursprung**) und die vor-enchondromatöse Periode, das Initial-Stadium der scheinbar nicht specifischen Reizung (S. 74, 88) überaus deutlich zu erkennen. In dieser Zeit ist die Drüsensubstanz (die mit Epithel versehenen Gänge und Terminalbläschen) noch vollkommen vorhanden, ja sie ist

---

*) Mein Archiv. Bd. VIII. S. 402. Taf. IX. Fig. 12.
**) W. Busch. Chirurg. Beobachtungen. S. 57.

zuweilen so stark entwickelt, dass man an eine blosse Hypertrophie denken kann. Dazwischen aber, in dem sonst so lockeren interstitiellen Bindegewebe bildet sich eine mit Induration verbundene Anschwellung, welche die Drüsenkanäle umgiebt, die Entfernungen zwischen ihnen vergrössert und dem Theil zuweilen eine knorpelartige Härte giebt. Bei der mikroskopischen Untersuchung sieht man nichts anderes, als das Bild einer chronischen interstitiellen Parotitis: ein dichtes, sehniges Bindegewebe mit relativ kleinen, meist spindel- oder sternförmigen Zellen.

Dieses, zum Theil wenigstens neugebildete Bindegewebe ist die Matrix des späteren Enchondroms*) und in den Combinationsformen zugleich des Myxoms, Fibroms oder was sonst für eine Bildung daraus hervorgeht**). Die zelligen Elemente des Bindegewebes vergrössern sich, theilen sich und theilen sich wieder. Manchmal geht die fissipare Wucherung so weit, dass, wie schon erwähnt, Gruppen von jungen, indifferenten Zellen entstehen, aus welchen später durch Wachsthum der einzelnen Zellen, Abscheidung von Intercellular- und Capsularsubstanz Enchondromknoten werden (S. 468). Gewöhnlich aber kommt diese haufenweise Entwickelung neuer Elemente nicht zu Stande, vielmehr beschränkt sich die Zellentheilung auf ein geringeres Maass, es folgt bald eine Zunahme und Verdichtung der Intercellularsubstanz, Bildung von Zellkapseln und damit die Constituirung des Knorpels. An der Stelle, wo der Knorpel sich ausbreitet, wird die eigentliche specifische Drüsensubstanz theils auseinandergeschoben, theils atrophirt, und es zeigen sich mitten in der Drüse einzelne, ganz reine Knorpelstücke.

Ob jemals eine vollständige Atrophie des Drüsengewebes vorkomme, weiss ich nicht; ich habe sie niemals gesehen. Selbst in dem scheinbar ganz reinen, faustgrossen Enchondrom der Submaxillaris (Fig. 102.) finde ich auf Durchschnitten überall Reste der alten Drüsensubstanz. In den Septis zwischen den einzelnen Enchondromlappen sehe ich noch deutlich die Drüsengänge mit

---

*) Deutsche Klinik. 1858. No. 49. S 481.
**) Schon früher habe ich nachgewiesen, dass bei der eiterigen Parotitis zuerst ein katarrhalisches, sodann ein interstitiell-suppuratives Stadium besteht, bei welchem letzteren der Eiter aus dem interstitiellen Bindegewebe hervorgeht. (Charité-Annalen. 1858. Jahrg. VIII. Heft 3. S. 6).

ihren Verästelungen; an einzelnen Stellen, namentlich aber am Umfange der Geschwulst liegen bald in grösseren, bald in kleineren Gruppen die mit zum Theil vergrösserten Zellen gefüllten Endläppchen der Drüse*).

Die Enchondrome der Drüsen stehen also darin den Enchondromen des gewöhnlichen freien Bindegewebes gleich, dass sie eine bindegewebige Matrix haben, und dass sie unter den sichtbaren Erscheinungen einer, der entzündlichen gleichen Reizung entstehen. Es bleibt gewiss sehr auffallend, dass gerade das interstitielle Bindegewebe der Drüsen so häufig der Ausgangspunkt einer solchen Geschwulstbildung wird, und es kann als ein Gegenstand der weiteren ätiologischen Forschung bezeichnet werden, zu entdecken, worin der Grund davon liegt; allein der Prozess im Grossen verliert doch in dem Augenblicke manches von seinem auffallenden Charakter, wo es klar wird, dass er sich der chronischen Entzündung anreiht.

Nirgend ist das Vorkommen des Enchondroms so auffallend, wie in den Lungen**), nicht bloss, weil in einem so weichen, an Parenchym so armen, an Hohlräumen so reichen Organe so harte und feste Knoten entstehen, sondern noch mehr deshalb, weil in scheinbar ganz gesunden Lungen nicht selten eine grössere Menge von kleineren und grösseren Knoten vorkommt (Fig. 103.). Auch zeichnen sich die Lungen-Enchondrome dadurch aus, dass sie in der Regel ungewöhnlich rein sind und den Charakter des permanenten Knorpels in der klarsten Weise an sich tragen. Allerdings zeigen sie nicht selten Verkalkungen und Verknöcherungen (Fig. 103., e) in der schon beschriebenen Weise; die Verkalkung kann den grössten Theil von ihnen einnehmen***), die Verknöcherung kann spongiöse Knochen mit Mark erzeugen†). Aber auch das sind ja Veränderungen, die im permanenten Knorpel bei höherem

---

*) Vgl. einen Fall von Gosselin (Bullet. de la soc. de chirurgie de Paris. 1856. T. VI. p. 195).

**) Lebert. Abhandl. aus dem Gebiete der prakt. Chirurgie und der path. Phys. S. 194. Physiol. pathol. T. II. p. 213. Pl. XVII. fig. 1—3. Dlauhy, Prager Vierteljahrsschrift 1846. III. Liter. Anzeiger S. 27. Rokitansky. Pathol. Anat. 1861. Bd. III. S. 80. Paget. Lect. Vol. II. p. 179. S. Wilks. Transact. of the Lond. Pathol. Society. 1862. Vol. XIII. p. 27. E Wagner. Archiv für Heilkunde. 1861. S. 280.

***) A. Förster. Mein Archiv. Bd. XIII. S. 106. Lambl. Aus dem Franz-Josef-Kinder-Spital in Prag. 1860. S. 215.

†) Lebert. Abhandlungen. S. 194.

Fig. 103.

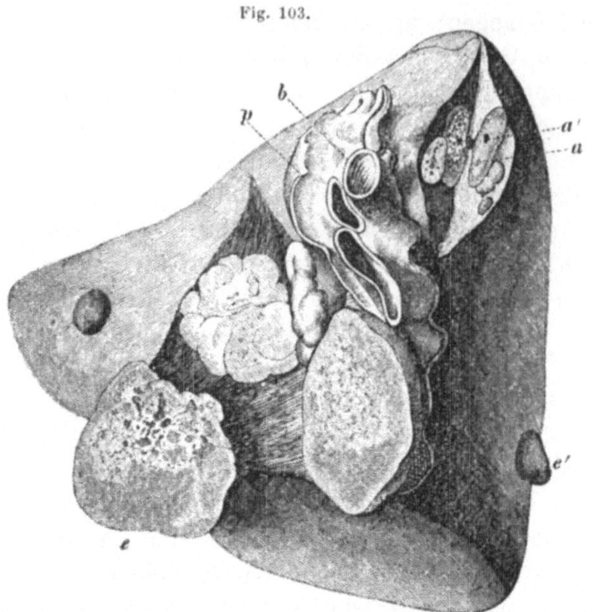

Alter nicht selten vorkommen, und ich finde darin, sowie in dem
Umstande, dass diese Enchondrome gewöhnlich ganz zufällig bei
der Autopsie gefunden werden, nur einen Beweis, dass sie eine
relativ lange Dauer haben und vielleicht auch schon aus früher
Zeit des Lebens herstammen.

Ich bemerke dabei, dass ich hier zunächst nur von den
idiopathischen Enchondromen der Lunge spreche, indem ich
es mir vorbehalte, auf die metastatische Form, welche ich schon
erwähnte (S. 501), noch später zurückzukommen. Die idiopathischen Formen sitzen am häufigsten an der Wurzel der Lunge
oder in ihrer Nähe. Allerdings beschränken sie sich nicht darauf; sie können auch mitten im Parenchym (Fig. 103 a.) und
ganz oberflächlich an der Pleura vorkommen (Fig. 103, e') und

---

Fig. 103. Enchondroma durum multiplex idiopathicum pulmonis. Die
Lunge eines Kindes. b der eintretende Bronchus, daneben Arteria und Vena
pulmonalis. p ein Stück des Pericardiums. Darunter in einem Einschnitte
ein grosser, in dem Parenchym gelegener Enchondromknoten von lappigem
Bau: unter diesem bei e ein ziemlich oberflächlich unter der Pleura gelegener,
im Innern verkalkender Knoten. e' ein flach-polypöses Enchondrom der
Pleura. Oben ein zweiter Einschnitt, in dessen Grunde mehrere kleinere
und grössere Enchondromknoten, dicht an den Bronchien a, a' gelegen.
(Präparat No. 1173). Natürliche Grösse.

im letzten Falle sich sogar leicht polypös über die Oberfläche
vorschieben. Aber die gewöhnlichste Stelle und zugleich der
Ort der grössten Knoten pflegt doch die Gegend der Lungen-
wurzel zu sein. Freilich erreichen sie selten eine beträchtliche
Grösse; wallnussgrosse Knoten gehören schon zu den seltneren.
Aber diese Grösse genügt doch, um nicht allein eine gewisse
Partie von Lungengewebe zu erfüllen, sondern auch die grösseren Kanäle dieser Gegend zu betheiligen. In der Regel findet
man sowohl Bronchien, als Blutgefässe von ihnen umschlossen,
so dass auf Durchschnitten (Fig. 103, *a a′*, Fig. 104.) die Lumina derselben als stark verengte Oeffnungen mit gewöhnlich
verdickter Wand sichtbar werden. Auch trifft
man auf solche Stellen, wo die ersten, in
Form kleiner Körner auftretenden Enchon-
dromknötchen in unmittelbarstem Anschluss an
einzelne Bronchien (Fig. 104, *a′*.) erscheinen,
und die Vermuthung liegt nahe, dass die pathologische Knorpelbildung von den normalen
Knorpeln der Bronchien ausgehe. Allein ich
habe mich, wie Wilks, niemals von einem

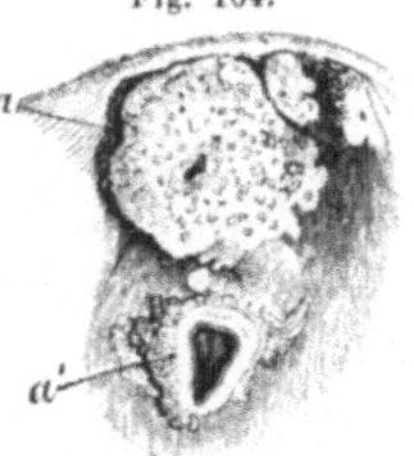

continuirlichen Zusammenhange beider überzeugen können. Vielmehr ist es auch hier das interstitielle Bindegewebe, die Capsula
communis, von welcher die Entwickelung ausgeht, und es begreift
sich, dass auch das interlobuläre und subpleurale Bindegewebe,
welches ja mit der Capsula communis unmittelbar zusammenhängt, in gleicher Weise der Sitz einer unabhängigen Entwickelung werden kann. Die Multiplicität steht daher auf einer
Linie mit derjenigen, wo mehrere Knochen selbständig Enchondrome hervorbringen.

Von den Enchondromen auszuschliessen sind die ziemlich
häufig vorkommenden, sowohl an der Pleura, als in der Capsula communis sich bildenden harten Fibromknötchen (S. 338),
welche namentlich die französischen Autoren seit Laennec so
häufig als accidentelle Knorpel und halbknorpelige Producte be-

---

Fig. 104. Die Knoten des oberen Einschnittes aus Fig. 103. leicht
vergrössert, um das Verhältniss zu den Bronchien und der Capsula communis
zu zeigen. Der Knoten *a* umgibt den Bronchus, so jedoch, dass man dessen Wand deutlich erkennen kann. Bei *a′* sieht man in der Capsula communis, dicht am Bronchus, die Knorpelbildung, die sich in kleinen Granulationen in das benachbarte Alveolar-Parenchym fortsetzt.

zeichnet haben. Cruveilhier*) ist noch neuerlich in den Fehler
verfallen, nicht bloss an der Lunge, sondern auch an der Milz,
Leber u. s. w. solche Dinge Chondrome zu nennen. Sie sind
nur in der einen Beziehung von Interesse für unseren Gegenstand, als sie ein verwandtes, in gleicher Localität und Multiplicität sich ausbildendes Gewebe betreffen, welches von anderen Autoren eben so sehr mit Unrecht in die Geschichte der Tuberkulose
verflochten ist. Nach der anderen Seite hin ist zu erwähnen,
dass das Myxom, das doch in der Lunge vorkommt (S. 430)
und das sonst so grosse Neigung zur Combination mit Enchondrom
zeigt, meines Wissens an dieser Stelle noch nie in einer Mischform mit Knorpel beobachtet ist. —

Nächst den Lungen sind vielleicht als Hauptsitz reiner Enchondrombildung das Unterhautgewebe und die Fascien**)
zu nennen. Auch ist das submucöse Gewebe nicht ganz frei davon***). Im Ganzen sind dies seltnere Vorkommnisse und die
Geschwülste erreichen gewöhnlich keine beträchtliche Grösse.
Sie sind als sehr verschieden beschrieben: einige hart und ossificirt, andere weich, andere cystisch und verkalkt. Ihre Zahl
würde sich freilich erheblich vergrössern, wenn man die Enchondrome der Speicheldrüsen, wie es von mehreren Chirurgen geschieht, nicht aus der Drüse selbst, sondern aus deren Umgebung

---

*) Cruveilhier. Traité d'anat. path. T. III. p. 826.

**) Joh. Müller. Ueber den feineren Bau der Geschwülste. S. 49. No. 21.
(Unterhaut). Adams. The Lancet. 1847. May I. p. 18 (Kieferwinkel, Scheide
der Carotis). Paget, Lectures. II. p. 179 (Unterhaut von der Brust).
A. Förster. Allg. path. Anat. 1855. S. 132 (Zellgewebe der Kreuzgegend).
Lebert. Abhandl. S. 195 (Nasenflügel). C. O. Weber. Knochengeschwülste.
I. S. 97 (Stirn). Athol Johnson. Transact of the Lond. Path. Soc. 1855.
Vol. VI. p. 335. Pl. XVI. fig. 3—5. (Oberarm). H. Meckel. Charité-Annalen.
VII. 1. S. 92 (Vorderarm). Cruveilhier. Traité d'anat. path. T. III. p. 812
(äussere Seite des Unterschenkels). Birkett. L'Union méd. 1858. Dec.
No. 146. p. 576 (hintere Seite des Oberschenkels, stark verknöchert, zum
Theil subfascial). Secourgeon. Gaz. des hôp. 1859 No. 139. p. 545 (Hand,
über dem 5. Metacarpalknochen, bis in die Muskeln reichend).

***) Dolbeau (Bullet. de la soc. anat. 1860. Janv. p. 6) beschreibt ein
Enchondrom des Rectums, das bei einem 27jährigen Manne dicht über
dem Anus sass und diesen in sich einschloss. E. Wagner (Der Gebär-
mutterkrebs. Leipz. 1858. S. 129) schildert eine sehr eigenthümliche Ulceration des Uterus, wobei sich von der inneren Wand knollige Massen erhoben, die seiner Beschreibung nach theils faserig, theils hyalin-knorpelig
waren. Möglicherweise sind hier die subconjunctivalen Enchondrome anzu-
schliessen, von denen Demarquay (Tumeurs de l'orbite. p. 365) eine Zusammenstellung gibt; bei den meisten ist jedoch die Untersuchung nicht
genau genug, um ihre Natur zu bestimmen.

entstehen lässt. Das Ergebniss meiner eigenen Untersuchungen, sowohl von der Parotis, als von der Submaxillaris habe ich schon dargelegt; ich fand jedesmal den Ausgang im interstitiellen Bindegewebe, und nur in einem Falle, wo ein Wallnussgrosser Knoten bei einem jungen Mediciner am Winkel des Unterkiefers enucleirt war, habe ich Reste von Drüsensubstanz nicht bemerkt. Indess war diess zu einer Zeit, wo ich die Frage nach den Matriculargeweben weniger ins Auge gefasst hatte, sondern mehr die ersten Entwickelungszustände aufsuchte, und ich kann daher nur sagen, dass ich in diesem Falle die jungen Knötchen neben der älteren Masse der Geschwulst im Bindegewebe (S. 467) fand.

Paget*), der sich im Ganzen sehr vorsichtig ausdrückt und nur im Allgemeinen sagt, dass diese Geschwülste „in der Nähe" der Speicheldrüsen entstehen, lässt auch die schon von Velpeau für die Parotisgeschwülste behauptete Möglichkeit zu, dass sie aus Lymphdrüsen hervorgehen. Dolbeau**) berichtet einen Fall, der diese Entstehung direkt darthun soll, indem bei einem, an Follicularentzündungen des äusseren Gehörganges leidenden 11jährigen Kinde eine Lymphdrüse über der Spitze des Zitzenfortsatzes sich wiederholt entzündete, endlich geschwollen blieb und zu einem Enchondrom wurde. Von den unter dem Unterkiefer gegen seinen Winkel hin gelegenen Enchondromen nimmt er an, dass sie meist den Lymphdrüsen angehören. Meiner Meinung nach beweist der gedachte Fall nichts sicher, und man wird die Ansicht von der enchondromatösen Erkrankung der Lymphdrüsen so lange wohl als zweifelhaft betrachten müssen, als nicht ganz bestimmte Gründe aus dem anatomischen Bau beigebracht sind. Meines Wissens beschränkt sich die Enchondrombildung in den Lymphdrüsen auf sehr seltene Fälle secundärer Erkrankung (S. 499); von einer Primär- und namentlich Solitärerkrankung derselben ist mir kein Beispiel bekannt.

Cruveilhier***) unterscheidet die Chondrome der Parotis von den subauriculären Knorpelkörpern, die er auch Tumeurs périparotidiennes nennt. Er lässt sie ganz ausserhalb der Drüse,

---

*) Paget. Lect. II. p. 201, 204.
**) Dolbeau. Gaz. hebdom. 1858. No. 42. p. 720. No. 44. p. 752.
***) Cruveilhier. Traité. T. III. p. 808.

aber auch getrennt von dem Ohrläppchen, dem Antitragus, der
Haut und dem Zitzenfortsatz entstehen. Auch Förster*), der
sie aus Bindegewebe ableitet, unterscheidet Enchondrome in der
Drüse und solche oberhalb derselben; H. Meckel**) beschreibt
gerade umgekehrt eine reine „Sternknorpelgeschwulst", also wahrscheinlich ein Myxom, im Zellgewebe unter der membranartig
abgeplatteten Parotis, und Bruns***), der sich für den extraglan-
dulären Ursprung eines Theils der sogenannten Parotis-Enchon-
drome erklärt, nimmt gerade für die subauriculären Enchondrome
den Ausgang von der Drüse in Anspruch. Möglicherweise werden
sich diese Widersprüche dahin lösen, dass in der That manche
Enchondrome dieser Gegend extraglandulär und andere intra-
glandulär entstehen. Es sprechen dafür nicht bloss bestimmte
Angaben der Autoren†), sondern auch namentlich der Umstand,
dass dieselbe Region ein Lieblingsplatz für subcutane Myxome,
Fibrome und Kystome ist. Jedenfalls ist es nach meinen Untersuchungen unzweifelhaft, dass die intraglanduläre Bildung des
Enchondroms gerade in den Speicheldrüsen in vollkommenster
Weise vorkommt.

Von den subcutanen Enchondromen gibt es aber noch eine
besondere Varietät, nehmlich die gemischten. Es ist hier
nicht ganz leicht, zu sagen, wo man die Grenzen zwischen den
blossen Mischformen und den eigentlichen Teratomen ziehen soll.
Dies gilt namentlich für solche Fälle, wo zugleich cystische
Cavitäten vorkommen. Indess muss man wohl diejenigen Geschwülste noch als bloss gemischte betrachten, in denen verwandte Gewebe vorhanden sind. Diess gilt namentlich von der
so überaus merkwürdigen Combination mit Lipom und Myxom, wo zuweilen nur das eine oder das andere mit dem Enchondrom zusammentritt, zuweilen aber in verschiedenen Abschnitten derselben Geschwulst alle drei Gewebsformen theils
rein, theils in Uebergängen (Myxoma lipomatodes, Enchondroma
mucosum) vorkommen. Ausserdem finden sich als weitere Ent-

---

*) A. Förster. Allg. path. Anat. 1855. S. 129.
**) H. Meckel. Charité-Annalen. VII. 2. S. 91. vgl. S. 105.
***) Bruns. Prakt. Chirurgie. Bd. II. S. 159, 1149.
†) Bennett. On cancerous and cancroid growths. Edinb. 1849. p. 89.
Solly. The Lancet. 1850. Vol. I. p. 487. C. O. Weber. Knochengeschwülste.
I. S. 79. Dolbeau. l. c. p. 718. Bullet. de la soc. anat. 1860. p. 456.
Labbé. ibid. p. 353.

wickelungen Knochen und Gefässe in manchmal beträchtlicher Anhäufung.

In diese Kategorie gehört ein von Gluge*) beschriebener Fall von Lipoma colloides, welches Fett- und Gallertgewebe, Knorpelstücke und steatomartige Masse (Fasergewebe?) enthielt und einer 64jährigen Frau aus dem Zellgewebe der oberen Halsgegend exstirpirt war, wo es vom Ohr bis zum Kinn und Zungenbein reichte. Sodann ein sehr merkwürdiger Fall von Denonvilliers**), wo eine aus Lipom, reinem und verknöchertem Enchondrom bunt zusammengesetzte Kindskopfgrosse Geschwulst sich bei einer 61jährigen Frau unterhalb der Inguinalgegend aus der Tiefe der Weichtheile des Oberschenkels binnen 18 Monaten entwickelt hatte. Ich selbst habe einen ähnlichen Fall, den ich bei dem Osteoid-Chondrom besprechen werde (S. 533), von der Rückengegend untersucht. Paget***) bildet eine von Savory unter dem Tensor vaginae femoris bei einem 38jährigen Manne exstirpirte, wahrscheinlich grösstentheils myxomatöse Geschwulst ab, welche an einem Ende mit einer Kappe von Knorpel und spongiösem Knochen und längs eines interlobulären Faserzuges mit Knötchen von Enchondrom besetzt war. Ganz ähnlich verhielt sich eine von Stanley aus der Fusssohle eines 41jährigen Mannes entfernte Geschwulst †). In einer unter dem Gastronemius ausgeschnittenen Geschwulst, die Paget††) als ein Gemisch von fibrocellulärem und Fettgewebe beschreibt, die also wohl ein Myxoma lipomatodes war, zeigten sich reichlich eingebettet Knötchen von Knorpel. Endlich eine der von Savory erwähnten ähnliche Geschwulst des Oberschenkels hatte eine dünne, aber vollständige Knochenschale †††). Vielleicht ist auch die Beobachtung Schuh's*†) hier anzureihen, der aus dem Gewebe des Musculus latissimus dorsi eine Geschwulst ausschälte, in welcher ein theilweise verknöcherndes Fibroid, ein Lipom und ein Schwell-

----

*) Gluge. Anatomisch-mikrosk. Untersuchungen. Jena. 1841. II. S. 187.

**) Gaz. des hôp. 1852. No. 32. p. 128. No. 35. p. 139. Lebert. Traité d'anat. path. T. I. p. 231. Pl. XXX. Fig. 1 – 6. Pl. XXXI. Fig. 1. Denselben Fall bespricht, jedoch mit Unrecht als eine Geschwulst des Schambeins, Cruveilhier, Traité d'anat. path. T. III. p. 791.

***) Paget. Lectures on surg. Path. Vol. II. p. 109, 117. Fig. 10.

†) ibid. p. 118.

††) ibid. p. 210.

†††) ibid. p. 109.

*†) Schuh. Pseudoplasmen. 1854. S. 92.

gewebe durch dichten Zellstoff verbunden waren. Dieser Fall bildet gleichsam den Uebergang zu gewissen Formen des Naevus lipomatodes, namentlich des Lipoma teleangiectodes (S. 369). Sehr nahe steht auch der Fall von Enchondroma lipomatosum, den Weber*) aus der Zunge eines 15jährigen Mädchens nach 6jährigem Bestande exstirpiren sah, sowie der von A. v. Gräfe**), wo ein Naevus enchondromatosus an der Cornea sass.

Ich füge hier einen sehr merkwürdigen, wahrscheinlich congenitalen (S. 478) Fall von gemischtem Enchondrom aus dem

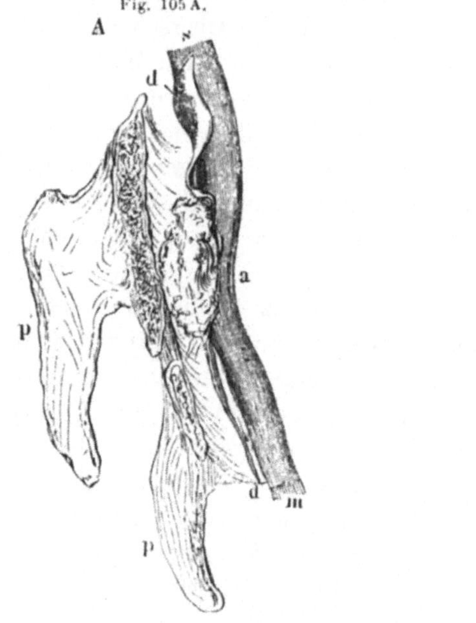
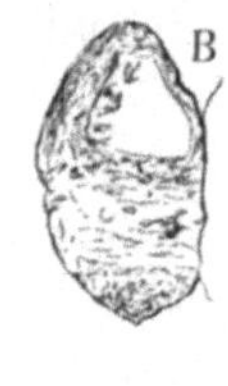

Fig. 105. Enchondroma lipomatosum telangiectodes aus dem Wirbelkanal. *A.* Die Lage der Geschwulst in dem eröffneten Wirbelkanal. *m s* Medulla spinalis, bei *a* durch die Geschwulst comprimirt, unterhalb bei *m* atrophisch. *d d* Dura mater, an welcher die Geschwulst ansitzt, die andererseits auch an der vorderen Seite der Processus spinosi fest anhängt. *p* ein gewöhnlicher Dornfortsatz, *p'* der durch Verschmelzung von zweien entstandene, ungewöhnlich grosse. *B* ein Durchschnitt der Geschwulst in der durch eine punktirte Linie in *A* bezeichneten Richtung: die helleren Stellen sind die knorpeligen, die anderen entsprechen den fettigen und fibrösen Theilen. (Präparat No. 521. vom Jahre 1860). Natürl. Grösse.

*) C. O. Weber. Knochengeschwülste. I. S. 114.
**) v. Gräfe. Archiv f. Ophthalmologie. Bd. VII. 2. S. 5. Taf. I. Fig. 2.

Wirbelkanal an. Die etwa Haselnussgrosse Geschwulst sass zwischen der Dura mater spinalis und den Dornfortsätzen und hatte das Rückenmark so comprimirt (Fig. 105, A, a), dass Lähmungserscheinungen der unteren Körperhälfte eingetreten waren. Allerdings datirte der Mann, ein früherer Soldat, sein Leiden von einer durch Liegen auf feuchter Erde erzeugten Erkältung und der schleichende, durch acutere Episoden unterbrochene Verlauf der Krankheit, selbst nachdem er in das Invalidenhaus aufgenommen war, hatte den behandelnden Arzt, Herrn Abel bestimmt, an eine Erkrankung der Häute zu denken. Die Autopsie zeigte nur die Geschwulst als störendes Moment. Dieselbe war einerseits mit der Dura mater (d, d), andererseits mit dem Processus spinosus (p′) innig verwachsen; erstere hing wieder mit der Oberfläche des Rückenmarkes (m s) zusammen, letzterer erwies sich als aus zweien verschmolzen, jedoch so gleichmässig, dass nur noch eine seichte Einbiegung (bei p′) die alte Trennungsstelle andeutete. Dieser Umstand wies auf eine sehr frühe, wahrscheinlich congenitale Synostose hin, welche durch die innere Zusammensetzung des Knotens noch wahrscheinlicher wird. Auf einem Durchschnitt (Fig. 105, B) fand sich nehmlich auch zunächst ein grosser Theil der Geschwulst aus derbem, hyalinem Knorpel gebildet. Dieser ging namentlich gegen den Umfang der Geschwulst in ziemlich dichtes Fasergewebe über, in welchem sehr weite und geschlängelte Gefässe verliefen und welches zum Theil stark gelb gefärbt war. An einzelnen Stellen aber ging der Knorpel ganz unmittelbar in Fettgewebe über, indem die Zellen sich mit Fett füllten und die Intercellularsubstanz bis auf einen Minimaltheil schwand. Von wo die Entwickelung angefangen hatte, liess sich nicht mehr bestimmen, jedoch lag die Geschwulst ihrem grössten Theile nach unzweifelhaft in dem Fettgewebe, welches den Zwischenraum zwischen Dura mater und Knochen auszufüllen pflegt. —

Was nun die Enchondrome der Drüsen anbetrifft, so habe ich darüber schon zu wiederholten Malen gesprochen. Wie erwähnt, sind namentlich die Speichel- und Geschlechtsdrüsen ausgesetzt, während andere, wie die Leber, gar nicht, andere, wie die Thränendrüse*) und die Nieren**) wenigstens sehr selten ergriffen werden.

***

*) W. Busch. Chirurgische Erfahrungen. S. 1.
**) Gluge (Atlas der path. Anat. Lief. XIX. Taf. V. Fig. 8 — 9. S. 1)

Auch unter den Speicheldrüsen zeigt sich eine grosse Verschiedenheit. Von der Bauchspeicheldrüse ist kein einziger sicherer Fall bekannt. Ich habe allerdings sonderbare Cystenbildungen mit fast faserknorpeliger Wand in dem Pancreas und um dasselbe gesehen, welche sich nicht auf Ranula (S. 276) beziehen liessen, aber ich bin nicht sicher, ob sie aus Enchondromen entstanden waren. Dagegen sind die Mundspeicheldrüsen ganz besondere Prädilectionsstellen und zwar namentlich die Submaxillaris *) und die Parotis **). Einer Mundspeicheldrüse scheint auch der congenitale Fall von E. Wagner (S. 478 Note) anzugehören. So wenig ich die Möglichkeit in Abrede stelle, dass das Nachbargewebe der Drüsen der Ausgangspunkt solcher Erkrankungen werde (S. 510), so habe ich doch keinen sicheren Fall davon gesehen. Allerdings ist ein Umstand sehr geeignet, zu Verwechselungen in dieser Beziehung Veranlassung zu geben. Das Enchondrom kommt nämlich entweder als diffuses, über die ganze Drüse ausgebreitetes, oder als lobuläres, nur auf einzelne Drüsenlappen oder Gruppen von Lappen beschränktes war. Letzteres schiebt sich leicht über den Körper der Drüse hervor ***) und scheint dann extraglandulär zu liegen, während es doch aus dem interstitiellen Bindegewebe seinen Ursprung nahm. Ich will damit den Fall nicht ausschliessen, dass auch die Capsel der Drüse der Ausgangspunkt wird und die Geschwulst daher von vorn herein peripherisch liegt, jedoch habe ich auch das nicht gesehen.

Das diffuse Enchondrom kommt sehr selten an der Parotis vor, während es die gewöhnliche Erkrankungsform der Submaxillaris ist. Es ist zugleich ein hartes, hyalines und nur undeutlich lappiges Gebilde (Fig. 102.), in welchem sehr häufig ausgedehnte Ossificationen erfolgen. Die lobuläre oder tuberöse Form ist dagegen die gewöhnliche Form der Parotis-Erkrankung,

------

spricht von einem Falle von Combination der Hydronephrose mit Enchondrom.

 *) Stromeyer. Handb. der Chirurgie. 1844. S. 254. Scholz. De enchondromate. p. 23.

 **) Joh. Müller. Ueber den feineren Bau. S. 32, 48. Queckett. Histol. Catalogue. I. p. 111. Paget. Lectures. II. p. 201. Dolbeau. Gaz. hebdom. 1858. p. 687, 717, 752, 804, 886. Bullet. de la soc. anat. 1860. Dec. p. 451. Billroth. Mein Archiv. 1859. Bd. XVII. S. 359. Bruns. Prakt. Chirurgie. II. S. 159, 1148.

 ***) Verneuil. Bullet. de la soc. anat. 1860. Janv. p. 7.

und da die Ohrspeicheldrüse eine sehr grosse Ausdehnung hat, so findet sich das Enchondrom bald am oberen, bald am hinteren, bald am unteren Umfange derselben, also unter dem Jochbein, vor oder unter dem Ohr, am Kieferwinkel, oder auch mitten in dem Körper der Drüse. Nicht selten sind mehrere Knoten gleichzeitig vorhanden, oder sie entwickeln sich nach einander, ohne dass sie sich gerade gegenseitig bedingen müssen. So entsteht auch hier, wie an den Lungen, eine auf das Organ beschränkte Multiplicität, welche die Häufigkeit der localen Recidive nach partieller Exstirpation der Drüse erklärt.

Zuweilen ist die übrige Drüse dabei vergrössert, indem die Drüsenzellen vermehrt, die Läppchen also geschwollen, und die interstitiellen Bindegewebszüge etwas verdickt sind (S. 506). Ungemein häufig aber finden sich andere Erkrankungen daneben, manchmal in so grosser Ausdehnung, dass die übrige Drüse dadurch ganz und gar vernichtet wird. Unter diesen sind gerade in der Parotis die myxomatösen Formen die häufigsten, ja das Myxom hat oft so sehr das Uebergewicht, dass das Enchondrom nur als ein beiläufiger Bestandtheil erscheint (S. 430). Unmittelbare Uebergänge von einem Gewebe zum anderen sind sehr gewöhnlich. In einem Falle hat Robin*) eine Mischform von Enchondrom mit weichem Lipom gesehen. Das Myxom pflegt sehr rein zu sein, höchstens dass die faserigen Bestandtheile in reichlicherer Menge auftreten und hie und da wirkliche Uebergänge zu fibromatösen Stellen vorkommen. Dabei finde ich eine schon von Robin und Billroth**) erwähnte Eigenthümlichkeit hier in sehr auffallender Weise: Bei der mikroskopischen Untersuchung trifft man nehmlich auf gewisse dichtere Stellen, welche sich auf Querschnitten als rundliche Inseln oder Wirbel, auf Längsschnitten als feste Cylinder oder Balken darstellen und von welchen nach allen Seiten sonnenartig Strahlen von Fasern ausgehen, welche sich in das umgebende Gallertgewebe verlieren, indem sich zwischen sie Schleim und Zellen einschieben. Mit Essigsäure werden diese Inseln und Balken hell,

---

*) Bericht von Dolbeau (Gaz. hebdom. 1858. p. 806) über eine von Nélaton exstirpirte Geschwulst.

**) Robin. L'Union méd. 1857. No. 100. p. 409. Billroth. Mein Archiv. Bd. XVII. S. 361. Taf. VII. Fig. 4.

fast hyalin und glänzend, und man sieht darin eckige Höhlen für feine Zellen, wie in osteoidem Gewebe.

Auch in diesen Fällen ist der Bau der Geschwulst in der Regel lappig und die einzelnen Lappen sind von oft sehr derben Hüllen und Scheidewänden umgeben. Je weicher die Substanz des Lappens selbst ist, um so mehr entsteht dadurch der Anschein einer cystischen Bildung; ja in manchen Fällen ist das lappige Myxom vom blossen Auge kaum von einem Schleimkystom zu unterscheiden. Die fibrösen Hüllen hängen mit dem Nachbargewebe, namentlich öfter mit dem N. facialis so innig zusammen, dass die Abtrennung äusserst schwierig oder geradezu unmöglich wird, — ein Umstand, der die Gefahr der Operation der mehr centralen Knoten sehr steigert. Die eigentliche Myxomsubstanz sieht gallertartig, gelblich oder grünlich durchscheinend aus, fühlt sich sehr schlüpfrig an und lässt fadenziehenden, klaren Saft ausdrücken.

Weiterhin sind auch Combinationen mit Krebs und Kankroid*) nicht selten. Meistentheils sind es nicht reine Enchondrome, sondern myxomatöse, zuweilen auch reine Myxome, welche in diese Combination eingehen. Man sieht dann schon vom blossen Auge einzelne Abschnitte der Geschwulst von einer mehr undurchsichtigen, weisslichen, markigen Beschaffenheit; diese Theile sind relativ weich, leicht zerdrückbar, sie entleeren beim Druck milchige oder schmierige Flüssigkeit, und erscheinen zuweilen schon für das blosse Auge feinmaschig oder schwammig. Die mikroskopische Untersuchung zeigt stets ein ungewöhnlich deutliches Maschengewebe, dessen Balken bald mehr fibrös, bald mehr schleimig, bald geradezu knorpelig sind, und dessen Maschenräume von einer dichten Anhäufung epithelialer Zellen ausgefüllt werden. Diese Zellen hängen nach Art der kankroiden nicht selten in langen Zügen oder Zapfen zusammen und ahmen in hohem Maasse die drüsenartige Anordnung nach**). Aus diesem Grunde rechnen die meisten französischen Mikrographen nach dem Vorgange Robin's sie zu der Heteradenie***), während wiederum Billroth†) die

<hr>

*) H. Friedberg. Chirurg. Klin. Jena. 1855. Bd. I. S. 237. v. Bruns. Prakt. Chirurg. II. S. 1153. Lotzbeck. DeutscheKlinik. 1858. No. 12. S. 118.

**) Paget. Lect. II. p. 204.

***) Robin. L'Union méd. 1857. No. 100. p. 409. Nélaton. Clinique européenne. 1859. No. 26. p. 205.

†) Billroth. Mein Archiv. Bd. XVII. S. 363.

Bildung als eine papilläre auffasst, wo die Zellen, wie bei den Processus choroidei, um bindegewebige oder schleimige Grundstöcke entwickelt seien. Ich finde keine Eigenthümlichkeiten, wodurch sich diese Bildung von Kankroid oder Krebs unterscheidet und ich halte es für einen Irrthum, wenn Velpeau diese Art von Parotisgeschwülsten unter dem Namen der Adenoide als gleichsam homologe Formen auffasst. Auch sehe ich denselben Entwickelungsgang, wie beim Kankroid. Die Zellen des Knorpels, des Binde- oder Schleimgewebes vergrössern und theilen sich, es entstehen durch ihre Wucherung kleine Gruppen oder Heerde von Zellen, diese fliessen nach und nach zusammen und so entstehen grössere, oft cylindrische oder verästelte Maschenräume. Dabei können noch sehr lange Zeit ein gewisser Theil des Gewebes oder einzelne Lappen das ursprüngliche Gepräge beibehalten, und man findet entweder das kankroide oder krebsige Gewebe von Enchondrom- und Myxomknoten durchsetzt, oder einzelne Abschnitte der Geschwulst sind im Zusammenhang knorpelig oder schleimig, während der ganze übrige Rest die epitheliale Heteroplasie erfahren hat.

Endlich ist es nicht selten, dass in diesen weicheren Geschwülsten eine starke Vascularisation vorkommt. Solche telangiektatischen Formen haben eine grosse Neigung, zu erweichen, Höhlen zu bilden und der Sitz innerer Extravasationen zu werden. Der Zustand der Gefässe kann sehr verschieden sein: Luys*) fand ihre Wandungen verdickt; anderemal dagegen sind sie sehr dünn und zahlreiche Ektasien varicöser oder blasiger Natur finden sich an ihnen. Dahin rechne ich gewisse der von Billroth**) unter dem Namen des Cylindroms beschriebenen Zustände. —

Bei den Sexualdrüsen findet sich eine ähnliche Verschiedenheit, wie bei den Speicheldrüsen. Im Ganzen sind die weiblichen Sexualdrüsen ungleich weniger ausgesetzt, als die männlichen. Vom Eierstock kenne ich nur ein Beispiel***) von reinem Enchondrom; einige andere betreffen kystomatöse und

---

*) Demarquay. Gaz. des hôp. 1861. No. 46. p. 181.
**) Billroth. Mein Archiv. Bd. XVII. S. 364. Taf. VIII. Fig. 7., 10. Taf. IX. Fig. 11., 12.
***) Dlauhy. Prag. Viertelj. 1846. III. Lit. Anz. S. 27. Kiwisch. Klinische Vorträge. Prag. 1852. II. S. 189. (Der eine seiner beiden Fälle scheint nur eine knorpelartige Verdickung der Albuginea zu betreffen).

teratoide Formen. Auch an der weiblichen Brust ist die reine
Knorpelgeschwulst sehr selten. Die meisten Autoren beschränken
sich darauf, unsichere Beobachtungen aus älterer Zeit*) zu citiren,
die sich ihrer Mehrzahl nach auf „skirrhöse" und „knöcherne"
Gewächse beziehen. Ziemlich sicher ist der Fall A. Cooper's**),
von einem, seit 14 Jahren bestehenden, halb knorpeligen und
halb knöchernen Tumor bei einem 32jährigen Weibe. Auch
Nélaton und Cruveilhier***) scheinen wirkliche Knorpelknoten aus der Brust gesehen zu haben. Oefter kommt das
Enchondrom combinirt mit malignen Geschwülsten vor. Warren†)
sah 3 Fälle von Combination mit Skirrh; E. Wagner††) beschreibt weitläufiger einen Fall, in dem, wie es scheint, Enchondrom, Myxom und Krebs (Kankroid?) gemischt waren, von einer
53jährigen Frau. Ungewöhnlich häufig sind knorpelige Brust-
geschwülste bei Hunden, wo sie zuweilen an einer Milchdrüse,
zuweilen an einer ganzen Reihe derselben vorkommen, bis Faust
gross werden und schliesslich ulceriren. Ein der Beschreibung nach
reines, ossificirendes Enchondrom vom Hunde aus der Halleschen
Sammlung erwähnt Joh. Müller†††). Ich habe mehrere Fälle davon gesehen; gewöhnlich war das Centrum knöchern, die darauf
folgende Schicht faser- oder hyalinknorpelig, der Umfang zellen-
reich und fast sarkomatös*†). Einen ganz ähnlichen Fall hat
Lebert**†) beschrieben. An der männlichen Brust glaubt
Foucher***†) ein Enchondrom beobachtet zu haben. Die Geschwulst sass bei einem 35jährigen Manne unter der Brust und
hing mit dem Pectoralis zusammen. Die mikroskopische Untersuchung lässt den Fall zweifelhaft erscheinen.

  Anders verhält es sich mit den Hoden. Allerdings ist

---

 *) Dahin gehören die Fälle von Morgagni (De sedibus etc. Epist. L.
Art. 41.) und Reil (Archiv. f. die Physiologie. 1799. Bd. III. S. 447).
 **) A. Cooper. Krankheiten der Brustdrüse. Aus d. Engl. Weimar.
1836. S. 27. Taf. VIII. Fig. 10.
 ***) Cruveilhier. Traité d'anat. path. T. III. p. 824.
 †) Warren. Surg. obs. on tumours. Boston. 1848. p. 213.
 ††) E. Wagner. Archiv f. Heilkunde. 1861. S. 275.
 †††) Müller. Ueber den feineren Bau. S. 48. No. 13.
 *†) Würzb. Verhandl. Bd. I. S. 137.
 **†) Lebert. Traité d'anat. path. T. I. p. 231. Pl. XXIX. fig. 7—12.
Vgl. auch Paget, Lectures II. p. 172.
 ***†) Foucher. L'Union méd. 1859. No. 103. p. 404.

auch hier das Enchondrom gewöhnlich gemischt*) mit allerlei anderen Geschwulstarten, insbesondere mit cystischen Formen, mit Sarkom, Margaritom, Kankroid nnd Krebs. Aber diese Geschwülste sind wenigstens sehr häufig und von den cystischen Formen ist es sehr wahrscheinlich, dass wenigstens ein Theil von ihnen erst consecutiver Natur ist und das Enchondrom daher als die wesentliche Geschwulst betrachtet werden muss. Dafür spricht das sehr eigenthümliche Verhalten der reineren Erkrankungsformen.

Hogg**) fand in einer nur aus Enchondrom und Cysten bestehenden, 4½ Pfd. schweren Hodengeschwulst, die bei einem 30jährigen Manne nach einem Stosse auf den Sattelknopf entstanden war, varicös erweiterte und mit Enchondrommasse gefüllte Kanäle. Dasselbe beobachtete Queckett***): die Knorpelzapfen lagen lose im Innern von Kanälen, welche als Samenkanälchen und als Bildungsstätten des Knorpels angenommen wurden. Ich zeigte dem gegenüber†), dass der Knorpel nicht frei in Kanälen gebildet wird, sondern continuirlich aus dem interstitiellen, vorher verdickten Bindegewebe hervorwächst; ich wies dabei zugleich auf meine Beobachtung von dem Hineinwachsen des Enchondroms in Blut- oder Lymphgefässe hin. Billroth††) that

---

*) Wardrop. Observ. on fungus haematodes. Edinb. 1809. p. 132, 138. Baring. Ueber den Markschwamm der Hoden. Gött. 1833. S. 55, 223. Taf. II. A. Cooper. Die Bildung und Krankheiten des Hodens. Weimar. 1832. S. 77. Joh. Müller. Ueber den feineren Bau u. s w. S. 48. A. Schaffner. Ueber das Enchondrom. Inaug. Abh. Würzb. 1845. S. 23. Fig. 7—9. Range. De enchondromate. p. 14. Gobée. Kliniek. Jaarg. IV. Bl. 133. Gluge. Atlas der path. Anat. Lief. XX. Taf. IV. Fig. 3–4. Queckett. Histol. Catalogue. p. 111. Virchow. Würzb. Verh. Bd. I. S. 135. Archiv. VIII. S. 399. Lebert. Traité des maladies cancéreuses. 1851. p. 401. Traité d'anat. path. T. I. p. 231. Pl. XXIX. fig. 13–20. Curling. Med. chir. Transact. 1853. Vol. XXXVI. p. 451. Paget. Lectures. II. p. 172, 208. Wedl. Path. Hist. S. 585. Chelius. Handb. der Chirurgie. 7. Aufl. II. S. 466. A. Förster. Münchner ill. Zeitung. Bd. III. S. 126. Cruveilhier. Traité d'anat. path. T. III. p. 825. Billroth. Mein Archiv. 1855. Bd. VIII. S. 435. C. O. Weber. Knochengeschwülste. I. S. 114. Chirurgische Erfahrungen und Untersuchungen. S. 266. Jouon. Bullet. de la soc. anat. 1859. Mai. p. 161. Wilks. Lectures on path. anatomy. Lond. 1859. p. 386. Richet. l'Union méd. 1861. No. 21. p. 333. Demarquay ibid. 1862. No. 28. p. 447.

**) Hogg. Transact. of the Lond. Pathol. Soc. 1853. Vol. IV. p. 182. Pl. VI. fig. 8., 9.

***) Curling. Med. chir. Transact. 1853. Vol. XXXVI. p. 451.

†) Mein Archiv. 1855. Bd. VIII. S. 402. Taf. IX. Fig. 12.

††) Billroth. Ebendas. S. 437. Taf. XII. Fig. 3., 5., 6.

gleichzeitig dar, dass von der Wand der Cysten kolbige Auswüchse hervorgehen, welche in ihren Enden Knorpel erzeugen. **Paget*)** endlich fand in einem äusserst wichtigen Falle, dass die Knorpelmasse, deren Entwickelung er genau so, wie **Billroth**, in papillären Kolben beobachtete, in Lymphgefässe hineinwuchs. Es ist dies zugleich einer der reinsten Enchondromfälle, welche bekannt sind. Der Hoden stammte von einem 37jährigen Manne und das Uebel datirte offenbar von wiederholten Quetschungen des Organs. Die Geschwulst hatte Durchmesser von 3 und $2\frac{1}{2}$ Zoll und bestand auf einem Durchschnitte fast ganz aus gewundenen, wurmförmigen, sich vielfach durchsetzenden Körpern, die schliesslich in die sehr erweiterten Lymphgefässe des Samenstranges übergingen. Die gleichzeitig vorhandenen Cysten schienen nichts anderes, als Varicositäten verstopfter Lymphgefässe zu sein.

Man darf aus dieser merkwürdigen Beobachtung nicht schliessen, dass alle Fälle von Cystenbildung im Hoden aus Lymphgefässen hervorgehen; ich werde bei den Kystomen zeigen, dass wirkliche Neubildungen vorkommen, und andererseits trage ich kein Bedenken, manche Cysten auf Erweiterung der Samenkanälchen zurückzuführen. Man muss also von jetzt ab diese Formen genauer scheiden, als es bis dahin geschehen ist. Dass aber gerade der Hoden zur Bildung von Lymphsäcken sehr geeignet ist, das wissen wir gegenwärtig sehr genau aus den Untersuchungen von **Ludwig** und **Tomsa**)**, welche durch Beobachtungen des Herrn **Tommasi** im hiesigen pathologischen Institute ergänzt werden und welche darthun, dass zwischen den Samenkanälchen äusserst zahlreiche und weite Lymphräume enthalten sind.

Nach der Uebereinstimmung fast aller Beobachter ist der gewöhnliche Sitz sowohl der cystischen, als der knorpeligen Bildungen das Rete testis, von wo sich allerdings die Erkrankung zuweilen in die Substanz des eigentlichen Hodens hinein fortsetzt. Gewöhnlich wird aber ein grosser Theil der Hodensubstanz comprimirt und atrophirt, und man findet seine Reste am äusseren

---

*) **Paget.** Med. chir. Transact. 1855. Vol. XXXVIII. p. 428. Pl. I—V.
) C. **Ludwig und W. **Tomsa.** Sitzungsberichte der k. Akad. der Wissensch. zu Wien. 1862. Bd. XLVI.

Umfange der Geschwulst. Durch die Entwickelung im Rete muss aber das Entstehen von Hemmungen des Lymphstroms und die Bildung von Erweiterungen sehr begünstigt werden, und wenn einmal Varicositäten gegeben sind, so kann ein Hineinwachsen des Knorpels in die Gefässe oder Lymphräume sehr leicht erfolgen.

In diese Kategorie der Enchondrome der Lymphräume gehört offenbar eine Beobachtung von L'Honneur*), der bei einem 24jährigen Soldaten den der Angabe nach in Folge einer Verletzung bei gymnastischen Uebungen stark geschwollenen Hoden exstirpirte und neben zahlreichen kleineren, isolirten Knorpelstücken eine Unzahl kleiner, verästelter, leicht auslösbarer „Pyramiden" fand. Ebenfalls gehört hierher ein Fall von Demarquay**): Ein 34jähriger Mann erlitt eine Quetschung des Hodens durch den Hufschlag eines Pferdes, und als der Hoden 15 Monate später exstirpirt wurde, wog er etwa 2 Pfd. Es zeigte sich ausser einer mit Blutgerinnsel gefüllten Cyste eine grosse Masse von Knorpel, theils kleine, in einem sehr gefässreichen, fibrösen Gewebe zerstreute Stücke, theils grössere, aus unregelmässigen, in verschiedenen Richtungen gewundenen Säulen bestehend. —

Es ergiebt sich aus dieser Uebersicht der Enchondrome der Weichtheile, dass sie in einer ganz ungemein wechselnden Weise vorkommen. Allerdings hat uns sowohl das anamnestische, als das anatomische Studium gelehrt, dass namentlich die Enchondrome der Drüsen sehr häufig einen irritativen oder auch geradezu entzündlichen Ursprung haben, und es liegt daher nahe, ihnen auch eine bloss örtliche Bedeutung zuzuschreiben. Die Erfahrung stimmt damit insofern überein, als sehr viele Fälle von dauerhafter Heilung nach der Operation bekannt sind. Allein nichtsdestoweniger ist das Enchondrom der Weichtheile eine entschieden heteroplastische und schon insofern suspecte Geschwulst, und wenn sie auch ursprünglich rein local ist, so beweist doch schon ihre Vergrösserung durch Bildung accessorischer Knoten ihre Fähigkeit zur Infection.

Früher glaubte man alle solche Fälle auf die Mischformen

---

*) L'Honneur. l'Union méd. 1861. No. 134. p. 269.
**) Demarquay. l'Union médicale. 1862. No. 28. p. 447.

zurück beziehen zu müssen, insbesondere auf die Verbindungen mit Krebs (Markschwamm). In der That sind solche Fälle nicht ganz selten. Ich selbst habe eine colossale Geschwulst der Parotis beobachtet, welche in ihrem oberen Theil einen hühnereigrossen, fast ganz aus Knorpel bestehenden Knoten enthielt und auch sonst an verschiedenen Stellen zerstreute Knorpelstücke zeigte. Allein der grössere Theil bestand aus areolärem Gewebe, wo in einem knorpelartigen Stroma Massen von epithelialen Zellen eingelagert waren, deren Entwickelung aus Knorpelzellen sehr bequem zu verfolgen war. Die nächsten Lymphdrüsen am Unterkieferwinkel waren ganz und gar in dieses areoläre Gewebe verwandelt und im Schädel fand sich eine Geschwulst der Rinde des Kleinhirns, welche mit der Dura mater innig verwachsen war und welche genau dieselbe areoläre Struktur zeigte. Förster *) hat einen anderen Fall beschrieben, wo nach der Exstirpation eines gemischten (myxomatösen) Enchondroms der rechten Parotis secundäre Geschwülste des linken Felsenbeins (unter der Dura mater) und der Lungen gefunden wurden, welche freilich die knorpeligen Elemente mehr und mehr zurückdrängten.

Allein auch die reineren Formen machen Metastasen. Den ersten bekannt gewordenen Fall dieser Art habe ich **) bei einer Hündin beobachtet, die ein grosses ossificirendes Enchondrom der Mamma hatte. Hier fand ich im Netz eine sehr grosse Geschwulst, welche innen cystisch erweicht und mit Natron-Albuminat - Flüssigkeit gefüllt war, sowie zahlreiche kleine Knoten an beiden Lungen. Der grösste Theil derselben sass an der Pleura, und zwar nicht bloss an dem eigentlichen Ueberzuge der Lungen, sondern auch an den zum Mediastinum gehenden Falten (Duplicaturen Fig. 106., A, p). Sie begannen meist als ganz kleine Puncte in dem tiefen Bindegewebe der Pleura, griffen aber bei weiterer Vergrösserung in die Substanz der Lungen selbst über. Auch fanden sich einzelne im Parenchym. Das Interessanteste aber ist, dass von vielen dieser Knoten Fortsätze ausgehen, die sich verästeln und unter einander netzförmig verbinden, und die sich leicht als Ausfüllungen von Lymphgefässen erkennen lassen (Fig. 106, B). Die feinere

---

*) A. Förster. Wiener Med. Wochenschr. 1858. No. 27.
**) Würzb. Verhandl. 1850. Bd. I. S. 137.

Fig. 106 A.

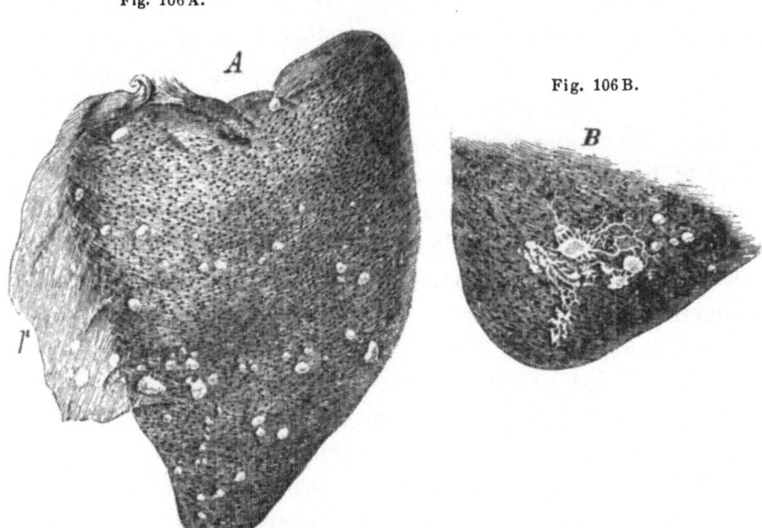

Untersuchung lehrt, dass die Knoten aus hyalin-faseriger Knorpelsubstanz bestehen und sobald sie eine mässige Grösse erreicht haben, sofort vom Centrum aus verkalken. Die Massen in den Lymphgefässen enthalten in der Mitte schon deutlich knorpelige Theile, Zellen mit hyaliner Intercellularsubstanz, während im Umfange dicht gedrängte Zellenmassen ohne Zwischensubstanz liegen.

Noch viel mehr auffallend waren die Metastasen in dem von Paget (S. 552) beobachteten Fall von lymphatischem Enchondrom des Hodens. Der Kranke hatte nach der Heilung seiner Wunde das Hospital verlassen, war aber schon nach zwei Monaten in einem Zustande von grosser Abmagerung, Schwäche und Athemnoth zurückgekehrt. Er starb ziemlich plötzlich, nachdem die Respiration immer beschwerlicher geworden war. Die Autopsie zeigte, dass beide Lungen mit zahlreichen, 1 Linie bis $1\frac{1}{2}$ Zoll im Durchmesser haltenden Knorpelknoten besetzt waren

---

Fig. 106. Metastatische Enchondrome der Lungen von einer Hündin, nach Enchondrom der Mamma entstanden. *A* Ansicht der Oberfläche eines Lungenlappens in natürlicher Grösse: *p* eine mit kleinen Knorpelstücken besetzte Falte der Pleura. Die Lunge ist stark pigmentirt. *B* ein Theil der Oberfläche, leicht vergrössert, um das von den Knoten ausgehende Lymphgefässnetz, welches mit Enchondrommasse gefüllt ist, zu zeigen. (Präparat No. 150. vom Jahre 1854.)

und zusammen 11½ Pfd. wogen. In manchen Aesten der Lungenarterie fanden sich kleine knorpelige Auswüchse der Wand.

Die Analogie mit wahrem Krebs wurde aber noch grösser dadurch, dass zwischen den Hoden und den Lungen noch wesentliche Verbindungsglieder entdeckt wurden. Von der Narbe aufwärts liessen sich neben der Vena spermatica zwei mit Knorpelzapfen erfüllte, erweiterte und gewundene Lymphgefässe bis nahe zur V. renalis verfolgen, wo sie in eine Drüse eintraten, welche hühnereigross war, zahlreiche Höhlungen mit klarem, flüssigem Inhalte umschloss und durch faserige und knorpelige Scheidewände getheilt war. Oberhalb war der Lymphapparat frei. Allein die erwähnte Drüse und das Ende der erkrankten Lymphgefässe adhärirten innig an der Wand der V. cava inferior und hier fand sich frei in die Höhlung des Gefässes hineinragend ein ⅔″ hoher, ästiger Knorpelauswuchs. Ein Paar kleinere Knorpelstücke hafteten an der inneren Venenwand in der Nähe. —

Nach diesen Erfahrungen *) kann es nicht mehr zweifelhaft sein, dass der schöne Traum von der absoluten Gutartigkeit des Enchondroms zu Ende ist. Die Warnung, welche ich schon vor 10 Jahren ausgesprochen habe**), ist nur zu sehr bestätigt. Die Enchondrome, sowohl der Knochen, als der Weichtheile besitzen infektiöse Eigenschaften, und es wird daher in der Regel wohlgethan sein, derartige Geschwülste, wo sie zugänglich sind, so frühzeitig und so vollständig als möglich zu entfernen. Bis jetzt lässt sich eine Grenze zwischen infektiösen und nicht infektiösen, zwischen gut- und bösartigen Enchondromen nicht ziehen. Allerdings sind die weichen Formen im Allgemeinen gefährlicher, als die harten, aber der Unterschied ist nicht ganz scharf. Vielmehr scheint die Natur des befallenen Organs von Bedeutung zu sein, und namentlich sein Reichthum an Blut und Lymphgefässen (S. 41, 127), ein Umstand, der gerade bei den Hoden in das hellste Licht tritt. —

---

*) Ich habe den schon erwähnten (S. 510 Not.) Fall von E. Wagner, in welchem auch in den Lungen mehrere der Uterusgeschwulst analoge Knoten gefunden wurden, hier nicht mit aufgeführt, weil die Beschreibung nicht hinreichend deutlich ist, um die Ueberzeugung zu geben, dass es sich um reines Enchondrom handelte.

**) Schon 1849 habe ich darauf hingewiesen, dass Enchondrome sowohl nach der Exstirpation, als ohne dieselbe an vielen Puncten nach einander auftreten können und in Combinationen mit Cholesteatom, Krebs, Sarkom u. s. w. vorkommen (Medicin. Reform. No. 51. S. 271).

In der Specialdarstellung habe ich absichtlich vermieden, das Osteoidchondrom (S. 462, 471) unmittelbar mit in die Betrachtung zu ziehen. Nach dem Vorhergegangenem wird es aber nicht mehr so auffällig erscheinen, wenn ich einen Theil des „bösartigen Osteoids“ von Joh. Müller, des „Osteoidkrebses“ anderer Autoren hier anreihe. Das bösartige Enchondrom oder, wenn man lieber will, der Knorpelkrebs füllt die scheinbar so grosse Lücke, welche früher in der Anschauung zwischen Enchondrom und Osteoid bestand. Aber man wird mir diese Neuerung verzeihen, wenn ich hinzufüge, dass ich mindestens so viel, als ich dem Enchondrom an Bösartigkeit beilege, ja noch mehr als das, dem Osteoid an Bösartigkeit abnehme. Das Osteoid ist eine sehr suspecte Geschwulst, aber es giebt doch viele Fälle dauerhafter Heilung nach der Operation, und wenn man etwas schärfer scheidet zwischen Osteoidchondrom einerseits, Osteoidsarkom und ossificirendem Carcinom andererseits, so kann man sagen, dass das erstere auch physiologisch und prognostisch dem Enchondrom sehr nahe steht*) So erst lösen sich die grossen Schwierigkeiten, welche bisher die praktische Erfahrung gegen die herrschende Lehre von dem Osteoid erhoben hat.

Eine genauere Besprechung dieser Differenzen behalte ich mir für das Kapitel von dem Sarkom vor; hier führe ich nur so viel an, als für das Verständniss der chondromatösen Form nöthig ist.

Die Osteoidchondrome bilden zum Theil die umfangreichsten Knochengeschwülste. Im Anfange haben sie eine nicht geringe Aehnlichkeit mit dem peripherischen Enchondrom, indem sie sich als flach ansteigende Anschwellungen über die Oberfläche erheben. Ihre grosse Festigkeit kann unter Umständen zu Verwechselungen mit blosser Hyperostose Veranlassung geben. Späterhin wachsen sie allmählich so sehr an, dass sie die gewöhnliche Grösse der Enchondrome weit hinter sich lassen. Dabei pflegen sie aber eine ziemlich gleichmässige Oberfläche zu behalten, die freilich kleinere Unebenheiten und Höcker, aber in

---

*) Virchow. Ueber ossificirende Geschwülste. Deutsche Klinik. 1858. No. 49. S. 481. Vgl. die Discussion über Osteoid in der Sitzung der Gesellschaft für wiss. Medicin zu Berlin v. 16. April 1860. Deutsche Klinik. 1860. No. 22. S. 217, 218.

der Regel keine grossen Abweichungen darbietet. Sehr häufig umgeben sie den ganzen Knochen und unterscheiden sich auch dadurch von den gewöhnlich an einer mehr beschränkten Stelle aufsitzenden Enchondromen. Ihr Lieblingssitz sind die langen Röhrenknochen und zwar mehr die Enden derselben, vor allen die Kniegelenkenden des Femur und der Tibia. Während aber die Enchondrome hier häufig kugelige und, wenn sie erweichen, blasige Anschwellungen machen, so erzeugen die Osteoidchondrome meist kolbige Auftreibungen, welche in der Richtung von der Mitte der Diaphyse gegen das Gelenkende spindel- oder keulenförmig zunehmen.

Schneidet man sie ein, so erweisen sie sich als ohne knöcherne Schale. Anfangs bildet das Periost ihre Grenze und ihren Ueberzug*); später durchbrechen sie dasselbe und wachsen mit flachen Knoten in die Nachbartheile hinein, welche unter der Entwickelung der neuen Masse zu Grunde gehen. Dann sind sie gewöhnlich noch lange Zeit von den Fascien eingeschlossen. Nach innen hängen sie innig mit dem Knochen zusammen, dessen Rinde gewöhnlich gewisse, mit Geschwulstmasse gefüllte Lücken darbietet oder geradezu durchbrochen ist. Die Markhöhle ist in der Mehrzahl der Fälle unter ihnen obliterirt**), indem statt der Marksubstanz ein festes, durch trüberes Aussehen und gröbere Knochenkörperchen unterschiedenes***) Knochengewebe vorhanden ist. Jedenfalls kann man fast immer den alten Knochen noch durch die Geschwulst hindurch nachweisen (Fig. 107.).

Die charakteristische Masse der Neubildung findet sich demnach zwischen dem alten Knochen und der, sei es intra-, sei es extraperiostealen Oberfläche der Geschwulst. In einzelnen Fällen lässt sie sich mit dem Messer schneiden, sei es, dass sie nur sehr lose mit Kalksalzen erfüllt ist, sei es, dass das Gewebe noch ganz frei davon ist. Allein meist geschieht die Ablagerung der Kalksalze ziemlich schnell, und man muss die Säge zu Hülfe nehmen, um die Geschwulst spalten zu können. Man sieht als-

---

*) Müller (Archiv. 1843. S. 437) kannte diese Formen und unterschied sie von seinen Osteoiden unter dem Namen der gutartigen, ossificirenden Desmoide. Er sah das Kriterium darin, dass die benachbarten Weichtheile nicht verändert wurden, während dies bei dem Osteoid geschehe. Aber dies ist nur ein zeitiger Unterschied.

**) A. Cooper. Surgical essays. P. I. p. 189, 195.

***) Würzb. Verhandl. Bd. I. S. 197. Deutsche Klinik. 1860. S. 218.

Fig. 107.

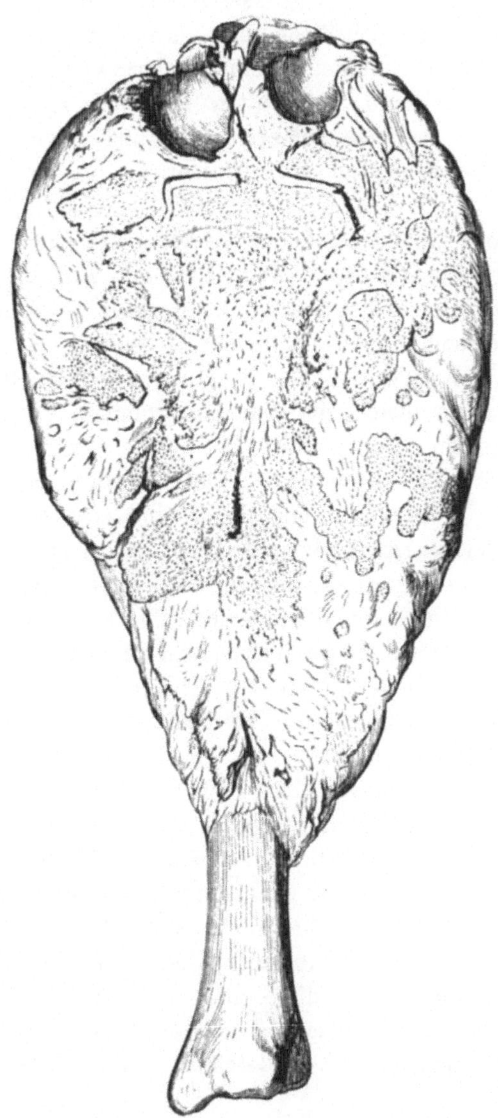

Fig. 107. Osteoidchondrom der Tibia von einem 13jährigen Knaben, von Hrn. Blasius in Halle amputirt, schief durchschnitten, so dass an dem oberen Ende der Knochen ziemlich in der Mitte gespalten ist, während nach unten der Schnitt ganz ausserhalb des Knochens liegt. Hier sieht man die radiären Ansätze der Neubildung sehr gut, während weiter nach oben ein

dann auf der Sägefläche in grosser Ausdehnung knöcherne Stellen, welche gegen die Oberfläche oft vereinzelt liegen, gegen die Basis aber immer dichter aneinander rücken und stellenweise eine continuirlich mit dem alten Knochen zusammenhängende Masse bilden. Anfangs locker, porös und leicht zu schneiden, wird die knöcherne Substanz immer fester und widerstandsfähiger.

Das noch nicht ossificirte Gewebe hat die Härte und das Aussehen von Faserknorpel, wechselt aber, wie dieser, von mehr hyalinen und gleichmässigen bis zu deutlich fasciculären, lamellösen oder reticulären, schon für das blosse Auge unterscheidbaren Zuständen. Zuweilen ist die Richtung der Lamellen der Oberfläche des alten Knochens parallel, häufiger stehen die Fascikel, namentlich gegen die Peripherie hin, radiär auf der Richtung des alten Knochens. Der deutlich lappige Bau des Enchondroms fehlt ihnen, und daher sind sie gerade sehr häufig als blosse Fibroide oder Desmoide, früher als Osteosteatome oder Osteosarkome bezeichnet worden.

Was die feinere Einrichtung betrifft, so habe ich schon erwähnt (S. 472), dass sie im Wesentlichen mit der des sogenannten Haut- oder Knochen- (Osteoid-) Knorpels übereinstimmt. Die Zellen pflegen keine Kapseln zu besitzen und kleiner, als die gewöhnlichen Knorpelzellen zu sein; sie unterscheiden sich andererseits von Bindegewebskörperchen dadurch, dass sie eine mehr gedrungene, sich der ovalen oder rundlichen annähernde Gestalt und weniger deutliche Ausläufer oder Fortsätze haben. Die Intercellularsubstanz ist dicht, wenig streifig, nicht eigentlich fibrillär, wie sklerotisch, aber nicht so reichlich, wie im Enchondrom. Nur hie und da kommen Uebergänge zu Hyalinknorpel und Kapselbildungen um die Zellen vor. Gefässe treten in die Substanz selbst ein, und auch das ist ein wesentlicher Unterschied von dem Enchondrom. Scheidewände zwischen der Masse sind

---

mehr lappiger Bau hervortritt. Am Knie umwuchert die Geschwulstmasse den Gelenkknorpel und bildet an ihrer Oberfläche gleichsam neue Articulationsflächen für die Aufnahme der Condylen des Femur. Der innere Knochen verdichtet durch neue Knochenmasse; der Intermediärknorpel noch stellenweise erhalten. In der Geschwulst sehr zahlreiche Ossificationskerne. (Präparat No. 6. vom Jahre 1860).

eigentlich nicht zu sehen. Somit ist das ganze Gewebe zu der Ossifikation gleichsam fertig: es bedarf nur der Ablagerung der Kalksalze, um den Knochen herzustellen, und wenn trotzdem grosse Theile der Geschwulst frei von dieser Ablagerung bleiben, so ist das der Hauptgrund, dieselbe nicht den Osteomen einfach zuzurechnen. Andererseits ist die Ossifikation so vollständig, dass sie sich dadurch wesentlich von den petrificirenden und ossificirenden Fibromen (S. 353, 360) unterscheiden.

Die Ossification ist demnach der regelmässige Ausgang. Doch kommt auch Erweichung vor. In einer colossalen Geschwulst am Oberarm, welche Herr Langenbeck *) entfernte, entleerte sich eine grosse Höhle, welche beiläufig 4 Quart Flüssigkeit enthalten hatte. Jedoch scheint dies sehr selten zu sein. Mir ist wenigstens kein anderer, ganz sicherer Fall bekannt geworden; jedoch ist es möglich, dass manche von den sogenannten Cystofibroiden der Knochen hierher gehören. Mit dieser Seltenheit der Erweichung hängt auch die geringe Neigung zur Ulceration zusammen. Fast alle Geschwülste dieser Art wachsen zu einer immer beträchtlicheren Grösse, ohne die äussersten Weichtheile zu durchbrechen. Nicht selten sind aber Uebergänge zu Sarkom, indem die zelligen Theile sich vergrössern und vermehren, ohne den Charakter der Zellen der Bindesubstanz zu verlieren. Diese Formen sind es besonders, welche sowohl ulceriren, als metastasiren.

Das reine Osteoidchondrom giebt allerdings keine ungetrübte Prognose. Denn es kann nicht bezweifelt werden, dass es auf Weichtheile und auf andere Knochen übergeht und trotz seines ursprünglich fast homologen Charakters heteroplastisch wächst. In einem Falle von Osteoidchondrom der Tibia (Fig. 107.) war die Geschwulstmasse nicht nur in die umgebenden Weichtheile übergegangen, sondern sie hatte auch den Gelenkknorpel umwuchert und war von den Ligamenta cruciata her in die hintere Fläche des Os femoris zwischen den Condylen eingedrungen. Die Geschwulst recidivirt daher leicht in loco und es kommt vor,

---

*) Langenbeck. Deutsche Klinik. 1860. S. 217. Senftleben. Archiv für klinische Chirurgie. Bd. I. S. 157. Der Fall hat sonst viel Aehnlichkeit mit dem schon erwähnten (S. 483) Fall von Otto, der offenbar in diese Kategorie gehört. Beidemal datirte die Geschwulst von einem Armbruche.

dass sie entfernte Metastasen, namentlich in den Lungen macht. Aber ich habe andererseits auch die Ueberzeugung, dass die Prognose nicht absolut schlecht ist. Cutting *) rettete einem Kranken, der eine 11 Pfund schwere, harte, den ganzen Knochen umgebende und grösstentheils aus Knorpel bestehende Geschwulst des Oberarms nach einer mechanischen Verletzung bekommen hatte, durch Exarticulation das Leben. In einem Falle, wo Herr Berend die Amputation des Oberschenkels wegen eines Osteoidchondroms gemacht und ich selbst die Geschwulst untersucht hatte, ist der Kranke noch nach 13 Jahren ganz gesund **).

Ob das Osteoidchondrom am Knochen nur peripherisch vorkommt, oder ob es sich auch aus dem Innern desselben entwickelt, ist bei der Schwierigkeit, die in der Literatur vorhandenen Fälle zu benutzen, eine für mich im Augenblick nicht zu erledigende Frage. Unsere Sammlung besitzt nur ein Präparat ***), welches wenigstens der hier in Frage stehenden Form sehr nahe steht; es ist eine Geschwulst der Kieferknochen der Ziege. Aber sie zeichnet sich zugleich durch das Vorkommen grosser, vielkerniger Zellen (der sogenannten Myeloplaxes von Robin) aus, und ich will daher nicht zu viel Werth auf sie legen. Die meisten Fälle, die als fibrocartilaginöse beschrieben sind, gehören auch nicht hierher†), sondern entweder zum reinen oder zum gemischten Enchondrom, oder gar zum Sarkom. Am meisten ähnlich ist eine Mischform, die ich als Fibroma enchondromatosum bezeichne, wo in gewöhnlichem, festem Bindegewebe Enchondromknoten vorkommen. Wir besitzen davon ein ausgezeichnetes Präparat vom Oberkiefer ††), wo förmliche Lappen von zum Theil vollständig verkalktem, jedoch fast nirgends ossificirtem Enchondrom durch das Fibrom, welches seinerseits nicht die geringste Neigung zur Verkalkung zeigt, zerstreut liegen. Schon der eminent lobuläre

---

*) Cutting. Med. chir. Transact. Vol. II. n. XXIV.

**) Deutsche Klinik. 1860. S. 217.

***) Präparat No. 157. vom Jahre 1857. Es ist in der Cellularpathologie 3. Aufl. S. 400. Fig. 138—139. als weiches Osteom aufgeführt.

†) Unter anderen möchte ich als Fall von innerem Osteoidchondrom die Beobachtung von Lentin (Loder's chir. Zeitschr. 1797. Bd. I. S. 60, genauer beschrieben bei Herz De enchondromate. p. 12. und bei J. Vogel. Path. Anat. S. 198) ansehen, wo die Massen genau wie bei Enchondrom in den Phalangen sassen.

††) Präparat No. 50. vom Jahre 1858.

Bau der Geschwulst entfernt sie ganz und gar von dem Osteoid-chondrom.

Was mich insbesondere geneigt macht, das Vorkommen des Osteoidchondroms nicht auf die Knochenoberfläche zu beschränken, das ist die Thatsache, dass es auch primär in Weichtheilen vorkommt. Ich habe dasselbe zuerst in ausgezeichneter Weise in einer Mischgeschwulst, die ich als myxomatöses Osteoid-chondrom bezeichnen muss, beobachtet*). Dieselbe wurde beim Erwachsenen von Herrn Wilms am Rücken exstirpirt. Es war eine 7″ lange und 4″ dicke Geschwulst, welche äusserlich einen groblappigen Bau zeigte. Viele dieser Lappen fühlten sich ganz weich an und hatten theils ein durchscheinendes, graugelbliches, theils ein undurchscheinendes, weissgelbliches Aussehen, und sie wiesen sich theils als reines, theils als lipomatöses Myxom aus. An verschiedenen Stellen lagen ganz deutliche Knorpelmassen und zwar theils in ganz kleinen Stücken, theils in grossen, zusammenhängenden Knollen. Sie hatten das dichte, bläulich-weisse Aussehen von Hyalinknorpel, und wenn man feine Schnitte davon nahm, so sah die Masse so gleichmässig aus, wie Fisch-knorpel, z. B. vom Stör. Mikroskopisch aber erwies sie sich als ausgezeichneten Osteoidknorpel, so zwar, dass manche Schnitte den Eindruck machten, als hätte man wirklichen Knochen vor sich, dem durch vorsichtige Anwendung von Säuren die Kalksalze ent-zogen seien. Man sah zahlreiche, sich verästelnde und anastomo-sirende Markkanäle, welche aus einer fibrösen, dem Perichondrium ähnlichen Hülle in die Geschwulst eintraten und innerhalb einer faserigen, ziemlich dicken Adventitia die Gefässe trugen. Um sie herum lagen an manchen Orten sehr regelmässige Lamellen-systeme mit parallel geordneten, sternförmigen Zellen, und weiter-hin zusammenhängende, nicht lamellöse Züge von übrigens glei-chem Bau.

Die Geschwulst recidivirte sehr bald und wuchs beinahe zu ihrer früheren Grösse heran. Die neue Geschwulst wurde mit dauerndem Erfolg exstirpirt und zeigte gewisse Verschiedenheiten von der früheren. Knorpel war sehr wenig darin, doch fanden sich mehrere Stücke davon. Der myxomatöse Antheil war

---

*) Präparat No. 113. vom Jahre 1861.

sehr viel reichlicher. Ausserdem aber gab es Stellen mit vollständig cavernösem Bau und andere mit cystoider Erweichung, welche gegen die Mitte der Geschwulst eine grosse Höhle mit unregelmässig zottiger Wand erzeugt hatte.

Die Analogie dieser Mischgeschwulst mit den früher erwähnten (S. 512) ist sehr augenfällig. Um so mehr Bedeutung hat sie aber für die Lehre von dem Osteoidchondrom und für die Begründung der Zusammengehörigkeit desselben mit den Enchondromen.

Nachtrag.

In der letzten Zeit habe ich durch die Güte des Herrn Wilms noch die Präparate*) von einem neuen, in Bethanien vorgekommenen Falle erhalten, welcher meiner Meinung nach zum Osteoidchondrom zu rechnen ist. Dieser Fall ist sowohl für die Lehre von dem Osteoid, als auch für die Prognose von besonderem Interesse.

Ein älterer Mann stellte sich mit einer, fast zwei Faustgrossen, harten Geschwulst des Brustkorbes vor, welche scheinbar von den Rippen ausging. Bei dem tiefen Sitze und der knöchernen Härte derselben beschränkte man sich darauf, dieselbe möglichst nahe an ihrer Basis abzusägen. Es entwickelte sich aber ein Erysipel, Fieber u. s. w. und der Mann starb bald nach der Operation. Bei der Autopsie fanden sich zahlreiche, gleichfalls knöcherne Knoten an der Pleura, und zwar nicht nur an der costalen, sondern auch an der diaphragmatischen, sowie in den Lungen. Nach ihrer Grösse und Entwicklungshöhe konnte man deutlich schliessen, dass sie schon zur Zeit der Operation vorhanden gewesen sein mussten.

Die genauere Untersuchung zeigte, dass alle diese Geschwülste, sowohl die grosse ursprüngliche, als auch die kleineren secundären, aussen von einer ziemlich derben Hülle umgeben waren, welche an einzelnen nur lose der inneren, knöchernen Masse anlag. An der grossen Geschwulst bildete die letztere eine leicht

---

*) Präparat No. 49 *a — c* vom Jahre 1863.

höckerige Oberfläche, deren Vertiefungen von einer stellenweise
knorpelig aussehenden, bläulich-weissen, jedoch nicht ganz homogenen, sondern theils streifigen, theils netzigen Masse erfüllt waren. Das Mikroskop zeigte darin den charakteristischen Bau des
Osteoidknorpels. Aussen ging das Bindegewebe ganz in derselben Weise, wie bei der Periost-Ossification, zuerst in Wucherung
(Granulation) und dann in osteoides Gewebe über. Letzteres
nahm hier und da freilich einen rein knorpeligen Charakter an,
indem die anfangs eckigen und sternförmigen, sehr kleinen Zellen
sich vergrösserten und mehr rund wurden, ohne jedoch deutlich
incapsulirt zu werden. Diese Transformation erfolgte in gewissen
Zügen oder Balken, wie die periostitische. Sehr bald geschah
dann eine Verkalkung und ohne Umweg die Metamorphose des
Knorpelknochens in regelmässigen Knochen.

In den kleineren Knoten der Pleura, z. B. noch in kirschen-
oder wallnussgrossen, blieb der Knochen mehr faserig oder balkig
(trabeculär); ein Durchschnitt, welcher parallel den Balkenzügen
lag, sah aus, als ob eine Menge feiner Stäbchen dicht an einander gedrängt seien. In den Hauptknoten dagegen wurde der
Knochen ganz dicht und scheinbar sklerotisch, so dass die Schnittfläche ganz glatt und homogen erschien. Nur sah man überall
zahlreiche, schon vom blossen Auge leicht kenntliche, langge-
streckte Gefässe. Versuchte man, mit einem Messer Schnitte zu
machen, so ergab sich sofort, dass das Gewebe mehr gleichmässig
als dicht war, denn fast überall liessen sich feine Schnitte ohne
grosse Anstrengung ausführen, wie es bei jungem Knochen an
anderen Orten ja auch der Fall ist. Das Mikroskop zeigte aber
deutliche Knochenstruktur: Markkanäle, Lamellensysteme, eckige
und anastomosirende Knochenkörperchen.

Nirgends fand sich, soweit ich sehen konnte, irgend eine
andere, sarkomatöse oder krebsige Bildung. Alle Theile stellten
nur die Entwickelung von Osteoidknorpel zu Knochen, den Uebergang von Osteoidchondrom zu einem elfenbeinernen Osteom dar.
Vielleicht wäre es richtiger, die ganze Form zu dem Osteom zu
stellen; vor der Hand jedoch schliesst sie sich mehr an das
ossificirende Osteoidchondrom an, und sie kann als ein höchst
prägnantes Beispiel der malignen Form desselben betrachtet werden. Denn eine schlimmere Art von Dissemination kommt
auch beim Krebs nicht vor.

Was mich aber am meisten überraschte, war die Entdeckung, dass die Geschwulst nirgends mit einer Rippe unmittelbar zusammenhing. Vielmehr trat sie aus einem Intercostalraum hervor, breitete sich dann aber sofort pilzartig über die benachbarten Rippen aus und war so innig an dieselben angelegt, zugleich auch so zwischen sie eingeklemmt, dass sie einen Körper damit auszumachen schien. In Wirklichkeit war sie aber eine Geschwulst der intercostalen Weichtheile und es konnte kein Zweifel darüber sein, dass von ihr, als dem Mutterknoten aus, zunächst die Bildung accessorischer Knoten im subpleuralen Gewebe der nächsten Nachbarschaft angeregt war. Denn gerade hier fanden sich die meisten accessorischen Knoten, welche eine Reihe unregelmässiger Hügel und Vorsprünge gegen den inneren Brustraum bildeten, und von da aus schien auch die weitere Dissemination ausgegangen zu sein. Der Augenschein sprach wenigstens dafür, zwei Wege der Dissemination anzunehmen, einen durch das Blut zu dem Parenchym der Lungen, einen durch die pleuralen Flüssigkeiten zu der inneren Fläche der Pleura, insbesondere des diaphragmatischen Antheils.

Einzelne in der Literatur aufgezeichnete Fälle von Enchondrom der Brustwand sind dem hier mitgetheilten in hohem Maasse ähnlich, soweit es sich um die locale Entwickelung handelt. Möglicherweise gehören sie alle in das Gebiet der Osteoidchondrome und ich kann daher denjenigen, welche grössere Sammlungen zu ihrer Verfügung haben, nur die Bitte an das Herz legen, die betreffenden Geschwülste einer erneuten Untersuchung unterziehen zu wollen.

Inhalt.